U0349221

编委会

前　言

医院等级评审制度是卫生健康管理工作的核心制度，是深化医药卫生体制改革、促进医疗卫生事业高质量发展的重要保障。医疗质量和安全是医院建设的生命线，也是现代医院管理的根本出发点。健全医院评审评价体系，对守牢医疗质量与安全底线，加强医院科学化、标准化、规范化、精细化建设等工作具有重要意义。自 19 世纪 90 年代国家开展医院等级评审以来，对加强内部管理、提升医疗质量和安全水平等方面起到了很好的促进作用。随着社会的发展，以及医院技术能力和管理水平的提高，评价标准也进行了四次调整，越来越注重"以患者为中心"的服务理念，保障了医院评审标准与现行管理政策的一致性，充分发挥了评审标准与时俱进的引领功能。

为顺应新时代医疗卫生事业高质量发展的新趋势，突出医疗质量关键点和现代医院管理重点，着力从医院评审理念、内容、标准、方式等方面进行优化和创新，更好地应用评审评价这一有效抓手，探索建立对医院质量、服务、安全体系有效监管模式，根据《国家卫生健康委关于印发〈三级医院评审标准（2022 年版）〉及其实施细则的通知》（国卫医政发〔2022〕31 号）要求，聚焦现代医院功能与定位，融入湖南省医疗卫生实践和地域特点，组织专家精心编写了《三级医院评审手册》。

《三级医院评审手册》严格遵循国家标准细则，对每项内容进行解读细化，明确实施措施和评分要求。一是坚持"以患者为中心"的服务理念，提升服务质量与安全条款权重占比，着力引导各级医院更好地满足人民群众医疗服务需求。二是推行清单化评审评价，按照有明确检查关键点、流程标准化、量化赋分合理等原则，制定细化可操作性的评审步骤并量化指标条款，整合简化现场评审环节，推动评审方式由主观定性向客观定量转变。三是强化评审专家同质化，将现场检查、记录查看、员工操作、患者访谈、数据核查等方式进行规范化要求并开展标准化培训，全程关注诊疗措施指南、规范及常规的临床应用，注重体系监管与持续改进成效，精准指导质量内涵提升，有利于提高评审工作质量与效率，确保评审结果客观性与公平公正性。

《三级医院评审手册》创新性引入追踪法，按照追踪路线形成四大类 20 个技术清单。追踪法是质量管理经典理论中的一种过程管理方法学，是近年来国内外医院评审评价中常用的一种体现"以患者为中心"的高效评估工具。它借鉴了代表医院服务和管理最高国际标准 ISO/JCI 的管理理念和服务宗旨，遵循质量管理七大原则，以医院的总体规划、管理制度和改进措施作为追踪的依据，从患者的角度来审视患者就医体验及接受诊疗的全过程，以及患者获得的直接和间接的照护质量。通过落实"以患者为中心"的医疗流程与关键流程的管控、患者安全及治疗的同质性为评估标准、评价各项流程与制度的落实三方面来全面评价医院的整体医疗质量与服务绩效。

　　《三级医院评审手册》既是医院等级评审的操作指南，也是加强现代医院自身建设和管理的重要指导。适用于三级综合医院创建的评审及持续改进的复审，二级医院可参照使用，还可以作为各级各类医院规范工作程序、提高服务水平、提升管理能力的参考标准。期待通过《三级医院评审手册》的出版，对医院高层管理者、行政管理人员、专业技术工作者提升质量安全意识、开展科学管理、建立系统思维等方面提供帮助，尤其对于从事医院评审评价的专家、学者和内审员提供参考。各级医院以迎接评审为契机，严格对照清单、数据监测等标准要求，全面查漏补缺、加快正本清源，做好以评促改、以评促建、以评促管的文章，切实把精力聚焦医院医疗质量、安全管理、运营效率与持续发展上，推动现代医院管理制度的建立与完善，持续提高医疗安全性与患者满意度，实现医院高质量发展，更好地适应人民群众日益增长的健康需求，为健康中国、健康湖南建设做出积极贡献。

湖南省卫生健康委员会党组副书记、副主任　祝益民

2023 年 7 月

目　录

第一篇 总 论

三级医院评审标准的实施，在指导各地加强评审标准管理、规范评审行为、引导医院自我管理和健康可持续发展等方面发挥了重要作用。为落实国务院行政审批制度改革要求，进一步充分发挥医院评审工作在推动医院落实深化医药卫生体制改革、健全现代医院管理制度、提高管理水平的导向和激励作用，助力分级诊疗体系建设，提高医院分级管理的科学化、规范化和标准化水平，努力实现医院高质量发展"三个转变"与"三个提高"，按照"传承、发展、创新，兼顾普遍适用与专科特点"的原则，国家卫生健康委制定了《三级医院评审标准（2022 版）》。根据《医疗机构管理条例》《医院评审暂行办法》《医疗质量管理办法》，按照《国家卫生健康委关于印发〈三级医院评审标准（2022 年版）〉及其实施细则的通知》（国卫医政发〔2022〕31 号）要求，结合湖南省实际情况，在总结既往经验的基础上，我省制定了《三级医院评审标准（2022 版）湖南省实施细则》（以下简称《实施细则》）。通过评审，进一步促进医院安全、确保医疗质量，提升诊疗水平，为健康湖南做出贡献。本标准共 3 个部分，设置 794 条标准和监测指标。适用于三级医院评审，二级医院可参照使用。

本细则自发布之日起实施，各市州卫生健康行政部门可参照制定辖区内二级医院评审标准及相关实施细则。

一、评审目的

对医院实行科学化、标准化、精细化的分级管理与评审，目的是促进政府对医院的宏观管理和分类指导，构建目标明确、布局合理、规模适当、结构优化、层次分明、功能完善、富有效率的医疗服务体系，促进各级各类医院全面贯彻落实卫生工作方针，推进公立医院加强内涵建设，持续改进医疗质量，保障医疗安全，提升医院运行效率，控制医疗费用，践行"三个转变、三个提高"，努力实现高质量发展，以适应人民群众日益增长的健康需求。

二、评审原则

1. 第一部分为前置要求部分。医院在评审周期内发生一项及以上情形的，延期一年评审。延期期间原等次取消，按照"未定等"管理。旨在进一步发挥医院评审工作对于推动医院落实相关法律法规制度要求和改革政策的杠杆作用。

2. 第二部分为医疗服务能力与质量安全监测指标部分。旨在引导以现场检查、主观定性、集中检查为主的评审形式向以日常行为、客观指标、定量评价为主的评审工作模式转变，引导医院重视日常质量管理和绩效，减少突击迎检冲动。

3. 第三部分为现场检查实施细则部分。用于对三级医院实地现场评审及医院自我管理和持续改进。旨在最大限度减少实地评审工作量，提高工作效率；努力降低评审人员主观评价偏倚，提升标准可操作性和评审结果客观性。

三、评审程序

（一）第一阶段：医院自评与提交评审申请

医院开展不少于 6 个月的自评工作，将三级医院等级评审申请书、医院自评报告及相关评审申请材料提交省卫生健康委。

（二）第二阶段：前置要求审核及公示

省卫生健康委在收到医院提交的评审申请材料后，对参评医院按照《实施细则》第一部分前置要求逐条进行审核，核查医院是否存在一票否决项。并向有关部门和社会公开征询参评医院是否存在违反前置要求的情况，征询时间不少于 7 个工作日。前置要求审核时限为全评审周期（截止到评审日）。

（三）第三阶段：监测数据收集评价

前置要求审核通过后，省卫生健康委对参评医院进行《实施细则》第二部分医疗服务能力与质量安全监测数据的收集及评价。收集平台为卫生资源统计年报及相关报表、国家医疗质量管理与控制信息网（NCIS）、国家医院质量监测系统（HQMS）、国家单病种质量监测平台、国家公立医院绩效考核管理平台、中国人体器官分配与共享计算机系统（COTRS）、国家医疗机构、医师、护士电子化注册系统及其他省级相关数据收集系统，未涉及的指标由医院自行填报。监测数据收集时限为评审年度前 4 年。

（四）第四阶段：监测数据现场核查

数据评价合格后，组织专家到现场进行数据核查，预计工作时间为 1～2 天。组织 2～3 名病案信息、统计信息、质量评价专家至参评医院进行《实施细则》第二部分医疗服务能力与质量安全监测数据的现场核查。核查流程从进入国家"卫生资源统计年报及相关报表""国家医疗质量管理与控制信息网（NCIS）""国家公立医院绩效考核管理平台"等医院端口开始，逐一逐项核查。未涉及的指标，则实地走访医院信息科、病案室、财务科、人事科、评价科及重点专科科室，调取与核查原始数据。

（五）第五阶段：现场评审

数据核查结果合格后，组织专家至参评医院进行《实施细则》第三部分现场评审。现场评审时限为全评审周期（截止到评审日）。

（六）第六阶段：结果公示

现场评审结果合格后，根据参评医院的最终评审结果确定等次。评审结论以适当方式对社会公示，公示期为7天。公示结果不影响评审结论的，书面通知被评审医院、评审组织和有关部门，同时在省卫生健康委备案。

四、评审分值

1. 总分为1000分。
2. 第一部分前置要求共设30条，实行一票否决，不占分数。
3. 第二部分医疗服务能力与质量安全监测指标共设五章570条，在评审综合得分中的权重占60%，总分为600分。

按照千分制赋分。第一章资源配置与运行数据指标共5节，共300分；第二章医疗服务能力与医院质量安全指标共3节，共280分；第三章重点专业质量控制指标包含18个重点专业，共280分；第四章单病种（术种）质量控制指标包含51种单病种（术种），共110分；第五章重点医疗技术临床应用质量控制指标共3节，共30分。计分方法为总条款得分之和，乘以60%。

4. 第三部分现场检查实施细则共设三章194条评审标准550款评审细则，在评审综合得分中的权重占40%，总分为400分。

按照千分制赋分。第一章医院功能与任务分3节9条标准20款细则，共100分；第二章临床服务质量与安全管理分10节133条标准415款细则，共690分；第三章医院管理分9节52条标准115款细则，共210分。计分方法为总条款得分之和，乘以40%。

五、评审要求

（一）评审标准

1. 新建设的三级医院、二级甲等医院晋升三级医院、"未定等"的三级医院和复评的三级医院参加三级医院等级评审，均按此标准执行。
2. 评审结果各等次总得分要求：判定为甲等的，总分和第三部分得分均不能低于90%；判定为乙等的，总分和第三部分得分均不能低于80%；判定为丙等的，总分和第三部分得分均不能低于70%。
3. 二级甲等医院申请设置为三级医院，经省卫生健康委审批同意后，按此标准直接参加评审，总分和第三部分得分均不能低于60%。评审结果达到甲、乙、丙各等次得分要求的，可直接判定相应等次。

（二）评审时间

1.医院评审周期为4年。因特殊情况不能按时参加评审的医院需提出延迟评审申请，经省卫生健康委审批后方能延迟。

（1）新建设的三级医院、二级甲等医院晋升三级医院、"未定等"的三级医院，在设置批准后4年之内，需提出医院等级评审申请。

（2）复评的三级医院在等级证书有效期满之前，需提出医院等级评审申请。

2.评审医院提前3个月向省卫生健康委提出评审申请，提交评审申请材料。医院在提交评审申请材料前，应当开展不少于6个月的自评工作。

3.在规定期限内没有申请评审的，省卫生健康委将根据具体情况，要求其在15个工作日内补办申请手续；在限期内仍不申请补办手续的，视为放弃评审申请。省卫生健康委将根据具体情况，适当调低医院等次或级别。

（三）评审结论

评审结论分为甲等、乙等、丙等。等级证书的有效期与评审周期相同。等级证书有效期满后，医院不得继续使用该等级证书。医院的等级标识必须与等级证书相符。

1.新建设的三级医院、二级甲等医院晋升的三级医院、"未定等"的三级医院评审结果达到相应评审等次标准的，按评审结果确定等次。

2.复评的三级医院评审结果未达到医院原等次标准的，按评审结果确定等次。如有特殊原因，可申请延期1年再次评审，经省卫生健康委同意实施再次评审，结果按评审结论确定等次。

3.评审结果低于丙等分数线的三级医院，按"未定等"管理。省卫生健康委对评审结论为"未定等"的医院下达整改通知书，给予不低于6个月的整改期。医院应当于评审结束后1年之内申请再次评审，按再次评审结果确定等次。医院整改期满后未在规定时间内提出再次评审申请的，省卫生健康委直接判定再次评审结果为不合格，调低医院级别。

六、评审数据说明

（一）指标说明

1.第二部分指标内容包括医院资源配置、质量、安全、服务、绩效等指标监测、DRG评价、单病种和重点医疗技术质控等日常监测数据。

2.单病种（术种）选取"病种例数、平均住院日、次均费用、病死率"等指标进行评价。

3.开展限制类技术、人体捐献器官获取和移植技术的医疗机构，必须纳入"重点医疗技术临床应用"相关质控指标；提供年度医疗质量安全改进目标相关医疗服务的医疗机构，必须将年度医疗质量安全改进目标全部纳入。

（二）数据采集原则

1. 指标数据采集为全评审周期。

2. 行业政策在评审周期内发布的，数据从政策发布的第二年完整取值，当年不计入统计。

3. 按日、月、季获取的数据，采用均值计算当年的年度数据，按年度获取的数据，直接采用。

4. 需要将同一指标不同年份的多个数据合并作为评审采信数据时，按照以下规则：①规模类和配比类，中位数和最后一年的数据必须达标。②连续监测指标，数据趋势呈与管理目标方向一致的或呈波动型的，采用中位数或平均数；数据趋势与管理目标方向相反的，采用最差的数据。

（三）数据说明

标准中引用的疾病名称与ICD-10编码采用国家卫生健康委发布的《疾病分类代码国家临床版2.0》（国卫办医函〔2019〕371号）。手术名称与ICD-9-CM-3编码采用国家卫生健康委发布的《手术操作分类代码国家临床版3.0》（国卫办医函〔2020〕438号）。

（四）评分规则

1. 规模类和配比类指标　执行"全或无"规则，比如"护床比"，达到标准予以"给分"（或"满分"），否则计"零分"。

2. 连续监测指标　按照"区间赋分兼顾持续改进"原则给分。

（五）数据核查原则

1. 现场检查时，应当对本部分数据进行复核，复核数据比例不少于医疗机构上报数据的20%。

2. 医院应当根据现场评审专家组的要求，按照数据核查准备指引提供相关资料备查。

3. 医院提供值与核查真实值差距在10%以上（含正负）、无法提供原始数据或被评审专家组认定为虚假数据的均视为错误数据。

4. 所有错误数据，应当按核查后的数据结果再次计算。并根据错误数据占现场核查数据总数百分比，按相关标准（见下表）进行惩罚性扣分（扣除第二部分最后评审分数的一定比例）。

错误数据比例	惩罚性扣分比例
1%（含）~ 2%	5%
2%（含）~ 5%	10%
5%（含）~ 10%	20%
10%（含）以上	不予通过

（六）数据核查准备指引

1. 医院应当准备所有纳入本轮评审标准的"第二部分医疗服务能力与质量安全监测数据"和"第三部分现场评审"标准中涉及的数据目录清单。

2. 该清单应当包含每个数据定义、数据源、采集方式、采集时间范畴、采集结果等要素，数据应当有负责部门，有条件的应当设置汇总部门。

3. 对于计算所得的数据，应当有可追溯的原始数据。

七、现场评审方法

（一）评审方式

评审专家可采用下列方法对细则内容逐款进行符合程度判断。

【文件查阅】：查看医院和科室发布的文件类资料，如职责、制度、应急预案、规范、流程、计划、报告、总结等资料。

【记录查看】：查看医院和科室的工作记录，不包括患者个人相关的资料，如会议记录、签到、培训记录、考试记录、各种讨论记录等资料。

【员工访谈】：指现场对员工进行访谈，提问和讨论，包括开会集体访谈等。

【现场检查】：评审现场通过目视检查医院和科室的设备设施、环境、标识标牌，员工行为和协作，对照评审标准和医院要求评判符合程度。

【员工操作】：评审现场要求员工完成特定操作的内容。

【患者访谈】：评审专家对患者或家属开展访谈。

【病历检查】：评审现场对运行病历进行检查。

【病案检查】：评审专家提前或现场对特定归档病案进行检查。

（二）评分规则

现场评审期间，每条标准的每一条衡量要素（ME）进行量化评分，或判定为"完全符合""部分符合""不符合"。

判定评分原则：

1. 完全符合　≥ 90% 的检查结果或记录符合要求。计满分。

2. 部分符合　50% ~ 89% 的记录或检查结果符合要求。计一半的分。

3.不符合 ≤49%的记录或检查结果符合要求。不计分。

（三）追踪法

追踪法是质量管理经典理论中的一种过程管理方法学，是近年来国内外医院评审评价中常用的一种体现"以患者为中心"的高效评估工具。它借鉴了代表医院服务和管理最高国际标准ISO/JCI的管理理念和服务宗旨，遵循质量管理七大原则，以医院的总体规划、管理制度和改进措施作为追踪的依据，从患者的角度来审视患者就医体验及接受诊疗的全过程，以及患者获得的直接和间接的照护质量；通过落实"以患者为中心"的医疗流程与关键流程的管控，患者安全及治疗的同质性为评估标准、评价各项流程与制度的落实三方面来全面评价医院的整体医疗质量与服务绩效。本次三级医院评审主要采取个案（患者）追踪、系统追踪、特定项目追踪三种追踪方式，并对高风险区域辅以深度追踪。个案追踪围绕患者安全、身份识别等核心制度、诊疗计划实施为主要关注点；系统追踪主要从药物管理、感染控制和数据管理（医院绩效改进流程）等方面进行系统追踪，对医疗环境如突发紧急事件管理、急救绿色通道与五大中心救治进行特定项目与深度追踪。追踪法的基本步骤是选取追踪的患者/项目作为目标，前往临床科室/班组/部门对患者/员工/负责人/管理者进行访谈/模拟演练/召开座谈会，查阅病历/培训/过程质量控制指标与日常监管数据/文件等临床服务信息，对照医院服务与流程、管理与制度、指南与规范、法律法规等要求列出现场发现的问题，结合相应条款进行初步评估；对于现场发现的不在该项目之列的问题，需邀请其他评审专家或自行前往其他科室部门进行追踪验证，体现相互合作，以协同方式进行追踪；对追踪过程中发现的问题需提出持续改进的建议；所有追踪评价结果须经过评审团队集中讨论并经评审组长签字确认。实施追踪法的关键在于组建一支专业的评审团队（包括医疗专家、护理专家、质量管理专家和医院管理专家），依据《实施细则》掌握和认真运用追踪法，对医院的诊疗指南和诊疗规范进行系统的临床验证，追踪发现的问题为医院领导层制定和实施改进措施提供科学的依据。

（四）质量管理工具

质量管理工具是现代医院科学管理的重要抓手之一，能有效地促进与提升医院管理绩效，对医院质量管理体系建设与持续改进具有重大意义。常用的质量管理工具有：PDCA、QI（QCC）、RCA、FMEA、临床路径、临床实践指南等，简要介绍如下。

1.PDCA 即戴明环，常用于医院评审评价中数据指标监测或案例分析，有目的地进行问题持续改进。包括计划、执行、检查、处理四个阶段八个步骤，从而达到品质管理循环圈中大环套小环、螺旋式持续上升的改善品质。

2.QI（QCC） 即质量改进（品管圈），主要应用于医院的医疗服务与质量安全保障过程中需改善的项目，常以团队（小组）的形式，遵循PDCA基本的管理过程，对服务流程各环节及质量安全目标与监测指标进行有效维护与持续改进的活动。

3.RCA 即根本原因分析法，是一种对已经发生的事件进行追溯性的根本原因分析法。通过应用瑞士奶酪理论，对医疗服务体系各个环节、各个层面存在的问题或潜在缺陷与风险，进行贯穿整个系统呈轴线的多因素、多原因归因分析，以避免类似事件再次发生。主要运用于医院发生的警训事件、重大不良事件、死亡或重大抢救等Ⅰ级、Ⅱ级不良事件的管理。

4.FMEA 即失效模式与影响分析，是一种预防性可靠度分析法，是对医疗服务与医院管理流程中风险因素进行前瞻性的风险管理。重点探讨系统内潜在失效原因及发生时对主系统、次系统造成的影响，并针对系统潜在问题提出适当的预防措施或改进方案。包括制定主体、组成多部门小组、画出流程、进行危害分析、拟定行动计划与结果评价 5 个步骤。主要用于医院高风险流程、改建流程或新建流程的风险管理。

5.临床路径 以循证医学证据和指南为指导，对某一疾病建立一套从患者入院到出院各个过程实施标准化治疗模式与治疗程序，达到规范医疗行为、减少变异、降低成本、提高质量的目的。对医院精细化管理与 DRGs 医保支付方式起到非常重要的作用。

6.临床实践指南 属于医疗质量管理工具的一种，是缩小当前最佳证据与临床实践之间差距的临床决策工具，由各大医学会制定并发布的医疗指导性文件，其目的在于提高医务人员的医疗水平、规范医疗行为、提高服务质量、科学配置医药资源和保证患者的权益。

八、评审专家能力与职责要求

为确保三级医院评审工作公平、公正、科学、规范地开展，不断提升现场审核绩效和持续改进评审品质。依据《实施细则》，对评审专家的能力水平和审核职责提出以下要求。

（一）评审专家能力要求

1.评审专家基本要求

1.1 评审专家需具有副高级以上的专业技术职称或至少三年以上科室与医院管理经验，热爱评审工作。评审组长需具有正高级以上的专业技术职称或至少五年以上科室与医院管理经验。

1.2 评审专家必须通过省卫生健康委组织的评审专家培训并取得评审专家资格证书。

2.评审专家能力水平和技术要求

2.1 评审专家需精通《实施细则》的所有条款与要求。

2.2 评审专家需具备丰富的质量管理理论知识与体系管理思维。

2.3 评审专家需遵循诚信公正、真实客观、准确判断、保守秘密等具有独立性和基于循证的审核原则。

2.4 评审专家需具备善于观察、有效沟通、勤奋学习、团队合作等职业素养。

2.5 评审专家需熟练掌握的审核技术，如追踪法、访谈技术、倾听技术、沟通技巧、PDCA 等质量管理工具的运用技术、评审计划与报告编辑技术等。

2.6 评审组长除上述评审专家所具备的能力水平与技术要求外，还应具备组织策划、统筹协调、预防和解决突发事件、指导与审核评审工作的能力。

（二）评审专家工作职责

1. 评审专家职责

1.1 必须服从审核组织（审核组长）的统一指挥与任务分配。

1.2 实施评审项目前应制定相应的追踪工作清单，经评审组长审核后方可执行。

1.3 在评审过程中按照评审方法与评审清单的指引，对《实施细则》的标准条款进行客观、公正的过程评审。

1.4 在现场评审过程中如遇到分歧或者难以评判的情况时，在独立分析判断的同时按程序向审核组长报告并在审核团队沟通会上表明自己的意见，不当场评判和透露信息给被评审单位。

1.5 应在每个评审项目完成后按照评审报告的要求及时做出书面报告，并在末次会议上进行反馈。

1.6 在评审期间应严格遵守三级医院评审的纪律规定。

2. 评审组长职责

评审组长的职责除上述评审专家职责外，还应履行以下职责：

2.1 全面负责医院评审工作的统一部署和评审总计划清单，组织召开首次会议与末次会议。

2.2 每天组织召开评审团队沟通会并向省卫生健康委报告评审动态。

2.3 全面协调与处理评审过程中所发现的特殊或重大事宜并按程序报告。

2.4 负责每位评审专家评审结论的审核，并对医院评审结果进行签字确认。

九、现场评审流程

现场评审专家分为管理组、医疗组、护理组，对《实施细则》"医院功能与任务""临床服务质量与安全管理""医院管理"三章 22 节 194 条评审标准 550 款评审细则（1000 分，占 40%）进行现场评审。

第三部分现场评审日程

21：00–22：00	评审专家碰头

第一天评审内容

7：40–7：50	首次会议 地点：医院会议室 参与人员：委领导、领队、评审专家、医院全体院领导、行政职能部门负责人、陪检工作人员。 主要内容：评审组领队/组长介绍评审团队成员、评审目的、方法、程序和要求；陪检工作人员陪同评审专家 1～6 到病房参加交班或相应检查区域
7：50–8：30	医院汇报会 地点：医院会议室 参加人员：委领导、领队、评审专家7、评审专家8、全体院领导、行政职能部门负责人。 主要内容：1.医院等级评审整体情况汇报（15分钟）；2.医院等级评审重点工作推进效果专家提问（包括需查阅的资料），包括建立现代医院管理制度、医院总值班、运行及管理体系等
8：30–12：00	医院全面质量管理体系和工作机制（评审专家7，表3） 医院的公益性和医联体建设（评审专家8，表2） 科研教学与图书管理（评审专家8，表20）
8：00–12：00	医疗质量安全核心制度（评审专家2、评审专家3，表6） 医技质量保障与持续改进（评审专家4，表13） 门急诊诊疗质量保障与持续改进（评审专家5，表9） 医院卓越服务（评审专家6，表5）
12：00–14：30	午餐、休息
14：30–17：00	医院感染管理与持续改进（评审专家2、评审专家7，表14） 医疗技术临床应用管理（评审专家3，表7） 临床诊疗质量保障与持续改进（评审专家4，表10） 医院的功能任务与职责（评审专家5，表1） 检查检验质量保障与持续改进（评审专家6，表13） 医院财务和价格管理（评审专家8，表17）
17：00–18：00	医院全面质量管理座谈会（表3） 地点：医院会议室

17：00–18：00	参加人员：领队、评审专家2、评审专家7、医院质量管理委员会成员、科室质量安全管理小组成员代表。 主要内容：1.医院全面质量管理体系介绍（10分钟）；2.医疗质量改进过程与国家医疗质量安全改进项目演示（10分钟）；3.评审专家提问。4.领队/评审专家与医院相关负责人沟通反馈评审发现的问题
8：00–17：00	医院功能任务与职责（评审专家1，表1）
18：00–19：00	晚餐
19：00–22：00	晚间走访与不确定追踪
21：00–22：00	评审组长收集当日评审专家追踪情况，并向省卫生健康委反馈

第二天评审内容

8：00–12：00	医疗安全风险防范（评审专家1，表8） 临床诊疗质量保障与持续改进（评审专家2，表10） 临床专科服务能力建设和多学科诊疗（评审专家3，表4） 医技质量保障与持续改进（评审专家3，表13） 医院财务和价格管理（评审专家4，表17） 医院医学装备、后勤保障、应急管理（评审专家4，表19） 护理质量保障与持续改进（评审专家5、评审专家6，表11） 临床药学服务质量保障与持续改进（评审专家7，表12） 医院管理职责与行风建设（评审专家7，表15） 医技质量保障与持续改进（评审专家8，表13） 医院人力资源管理（评审专家8，表16）
12：00–14：30	午餐、休息
14：30–17：00	医院全面质量管理体系和工作机制（评审专家1，表3） 医疗质量安全核心制度（评审专家1，表6） 临床专科服务能力建设和多学科诊疗（评审专家2，表4） 临床诊疗质量保障与持续改进（评审专家3，表10） 医院全面质量管理体系和工作机制（评审专家4，表3） 门急诊诊疗质量保障与持续改进（评审专家4，表9） 医院感染管理与持续改进（评审专家5，表14）

续表

14：30– 17：00	医院人力资源管理（评审专家6，表16）
	医院信息管理（评审专家7，表18）
	医院医学装备、后勤保障、应急管理（评审专家8，表19）
17：00– 18：00	医院急救与应急救援座谈会（表1） 地点：医院会议室 参加人员：领队、评审专家1、评审专家7、医院主要负责人、分管领导及部门负责人、医院急救与应急救援领导小组成员及救援队员代表。 主要内容：1.医院急诊急救体系、重症救治、突发公共卫生事件、紧急医学救援等重大救治情况汇报（15分钟）；2.评审专家提问；3.领队、评审专家与医院相关负责人沟通反馈评审发现的问题
18：00– 19：00	晚餐
19：00– 22：00	晚间走访与不确定追踪
21：00– 22：00	评审组长收集当日评审专家追踪情况，并向省卫生健康委反馈
第三天评审内容	
8：00– 12：00	评审专家其他不确定追踪 评审专家汇总讨论评审过程相关问题
14：30– 16：30	末次会议 地点：医院会议室 参与人员：委领导、领队、评审专家、医院全体院领导、行政职能部门负责人、科主任、护士长、陪检工作人员。 主持人：评审专家组领队 主要内容：1.评审专家反馈问题并提出改进意见与建议（每位专家8分钟）；2.省卫生健康委领导讲话；3.院领导表态发言

注：

评审专家1：内科（急救）——表1、表3、表6、表8

评审专家2：内科——表3、表4、表6、表10、表14

评审专家3：外科——表4、表6、表7、表10、表13

评审专家4：医技——表3、表9、表10、表13、表17、表19

评审专家5：护理——表1、表9、表11、表14

评审专家6：护理——表5、表11、表13、表16

评审专家7：质量管理——表1、表3、表12、表14、表15、表18

评审专家8：医院管理——表2、表13、表16、表17、表19、表20

十、医院提交资料

湖南省三级医院等级评审申请书

医院名称＿＿＿＿＿＿＿＿＿＿＿＿＿＿＿＿＿＿＿＿＿＿＿＿＿＿

执业许可证号＿＿＿＿＿＿＿＿＿＿＿＿＿＿＿＿＿＿＿＿＿＿＿＿

医院性质＿＿＿＿＿＿＿＿＿＿＿＿＿＿＿＿＿＿＿＿＿＿＿＿＿＿＿

申请等级＿＿＿＿＿＿＿＿＿＿＿＿＿级＿＿＿＿＿＿＿＿＿＿＿等

申请时间＿＿＿＿＿＿＿年＿＿＿＿＿月＿＿＿＿＿日

联 系 人＿＿＿＿＿＿＿＿＿＿＿＿＿＿＿＿＿＿＿＿＿＿＿＿＿＿

联系电话＿＿＿＿＿＿＿＿＿＿＿＿＿＿＿＿＿＿＿＿＿＿＿＿＿＿

湖南省卫生健康委员会印制

填写说明

一、本申请书由申请评审的医疗机构在等级证书有效期满前 3 个月填写，向有评审权的卫生健康行政部门提出评审申请。

二、申请单位应逐项、如实、准确、完整填写申请书各项内容。经审查，若填写内容不真实，将取消申请资格。

三、本申请书（含申请材料）一式两份，A4 纸打印，左侧装订成册，同时提交电子版。

四、申请材料：

（一）三级医院等级评审申请审核表

（二）三级医院自评报告

（三）《医疗机构执业许可证》复印件

（四）编制部门对机构编制的相关批文

（五）医院组织架构图

（六）医院职工花名册

（七）其他需提交材料

（一）三级医院等级评审申请审核表

医院名称 （包括第二名称）		执业许可证号	
医院法定代表人		医院地址 （详细地址）	
医院经营性质		医院类别	
医院原等级		医院申请等级	
医院级别是否符合当地医疗机构设置规划	是□ 否□		
医院自评情况	1. 我院按照《三级医院评审标准（2022版）湖南省实施细则》，经过自我评估，已达到三级医院评审标准要求，特申请于_____年_____月接受医院等级评审。 2. 我院承诺所提交材料客观真实，符合要求。 院长（签名）： 医院公章： 申报日期：		
主管卫生健康行政部门审核意见	我委已认真审核该院提交材料。 □该院未违反《三级医院评审标准（2022版）湖南省实施细则》前置条件相关要求，初审通过。 □该院违反《三级医院评审标准（2022版）湖南省实施细则》前置条件中　　（第×条）相关要求，初审不通过。 （盖章） 审核日期：		
省级卫生健康行政部门审核意见	1. 同意受理□ 2. 不同意受理□　　不同意受理的原因： （盖章） 审核日期：		

（二）三级医院自评报告

主要包含以下几个方面：

1. 医院基本情况。

2. 上周期问题整改情况（复审医院）。

3. 周期内接受卫生健康行政部门及其他有关部门检查、指导结果及整改情况。

4. 本周期标准化建设情况（含工作措施及取得成效，医疗服务能力与质量安全监测数据持续改进情况，存在问题分析及改进措施等）。

第二篇　评审细则

第一部分　前置要求

前置要求条款	前置要求细则	单位填报	主管卫生健康行政部门审核
一、依法设置与执业			
（一）医院规模和基本设置未达到《医疗机构管理条例》《医疗机构基本标准（试行）》所要求的医院标准	1.1 医院规模和基本设置未达到《医疗机构管理条例》《医疗机构基本标准（试行）》所要求的医院标准，包括但不限于床位、科室设置、人员、房屋、设备、注册资金等方面的要求	□合格 □不合格	□合格 □不合格
（二）违反《中华人民共和国基本医疗卫生与健康促进法》《医疗机构管理条例》，伪造、变造、买卖、出租、出借《医疗机构执业许可证》；医院命名不符合《医疗机构管理条例实施细则》等有关规定（使用有损于国家、社会或者公共利益的名称；侵犯他人利益的名称；以外文字母、汉语拼音组成的名称；以医疗仪器、药品、医用产品命名的名称；含有"疑难病""专治""专家""名医"或者同类含义文字的名称及其他宣传或者暗示诊疗效果的名称；超出登记的诊疗科目范围的名称；使用省级以上卫生健康行政部门规定不得使用的名称），未按时校验、拒不校验或有暂缓校验记录，擅自变更诊疗科目或有诊疗活动超出诊疗科目登记范围；政府举办的医疗卫生机构与其他组织投资设立非独立法人资格的医疗卫生机构；医疗卫生机构对外出租、承包医疗科室；非营利性医疗卫生机构向出资人、举办者分配或变相分配收益	2.1 违反《中华人民共和国基本医疗卫生与健康促进法》《医疗机构管理条例》，伪造、变造、买卖、出租、出借《医疗机构执业许可证》	□合格 □不合格	□合格 □不合格
	2.2 医院命名不符合《医疗机构管理条例实施细则》等有关规定，未按时校验、拒不校验或有暂缓校验记录，擅自变更诊疗科目或有诊疗活动超出诊疗科目登记范围	□合格 □不合格	□合格 □不合格
	2.3 政府举办的医疗卫生机构与其他组织投资设立非独立法人资格的医疗卫生机构	□合格 □不合格	□合格 □不合格
	2.4 医疗卫生机构对外出租、承包医疗科室	□合格 □不合格	□合格 □不合格
	2.5 非营利性医疗卫生机构向出资人、举办者分配或变相分配收益	□合格 □不合格	□合格 □不合格

续表

前置要求条款	前置要求细则	单位填报	主管卫生健康行政部门审核
（三）违反《中华人民共和国医师法》《医疗机构管理条例》《护士条例》，使用非卫生技术人员从事医疗卫生技术工作	3.1 违反《中华人民共和国执业医师法》《医疗机构管理条例》《护士条例》，使用非卫生技术人员从事医疗卫生技术工作	□合格 □不合格	□合格 □不合格
	3.2 发生被主管部门通报或媒体曝光的严重违反依法执业行为	□合格 □不合格	□合格 □不合格
	3.3 未按相关规定完成全院医师、护士的电子化证照注册	□合格 □不合格	□合格 □不合格
（四）违反《中华人民共和国药品管理法》《医疗器械监督管理条例》，违法违规采购或使用药品、设备、器械、耗材开展诊疗活动，造成严重后果；未经许可配置使用需要准入审批的大型医用设备	4.1 违反《中华人民共和国药品管理法》《医疗器械监督管理条例》，违法违规采购或使用药品、设备、器械、耗材开展诊疗活动，造成严重后果	□合格 □不合格	□合格 □不合格
	4.2 未经许可配置使用需要准入审批的大型医用设备	□合格 □不合格	□合格 □不合格
（五）违反《中华人民共和国母婴保健法》，未取得母婴保健技术服务执业许可证开展相关母婴保健技术	5.1 违反《中华人民共和国母婴保健法》，未取得母婴保健技术服务执业许可证开展相关母婴保健技术	□合格 □不合格	□合格 □不合格
	5.2 医疗机构在开展母婴保健技术服务过程中，被卫生行政主管部门公开处罚通报	□合格 □不合格	□合格 □不合格
（六）违反《人体器官移植条例》，买卖人体器官或者从事与买卖人体器官有关的活动，未经许可开展人体器官获取与移植技术	6.1 开展人体器官获取与移植技术的医疗机构未获批器官移植诊疗科目；器官移植的医师不具备相应的资质	□合格 □不合格	□合格 □不合格
	6.2 被卫生健康行政部门责令暂停器官移植的情形发生	□合格 □不合格	□合格 □不合格
	6.3 参与非法买卖人体器官或者从事与买卖人体器官有关的活动	□合格 □不合格	□合格 □不合格
（七）违反《中华人民共和国献血法》，非法采集血液、非法组织他人出卖血液、出售无偿献血的血液	7.1 违反《中华人民共和国献血法》，发生非法采集血液的情形	□合格 □不合格	□合格 □不合格

续表

前置要求条款	前置要求细则	单位填报	主管卫生健康行政部门审核
	7.2 违反《中华人民共和国献血法》，非法组织他人出卖血液	□合格 □不合格	□合格 □不合格
	7.3 违反《中华人民共和国献血法》，出售无偿献血的血液	□合格 □不合格	□合格 □不合格
（八）违反《中华人民共和国传染病防治法》，造成传染病传播、流行或其他严重后果；或其他重大医疗违规事件、造成严重后果或情节严重；卫生健康行政部门或监督执法机构近两年来对其进行传染病防治分类监督综合评价为重点监督单位（以两年来最近一次评价结果为准）	8.1 违反《中华人民共和国传染病防治法》，发生传染病传播、流行或其他严重后果，且受到卫生健康行政部门通报处罚的情况	□合格 □不合格	□合格 □不合格
	8.2 发生造成严重后果或情节严重的重大医疗违规事件，且受到卫生健康行政部门通报处罚的情况	□合格 □不合格	□合格 □不合格
	8.3 卫生健康行政部门或监督执法机构近两年来对其进行传染病防治分类监督综合评价为重点监督单位情况（以两年来最近一次评价结果为准）	□合格 □不合格	□合格 □不合格
（九）违反《医疗纠纷预防和处理条例》《医疗事故处理条例》，篡改、伪造、隐匿、毁灭病历资料，造成严重后果	9.1 违反《医疗纠纷预防和处理条例》《医疗事故处理条例》，篡改、伪造、隐匿、毁灭病历资料，造成严重后果	□合格 □不合格	□合格 □不合格
（十）违反《医疗技术临床应用管理办法》，将未通过技术评估与伦理审查的医疗新技术、禁止类医疗技术应用于临床，造成严重后果	10.1 医疗机构违反《医疗技术临床应用管理办法》，开展医疗新技术未通过技术评估与伦理审查	□合格 □不合格	□合格 □不合格
	10.2 医疗机构开展限制类技术未在医疗机构执业许可证副本有登记备案	□合格 □不合格	□合格 □不合格
	10.3 医疗机构开展禁止类技术	□合格 □不合格	□合格 □不合格

续表

前置要求条款	前置要求细则	单位填报	主管卫生健康行政部门审核
（十一）违反《麻醉药品和精神药品管理条例》《易制毒化学品管理条例》《处方管理办法》，违规购买、储存、调剂、开具、登记、销毁麻醉药品和第一类精神药品，使用未取得处方权的人员或被取消处方权的医师开具处方，造成严重后果	11.1 违规购买麻醉药品和第一类精神药品管理，造成严重后果	□合格 □不合格	□合格 □不合格
	11.2 医疗机构在麻醉药品和第一类精神药品储存、调剂、开具、登记、销毁等环节管理不规范，导致麻醉药品和第一类精神药品滥用、被盗抢、丢失、骗取、冒领或者其他流入非法渠道等事件，造成严重后果	□合格 □不合格	□合格 □不合格
	11.3 违反《易制毒化学品管理条例》规定，未经许可、备案，违规购买、运输易制毒化学品	□合格 □不合格	□合格 □不合格
（十二）违反《放射诊疗管理规定》，未取得放射诊疗许可从事放射诊疗工作，造成严重后果	12.1 从事放射诊疗活动的医疗机构未取得《放射诊疗许可证》	□合格 □不合格	□合格 □不合格
	12.2 医护人员未取得放射诊疗资质，从事放射诊疗工作造成严重后果	□合格 □不合格	□合格 □不合格
（十三）违反《人类辅助生殖技术管理办法》，非法开展人类辅助生殖技术，造成严重影响	13.1 医疗机构在评审周期内违反《人类辅助生殖技术管理办法》，非法开展人类辅助生殖技术，造成严重影响	□合格 □不合格	□合格 □不合格
（十四）违反《中华人民共和国职业病防治法》，未依法开展职业健康检查或职业病诊断、未依法履行职业病与疑似职业病报告等法定职责，造成严重后果	14.1 违反《中华人民共和国职业病防治法》，未依法开展职业健康检查或职业病诊断	□合格 □不合格	□合格 □不合格
	14.2 未依法履行职业病与疑似职业病报告等法定职责，造成严重后果	□合格 □不合格	□合格 □不合格
（十五）违反《中华人民共和国广告法》《医疗广告管理办法》，违规发布医疗广告，情节严重	15.1 违反《中华人民共和国广告法》《医疗广告管理办法》，违规发布医疗广告，情节严重	□合格 □不合格	□合格 □不合格
（十六）其他重大违法、违规事件，造成严重后果或情节严重	16.1 医疗机构发生其他重大违法、违规事件，造成严重后果或情节严重	□合格 □不合格	□合格 □不合格
二、公益性责任			
（十七）应当完成而未完成对口支援、中国援外医疗队、突发公共事件医疗救援、公共卫生任务等政府指令性工作	17.1 应当完成而未完成对口支援、中国援外医疗队、突发公共事件医疗救援、公共卫生任务等政府指令性工作的情形	□合格 □不合格	□合格 □不合格

续表

前置要求条款	前置要求细则	单位填报	主管卫生健康行政部门审核
（十八）应当执行而未执行国家基本药物制度和分级诊疗政策	18.1 未执行国家基本药物制度	□合格 □不合格	□合格 □不合格
	18.2 未建立分级诊疗制度	□合格 □不合格	□合格 □不合格
三、行风和诚信			
（十九）医院领导班子发生 3 起以上严重职务犯罪或严重违纪事件，造成重大社会影响	19.1 医院领导班子发生 3 起以上严重职务犯罪或严重违纪事件造成重大社会影响的情形	□合格 □不合格	□合格 □不合格
（二十）医务人员发生 3 起以上违反《医疗机构工作人员廉洁从业九项准则》的群体性事件（≥3 人／起），造成重大社会影响	20.1 医务人员发生 3 起以上违反《医疗机构工作人员廉洁从业九项准则》的群体性事件（≥3 人／起），造成重大社会影响	□合格 □不合格	□合格 □不合格
（二十一）发生重大价格或收费违法事件，以及恶意骗取医保基金	21.1 医疗机构发生重大价格或收费违法事件	□合格 □不合格	□合格 □不合格
	21.2 发生通过伪造、变造、隐匿、涂改、销毁医学文书、医学证明、会计凭证、电子信息等有关资料，或者虚构医药服务项目等方式，恶意骗取医疗保障基金的行为	□合格 □不合格	□合格 □不合格
（二十二）违反《中华人民共和国统计法》《医疗质量管理办法》《医学科研诚信和相关行为规范》相关要求，提供、报告虚假住院病案首页等医疗服务信息、统计数据、申报材料和科研成果，情节严重	22.1 医疗机构违反《中华人民共和国统计法》《医疗质量管理办法》等规定，发生重大数据泄露或严重的数据上报错误，导致严重质量安全事件	□合格 □不合格	□合格 □不合格
	22.2 医疗机构因科研诚信问题和学术不端现象，受到上级有关部门的通报	□合格 □不合格	□合格 □不合格
	22.3 医疗机构提供、报告虚假住院病案首页等医疗服务信息，造成严重后果的情形	□合格 □不合格	□合格 □不合格

前置要求条款	前置要求细则	单位填报	主管卫生健康行政部门审核
（二十三）发生重大负面舆情事件处置不力，造成广泛负面舆论影响，被通报批评或经调查属实受到追责处理	23.1 参评医疗机构在评审周期内发生重大负面舆情事件处置不力，造成广泛负面舆论影响，被通报批评或经调查属实受到追责处理	□合格 □不合格	□合格 □不合格
四、安全管理与重大事件			
（二十四）发生定性为完全责任的一级医疗事故或直接被卫生健康行政部门判定的重大医疗事故	24.1 医疗机构在评审周期内发生定性为完全责任的一级医疗事故或直接被卫生健康行政部门判定的重大医疗事故	□合格 □不合格	□合格 □不合格
（二十五）发生重大医院感染事件，造成严重后果	25.1 医疗机构在评审周期内发生受到卫生健康行政部门通报或处理的重大医院感染事件	□合格 □不合格	□合格 □不合格
（二十六）发生因重大火灾、放射源泄漏、有害气体泄漏等被通报或处罚的重大安全事故	26.1 医疗机构在评审周期内发生重大火灾、放射源泄漏、有害气体泄漏并被通报或处罚的安全事故	□合格 □不合格	□合格 □不合格
（二十七）发生瞒报、漏报重大医疗过失事件的行为	27.1 医疗机构在评审周期内发生瞒报、漏报重大医疗过失事件的行为	□合格 □不合格	□合格 □不合格
（二十八）发生大规模医疗数据泄露或其他重大网络安全事件，造成严重后果	28.1 医疗机构在评审周期内因发生大规模医疗数据泄露或其他重大网络安全事件而被社会媒体曝光或上级主管部门通报处罚的情形	□合格 □不合格	□合格 □不合格
五、综合管理			
（二十九）电子病历系统应用水平分级评价未达到 4 级及以上，未开展互联网咨询及诊疗服务	29.1 医疗机构电子病历系统应用水平分级评价未达到 4 级及以上	□合格 □不合格	□合格 □不合格
	29.2 医疗机构未开展互联网咨询及诊疗服务	□合格 □不合格	□合格 □不合格
（三十）三基考试（APP 考试）未达标（参考率 100%，合格率 ≥ 90%）	30.1 参评期间组织参评医疗机构进行三基考试 2 ~ 3 次，每次考试将随机抽取 100 名医务人员参加，参考率达到 100%，合格率达到 90%（合格分数为 80 分）	/	/

第二部分 医疗服务能力与质量安全监测指标
（1000分，占60%）

第一章 资源配置与运行数据指标（300分）

一、床位配置（10分）

标准序号	指标与定义	评审方法和计分细则	分值
2.1	【指标】核定床位数 【定义】即编制床位，由卫生健康行政部门核定的床位数	【评审方法】 1.以《医疗机构执业许可证》副本登记的床位数为准。 2.需医院提供《医疗机构执业许可证》上核定的"编制床位数"。 3.查阅卫生资源统计年报报送数据。 【计分细则】 ≥500张	1分
2.2	【指标】实际开放床位数 【定义】年底固定实有床位数量	【评审方法】 1.统计正规床、简易床、监护床、超过半年加床、正在消毒和修理的床位、因扩建或大修而停用的床位数。不包括产科新生儿床、接产室待产床、库存床、观察床、临时加床和患者陪侍床。 2.查阅卫生资源统计年报报送数据。 【计分细则】 ≥500张	3分
2.3	【指标】平均床位使用率 【定义】每天使用床位与实有床位的比例	【评审方法】 1.计算公式： $$\frac{实际占用的总床日数}{同期实际开放的总床日数}\times100\%$$ 2.需医院提供评审周期内每年度实际占用的总床日数、同期实际开放的总床日数。 3.指标说明：定点医院为收治传染病患者（如新型冠状病毒感染患者）预留的床位数，可不纳入同期实际开放的总床日数。 4.查阅卫生资源统计年报报送数据。 【计分细则】 ≥93%得6分；<93%但持续改进得3分	6分

二、卫生技术人员配备（60分）

标准序号	指标与定义	评审方法和计分细则	分值
2.4	【指标】卫生技术人员数与开放床位数比 【定义】医院卫生技术人员数与同期全院实际开放床位数之比	【评审方法】 1.计算公式： $$\frac{年度医院卫生技术人员数}{同期全院实际开放床位数}$$ 2.需医院提供评审周期内每年度医院卫生技术人员数、同期全院实际开放床位数。 3.查阅卫生资源统计年报报送数据。 【计分细则】 ≥1.2：1	10分
2.5	【指标】卫生技术人员职称结构 【定义】年度医院具有副高级职称及以上的医务人员（医、药、护、技）占全院同期医务人员总数的比例	【评审方法】 1.计算公式： $$\frac{医院具有高级职称的医务人员数}{全院同期医务人员总数}\times100\%$$ 2.需医院提供评审周期内每年度具有高级职称的医务人员数、全院同期医务人员总数。 3.指标说明：统计口径同国家三级公立医院绩效考核。 4.查阅国家公立医院绩效考核管理平台数据。 【计分细则】 监测比较	5分
2.6	【指标】医护比 【定义】医院注册执业（助理）医师数与全院同期注册护士总数之比	【评审方法】 1.计算公式： $$\frac{医院注册医师总数}{全院同期注册护士总数}$$ 2.需医院提供评审周期内每年度医院注册医师总数、全院同期注册护士总数。 3.指标说明：统计口径同国家三级公立医院绩效考核。 4.查阅国家公立医院绩效考核管理平台数据。 【计分细则】 ≤0.8：1	5分
2.7	【指标】麻醉、儿科、重症、病理、中医医师占比 【定义】年度医院麻醉、儿科、重症、病理、中医医师数量分别占全院同期医师总数的比例	【评审方法】 1.计算公式： （1）麻醉医师占比 = $$\frac{医院注册的麻醉在岗医师数}{全院同期医师总数}\times100\%$$ （2）儿科医师占比 = $$\frac{医院注册的儿科在岗医师数}{全院同期医师总数}\times100\%$$	

标准序号	指标与定义	评审方法和计分细则	分值
		（3）重症医师占比 = $\dfrac{医院注册的重症在岗医师数}{全院同期医师总数} \times 100\%$ （4）病理医师占比 = $\dfrac{医院注册的病理在岗医师数}{全院同期医师总数} \times 100\%$ （5）中医医师占比 = $\dfrac{医院注册的中医在岗医师数}{全院同期医师总数} \times 100\%$ 2. 需医院提供评审周期内每年度医院注册的麻醉、儿科、重症、病理、中医在岗医师数，全院同期医师总数。 3. 指标说明：统计口径同国家三级公立医院绩效考核。 4. 查阅国家公立医院绩效考核管理平台数据。 【计分细则】 麻醉、儿科、重症、病理、中医医师占比达到最新国家三级公立医院绩效考核满分标准各得 2 分，未达到满分标准但逐步提高各得 1 分	10 分
2.8	【指标】医院住院医师首次参加医师资格考试通过率 【定义】年度首次参加医师资格考试并通过的住院医师人数占同期首次参加医师资格考试的住院医师总人数的比例	【评审方法】 1. 计算公式： $\dfrac{\begin{array}{c}年度首次参加医师资格考试并\\通过的住院医师人数\end{array}}{\begin{array}{c}同期首次参加医师资格考试的\\住院医师总人数\end{array}} \times 100\%$ 2. 需医院提供评审周期内每年度首次参加医师资格考试并通过的住院医师人数、同期首次参加医师资格考试的住院医师总人数。 3. 指标说明：统计口径同国家三级公立医院绩效考核。 4. 查阅国家公立医院绩效考核管理平台数据。 【计分细则】 达到 100% 得 10 分；＜100% 但逐步提高得 5 分	10 分
2.9	【指标】全院护士人数与开放床位数比 【定义】年度医院护士人数与同期全院实际开放床位数之比	【评审方法】 1. 计算公式： $\dfrac{年度医院护士人员数}{同期全院实际开放床位数}$ 2. 需医院提供评审周期内每年度医院护士人员数、同期全院实际开放床位数。 3. 查阅卫生资源统计年报报送数据。 【计分细则】 ≥0.8∶1	3 分

标准序号	指标与定义	评审方法和计分细则	分值
2.10	【指标】病区护士人数与开放床位数比 【定义】年度病区护士人数与同期病区实际开放床位数之比	【评审方法】 1. 计算公式： $$\frac{年度病区护士人员数}{同期病区实际开放床位数}$$ 2. 需医院提供评审周期内每年度病区护士人员数、同期病区实际开放床位数。 3. 查阅卫生资源统计年报报送数据。 【计分细则】 1. 全院病区护士与实际开放床位比≥0.6：1（4分）。 2. 手术室护士与实际开放手术室床位比≥3：1（2分）。 3. 麻醉后恢复室护士与实际开放恢复室床位比≥1：1（2分）。 4. 儿科护士与实际开放儿科床位比≥0.6：1（2分）	10分
2.11	【指标】医院感染管理专职人员数与开放床位数比 【定义】年度医院感染管理专职人员数与同期全院实际开放床数之比	【评审方法】 1. 需医院提供评审周期内每年度医院感染管理专职人员数、同期全院实际开放床位数。 2. 指标说明：医院感染管理专职人员是指专门从事医院感染管理的工作人员，是经过省级以上卫生健康行政部门指定的医院感染管理培训单位的培训，并取得省级卫生健康行政部门颁发的《医院感染管理专业岗位培训证书》的医院感染管理专业技术人员。 3. 查阅卫生资源统计年报报送数据。 【计分细则】 1. 根据医院实际开放床位数符合以下情况（2分）。 （1）非定点医院：100张床位以下≥2人；100～500张床位≥4人；500张以上实际使用病床，根据医疗机构类别，按照每增加150～200张实际使用病床增配1名专职感控人员。 （2）定点医院：感控人员配备数量应当保持在非定点医院的1.5～2倍。 2. 医师占比不低于30%，护士占比不高于40%，其他人员占比不高于30%（2分）	4分
2.12	【指标】药学专业技术人员数与卫生专业技术人员数比 【定义】药学专业技术人员数占同期医疗机构卫生专业技术人员总数的比例	【评审方法】 1. 计算公式： $$\frac{药学专业技术人员数}{同期医疗机构卫生专业技术人员总数}$$ 2. 需医院提供评审周期内每年度药学专业技术人员数、同期医疗机构卫生专业技术人员总数。	

标准序号	指标与定义	评审方法和计分细则	分值
		3. 查阅卫生资源统计年报报送数据。 4. 指标说明：药学专业技术人员是指按照有关规定取得药学专业任职资格的由医疗机构聘任的在职人员。卫生专业技术人员是指由医疗机构聘任的在职卫生专业技术人员，不含后勤等辅助部门的人员。 【计分细则】 ≥ 0.08 ： 1（建立静脉用药调配中心（室）的，医疗机构应当根据实际需要另行增加药学专业技术人员数量）	3分

三、相关科室资源配置（60分）

标准序号	指标与定义	评审方法和计分细则	分值
（一）急诊医学科（10分）			
2.13	【指标】固定急诊医师人数占急诊在岗医师人数的比例 【定义】年度医院固定急诊医师数在同期急诊科在岗医师总数所占比例	【评审方法】 1. 计算公式： $$\frac{年度医院注册的固定在急诊科的在岗医师数}{同期医院急诊科在岗医师总数} \times 100\%$$ 2. 需医院提供评审周期内每年度医院注册的固定在急诊科的在岗医师数、同期医院急诊科在岗医师总数。 3. 查阅国家医疗机构、医师、护士电子化注册系统数据。 【计分细则】 ≥ 75%	5分
2.14	【指标】固定急诊护士人数占急诊在岗护士人数的比例 【定义】年度医院固定急诊护士数在同期急诊科在岗护士总数所占的比例	【评审方法】 1. 计算公式： $$\frac{年度医院注册的固定在急诊科的在岗护士数}{同期医院急诊科在岗护士总数} \times 100\%$$ 2. 需医院提供评审周期内每年度医院注册的固定在急诊科的在岗护士数、同期医院急诊科在岗护士总数。 3. 查阅国家医疗机构、医帅、护士电子化注册系统数据。 【计分细则】 ≥ 75%	5分

标准序号	指标与定义	评审方法和计分细则	分值
（二）重症医学科（10分）			
2.15	【指标】重症医学科开放床位数占医院开放床位数的比例 【定义】年度重症医学科开放床位数占同期医院开放床位数的比例	【评审方法】 1. 计算公式： $\dfrac{\text{年度重症医学科开放床位数}}{\text{同期医院开放床位数}} \times 100\%$ 2. 需医院提供评审周期内每年度重症医学科（含所有专业ICU，下同）开放床位数、同期医院开放床位数。 3. 查阅卫生资源统计年报报送数据。 【计分细则】 占医院实际开放床位数的2% ~ 8%	5分
2.16	【指标】重症医学科医师人数与重症医学科开放床位数比 【定义】年度医院重症医学科医师总数与同期重症医学科实际开放床位数之比	【评审方法】 1. 计算公式： $\dfrac{\text{年度医院注册的重症医学科在岗医师数}}{\text{同期重症医学科实际开放床位数}}$ 2. 需医院提供评审周期内每年度医院注册的重症医学科在岗医师数、同期重症医学科实际开放床位数。 3. 查阅国家医疗机构、医师、护士电子化注册系统数据。 【计分细则】 ≥0.8：1	3分
2.17	【指标】重症医学科护士人数与重症医学科开放床位数比 【定义】年度医院重症医学科护士数与同期重症医学科实际开放床位数之比	【评审方法】 1. 计算公式： $\dfrac{\text{年度医院注册的重症医学科在岗护士数}}{\text{同期重症医学科实际开放床位数}}$ 2. 需医院提供评审周期内每年度医院注册的重症医学科在岗护士数、同期重症医学科实际开放床位数。 3. 查阅国家医疗机构、医师、护士电子化注册系统数据。 【计分细则】 ≥3：1	2分

标准序号	指标与定义	评审方法和计分细则	分值
（三）麻醉科（10分）			
2.18	【指标】麻醉科医师数与手术间数比 【定义】年度医院麻醉科医师总数与同期医院手术室间数之比	【评审方法】 1.计算公式： $$\frac{\text{年度医院注册的麻醉科在岗医师总数}}{\text{同期医院手术室间数}}$$ 2.需医院提供评审周期内每年度医院注册的麻醉科在岗医师总数、同期医院手术室间数。 3.查阅国家医疗机构、医师、护士电子化注册系统数据。 【计分细则】 ≥1.5∶1（大学附属医院满足教学需要，人员增加10%）	3分
2.19	【指标】麻醉科医师数与日均全麻手术台次比 【定义】年度医院麻醉科医师总数与同期医院日均全麻手术台次之比	【评审方法】 1.计算公式： $$\frac{\text{年度医院注册的麻醉科在岗医师总数}}{\text{同期医院日均全麻手术台次数}}$$ 2.需医院提供评审周期内每年度医院注册的麻醉科在岗医师总数、同期医院日均全麻手术台次数。 3.查阅国家医疗机构、医师、护士电子化注册系统数据。 【计分细则】 监测比较	3分
2.20	【指标】麻醉科医师和手术科室医师比 【定义】麻醉科固定在岗（本院）医师人数与手术科室固定在岗（本院）医师总数的比例。不包括实习学生、统招研究生、规培住院医师（外院）、进修生	【评审方法】 1.计算公式： $$\frac{\text{麻醉科固定在岗（本院）医师人数}}{\text{手术科室固定在岗（本院）医师总数}}$$ 2.需医院提供评审周期内每年度医院麻醉科固定在岗（本院）医师人数、同期医院手术科室固定在岗（本院）医师总数。 3.查阅国家医疗机构、医师、护士电子化注册系统数据。 【计分细则】 ≥1∶3	2分

标准序号	指标与定义	评审方法和计分细则	分值
2.21	【指标】手术间麻醉护士与实际开放手术台的数量比 【定义】手术间麻醉护士人数（本院）与实际开放手术台数比	【评审方法】 1. 计算公式： $$\frac{\text{手术间麻醉护士人数}}{\text{实际开放手术台数}}$$ 2. 需医院提供评审周期内每年度医院手术间麻醉护士人数、同期医院实际开放手术台数。 3. 查阅国家医疗机构、医师、护士电子化注册系统数据。 【计分细则】 ≥0.5：1	2分

（四）中医科（10分）

标准序号	指标与定义	评审方法和计分细则	分值
2.22	【指标】中医科开放床位数占医院开放床位数的比例 【定义】年度医院中医科开放床位数占同期医院开放床位总数的比例	【评审方法】 1. 计算公式： $$\frac{\text{年度医院中医科开放床位数}}{\text{同期医院开放床位总数}} \times 100\%$$ 2. 需医院提供评审周期内每年度医院中医科开放床位数、同期医院开放床位总数。 3. 查阅卫生资源统计年报报送数据。 【计分细则】 ≥5%	2分
2.23	【指标】中医科中医类别医师人数与中医科开放床位数比 【定义】年度医院中医科中医类别医师人数与同期中医科实际开放床位数之比	【评审方法】 1. 计算公式： $$\frac{\text{年度医院注册的中医科在岗中医类别医师人数}}{\text{同期中医科实际开放床位数}}$$ 2. 需医院提供评审周期内每年度医院注册的中医科在岗中医类别医师人数、同期中医科实际开放床位数。 3. 查阅国家医疗机构、医师、护士电子化注册系统数据。 【计分细则】 ≥0.4：1	4分
2.24	【指标】中医科护士人数与中医科开放床位数比 【定义】年度医院中医科护士人数与同期中医科实际开放床位数之比	【评审方法】 1. 计算公式： $$\frac{\text{年度医院注册的中医科在岗护士人数}}{\text{同期中医科实际开放床位数}}$$ 2. 需医院提供评审周期内每年度医院注册的中医科在岗护士人数、同期中医科实际开放床位数。	4分

标准序号	指标与定义	评审方法和计分细则	分值
		3. 查阅国家医疗机构、医师、护士电子化注册系统数据。 【计分细则】 ≥ 0.4 : 1	

（五）康复医学科（10分）

标准序号	指标与定义	评审方法和计分细则	分值
2.25	【指标】康复科开放床位数占医院开放床位数的比例 【定义】年度医院康复科开放床位数占同期医院开放床位数的比例	【评审方法】 1. 计算公式： $\dfrac{\text{年度医院康复科开放床位数}}{\text{同期医院开放床位数}} \times 100\%$ 2. 需医院提供评审周期内每年度医院康复科开放床位数、同期医院开放床位数。 3. 查阅卫生资源统计年报报送数据。 【计分细则】 占医院开放床位数的2%～5%	2分
2.26	【指标】康复科医师人数与康复科开放床位数比 【定义】年度医院康复科医师人数与同期康复科实际开放床位数之比	【评审方法】 1. 计算公式： $\dfrac{\text{年度医院注册的康复科在岗医师人数}}{\text{同期康复科实际开放床位数}}$ 2. 需医院提供评审周期内每年度医院注册的康复科在岗医师人数、同期康复科实际开放床位数。 3. 指标说明：康复科医师是指按照有关规定取得康复专业任职资格的在职人员。 4. 查阅卫生资源统计年报报送数据。 【计分细则】 ≥ 0.25 : 1	2分
2.27	【指标】康复科康复师人数与康复科开放床位数比 【定义】年度医院康复科康复师人数与同期康复科实际开放床位数之比	【评审方法】 1. 计算公式： $\dfrac{\text{年度医院康复科在岗的康复师人数}}{\text{同期康复科开放床位数}}$ 2. 需医院提供评审周期内每年度医院康复科在岗的康复师人数、同期康复科开放床位数。 3. 指标说明：康复师是指编制在册的在职卫生技术人员，不含后勤等辅助部门的人员。 4. 查阅卫生资源统计年报报送数据。 【计分细则】 ≥ 0.5 : 1	4分

标准序号	指标与定义	评审方法和计分细则	分值
2.28	【指标】康复科护士人数与康复科开放床位数比 【定义】年度医院康复科在岗护士人数与同期康复科实际开放床位数之比	【评审方法】 1. 计算公式： $$\frac{年度医院注册的康复科在岗护士人数}{同期康复科实际开放床位数}$$ 2. 需医院提供评审周期内每年度医院注册的康复科在岗护士人数、同期康复科实际开放床位数。 3. 指标说明：康复科护士是指编制在册的在岗康复科护士，不含后勤等辅助部门的人员。 4. 查阅卫生资源统计年报报送数据。 【计分细则】 ≥ 0.3：1	2分

（六）感染性疾病科（10分）

标准序号	指标与定义	评审方法和计分细则	分值
2.29	【指标】固定医师人数占感染性疾病科在岗医师人数的比例 【定义】年度医院固定在感染性疾病科医师人数占同期感染性疾病科在岗医师总数的比例	【评审方法】 1. 计算公式： $$\frac{年度医院注册的固定在感染性疾病科的在岗医师人数}{同期医院感染性疾病科在岗医师总数} \times 100\%$$ 2. 需医院提供评审周期内每年度医院注册的固定在感染性疾病科的在岗医师人数、同期医院感染性疾病科在岗医师总数。 3. 查阅国家医疗机构、医师、护士电子化注册系统数据。 【计分细则】 ≥ 75%	4分
2.30	【指标】固定护士人数占感染性疾病科在岗护士人数的比例 【定义】年度医院固定在感染性疾病科护士人数与同期感染性疾病科在岗护士总数之比	【评审方法】 1. 计算公式： $$\frac{年度医院注册的感染性疾病科的在岗护士的总数}{同期医院感染性疾病科在岗护士总数} \times 100\%$$ 2. 需医院提供评审周期内每年度医院注册的感染性疾病科的在岗护士的总数、同期医院感染性疾病科在岗护士总数。 3. 查阅卫生资源统计年报报送数据。 【计分细则】 ≥ 75%	4分

续表

标准序号	指标与定义	评审方法和计分细则	分值
2.31	【指标】感染性疾病科开放床位数占医院开放床位数的比例 【定义】年度医院感染性疾病科开放床位数占同期医院开放床位总数的比例	【评审方法】 1.计算公式： $$\frac{年度医院感染性疾病科开放床位数}{同期医院开放床位数} \times 100\%$$ 2.需医院提供评审周期内每年度医院感染性疾病科开放床位数、同期医院开放床位数。 3.查阅卫生资源统计年报报送数据。 【计分细则】 ≥3%	2分

四、运行指标（150分）

标准序号	指标与定义	评审方法和计分细则	分值
2.32	【指标】平均住院日 【定义】指一定时期内每一出院患者平均住院时间的长短	【评审方法】 1.计算公式： $$\frac{出院患者占用总床日数}{同期出院人数}$$ 2.需医院提供评审周期内每年度出院患者占用的总床日数、同期出院人数。 3.查阅卫生资源统计年报报送数据。 【计分细则】 监测比较，逐步降低	20分
2.33	【指标】每名执业医师日均住院工作负担 【定义】年度平均每位医师每日担负的住院床日数	【评审方法】 1.计算公式： $$\frac{全年实际占用总床日数}{医院平均执业（助理）医师人数}/365$$ 2.需医院提供评审周期内每年度实际占用总床日数、医院平均执业（助理）医师人数。 3.指标说明：统计口径同国家三级公立医院绩效考核。 4.查阅国家公立医院绩效考核管理平台数据。 【计分细则】 监测比较	5分

标准序号	指标与定义	评审方法和计分细则	分值
2.34	【指标】门诊收入占医疗收入比例 【定义】年度门诊收入占医疗收入的比例	【评审方法】 1.计算公式： $$\frac{门诊收入}{医疗收入} \times 100\%$$ 2.需医院提供评审周期内每年度门诊收入、医疗收入。 3.指标说明：统计口径同国家三级公立医院绩效考核。 4.查阅国家公立医院绩效考核管理平台数据。 【计分细则】 监测比较	5分
2.35	【指标】门诊收入中来自医保基金的比例 【定义】年度门诊收入中来自医保基金的收入占门诊收入的比例	【评审方法】 1.计算公式： $$\frac{门诊收入中来自医保基金的收入}{门诊收入} \times 100\%$$ 2.需医院提供评审周期内每年度门诊收入中来自医保基金的收入、门诊收入。 3.指标说明：统计口径同国家三级公立医院绩效考核。 4.查阅国家公立医院绩效考核管理平台数据。 【计分细则】 监测比较	5分
2.36	【指标】住院收入占医疗收入比例 【定义】年度住院收入占医疗收入的比例	【评审方法】 1.计算公式： $$\frac{住院收入}{医疗收入} \times 100\%$$ 2.需医院提供评审周期内每年度住院收入、医疗收入。 3.指标说明：统计口径同国家三级公立医院绩效考核。 4.查阅国家公立医院绩效考核管理平台数据。 【计分细则】 监测比较	5分

标准序号	指标与定义	评审方法和计分细则	分值
2.37	【指标】住院收入中来自医保基金的比例 【定义】年度住院收入中来自医保基金的收入占住院总收入的比例	【评审方法】 1. 计算公式： $$\frac{住院收入中来自医保基金的收入}{住院收入}\times100\%$$ 2. 需医院提供评审周期内每年度住院收入中来自医保基金的收入、住院收入。 3. 指标说明：统计口径同国家三级公立医院绩效考核。 4. 查阅国家公立医院绩效考核管理平台数据。 【计分细则】 监测比较	10分
2.38	【指标】医疗服务收入（不含药品、耗材、检查检验收入）占医疗收入比例 【定义】年度医院医疗服务收入（不包含药品、耗材、检查检验收入）占医疗收入的比例	【评审方法】 1. 计算公式： $$\frac{医疗服务收入}{医疗收入}\times100\%$$ 2. 需医院提供评审周期内每年度医疗服务收入、医疗收入。 3. 指标说明：统计口径同国家三级公立医院绩效考核。 4. 查阅国家公立医院绩效考核管理平台数据。 【计分细则】 达到最新国家三级公立医院绩效考核满分标准得20分；未达到满分标准但逐步提高得10分	20分
2.39	【指标】辅助用药收入占比 【定义】年度医院辅助用药收入占药品总收入百分比	【评审方法】 1. 计算公式： $$\frac{辅助用药收入}{药品总收入}\times100\%$$ 2. 需医院提供评审周期内每年度辅助用药收入、药品总收入。 3. 指标说明：统计口径同国家三级公立医院绩效考核。 4. 查阅国家公立医院绩效考核管理平台数据。 【计分细则】 监测比较	5分

标准序号	指标与定义	评审方法和计分细则	分值
2.40	【指标】人员支出占业务支出的比重 【定义】年度医院人员经费占医疗活动费用的比例	【评审方法】 1. 计算公式： $$\frac{人员经费}{医疗活动费用} \times 100\%$$ 2. 需医院提供评审周期内每年度人员经费、医疗活动费用。 3. 指标说明：统计口径同国家三级公立医院绩效考核。 4. 查阅国家公立医院绩效考核管理平台数据。 【计分细则】 达到最新国家三级公立医院绩效考核满分标准得10分；未达到满分标准但逐步提高得5分	10分
2.41	【指标】万元收入能耗支出（万元收入能耗占比） 【定义】"万元收入能耗支出"以"万元收入能耗占比"表述，指医院年总能耗支出与年总收入的比值，即每万元收入消耗的吨标煤数量	【评审方法】 1. 计算公式： $$\frac{年总能耗}{年总收入} \times 10000$$ 2. 需医院提供评审周期内每年度年总能耗、年总收入。 3. 指标说明：统计口径同国家三级公立医院绩效考核。 4. 查阅国家公立医院绩效考核管理平台数据。 【计分细则】 达到最新国家三级公立医院绩效考核满分标准得5分；未达到满分标准但逐步降低得3分	5分
2.42	【指标】收支结余 【定义】"收支结余"以"医疗盈余率"表述，即医院医疗盈余占医疗活动收入的比例	【评审方法】 1. 计算公式： $$\frac{医疗盈余}{医疗活动收入} \times 100\%$$ 2. 需医院提供评审周期内每年度医院医疗盈余、医疗活动收入。 3. 指标说明：统计口径同国家三级公立医院绩效考核。 4. 查阅国家公立医院绩效考核管理平台数据。 【计分细则】 监测比较，达到最新国家三级公立医院绩效考核满分标准得20分；未达到满分标准但逐步改进得10分	20分

标准序号	指标与定义	评审方法和计分细则	分值
2.43	【指标】资产负债率 【定义】年度医院负债合计与资产合计的比值	【评审方法】 1. 计算公式： $$\frac{负债合计}{资产合计} \times 100\%$$ 2. 需医院提供评审周期内每年度医院负债合计、资产合计。 3. 指标说明：统计口径同国家三级公立医院绩效考核。 4. 查阅国家公立医院绩效考核管理平台数据。 【计分细则】 监测比较，达到最新国家三级公立医院绩效考核满分标准得5分；未达到满分标准但逐步改进得3分	5分
2.44	【指标】重点监控高值医用耗材收入占比 【定义】年度医院重点监控高值医用耗材收入占同期耗材总收入比例	【评审方法】 1. 计算公式： $$\frac{重点监控高值医用耗材收入}{同期卫生材料收入} \times 100\%$$ 2. 需医院提供评审周期内每年度重点监控高值医用耗材收入、同期卫生材料收入。 3. 指标说明：统计口径同国家三级公立医院绩效考核。 4. 查阅国家公立医院绩效考核管理平台数据。 【计分细则】 监测比较	5分
2.45	【指标】医疗收入增幅 【定义】年度医疗收入与上一年同比增加的收入与上一年医疗收入的比值	【评审方法】 1. 计算公式： $$\frac{(本年度医疗收入 - 上一年度医疗收入)}{上一年度医疗收入} \times 100\%$$ 2. 需医院提供评审周期内每年度医疗收入。 3. 指标说明：统计口径同国家三级公立医院绩效考核。 4. 查阅国家公立医院绩效考核管理平台数据。 【计分细则】 监测比较	10分

标准序号	指标与定义	评审方法和计分细则	分值
2.46	【指标】门诊次均费用增幅 【定义】年度门诊患者次均医药费用与上一年度次均医药费用之差与上一年度次均医药费用的比值	【评审方法】 1.计算公式： $$\frac{(\text{本年度门诊患者次均医药费用} - \text{上一年度门诊患者次均医药费用})}{\text{上一年度门诊患者次均医药费用}} \times 100\%$$ 2.需医院提供评审周期内每年度门诊患者次均医药费用。 3.指标说明：统计口径同国家三级公立医院绩效考核。 4.查阅国家公立医院绩效考核管理平台数据。 【计分细则】 达到最新国家三级公立医院绩效考核满分标准得5分；未达到满分标准但逐步降低得3分	5分
2.47	【指标】门诊次均药品费用增幅 【定义】年度门急诊患者次均药品费用与上一年度次均药品费用之差与上一年度次均药品费用的比值	【评审方法】 1.计算公式： $$\frac{(\text{本年度门诊患者次均药品费用} - \text{上一年度门诊患者次均药品费用})}{\text{上一年度门诊患者次均药品费用}} \times 100\%$$ 2.需医院提供评审周期内每年度门诊患者次均药品费用。 3.指标说明：统计口径同国家三级公立医院绩效考核。 4.查阅国家公立医院绩效考核管理平台数据。 【计分细则】 达到最新国家三级公立医院绩效考核满分标准得5分；未达到满分标准但逐步降低得3分	5分
2.48	【指标】住院次均费用增幅 【定义】年度出院患者次均医药费用与上一年度出院患者次均医药费用之差与上一年度出院患者次均医药费用的比值	【评审方法】 1.计算公式： $$\frac{(\text{本年度出院患者次均医药费用} - \text{上一年度出院患者次均医药费用})}{\text{上一年度出院患者次均医药费用}} \times 100\%$$ 2.需医院提供评审周期内每年度出院患者次均医药费用。 3.指标说明：统计口径同国家三级公立医院绩效考核。 4.查阅国家公立医院绩效考核管理平台数据。 【计分细则】 达到最新国家三级公立医院绩效考核满分标准得5分；未达到满分标准但逐步降低得3分	5分

续表

标准序号	指标与定义	评审方法和计分细则	分值
2.49	【指标】住院次均药品费用增幅 【定义】年度出院患者次均药品费用与上一年度出院患者次均药品费用之差与上一年度出院患者次均药品费用的比值	【评审方法】 1. 计算公式： $$\frac{（本年度出院患者次均药品费用 - 上一年度出院患者次均药品费用）}{上一年度出院患者次均药品费用} \times 100\%$$ 2. 需医院提供评审周期内每年度出院患者次均药品费用。 3. 指标说明：统计口径同国家三级公立医院绩效考核。 4. 查阅国家公立医院绩效考核管理平台数据。 【计分细则】 达到最新国家三级公立医院绩效考核满分标准得 5 分；未达到满分标准但逐步降低得 3 分	5 分

五、科研指标（20 分）

标准序号	指标与定义	评审方法和计分细则	分值
2.50	【指标】新技术临床转化数量 【定义】年度医院新技术临床转化数量	【评审方法】 1. 需医院提供评审周期内每年度医院新技术临床转化数量。 2. 指标说明：新技术临床转化是指经临床研究验证安全有效且符合伦理的新技术，经一定程序批准后在一定范围内或广泛应用的过程。 【计分细则】 监测比较，逐步提高	5 分
2.51	【指标】取得临床相关国家专利数量 【定义】年度医院取得临床相关国家专利数量	【评审方法】 需医院提供评审周期内每年度取得临床相关国家专利数量。 【计分细则】 监测比较，逐步提高	5 分
2.52	【指标】每百名卫生技术人员科研项目经费 【定义】年度每百名卫生技术人员立项的科研经费总金额	【评审方法】 1. 计算公式： $$\frac{年度科研项目立项经费总金额}{同期卫生技术人员总数} \times 100$$ 2. 需医院提供评审周期内每年度科研项目立项经费总金额、同期卫生技术人员总数。	

续表

标准序号	指标与定义	评审方法和计分细则	分值
		3. 指标说明：统计口径同国家三级公立医院绩效考核。 4. 查阅国家公立医院绩效考核管理平台数据。 【计分细则】 达到最新国家三级公立医院绩效考核满分标准得5分；未达到满分标准但逐步提高得3分	5分
2.53	【指标】每百名卫生技术人员科研成果转化金额 【定义】年度每百名卫生技术人员科研成果转化的金额数	【评审方法】 1. 计算公式： $$\frac{年度科研成果转化总金额}{同期医院卫生技术人员总数} \times 100$$ 2. 需医院提供评审周期内每年度科研成果转化总金额、同期医院卫生技术人员总数。 3. 指标说明：统计口径同国家三级公立医院绩效考核。 4. 查阅国家公立医院绩效考核管理平台数据。 【计分细则】 监测比较，逐步提高	5分

第二章　医疗服务能力与医院质量安全指标（280分）

一、医疗服务能力（80分）

标准序号	指标与定义	评审方法和计分细则	分值
2.54	【指标】收治病种数量（ICD-10四位亚目数量） 【定义】年度医院收治病种（ICD-10四位亚目数量）数量	【评审方法】 1. 医院根据ICD-10四位亚目，提供评审周期内每年度病案首页中主要诊断数量。 2. 指标说明：ICD-10国家临床版2.0亚目编码，即小数点后一位，如J18.1。 3. 查阅卫生资源统计年报报送数据。 【计分细则】 ≥2000种（以第一诊断的ICD-10编码前4位汇总计算）得5分；<2000种但逐步提高得3分	5分

续表

标准序号	指标与定义	评审方法和计分细则	分值
2.55	【指标】住院术种数量（ICD-9-CM-3 四位细目数量） 【定义】年度医院住院术种病种（ICD-9-CM-3）数量	【评审方法】 1. 医院根据 ICD-9-CM-3 四位细目，提供评审周期内每年度病案首页中主要手术数量。 2. 指标说明：ICD-9-CM-3 四位细目，即小数点后二位，如 06.31。手术式式包含 ICD-9-CM-3 手术分类编码国家临床版 3.0 中注明为手术和介入治疗，不包含诊断性操作和治疗性操作。 3. 查阅卫生资源统计年报报送数据。 【计分细则】 监测比较，逐步提高	5分
2.56	【指标】DRG-DRGs 组数 【定义】年度运用 DRG 分组器测算产生的 DRG 分组，主要考核年度医院疾病收治范围	【评审方法】 1. 医院病例数经过 DRG 分组器的运算可以分入"k"个 DRG，即该医院的 DRG 数量。 2. 需医院提供评审周期内每年度 DRG 入组数。 3. 指标说明：以 CN-DRG 分组器为基准，计算医院病例数所归属的 DRGs 组数。 【计分细则】 监测比较，逐步提高	2分
2.57	【指标】DRG-CMI 【定义】年度运用 DRG 分组器测算产生的 CMI 值（病例组合指数），主要考核年度医院疾病收治难度	【评审方法】 1. 参照 DRG 评价标准计算方法。 2. 需医院提供评审周期内每年度 CMI 值。 3. 指标说明：以 CN-DRG 分组器为基准。 4. 查阅国家公立医院绩效考核管理平台数据。 【计分细则】 监测比较，逐步提高	6分
2.58	【指标】DRG 时间指数 【定义】年度运用 DRG 分组器测算产生的时间消耗指数，主要考核年度医院治疗疾病所花费的时间	【评审方法】 1. 参照 DRG 评价标准计算方法。 2. 需医院提供评审周期内每年度用 DRG 分组器测算产生的时间消耗指数。 3. 指标说明：以 CN-DRG 分组器为基准。 【计分细则】 监测比较，逐步降低	2分
2.59	【指标】DRG 费用指数 【定义】年度运用 DRG 分组器测算产生的费用消耗指数，主要考核年度医院治疗疾病所花费的费用	【评审方法】 1. 参照 DRG 评价标准计算方法。 2. 需医院提供评审周期内每年度用 DRG 分组器测算产生的费用消耗指数。 3. 指标说明：以 CN-DRG 分组器为基准。 【计分细则】 监测比较，逐步降低	2分

标准序号	指标与定义	评审方法和计分细则	分值
2.60	【指标】门诊人次数与出院人次数比 【定义】年度门诊患者人次数与同期出院患者人次数之比	【评审方法】 1. 计算公式： $$\frac{门诊患者人次数}{同期出院患者人次数}$$ 2. 需医院提供评审周期内每年度门诊患者人次数、同期出院患者人次数。 3. 指标说明：统计口径同国家三级公立医院绩效考核。 4. 查阅国家公立医院绩效考核管理平台数据。 【计分细则】 监测比较	5分
2.61	【指标】下转患者人次数（门急诊、住院） 【定义】年度三级公立医院向二级医院或者基层医疗机构下转的患者人次数，包括门急诊、住院患者	【评审方法】 1. 计算公式： 下转患者人次数 = 门急诊下转患者人次数 + 住院下转患者人次数 2. 需医院提供评审周期内每年度门急诊下转患者人次数、住院下转患者人次数（不包括出院患者在下级医院门诊复查及三级医院间相互转诊的人次数）。 3. 指标说明：统计口径同国家三级公立医院绩效考核。 4. 查阅国家公立医院绩效考核管理平台数据。 【计分细则】 监测比较，逐步提高	5分
2.62	【指标】日间手术占择期手术比例 【定义】年度出院患者施行日间手术台次数占同期出院患者择期手术总台次数的比例	【评审方法】 1. 计算公式： $$\frac{日间手术台次数}{同期出院患者择期手术总台次数} \times 100\%$$ 2. 需医院提供评审周期内每年度日间手术台次数、同期出院患者择期手术总台次数（同一次住院就诊期间患有同一疾病或不同疾病施行多次手术者，按1人统计）。 3. 指标说明：统计口径同国家三级公立医院绩效考核。 4. 查阅国家公立医院绩效考核管理平台数据。 【计分细则】 监测比较	5分

续表

标准序号	指标与定义	评审方法和计分细则	分值
2.63	【指标】出院患者手术占比 【定义】年度出院患者施行手术治疗台次数占同期出院患者总人次数的比例	【评审方法】 1.计算公式： $$\frac{出院患者手术台次数}{同期出院患者总人次数} \times 100\%$$ 2.需医院提供评审周期内每年度出院患者手术台次数、同期出院患者总人次数。 3.指标说明：（1）分子：出院患者手术台次数是指出院患者手术人数，即同一次住院就诊期间患有同一疾病或不同疾病施行多次手术患者，按1人统计。统计单位以人数计算，总数为手术和介入治疗人数累积求和。（2）分母：同期出院患者总人次数是指出院人数。（3）手术和介入治疗统计按照《手术操作分类代码国家临床版3.0》的目录实施。 4.查阅国家公立医院绩效考核管理平台数据。 【计分细则】 达到最新国家三级公立医院绩效考核满分标准得6分；未达到满分标准但逐步提高得3分	6分
2.64	【指标】出院患者微创手术占比 【定义】年度出院患者实施微创手术台次数占同期出院患者手术台次数的比例	【评审方法】 1.计算公式： $$\frac{出院患者微创手术台次数}{同期出院患者手术台次数} \times 100\%$$ 2.需医院提供评审周期内每年度出院患者微创手术台次数、同期出院患者手术台次数。 3.指标说明：微创手术目录依据国家三级公立医院绩效考核微创手术目录（2019版），结合《手术操作分类代码国家临床版3.0》；同一次住院就诊期间患有同一疾病或不同疾病施行多次微创手术者，按1人统计。 4.查阅国家公立医院绩效考核管理平台数据。 【计分细则】 达到最新国家三级公立医院绩效考核满分标准得6分；未达到满分标准但逐步提高得3分	6分
2.65	【指标】出院患者四级手术比例 【定义】年度出院患者施行四级手术台次数占同期出院患者手术台次数的比例	【评审方法】 1.计算公式： $$\frac{出院患者四级手术台次数}{同期出院患者手术台次数} \times 100\%$$	6分

标准序号	指标与定义	评审方法和计分细则	分值
		2. 需医院提供评审周期内每年度出院患者四级手术台次数、同期出院患者手术台次数。 3. 指标说明：（1）分子：出院患者四级手术台次数是指出院患者住院期间实施四级手术和按照四级手术管理的介入诊疗人数之和。（2）分母：同期出院患者手术台次数是指出院患者手术（含介入）人数。同一次住院就诊期间患有同一疾病或不同疾病施行多次手术者，按1人统计。（3）纳入本次考核的四级手术和按照四级手术管理的介入诊疗目录（简称四级手术目录）结合《手术操作分类代码国家临床版3.0》。 4. 查阅国家公立医院绩效考核管理平台数据。 【计分细则】 达到最新国家三级公立医院绩效考核满分标准得6分；未达到满分标准但逐步提高得3分	
2.66	【指标】特需医疗服务占比 【定义】由特需医疗服务量占比和特需医疗服务收入占比两部分体现	【评审方法】 1. 计算公式： （1）特需医疗服务量占比 = $\dfrac{特需医疗服务量}{同期全部医疗服务量} \times 100\%$ （2）特需医疗服务收入占比 = $\dfrac{特需医疗服务收入}{同期全部医疗服务收入} \times 100\%$ 2. 需医院提供评审周期内每年度特需医疗服务量、同期全部医疗服务量、特需医疗服务收入、同期全部医疗服务收入。 3. 指标说明：统计口径同国家三级公立医院绩效考核。 4. 查阅国家公立医院绩效考核管理平台数据。 【计分细则】 监测比较	5分
2.67	【指标】门诊患者平均预约诊疗率 【定义】年度门诊患者预约诊疗人次数占总诊疗人次数的比例	【评审方法】 1. 计算公式： $\dfrac{预约诊疗人次数}{总诊疗人次数} \times 100\%$ 2. 需医院提供评审周期内每年度门诊患者预约诊疗人次数、总诊疗人次数。 3. 指标说明：统计口径同国家三级公立医院绩效考核。	5分

续表

标准序号	指标与定义	评审方法和计分细则	分值
		4.查阅国家公立医院绩效考核管理平台数据。 【计分细则】 监测比较,逐步提高	
2.68	【指标】门诊患者预约后平均等待时间 【定义】门诊患者按预约时间到达医院后至进入诊室前的等待时间	【评审方法】 1.计算公式: $$\sum\frac{\{进入诊室诊疗的时钟时间-到达分诊台或通过信息系统(自助机、APP等)报到的时钟时间\}}{预约诊疗人次数}$$ 2.需医院提供评审周期内每年度患者进入诊室后医生点击叫诊系统的时钟时间减去患者到分诊台或通过信息系统(自助机、APP等)报到时的时钟时间累加求和、门诊患者预约诊疗人次数。 3.指标说明:统计口径同国家三级公立医院绩效考核。 4.查阅国家公立医院绩效考核管理平台数据。 【计分细则】 监测比较,逐步降低	5分
2.69	【指标】医疗新技术获评数量 【定义】年度医院获评医疗新技术数量	【评审方法】 需医院提供评审周期内获评医疗新技术的数量及文件。 【计分细则】 获评省级医疗新技术得5分、市级医疗新技术得4分、县级医疗新技术得3分	5分
2.70	【指标】临床重点专科获评数量 【定义】年度医院获评国家级重点专科、省级重点专科	【评审方法】 需医院提供评审周期内获评各级临床重点专科的数量及文件。 【计分细则】 获评国家临床重点专科得5分、省级临床重点专科得4分、市级临床重点专科得3分、县级临床重点专科得2分	5分

二、医院质量指标（80分）

说明:指标2.71~2.80为2022年国家医疗质量安全改进目标,以后每个年度按国家下达最新年度目标规定执行。

标准序号	指标与定义	评审方法和计分细则	分值
2.71	【指标】急性ST段抬高型心肌梗死（STEMI）再灌注治疗率 【定义】发病12小时内的急性STEMI患者给予经皮冠状动脉介入治疗（PCI）或静脉溶栓治疗（首选PCI治疗）的患者数占发病12小时内的STEMI患者总数的比例	【评审方法】 1. 计算公式： $$\frac{发病12小时内给予静脉溶栓或PCI的STEMI患者数}{同期发病12小时内的STEMI患者总数} \times 100\%$$ 2. 需医院提供评审周期内每年度发病12小时内给予静脉溶栓或PCI的STEMI患者数、同期发病12小时内的STEMI患者总数。 【计分细则】 ≥75%得5分；<75%但持续改进得3分	5分
2.72	【指标】急性脑梗死再灌注治疗率 【定义】发病6小时内接受静脉溶栓治疗和/或血管内治疗的急性脑梗死患者数占同期发病6小时内的急性脑梗死患者总数的比例	【评审方法】 1. 计算公式： $$\frac{发病6小时内接受静脉溶栓和/或血管内治疗的急性脑梗死患者数}{同期发病6小时内的急性脑梗死患者总数} \times 100\%$$ 2. 需医院提供评审周期内每年度发病6小时内接受静脉溶栓治疗和/或血管内治疗的急性脑梗死患者数、同期发病6小时内的急性脑梗死患者总数。 【计分细则】 ≥75%得5分；<75%但持续改进得3分	5分
2.73	【指标】肿瘤治疗前临床TNM分期评估率 【定义】肿瘤治疗前完成临床TNM分期评估病例数占同期住院肿瘤患者人次的比例（重点关注肺癌、胃癌、肝癌、结直肠癌、乳腺癌5个病种）	【评审方法】 1. 计算公式： $$\frac{住院肿瘤患者治疗前完成临床TNM分期评估例数}{同期住院肿瘤患者人次} \times 100\%$$ 2. 需医院提供评审周期内每年度住院肿瘤患者治疗前完成临床TNM分期评估病例数、同期住院肿瘤患者人次。（重点关注肺癌、胃癌、肝癌、结直肠癌、乳腺癌5个病种） 【计分细则】 监测比较，逐步提高	5分
2.74	【指标】住院患者抗菌药物治疗前病原学送检率 【定义】住院患者使用抗菌药物治疗前病原学送检病例数占同期使用抗菌药物治疗病例总数的比例	【评审方法】 1. 计算公式： $$\frac{使用抗菌药物治疗前病原学检验标本送检病例数}{同期使用抗菌药物治疗病例总数} \times 100\%$$ 2. 需医院提供评审周期内每年度住院患者使用抗菌药物治疗前病原学送检病例数、同期使用抗菌药物治疗病例总数。	5分

标准序号	指标与定义	评审方法和计分细则	分值
		3. 指标说明：检验项目包括：细菌培养、真菌培养、降钙素原检测、白介素 –6 检测、真菌 1–3–β–D 葡聚糖检测（G 试验）等。 【计分细则】 住院患者抗菌药物使用前病原学送检率 ≥ 30%，限制使用级 ≥ 50%，特殊使用级 ≥ 80%	
2.75 静脉血栓栓塞症规范预防率（6 分）			
（1）	【指标】VTE 风险初始评估率 【定义】入院 24 小时内接受 VTE 风险评估的出院患者例数之和与同期出院患者比例	【评审方法】 1. 计算公式： $\dfrac{\text{入院 24 小时内接受 VTE 风险评估的出院患者总例数}}{\text{同期出院患者人次}} \times 100\%$ 2. 需医院提供评审周期内每年度入院 24 小时内接受 VTE 风险评估的出院患者总例数、同期出院患者人次。 【计分细则】 监测比较，逐步提高	3 分
（2）	【指标】采取 VTE 规范预防措施比例 【定义】实施 VTE 规范预防措施的出院患者例数之和与同期 VTE 风险评估为高危和 / 或中危出院患者例数之和的比例	【评审方法】 1. 计算公式： $\dfrac{\text{采取 VTE 规范预防措施的出院患者总例数}}{\text{VTE 风险评估为高危（内科）和 / 或中高危（外科）的出院患者总例数}} \times 100\%$ 2. 需医院提供评审周期内每年度采取 VTE 规范预防措施的出院患者总例数、VTE 风险评估为高危（内科）和 / 或中高危（外科）的出院患者总例数。 【计分细则】 监测比较，逐步提高	3 分
2.76 提高感染性休克集束化治疗（bundle）完成率（6 分）			
（1）	【指标】感染性休克 3 小时 bundle 完成率 【定义】入 ICU 诊断为感染性休克并全部完成 3 小时 bundle 的患者数占同期入 ICU 诊断为感染性休克患者总数的比例。不包括住 ICU 期间后续新发生的感染性休克病例	【评审方法】 1. 计算公式： $\dfrac{\text{入 ICU 诊断为感染性休克并全部完成 3 小时 bundle 的患者数}}{\text{同期入 ICU 诊断为感染性休克患者总数}} \times 100\%$ 2. 需医院提供评审周期内每年度入 ICU 诊断为感染性休克并全部完成 3 小时 bundle 的患者数、同期入 ICU 诊断为感染性休克患者总数。	3 分

标准序号	指标与定义	评审方法和计分细则	分值
		3. 指标说明：感染性休克 3 小时 bundle，是指感染性休克诊断后 3 小时内完成：测量乳酸浓度；抗菌药物治疗前进行血培养；予以广谱抗菌药物；低血压或乳酸 ≥ 4 mmol/L 给予 30 mL/kg 晶体液进行目标复苏。 【计分细则】 监测比较，逐步提高	
（2）	【指标】感染性休克 6 小时 bundle 完成率 【定义】入 ICU 诊断为感染性休克并全部完成 6 小时 bundle 的患者数占同期入 ICU 诊断为感染性休克患者总数的比例。不包括住 ICU 期间后续新发生的感染性休克病例	【评审方法】 1. 计算公式： $$\frac{入 ICU 诊断为感染性休克并全部完成 6 小时 bundle 的患者数}{同期入 ICU 诊断为感染性休克患者总数} \times 100\%$$ 2. 需医院提供评审周期内每年度入 ICU 诊断为感染性休克并全部完成 6 小时 bundle 的患者数、同期入 ICU 诊断为感染性休克患者总数。 3. 指标说明：感染性休克 6 小时 bundle，是指在 3 小时 bundle 的基础上加上：低血压对目标复苏效果差立即予以升压药；脓毒症休克或乳酸 ≥ 4 mmol/L 容量复苏后仍持续低血压，需立即测量 CVP 和 $ScvO_2$；初始乳酸高于正常患者需重复测量乳酸水平。 【计分细则】 监测比较，逐步提高	3分

2.77 医疗质量安全不良事件报告率（6分）

（1）	【指标】床均医疗质量安全不良事件报告率 【定义】年度医疗质量安全不良事件报告例数与同期开放床位数的比例	【评审方法】 1. 计算公式： $$\frac{医疗质量安全不良事件报告例数}{同期开放床位数} \times 100\%$$ 2. 需医院提供评审周期内每年度医疗质量安全不良事件报告例数、同期开放床位数。 3. 查阅医疗机构医疗质量不良事件登记本。 【计分细则】 监测比较	3分

续表

标准序号	指标与定义	评审方法和计分细则	分值
（2）	【指标】每百名出院人次医疗质量安全不良事件报告例数 【定义】年度每百名出院患者医疗质量安全不良事件报告例数	【评审方法】 1. 计算公式： $$\frac{医疗质量安全不良事件报告例数}{同期出院患者人次} \times 100$$ 2. 需医院提供评审周期内每年度医疗质量安全不良事件报告例数、同期出院患者人次。 3. 查阅医疗机构医疗质量不良事件登记本。 【计分细则】 监测比较	3分

2.78 降低非计划重返手术室再手术率（6分）

标准序号	指标与定义	评审方法和计分细则	分值
（1）	【指标】手术患者术后 48 小时内非预期重返手术室再次手术率 【定义】手术患者手术后 48 小时内因各种原因导致患者需进行的计划外再次手术占同期出院患者手术例数的比例	【评审方法】 1. 计算公式： $$\frac{手术患者术后\,48\,小时内非预期重返手术室再次手术例数}{同期出院患者手术例数} \times 100\%$$ 2. 需医院提供评审周期内每年度手术患者术后 48 小时内非预期重返手术室再次手术例数、同期出院患者手术例数。 3. 查阅 NCIS 数据。 【计分细则】 监测比较，逐步降低	3分
（2）	【指标】手术患者术后 31 天内非预期重返手术室再次手术率 【定义】手术患者术后 31 天内因各种原因导致患者需进行的计划外再次手术占同期出院患者手术例数的比例	【评审方法】 1. 计算公式： $$\frac{手术患者术后\,31\,天内非预期重返手术室再次手术例数}{同期出院患者手术例数} \times 100\%$$ 2. 需医院提供评审周期内每年度手术患者术后 31 天内非预期重返手术室再次手术例数、同期出院患者手术例数。 3. 查阅 NCIS 数据。 【计分细则】 监测比较，逐步降低	3分
2.79	【指标】住院患者静脉输液使用率 【定义】使用静脉输液的住院患者数占同期住院患者总数的比例	【评审方法】 1. 计算公式： $$\frac{使用静脉输液的住院患者数}{同期住院患者总数} \times 100\%$$ 2. 需医院提供评审周期内每年度使用静脉输液的住院患者数、同期住院患者总数。	5分

标准序号	指标与定义	评审方法和计分细则	分值
		3. 指标说明：（1）静脉输液包括静脉滴注和静脉推注。疫苗、溶媒、局麻、封闭、结膜下、肌肉、皮下、球后注射药、皮试液等不列入静脉输液的统计范围。（2）同一患者使用多种静脉输注药物（含中药注射剂），记为1例。（3）为便于统计，使用静脉输液的住院患者数和住院患者总数均以出院患者的人数计算。 【计分细则】 监测比较，逐步降低	
2.80	【指标】阴道分娩并发症发生率 【定义】产妇阴道分娩并发症发生人数占同期阴道分娩产妇总人数的比例	【评审方法】 1. 计算公式： $\dfrac{产妇阴道分娩并发症发生人数}{同期阴道分娩产妇总人数}\times100\%$ 2. 需医院提供评审周期内每年度产妇阴道分娩并发症发生人数、同期阴道分娩产妇总人数。 3. 查阅 NCIS 数据。 【计分细则】 监测比较，逐步降低	5分
2.81	【指标】患者住院总死亡率 【定义】年度住院总死亡患者人数占同期出院患者总人次的比例	【评审方法】 1. 计算公式： $\dfrac{住院总死亡患者人数}{同期出院患者总人次}\times100\%$ 2. 需医院提供评审周期内每年度住院总死亡患者人数、同期出院患者总人次。 3. 指标说明：离院方式为5（死亡）的患者。 4. 查阅 NCIS 数据。 【计分细则】 监测比较，逐步降低	5分
2.82	【指标】新生儿患者住院死亡率 【定义】年度新生儿住院死亡人数占同期新生儿出院患者人次的比例	【评审方法】 1. 计算公式： $\dfrac{新生儿住院死亡人数}{同期新生儿出院患者人次}\times100\%$ 2. 需医院提供评审周期内每年度新生儿住院死亡人数、同期新生儿出院患者人次。 3. 指标说明：所有入院日期减出生日期小于等于28天的新生儿病例；离院方式为5（死亡）的患者。 4. 查阅 NCIS 数据。 【计分细则】 监测比较，逐步降低	5分

续表

标准序号	指标与定义	评审方法和计分细则	分值
2.83	【指标】手术患者住院死亡率 【定义】年度手术患者住院死亡人数占同期手术患者出院人次的比例	【评审方法】 1. 计算公式： $$\frac{\text{手术患者住院死亡人数}}{\text{同期手术患者出院人次}} \times 100\%$$ 2. 需医院提供评审周期内每年度手术患者住院死亡人数、同期手术患者出院人次。 3. 指标说明：手术编码在 ICD-9-CM-3 国家临床版 3.0 中类别为"手术"和"介入治疗"的患者，离院方式为 5（死亡）。 4. 查阅 NCIS 数据。 【计分细则】 监测比较，逐步降低	5分
2.84	【指标】住院患者出院后 0 ~ 31 天非预期再住院率 【定义】年度出院后 0 ~ 31 天非预期再住院患者人次占同期出院患者总人次（除死亡患者外）的比例	【评审方法】 1. 计算公式： $$\frac{\text{出院后 0 ~ 31 天非预期再住院患者人次}}{\text{同期出院患者总人次（除死亡患者外）}} \times 100\%$$ 2. 需医院提供评审周期内每年度出院后 0 ~ 31 天非预期再住院患者人次、同期出院患者总人次（除死亡患者外）。 3. 指标说明：同一患者在不同住院期间主要诊断四位亚目相同；且同一住院号前一次住院病案首页是否有出院 31 天内再住院计划为"否"。排除主要诊断和其他诊断为，①肿瘤放疗患者：ICD-10 编码为 Z51.0 放射治疗疗程；②肿瘤化疗患者：ICD-10 编码为 Z51.1 肿瘤化学治疗疗程，Z51.2 其他化学治疗或 Z51.8 其他特指治疗。 4. 查阅 NCIS 数据。 【计分细则】 监测比较，逐步降低	5分
2.85	【指标】DRGs 低风险组患者住院死亡率 【定义】年度运用 DRGs 分组器测算产生低风险组病例，其死亡率是指该组死亡的病例数占低分险组全部病例数量的比例	【评审方法】 1. 计算公式： $$\frac{\text{DRGs 低风险组患者住院死亡例数}}{\text{DRGs 低风险组病例数}} \times 100\%$$ 2. 需医院提供评审周期内每年度 DRGs 低风险组患者住院死亡例数、DRGs 低风险组病例数。 3. 指标说明：统计口径同国家三级公立医院绩效考核。 4. 查阅国家公立医院绩效考核管理平台数据。 【计分细则】 监测比较，逐步降低	6分

三、医疗安全指标（年度医院获得性指标）（120分）

标准序号	指标与定义	评审方法和计分细则	分值
2.86	【指标】手术患者手术后肺栓塞发生率 【定义】手术患者手术后肺栓塞发生例数占同期手术患者出院人次的比例	【评审方法】 1. 计算公式： $$\frac{\text{手术患者手术后发生肺栓塞例数}}{\text{同期手术患者出院人次}} \times 100\%$$ 2. 需医院提供评审周期内每年度手术患者手术后发生肺栓塞例数、同期手术患者出院人次。 3. 指标说明：主要诊断和其他诊断 ICD-10 编码：I26，且对应的入院病情为"无"（代码为"4"），且主要手术编码在国家临床版 3.0 中类别为"手术"和"介入治疗"的患者例数；同一患者在同一次住院发生多个入院病情为"无"的择期手术后并发症，按1人统计。 4. 查阅 NCIS 数据。 【计分细则】 监测比较，逐步降低	3分
2.87	【指标】手术患者手术后深静脉血栓发生率 【定义】手术患者手术后深静脉血栓患者发生例数占同期手术患者出院人次的比例	【评审方法】 1. 计算公式： $$\frac{\text{手术患者手术后发生深静脉血栓例数}}{\text{同期手术患者出院人次}} \times 100\%$$ 2. 需医院提供评审周期内每年度手术患者手术后发生深静脉血栓例数、同期手术患者出院人次。 3. 指标说明：主要诊断和其他诊断 ICD-10 编码：I80.2，I82.8，且对应的入院病情为"无"（代码为"4"），且主要手术编码在国家临床版 3.0 中类别为"手术"和"介入治疗"的患者例数；同一患者在同一次住院发生多个入院病情为"无"的择期手术后并发症，按1人统计。 4. 查阅 NCIS 数据。 【计分细则】 监测比较，逐步降低	3分
2.88	【指标】手术患者手术后脓毒症发生率 【定义】手术患者手术后脓毒症发生例数占同期手术患者出院人次的比例	【评审方法】 1. 计算公式： $$\frac{\text{手术患者手术后发生脓毒症例数}}{\text{同期手术患者出院人次}} \times 100\%$$ 2. 需医院提供评审周期内每年度手术患者手术后发生脓毒症例数、同期手术患者出院人次。	3分

标准序号	指标与定义	评审方法和计分细则	分值
		3. 指标说明：主要诊断和其他诊断 ICD-10 编码：A 40.0 至 A 40.9，A 41.0 至 A 41.9，T 81.411，B 37.700，B 49.x00x019 且对应的入院病情为"无"（代码为"4"），且主要手术编码在国家临床版 3.0 中类别为"手术"和"介入治疗"的患者例数；同一患者在同一次住院发生多个入院病情为"无"的择期手术后并发症，按 1 人统计。 4. 查阅 NCIS 数据。 【计分细则】 监测比较，逐步降低	
2.89	【指标】手术患者手术后出血或血肿发生率 【定义】手术患者手术后出血或血肿发生例数占同期手术患者出院人次的比例	【评审方法】 1. 计算公式： $$\frac{手术患者发生手术后出血或血肿例数}{同期手术患者出院人次} \times 100\%$$ 2. 需医院提供评审周期内每年度手术患者发生手术后出血或血肿例数、同期手术患者出院人次。 3. 指标说明：主要诊断和其他诊断 ICD-10 编码：T81.0，且对应的入院病情为"无"（代码为"4"），且主要手术编码在国家临床版 3.0 中类别为"手术"和"介入治疗"的患者例数；同一患者在同一次住院发生多个入院病情为"无"的择期手术后并发症，按 1 人统计。 4. 查阅 NCIS 数据。 【计分细则】 监测比较，逐步降低	3 分
2.90	【指标】手术患者手术伤口裂开发生率 【定义】手术患者手术伤口裂开发生例数占同期手术患者出院人次的比例	【评审方法】 1. 计算公式： $$\frac{手术患者发生手术后伤口裂开例数}{同期手术患者出院人次} \times 100\%$$ 2. 需医院提供评审周期内每年度手术患者发生手术后伤口裂开例数、同期手术患者出院人次。 3. 指标说明：主要诊断和其他诊断 ICD-10 编码：T81.3，且对应的入院病情为"无"（代码为"4"），且主要手术编码在国家临床版 3.0 中类别为"手术"和"介入治疗"的患者例数；同一患者在同一次住院发生多个入院病情为"无"的择期手术后并发症，按 1 人统计。 4. 查阅 NCIS 数据。 【计分细则】 监测比较，逐步降低	3 分

续表

标准序号	指标与定义	评审方法和计分细则	分值
2.91	【指标】手术患者手术后猝死发生率 【定义】手术患者手术后猝死发生例数占同期手术出院人次的比例	【评审方法】 1. 计算公式： $$\frac{\text{手术患者手术后猝死例数}}{\text{同期手术患者出院人次}} \times 100\%$$ 2. 需医院提供评审周期内每年度手术患者手术后猝死例数、同期手术患者出院人次。 3. 指标说明：主要诊断和其他诊断 ICD-10 编码：R96.0, R96.1, I46.1，且主要手术编码在国家临床版 3.0 中类别为"手术"和"介入治疗"的患者例数；同一患者在同一次住院发生多个入院病情为"无"的择期手术后并发症，按 1 人统计。 4. 查阅 NCIS 数据。 【计分细则】 监测比较，逐步降低	3 分
2.92	【指标】手术患者手术后呼吸衰竭发生率 【定义】手术患者手术后呼吸衰竭发生例数占同期手术患者出院人次的比例	【评审方法】 1. 计算公式： $$\frac{\text{手术患者发生手术后呼吸衰竭的例数}}{\text{同期手术患者出院人次}} \times 100\%$$ 2. 需医院提供评审周期内每年度手术患者发生手术后呼吸衰竭的例数、同期手术患者出院人次。 3. 指标说明：主要诊断和其他诊断 ICD-10 编码：J95.800x004, J96.0, J96.1, J96.9，且对应的入院病情为"无"（代码为"4"），且主要手术编码在国家临床版 3.0 中类别为"手术"和"介入治疗"的患者例数；同一患者在同一次住院发生多个入院病情为"无"的择期手术后并发症，按 1 人统计。 4. 查阅 NCIS 数据。 【计分细则】 监测比较，逐步降低	3 分
2.93	【指标】手术患者手术后生理/代谢紊乱发生率 【定义】手术患者手术后生理/代谢紊乱发生例数占同期手术患者出院人次的比例	【评审方法】 1. 计算公式： $$\frac{\text{手术患者手术后生理/代谢紊乱发生例数}}{\text{同期手术患者出院人次}} \times 100\%$$ 2. 需医院提供评审周期内每年度手术患者手术后生理/代谢紊乱发生例数、同期手术患者出院人次。	3 分

标准序号	指标与定义	评审方法和计分细则	分值
		3. 指标说明：主要诊断和其他诊断 ICD-10 编码：E89.0 至 E89.9，且对应的入院病情为"无"（代码为"4"），且主要手术编码在国家临床版 3.0 中类别为"手术"和"介入治疗"的患者例数；同一患者在同一次住院发生多个入院病情为"无"的择期手术后并发症，按1人统计。 4. 查阅 NCIS 数据。 【计分细则】 监测比较，逐步降低	
2.94	【指标】与手术/操作相关感染发生率 【定义】与手术/操作相关感染发生例数占同期手术/操作患者出院人次的比例	【评审方法】 1. 计算公式： $$\frac{手术患者发生与手术/操作相关感染例数}{同期手术/操作患者出院人次} \times 100\%$$ 2. 需医院提供评审周期内每年度手术患者发生与手术/操作相关感染例数、同期手术/操作患者出院人次。 3. 指标说明：主要诊断和其他诊断 ICD-10 编码：T81.4，且对应的入院病情为"无"（代码为"4"），且主要手术编码在国家临床版 3.0 中类别为"手术"和"介入治疗"的患者例数；同一患者在同一次住院发生多个入院病情为"无"的择期手术后并发症，按1人统计。 4. 查阅 NCIS 数据。 【计分细则】 监测比较，逐步降低	3分
2.95	【指标】手术过程中异物遗留发生率 【定义】手术过程中异物遗留发生例数占同期手术患者出院人次的比例	【评审方法】 1. 计算公式： $$\frac{手术过程中异物遗留发生例数}{同期手术患者出院人次} \times 100\%$$ 2. 需医院提供评审周期内每年度手术过程中异物遗留发生例数、同期手术患者出院人次。 3. 指标说明：主要诊断和其他诊断 ICD-10 编码：T81.5，T81.6 且对应的入院病情为"无"（代码为"4"），且主要手术编码在国家临床版 3.0 中类别为"手术"和"介入治疗"的患者例数；同一患者在同一次住院发生多个入院病情为"无"的择期手术后并发症，按1人统计。 4. 查阅 NCIS 数据。 【计分细则】 监测比较，逐步降低	3分

标准序号	指标与定义	评审方法和计分细则	分值
2.96	【指标】手术患者麻醉并发症发生率 【定义】手术患者麻醉并发症发生例数占同期手术患者出院人次的比例	【评审方法】 1. 计算公式： $$\frac{手术患者发生麻醉并发症例数}{同期手术患者出院人次} \times 100\%$$ 2. 需医院提供评审周期内每年度手术患者发生麻醉并发症例数、同期手术患者出院人次。 3. 指标说明：主要诊断和其他诊断 ICD-10 编码：T88.2 至 T88.5，且对应的入院病情为"无"（代码为"4"），且主要手术编码在国家临床版 3.0 中类别为"手术"和"介入治疗"的患者例数；同一患者在同一次住院发生多个入院病情为"无"的择期手术后并发症，按 1 人统计。 4. 查阅 NCIS 数据。 【计分细则】 监测比较，逐步降低	3分
2.97	【指标】手术患者肺部感染与肺机能不全发生率 【定义】手术患者肺部感染与肺机能不全发生例数占同期手术患者出院人次的比例	【评审方法】 1. 计算公式： $$\frac{手术患者肺部感染与肺机能不全发生例数}{同期手术患者出院人次} \times 100\%$$ 2. 需医院提供评审周期内每年度手术患者肺部感染与肺机能不全发生例数、同期手术患者出院人次。 3. 指标说明：主要诊断和其他诊断 ICD-10 编码：J95.1 至 J95.4，J95.8，J95.9，J98.4，J15 至 J16，J18，且对应的入院病情为"无"（代码为"4"），且主要手术编码在国家临床版 3.0 中类别为"手术"和"介入治疗"的患者例数；同一患者在同一次住院发生多个入院病情为"无"的择期手术后并发症，按 1 人统计。 4. 查阅 NCIS 数据。 【计分细则】 监测比较，逐步降低	3分
2.98	【指标】手术意外穿刺伤或撕裂伤发生率 【定义】手术意外穿刺伤或撕裂伤发生例数占同期手术患者出院人次的比例	【评审方法】 1. 计算公式： $$\frac{手术患者发生手术意外穿刺伤或撕裂伤例数}{同期手术患者出院人次} \times 100\%$$	3分

续表

标准序号	指标与定义	评审方法和计分细则	分值
		2. 需医院提供评审周期内每年度手术患者发生手术意外穿刺伤或撕裂伤例数、同期手术患者出院人次。 3. 指标说明：主要诊断和其他诊断 ICD-10 编码：T81.2，且对应的入院病情为"无"（代码为"4"），且主要手术编码在国家临床版 3.0 中类别为"手术"和"介入治疗"的患者例数；同一患者在同一次住院发生多个入院病情为"无"的择期手术后并发症，按 1 人统计。 4. 查阅 NCIS 数据。 【计分细则】 监测比较，逐步降低	
2.99	【指标】手术后急性肾衰竭发生率 【定义】手术后急性肾衰竭发生例数占同期手术患者出院人次的比例	【评审方法】 1. 计算公式： $$\frac{\text{手术患者发生手术后急性肾衰竭例数}}{\text{同期手术患者出院人次}} \times 100\%$$ 2. 需医院提供评审周期内每年度手术患者发生手术后急性肾衰竭例数、同期手术患者出院人次。 3. 指标说明：主要诊断和其他诊断 ICD-10 编码：N17.0 至 N17.9，N99.0，且对应的入院病情为"无"（代码为"4"），且主要手术编码在国家临床版 3.0 中类别为"手术"和"介入治疗"的患者例数；同一患者在同一次住院发生多个入院病情为"无"的择期手术后并发症，按 1 人统计。 4. 查阅 NCIS 数据。 【计分细则】 监测比较，逐步降低	3分
2.100	【指标】各系统 / 器官术后并发症发生率 【定义】手术患者消化、循环、神经、眼和附器、耳和乳突、肌肉骨骼、泌尿生殖、口腔等系统 / 器官术后并发症发生例数占同期手术患者出院人次的比例	【评审方法】 1. 计算公式： $$\frac{\text{择期手术患者消化、循环、神经、眼和附器、耳和乳突、肌肉骨骼、泌尿生殖、口腔等系统 / 器官术后并发症发生例数}}{\text{同期手术患者出院人次}} \times 100\%$$ 2. 需医院提供评审周期内每年度手术患者消化、循环、神经、眼和附器、耳和乳突、肌肉骨骼、泌尿生殖、口腔等系统 / 器官术后并发症发生例数、同期手术患者出院人次。	3分

续表

标准序号	指标与定义	评审方法和计分细则	分值
		3. 指标说明：主要诊断和其他诊断 ICD-10 编码：消化（K91.0 至 K91.9）、循环（I97.0，I97.1，I97.8，I97.9）、神经（G97.0，G97.1，G97.2，G97.8，G97.9，I60 至 I64）、眼和附器（H59.0，H59.8，H59.9）、耳和乳突（H95.0，H95.1，H95.8，H95.9）、肌肉骨骼（M96.0 至 M96.9）、泌尿生殖（N98.0 至 N99.9）、口腔（K11.4，T81.2）等系统/器官的并发症患者，且对应的入院病情为"无"（代码为"4"），且主要手术编码在国家临床版 3.0 中类别为"手术"和"介入治疗"的例数；同一患者在同一次住院发生多个入院病情为"无"的择期手术后并发症，按 1 人统计。 4. 查阅 NCIS 数据。 【计分细则】 监测比较，逐步降低	
2.101	【指标】植入物的并发症（不括脓毒症）发生率 【定义】手术患者心脏和血管、泌尿生殖道、骨科及其他植入物的并发症（不包括脓毒症）发生例数占同期手术患者出院人次的比例	【评审方法】 1. 计算公式： $$\frac{\text{手术患者心脏和血管、泌尿生}}{\text{殖道、骨科及其他植入物的并}} \times 100\%$$ $$\frac{\text{发症（不包括脓毒症）发生例数}}{\text{同期手术患者出院人次}} \times 100\%$$ 2. 需医院提供评审周期内每年度手术患者心脏和血管、泌尿生殖道、骨科及其他植入物的并发症（不包括脓毒症）发生例数、同期手术患者出院人次。 3. 指标说明：主要诊断和其他诊断 ICD-10 编码：心脏和血管（T82.0 至 T82.9 的手术出院患者）、泌尿生殖道（T83.0 至 T83.9 的手术出院患者）、骨科（T84.0 至 T84.9 的手术出院患者）及其他（T85.0 至 T85.9 的手术出院患者）植入物的并发症（不包括脓毒症）发生例数；且对应的入院病情为"无"（代码为"4"），且主要手术编码在国家临床版 3.0 中类别为"手术"和"介入治疗"的例数；同一患者在同一次住院发生多个入院病情为"无"的择期手术后并发症，按 1 人统计。 4. 查阅 NCIS 数据。 【计分细则】 监测比较，逐步降低	3分

续表

标准序号	指标与定义	评审方法和计分细则	分值
2.102	【指标】移植的并发症发生率 【定义】移植并发症发生例数占同期移植患者出院人次的比例	【评审方法】 1. 计算公式： $$\frac{移植的并发症发生例数}{同期移植患者出院人次} \times 100\%$$ 2. 需医院提供评审周期内每年度移植并发症发生例数、同期移植患者出院人次。 3. 指标说明：主要诊断和其他诊断 ICD-10 编码：T86.0 至 T86.9 的移植的并发症发生例数；且对应的入院病情为"无"（代码为"4"），且主要手术编码在国家临床版 3.0 中类别为"手术"和"介入治疗"的例数；同一患者在同一次住院发生多个入院病情为"无"的择期手术后并发症，按 1 人统计。 4. 查阅 NCIS 数据。 【计分细则】 监测比较，逐步降低	3分
2.103	【指标】再植和截肢的并发症发生率 【定义】再植和截肢并发症发生例数占同期再植和截肢患者出院人次的比例	【评审方法】 1. 计算公式： $$\frac{再植和截肢的并发症例数}{同期再植和截肢患者出院人次} \times 100\%$$ 2. 需医院提供评审周期内每年度再植和截肢的并发症例数、同期再植和截肢患者出院人次。 3. 指标说明：主要诊断和其他诊断 ICD-10 编码：T87.0 至 T87.6 的再植和截肢并发症发生且主要手术编码在国家临床版 3.0 中类别为"手术"和"介入治疗"的例数；同一患者在同一次住院发生多个入院病情为"无"的择期手术后并发症，按 1 人统计。 4. 查阅 NCIS 数据。 【计分细则】 监测比较，逐步降低	3分
2.104	【指标】介入操作与手术后患者其他并发症发生率 【定义】介入操作与手术后患者其他并发症发生例数占同期介入操作与手术患者出院人次的比例	【评审方法】 1. 计算公式： $$\frac{手术和介入操作患者发生介入操作与手术后其他并发症例数}{同期介入操作与手术患者出院人次} \times 100\%$$ 2. 需医院提供评审周期内每年度手术和介入操作患者发生介入操作与手术后其他并发症发生例数、同期介入操作与手术患者出院人次。	3分

标准序号	指标与定义	评审方法和计分细则	分值
		3.指标说明：主要诊断和其他诊断 ICD-10 编码：T81.1，T81.7，T81.8，T81.9 介入操作与手术后患者其他并发症发生例数；且对应的入院病情为"无"（代码为"4"），且主要手术编码在国家临床版 3.0 中类别为"手术"和"介入治疗"的例数；同一患者在同一次住院发生多个入院病情为"无"的择期手术后并发症，按 1 人统计。 4.查阅 NCIS 数据。 【计分细则】 监测比较，逐步降低	
2.105	【指标】新生儿产伤发生率 【定义】发生产伤的新生儿出院患者人次占同期活产儿人数的比例	【评审方法】 1.计算公式： $\dfrac{新生儿发生产伤例数}{同期活产儿人数}\times100\%$ 2.需医院提供评审周期内每年度新生儿发生产伤例数、同期活产儿人数。 3.指标说明：入院日期减出生日期小于等于28天；主要诊断和其他诊断 ICD-10 编码：P10.0至10.9，P11.0 至 P11.9，P12.0 至 P12.9，P13.0 至 P13.9，P14.0 至 P14.9，P15.0 至 P15.9 的新生儿发生产伤例数。除外病例：不包括出生体重低于 2000 克的早产儿和成骨缺陷病例。 4.查阅 NCIS 数据。 【计分细则】 监测比较，逐步降低	3分
2.106	【指标】阴道分娩产妇分娩或产褥期并发症发生率 【定义】阴道分娩产妇分娩或产褥期并发症发生例数占同期阴道分娩出院产妇人数的比例	【评审方法】 1.计算公式： $\dfrac{阴道分娩产妇分娩或产褥期并发症发生例数}{同期阴道分娩产妇出院人次数}\times100\%$ 2.需医院提供评审周期内每年度阴道分娩产妇分娩或产褥期并发症发生例数、同期阴道分娩产妇出院人次数。 3.指标说明：主要诊断和其他诊断 ICD-10 编码：O70.2，O70.3，O70.9，O71.0 至 O71.9，O72.0，O72.1，O72.2，O72.3，O73.0，O73.1，O74.0 至 O74.9，O75.0 至 O75.9，O86.0 至 O86.8，	3分

续表

标准序号	指标与定义	评审方法和计分细则	分值
		O87.0 至 O87.9，O88.0 至 O88.8，O89.0 至 O89.9，O90.1 至 O90.9，O95，A34 的阴道分娩产妇并发症例数；且对应入院病情为"无"（代码为"4"）。 4. 查阅 NCIS 数据。 【计分细则】 监测比较，逐步降低	
2.107	【指标】剖宫产分娩产妇分娩或产褥期并发症发生率 【定义】剖宫产分娩产妇分娩或产褥期并发症发生例数占同期剖宫产分娩产妇出院人数的比例	【评审方法】 1. 计算公式： $$\frac{剖宫产分娩产妇分娩或产褥期并发症发生例数}{同期剖宫产分娩产妇出院人次数} \times 100\%$$ 2. 需医院提供评审周期内每年度剖宫产分娩产妇分娩或产褥期并发症发生例数、同期剖宫产分娩产妇出院人次数。 3. 指标说明：主要诊断和其他诊断 ICD-10 编码：O71.0 至 O71.9，O72.0，O72.1，O72.2，O72.3，O73.0，O73.1，O74.0 至 O74.9，O75.0 至 O75.9，O86.0 至 O86.8，O87.0 至 O87.9，O88.0 至 O88.8，O89.0 至 O89.9，O90.0，O90.2 至 O90.9，O95，A34 的剖宫产分娩产妇并发症发生例数；且对应的入院病情为"无"（代码为"4"）。同一患者在同一次住院发生多个入院病情为"无"的产程和分娩后并发症，按 1 人统计。 4. 查阅 NCIS 数据。 【计分细则】 监测比较，逐步降低	3分
2.108	【指标】2 期及以上院内压力性损伤发生率 【定义】2 期及以上院内压力性损伤新发病例数占统计周期住院患者总数的比例	【评审方法】 1. 计算公式： $$\frac{发生 2 期及以上院内压力性损伤新发病例数}{同期住院患者总数} \times 100\%$$ 2. 需医院提供评审周期内每年度 2 期及以上内压力性损伤新发病例数、同期住院患者总数。 3. 指标说明：主要诊断和其他诊断为 ICD 10 编码：L89.1，L89.2，L89.3，L89.9 出院患者 2 期及以上院内压力性损伤发生例数；且对应的入院	3分

标准序号	指标与定义	评审方法和计分细则	分值
		病情为"无"（代码为"4"），同一患者在同一次住院发生多个入院病情为"无"的并发症，按1人统计。 4. 查阅 NCIS 数据。 【计分细则】 监测比较，逐步降低	
2.109	【指标】输注反应发生率 【定义】出院患者输注反应发生例数占同期接受输注出院患者人次数的比例	【评审方法】 1. 计算公式： $$\frac{发生输注反应的出院患者例数}{同期接受输注出院患者人次数}\times100\%$$ 2. 需医院提供评审周期内每年度发生输注反应的出院患者例数、同期接受输注出院患者人次数。 3. 指标说明：主要诊断和其他诊断 ICD-10 编码：T80.0、T80.1、T80.2、T80.8、T80.9 出院患者输注反应发生例次；且对应的入院病情为"无"（代码为"4"）；同一患者在同一次住院发生多个入院病情为"无"的并发症，按1人统计。 4. 查阅 NCIS 数据。 【计分细则】 监测比较，逐步降低	3分
2.110	【指标】输血反应发生率 【定义】发生输血反应的出院患者例数占同期出院患者输血人次数的比例	【评审方法】 1. 计算公式： $$\frac{发生输血反应的出院患者例数}{同期出院患者输血人次数}\times100\%$$ 2. 需医院提供评审周期内每年度发生输血反应的出院患者例数、同期出院患者输血人次数。 3. 指标说明：主要诊断和其他诊断 ICD-10 编码：T80.0 至 T80.9 发生输血反应的输血出院患者例次；且对应的入院病情为"无"（代码为"4"）；同一患者在同一次住院发生多个入院病情为"无"的并发症，按1人统计。 4. 查阅 NCIS 数据。 【计分细则】 监测比较，逐步降低	3分
2.111	【指标】医源性气胸发生率 【定义】发生医源性气胸出院患者例数占同期出院患者人次数的比例	【评审方法】 1. 计算公式： $$\frac{发生医源性气胸例数}{同期出院患者人次数}\times100\%$$	3分

续表

标准序号	指标与定义	评审方法和计分细则	分值
		2. 需医院提供评审周期内每年度发生医源性气胸出院患者例数、同期出院患者人次数。 3. 指标说明：主要诊断和其他诊断 ICD-10 编码：J93.8，J93.9，J95.804，T81.218 发生医源性气胸出院患者人次；且对应的入院病情为"无"（代码为"4"）；同一患者在同一次住院发生多个入院病情为"无"的并发症，按 1 人统计。 4. 查阅 NCIS 数据。 【计分细则】 监测比较，逐步降低	
2.112	【指标】住院患者医院内跌倒/坠床所致髋部骨折发生率 【定义】住院患者医院内跌倒/坠床所致髋部骨折发生例数占同期住院患者跌倒/坠床例数的比例	【评审方法】 1. 计算公式： $$\frac{住院患者医院内跌倒/坠床所致髋部骨折发生例数}{同期住院患者跌倒/坠床发生例数} \times 100\%$$ 2. 需医院提供评审周期内每年度住院患者医院内跌倒/坠床所致髋部骨折发生例数、同期住院患者跌倒/坠床发生例数。 3. 指标说明：主要诊断和其他诊断 ICD-10 编码：S32.1 至 S32.5，S32.7，S32.8，S71.8，S72.0 住院患者医院内跌倒/坠床所致髋部骨折发生例数；且对应的入院病情为"无"（代码为"4"）；同一患者在同一次住院发生多个入院病情为"无"的并发症，按 1 人统计。 4. 查阅 NCIS 数据。 【计分细则】 监测比较，逐步降低	3分
2.113	【指标】临床用药所致的有害效应（不良事件）发生率 【定义】住院患者中全身性抗菌药物、降血糖药物、抗肿瘤药物、抗凝剂、镇痛药和解热药、心血管系统用药、X 线造影剂及其他诊断性制剂等有害效应发生例数占同期出院患者人次数的比例	【评审方法】 1. 计算公式： $$\frac{\substack{年度住院患者中发生全身性抗菌药物、\\降血糖药物、抗肿瘤药物、抗凝剂、\\镇痛药和解热药、心血管系统用药、\\X 线造影剂及其他诊断性制剂等\\有害效应的例数}}{同期出院患者人次数} \times 100\%$$ 2. 需医院提供评审周期内每年度住院患者中全身性抗菌药物、降血糖药物、抗肿瘤药物、抗凝剂、镇痛药和解热药、心血管系统用药、X 线造影剂及其他诊断性制剂等有害效应发生例数、同期出院患者人次数。	3分

续表

标准序号	指标与定义	评审方法和计分细则	分值
		3. 指标说明：疾病和死亡的外因 ICD-10 编码：全身性抗菌药物（Y40.0 至 Y40.9 的出院患者）、降血糖药物（Y42.3 的出院患者）、抗肿瘤药物（Y43.1，Y43.3 的出院患者）、抗凝剂（Y44.2，Y44.3，Y44.4，Y44.5 的出院患者）、镇痛药和解热药（Y45.0 至 Y45.9 的出院患者）、心血管系统用药（Y52.0 至 Y52.9 的出院患者）、X 线造影剂及其他诊断性制剂（Y57.5，Y57.6 的出院患者）等有害效应发生例数；同一患者在同一次住院发生多个并发症，按 1 人统计。 4. 查阅 NCIS 数据。 【计分细则】 监测比较，逐步降低	
2.114	【指标】血液透析所致并发症发生率 【定义】住院患者血液透析所致并发症发生例数占同期血液透析出院患者人次数的比例	【评审方法】 1. 计算公式： $$\frac{\text{住院患者血液透析所致并发症发生例数}}{\text{同期血液透析出院患者人次数}} \times 100\%$$ 2. 需医院提供评审周期内每年度住院患者血液透析所致并发症发生例数、同期血液透析出院患者人次数。 3. 指标说明：主要诊断和其他诊断 ICD-10 编码：T80.6，T80.8，T80.9，T82.4，T82.7 住院患者血液透析所致并发症发生例数；且对应的入院病情为"无"（代码为"4"）；同一患者在同一次住院发生多个入院病情为"无"的并发症，按 1 人统计。 4. 查阅 NCIS 数据。 【计分细则】 监测比较，逐步降低	3分
2.115	【指标】因患者身份识别错误造成不良事件的报告例次 【定义】单位时间内，医院报告的患者身份识别错误造成不良事件例次数	【评审方法】 1. 需医院提供评审周期内每年度患者身份识别错误造成不良事件例次数。 2. 查阅医疗质量安全（不良）事件根本原因分析登记本。 【计分细则】 监测比较，逐步降低	5分

续表

标准序号	指标与定义	评审方法和计分细则	分值
2.116	【指标】造成患者严重损害的医疗安全（不良）事件根本原因分析率 【定义】单位时间内，医院对造成患者严重损害的医疗安全（不良）事件进行根本原因分析的例数占同期造成患者严重损害的医疗安全（不良）事件总例数的比例	【评审方法】 1. 计算公式： $\dfrac{\text{医院对造成患者严重损害的医疗安全（不良）事件进行根本原因分析的例数}}{\text{同期造成患者严重损害的严重安全（不良）事件总例数}} \times 100\%$ 2. 需医院提供评审周期内每年度医院对造成患者严重损害的医疗安全（不良）事件进行根本原因分析的例数、同期造成患者严重损害的医疗安全（不良）事件总例数。 3. 查阅医疗质量安全（不良）事件根本原因分析登记本。 【计分细则】 达到100%	5分
2.117	【指标】大型医用设备检查阳性率 【定义】年度大型医用检查设备的检查报告阳性结果（人次）数占同期大型医用设备检查人次数的比例	【评审方法】 1. 计算公式： $\dfrac{\text{大型医用设备检查阳性数}}{\text{同期大型医用设备检查人次数}} \times 100\%$ 2. 需医院提供评审周期内每年度大型医用设备检查阳性数、同期大型医用设备检查人次数。 3. 指标说明：统计口径同国家三级公立医院绩效考核。 4. 查阅国家公立医院绩效考核管理平台数据。 【计分细则】 监测比较，逐步提高	3分

2.118 病历质控率（4分）

（1）	【指标】在架病历质控率 【定义】年度在架病历质控数占同期住院患者病历总数的比例	【评审方法】 1. 计算公式： $\dfrac{\text{在架病历质控数}}{\text{同期住院患者病历总数}} \times 100\%$ 2. 需医院提供评审周期内每年度在架病历质控数、同期住院患者病历总数。 【计分细则】 监测比较，逐步提高	2分

续表

标准序号	指标与定义	评审方法和计分细则	分值
（2）	【指标】终末病历质控率 【定义】年度终末病历质控数占同期出院患者病历总数的比例	【评审方法】 1.计算公式： $$\frac{终末病历质控数}{同期出院患者病历总数} \times 100\%$$ 2.需医院提供评审周期内每年度终末病历质控数、同期出院患者病历总数。 【计分细则】 监测比较，逐步提高	2分
2.119	【指标】省级信访投诉例数 【定义】年度医院被反映到省级卫生健康行政部门信访投诉例数	【评审方法】 1.需医院提供评审周期内每年度被反映到省级卫生健康行政部门信访投诉例数。 2.查阅省级卫生健康行政部门信访投诉登记本。 【计分细则】 监测比较，逐步降低	4分
2.120	【指标】医疗纠纷发生例数 【定义】医疗纠纷是指医患双方因诊疗活动引发的争议	【评审方法】 1.需医院提供评审周期内每年度医疗纠纷发生例数。 2.查阅医院医疗纠纷登记本。 【计分细则】 监测比较，逐步降低	4分
2.121	【指标】医德医风教育培训次数 【定义】年度医院医德医风教育培训次数	【评审方法】 1.需医院提供评审周期内每年度医德医风教育培训次数。 2.查阅医院培训记录登记本。 【计分细则】 教育培训次数≥2次/年	2分
2.122	【指标】医德医风举报投诉案件调查处理结案率 【定义】年度医德医风举报投诉案件调查处理结案数占同期医德医风举报投诉案件数的比例	【评审方法】 1.计算公式： $$\frac{医德医风举报投诉案件调查处理结案数}{同期医德医风举报投诉案件数} \times 100\%$$ 2.需医院提供评审周期内每年度医德医风举报投诉案件调查处理结案数、同期医德医风举报投诉案件数。 【计分细则】 ≥90%得6分；<90%但持续改进得3分	6分

第三章 重点专业质量控制指标（280分）

一、重症医学专业医疗质量控制指标（国卫办医函〔2015〕252号）（15分）

注：本重症医学专业医疗质量控制指标适用于包括PICU、EICU、CCU等所有重症医学救治单元。

标准序号	指标与定义	评审方法和计分细则	分值
2.123 ICU患者收治率和ICU患者收治床日率（2分）			
（1）	【指标】ICU患者收治率 【定义】ICU收治患者总数占同期医院收治患者总数的比例	【评审方法】 1.计算公式： $\dfrac{\text{ICU收治患者总数}}{\text{同期医院收治患者总数}} \times 100\%$ 2.需医院提供评审周期内每年度ICU收治患者总数、同期医院收治患者总数。 3.指标说明：同一患者同一次住院多次转入ICU，记为"多人次"。 【计分细则】 监测比较，逐步提高	1分
（2）	【指标】ICU患者收治床日率 【定义】ICU收治患者总床日数占同期医院收治患者总床日数的比例	【评审方法】 1.计算公式： $\dfrac{\text{ICU收治患者总床日数}}{\text{同期医院收治患者总床日数}} \times 100\%$ 2.需医院提供评审周期内每年度ICU收治患者总床日数、同期医院收治患者总床日数。 3.指标说明：同一患者同一次住院多次转入ICU，记为"多人次"。 【计分细则】 监测比较，逐步提高	1分
2.124	【指标】急性生理与慢性健康评分（APACHE Ⅱ评分）≥15分患者收治率（入ICU 24小时内） 【定义】入ICU 24小时内，APACHE Ⅱ评分≥15分患者数占同期ICU收治患者总数的比例	【评审方法】 1.计算公式： $\dfrac{\text{APACHE Ⅱ评分}\geq 15\text{分患者数}}{\text{同期ICU收治患者总数}} \times 100\%$ 2.需医院提供评审周期内每年度入ICU 24小时内APACHE Ⅱ评分≥15分患者数、同期ICU收治患者总数。	1分

标准序号	指标与定义	评审方法和计分细则	分值
		【计分细则】 监测比较,逐步提高	
2.125	【指标】ICU 抗菌药物治疗前病原学送检率 【定义】以治疗为目的使用抗菌药物的 ICU 住院患者,使用抗菌药物前病原学检验标本送检病例数占同期使用抗菌药物治疗病例总数的比例	【评审方法】 1. 计算公式: $$\frac{\text{使用抗菌药物前病原学}}{\text{检验标本送检病例数}} \times 100\%$$ $$\frac{}{\text{同期使用抗菌药物治疗病例总数}}$$ 2. 需医院提供评审周期内每年度使用抗菌药物前病原学检验标本送检病例数、同期使用抗菌药物治疗病例总数。 3. 指标说明:病原学检验标本包括:各种微生物培养、降钙素原、白介素 −6 等感染指标的血清学检验。 【计分细则】 监测比较,逐步提高	1 分
2.126	【指标】ICU 深静脉血栓(DVT)预防率 【定义】进行深静脉血栓(DVT)预防的 ICU 患者数占同期 ICU 收治患者总数的比例	【评审方法】 1. 计算公式: $$\frac{\text{进行深静脉血栓(DVT)预防的 ICU 患者数}}{\text{同期 ICU 收治患者总数}} \times 100\%$$ 2. 需医院提供评审周期内每年度进行深静脉血栓(DVT)预防的 ICU 患者数、同期 ICU 收治患者总数。 3. 指标说明:深静脉血栓预防措施包括药物预防(肝素或低分子肝素抗凝)、机械预防(肢体加压泵、梯度压力弹力袜等)及下腔静脉滤器等。 【计分细则】 监测比较,逐步提高	1 分
2.127	【指标】ICU 患者预计病死率 【定义】ICU 收治患者预计病死率的总和与同期 ICU 收治患者总数的比例。通过患者疾病危重程度(APACHE Ⅱ 评分)来预测的可能病死率	【评审方法】 1. 计算公式: $$\frac{\text{ICU 收治患者预计病死率总和}}{\text{同期 ICU 收治患者总数}} \times 100\%$$ 2. 需医院提供评审周期内每年度 ICU 收治患者预计病死率总和、同期 ICU 收治患者总数。 3. 指标说明:患者死亡危险性(R)的公式:In(R/1−R)=−3.517+(APACHE Ⅱ 评分 ×0.146)+0.603(仅限于急诊手术后患者)+患者入 ICU 的主要疾病得分(按国际标准)。 【计分细则】 监测比较	1 分

标准序号	指标与定义	评审方法和计分细则	分值
2.128	【指标】ICU 患者标化病死指数 【定义】通过患者疾病危重程度校准后的病死率，为 ICU 患者实际病死率与同期 ICU 患者预计病死率的比值	【评审方法】 1. 计算公式： $$\frac{ICU\ 患者实际病死率}{同期\ ICU\ 患者预计病死率} \times 100\%$$ 2. 需医院提供评审周期内每年度 ICU 患者实际病死率、同期 ICU 患者预计病死率。 3. 指标说明：ICU 实际病死率为 ICU 死亡患者数（包括因不可逆疾病而自动出院的患者）占同期 ICU 收治患者总数的比例，除外入院时已脑死亡，因器官捐献而收治 ICU 的患者。 【计分细则】 监测比较	1分
2.129	【指标】ICU 非计划气管插管拔管率 【定义】非计划气管插管拔管例数占同期 ICU 患者气管插管拔管总数的比例	【评审方法】 1. 计算公式： $$\frac{非计划气管插管拔管例数}{同期\ ICU\ 患者气管插管拔管总数} \times 100\%$$ 2. 需医院提供评审周期内每年度非计划气管插管拔管例数、同期 ICU 患者气管插管拔管总数。 【计分细则】 监测比较，逐步降低	1分
2.130	【指标】ICU 气管插管拔管后 48 小时内再插管率 【定义】气管插管计划拔管后 48 小时内再插管例数占同期 ICU 患者气管插管拔管总例数的比例。不包括非计划气管插管拔管后再插管	【评审方法】 1. 计算公式： $$\frac{气管插管计划拔管后\ 48\ 小时内再插管例数}{同期\ ICU\ 患者气管插管拔管总例数} \times 100\%$$ 2. 需医院提供评审周期内每年度气管插管计划拔管后 48 小时内再插管例数、同期 ICU 患者气管插管拔管总例数。 【计分细则】 监测比较，逐步降低	1分
2.131	【指标】非计划转入 ICU 率 【定义】非计划转入 ICU 患者数占同期转入 ICU 患者总数的比例	【评审方法】 1. 计算公式： $$\frac{非计划转入\ ICU\ 患者数}{同期转入\ ICU\ 患者总数} \times 100\%$$ 2. 需医院提供评审周期内每年度非计划转入 ICU 患者数、同期转入 ICU 患者总数。 3. 指标说明：非计划转入 ICU 是指非早期预警转入，或在开始麻醉诱导前并无术后转入 ICU 的计划，而术中或术后决定转入 ICU。非计划转	1分

标准序号	指标与定义	评审方法和计分细则	分值
		入 ICU 的原因应进行分层分析（缺乏病情恶化的预警、麻醉因素和手术因素等）。 【计分细则】 监测比较，逐步降低	
2.132	【指标】转出 ICU 后 48 小时内重返率 【定义】转出 ICU 后 48 小时内重返 ICU 的患者数占同期转出 ICU 患者总数的比例	【评审方法】 1. 计算公式： $\dfrac{\text{转出 ICU 后 48 小时内重返 ICU 的患者数}}{\text{同期转出 ICU 患者总数}} \times 100\%$ 2. 需医院提供评审周期内每年度转出 ICU 后 48 小时内重返 ICU 的患者数、同期转出 ICU 患者总数。 【计分细则】 监测比较，逐步降低	2 分
2.133	【指标】ICU 呼吸机相关性肺炎（VAP）发病率 【定义】VAP 发生例数占同期 ICU 患者有创机械通气总天数的比例（例/千机械通气日）	【评审方法】 1. 计算公式： $\dfrac{\text{ICU 呼吸机相关性肺炎（VAP）发生例数}}{\text{同期 ICU 患者有创机械通气总天数}} \times 1000‰$ 2. 需医院提供评审周期内每年度 ICU 呼吸机相关性肺炎（VAP）发生例数、同期 ICU 患者有创机械通气总天数。 【计分细则】 监测比较，逐步降低	1 分
2.134	【指标】ICU 血管内导管相关血流感染（CRBSI）发病率 【定义】CRBSI 发生例数占同期 ICU 患者血管内导管留置总天数的比例（例/千导管日）	【评审方法】 1. 计算公式： $\dfrac{\text{ICU 血管内导管相关血流感染（CRBSI）发生例数}}{\text{同期 ICU 患者血管内导管留置总天数}} \times 1000‰$ 2. 需医院提供评审周期内每年度 ICU 血管内导管相关血流感染（CRBSI）发生例数、同期 ICU 患者血管内导管留置总天数。 【计分细则】 监测比较，逐步降低	1 分
2.135	【指标】ICU 导尿管相关泌尿系感染（CAUTI）发病率 【定义】CAUTI 发生例数占同期 ICU 患者导尿管留置总天数的比例（例/千导尿管日）	【评审方法】 1. 计算公式： $\dfrac{\text{ICU 导尿管相关泌尿系感染（CAUTI）发生例数}}{\text{同期 ICU 患者导尿管留置总天数}} \times 1000‰$ 2. 需医院提供评审周期内每年度 ICU 导尿管相关	1 分

标准序号	指标与定义	评审方法和计分细则	分值
		泌尿系感染（CAUTI）发生例数、同期 ICU 患者导尿管留置总天数。 【计分细则】 监测比较，逐步降低	

二、急诊专业医疗质量控制指标（国卫办医函〔2015〕252号）（15分）

标准序号	指标与定义	评审方法和计分细则	分值
2.136	【指标】急诊科医患比 【定义】急诊科固定在岗（本院）医师总数占同期急诊科接诊患者总数（万人次）的比例	【评审方法】 1. 计算公式： $\dfrac{\text{急诊科固定在岗（本院）医师总数}}{\text{同期急诊科接诊患者总数（万人次）}} \times 100\%$ 2. 需医院提供评审周期内每年度急诊科固定在岗（本院）医师总数、同期急诊科接诊患者总数（万人次）。 【计分细则】 监测比较	1分
2.137	【指标】急诊科护患比 【定义】急诊科固定在岗（本院）护士（师）总数占同期急诊科接诊患者总数（万人次）的比例	【评审方法】 1. 计算公式： $\dfrac{\text{急诊科固定在岗（本院）护士（师）总数}}{\text{同期急诊科接诊患者总数（万人次）}} \times 100\%$ 2. 需医院提供评审周期内每年度急诊科固定在岗（本院）护士（师）总数、同期急诊科接诊患者总数（万人次）。 【计分细则】 监测比较	1分
2.138	【指标】急诊各级患者比例 【定义】急诊科就诊的各级患者总数占同期急诊科就诊患者总数的比例	【评审方法】 1. 计算公式： （1）急诊Ⅰ级患者占比 = $\dfrac{\text{急诊科就诊的Ⅰ级患者总数}}{\text{同期急诊科就诊患者总数}} \times 100\%$ （2）急诊Ⅱ级患者占比 = $\dfrac{\text{急诊科就诊的Ⅱ级患者总数}}{\text{同期急诊科就诊患者总数}} \times 100\%$ （3）急诊Ⅲ级患者占比 = $\dfrac{\text{急诊科就诊的Ⅲ级患者总数}}{\text{同期急诊科就诊患者总数}} \times 100\%$	

标准序号	指标与定义	评审方法和计分细则	分值
		（4）急诊IV级患者占比 = $\dfrac{急诊科就诊的IV级患者总数}{同期急诊科就诊患者总数} \times 100\%$ 2. 需医院提供评审周期内每年度急诊科就诊的各患者总数、同期急诊科就诊患者总数。 3. 指标说明：急诊患者病情分级：I 级是濒危患者，II 级是危重患者，III 级是急症患者，IV 级是非急症患者。 【计分细则】 监测比较	1分
2.139	【指标】抢救室滞留时间中位数 【定义】急诊抢救患者从进入抢救室到离开抢救室（不包括死亡患者）的时间（以小时为单位）	【评审方法】 1. 计算公式： 抢救室滞留时间中位数 =X(n+1)/2，n 为奇数； 抢救室滞留时间中位数 =（ Xn/2+Xn/2+1 ）/2，n 为偶数。 注：n 为急诊抢救室患者数，X 为抢救室滞留时间。 2. 需医院提供评审周期内每年度急诊抢救患者滞留时间中位数。 3. 指标说明：抢救室滞留时间中位数是指将急诊抢救室患者从进入抢救室到离开抢救室（不包括死亡患者）的时间由长到短排序后取其中位数。 【计分细则】 监测比较，逐步降低	1分

2.140 急性心肌梗死（STEMI）患者平均门药时间及门药时间达标率（2 分）

标准序号	指标与定义	评审方法和计分细则	分值
（1）	【指标】STEMI 患者平均门药时间 【定义】行溶栓药物治疗的STEMI 患者从进入急诊科到开始溶栓药物治疗的平均时间	【评审方法】 1. 计算公式： $\dfrac{行溶栓药物治疗的 STEMI 患者的门药时间总和}{同期行溶栓药物治疗的 STEMI 患者总数}$ 2. 需医院提供评审周期内每年度行溶栓药物治疗的 STEMI 患者的门药时间总和、同期行溶栓药物治疗的 STEMI 患者总数。 【计分细则】 ≤ 30 分钟得 1 分；> 30 分钟但逐步降低得 0.5 分	1分

标准序号	指标与定义	评审方法和计分细则	分值
（2）	【指标】STEMI 患者门药时间达标率 【定义】STEMI 患者门药时间达标的患者数占同期就诊时在溶栓药物时间窗内应行溶栓药物治疗的 STEMI 患者总数的比例	【评审方法】 1. 计算公式： $$\frac{\text{STEMI 患者门药时间达标的患者数}}{\text{同期就诊时在溶栓药物时间窗内应行溶栓药物治疗的 STEMI 患者总数}} \times 100\%$$ 2. 需医院提供评审周期内每年度 STEMI 患者门药时间达标的患者数、同期就诊时在溶栓药物时间窗内应行溶栓药物治疗的 STEMI 患者总数。 3. 指标说明：STEMI 患者门药时间达标是指在溶栓药物时间窗（发病 12 小时）内，就诊的 STEMI 患者门药时间在 30 分钟内。 【计分细则】 ≥75% 得 1 分；<75% 但逐步提高得 0.5 分	1 分

2.141 急性心肌梗死（STEMI）患者平均门球时间及门球时间达标率（2 分）

标准序号	指标与定义	评审方法和计分细则	分值
（1）	【指标】STEMI 患者平均门球时间 【定义】行急诊 PCI 的 STEMI 患者，从进入急诊科到开始 PCI 的平均时间	【评审方法】 1. 计算公式： $$\frac{\text{行急性 PCI 的 STEMI 患者的门球时间总和}}{\text{同期行 PCI 的 STEMI 患者总数}}$$ 2. 需医院提供评审周期内每年度行急性 PCI 的 STEMI 患者的门球时间总和、同期行 PCI 的 STEMI 患者总数。 【计分细则】 ≤90 分钟得 1 分；>90 分钟但逐步降低得 0.5 分	1 分
（2）	【指标】STEMI 患者门球时间达标率 【定义】STEMI 患者门球时间达标的患者数占同期就诊时在 PCI 时间窗内应行 PCI 的 STEMI 患者总数的比例	【评审方法】 1. 计算公式： $$\frac{\text{STEMI 患者门球时间达标的患者数}}{\text{同期就诊时在 PCI 时间窗内应行 PCI 的 STEMI 患者总数}} \times 100\%$$ 2. 需医院提供评审周期内每年度 STEMI 患者门球时间达标的患者数、同期就诊时在 PCI 时间窗内应行 PCI 的 STEMI 患者总数。	1 分

续表

标准序号	指标与定义	评审方法和计分细则	分值
		3. 指标说明：STEMI 患者门球时间达标是指在 PCI 时间窗（发病 12 小时）内，就诊的 STEMI 患者门球时间在 90 分钟内。 【计分细则】 ≥75% 得 1 分；<75% 但逐步提高得 0.5 分	
2.142	【指标】急诊抢救室患者死亡率 【定义】急诊抢救室患者死亡总数占同期急诊抢救室抢救患者总数的比例	【评审方法】 1. 计算公式： $$\frac{急诊抢救室患者死亡总数}{同期急诊抢救室抢救患者总数}\times100\%$$ 2. 需医院提供评审周期内每年度急诊抢救室患者死亡总数、同期急诊抢救室抢救患者总数。 3. 指标说明：急诊抢救室患者死亡是指患者从进入急诊抢救室开始 72 小时内死亡（包括因不可逆疾病而自动出院的患者）。 【计分细则】 监测比较，逐步降低	2 分
2.143	【指标】急诊手术患者死亡率 【定义】急诊手术患者死亡总数占同期急诊手术患者总数的比例	【评审方法】 1. 计算公式： $$\frac{急诊患者接受急诊手术后1周内死亡总数（除外与手术无关的原发疾病引起的死亡）}{同期急诊手术患者总数}\times100\%$$ 2. 需医院提供评审周期内每年度急诊患者接受急诊手术后 1 周内死亡总数（除外与手术无关的原发疾病引起的死亡）、同期急诊手术患者总数。 3. 指标说明：急诊手术患者死亡是指急诊患者接受急诊手术，术后 1 周内死亡，除外与手术无关的原发疾病引起的死亡。 【计分细则】 监测比较，逐步降低	2 分
2.144	【指标】ROSC 成功率 【定义】ROSC 成功总例次数占同期急诊呼吸心脏骤停患者行心肺复苏术总例次数的比例。 同一患者 24 小时内行多次心肺复苏术，记为"一例次"	【评审方法】 1. 计算公式： $$\frac{ROSC成功总例次数}{同期急诊呼吸心脏骤停患者行心肺复苏术总例次数}\times100\%$$ 2. 需医院提供评审周期内每年度 ROSC 成功总例次数、同期急诊呼吸心脏骤停患者行心肺复苏术总例次数。	1 分

续表

标准序号	指标与定义	评审方法和计分细则	分值
		3. 指标说明：ROSC（心肺复苏术后自主呼吸循环恢复）成功是指急诊呼吸心脏骤停患者，心肺复苏术（CPR）后自主呼吸循环恢复超过24小时。同一患者24小时内行多次心肺复苏术，记为"一例次"。【计分细则】监测比较，逐步提高	
2.145	【指标】非计划重返抢救室率 【定义】因相同或相关疾病，72小时内非计划重返急诊抢救室患者总数占同期离开急诊抢救室（出院或转其他区域）患者总数的比例	【评审方法】1. 计算公式：$\frac{因相同或相关疾病72小时内非计划重返急诊抢救室患者总数}{同期离开急诊抢救室（出院或转其他区域）患者总数} \times 100\%$ 2. 需医院提供评审周期内每年度因相同或相关疾病72小时内非计划重返急诊抢救室患者总数、同期离开急诊抢救室（出院或转其他区域）患者总数。【计分细则】监测比较，逐步降低	1分
2.146	【指标】急诊诊断符合率 【定义】急诊入院的患者主要急诊诊断与同期所有急诊入院患者出院后主要诊断的符合比例	【评审方法】1. 计算公式：$\frac{急诊入院患者主要诊断与出院主要诊断符合的总人数}{同期急诊所有收住入院总人数} \times 100\%$ 2. 需医院提供评审周期内每年度急诊入院患者主要诊断与出院主要诊断符合的总人数、同期急诊所有收住入院总人数。【计分细则】监测比较，逐步提高	1分

三、临床检验专业医疗质量控制指标（国卫办医函〔2015〕252号）（15分）

标准序号	指标与定义	评审方法和计分细则	分值
2.147	【指标】标本类型错误率 【定义】类型不符合要求的标本数占同期标本总数的比例	【评审方法】1. 计算公式：$\frac{类型不符合要求的标本数}{同期标本总数} \times 100\%$	1分

续表

标准序号	指标与定义	评审方法和计分细则	分值
		2.需医院提供评审周期内每年度类型不符合要求的标本数、同期标本总数。 【计分细则】 监测比较,逐步降低	
2.148	【指标】标本容器错误率 【定义】采集容器不符合要求的标本数占同期标本总数的比例	【评审方法】 1.计算公式: $$\frac{采集容器不符合要求的标本数}{同期标本总数} \times 100\%$$ 2.需医院提供评审周期内每年度采集容器不符合要求的标本数、同期标本总数。 【计分细则】 监测比较,逐步降低	1分
2.149	【指标】标本采集量错误率 【定义】采集量不符合要求的标本数占同期标本总数的比例	【评审方法】 1.计算公式: $$\frac{采集量不符合要求的标本数}{同期标本总数} \times 100\%$$ 2.需医院提供评审周期内每年度采集量不符合要求的标本数、同期标本总数。 【计分细则】 监测比较,逐步降低	1分
2.150	【指标】血培养污染率 【定义】污染的血培养标本数占同期血培养标本总数的比例	【评审方法】 1.计算公式: $$\frac{污染的血培养标本数}{同期血培养标本总数} \times 100\%$$ 2.需医院提供评审周期内每年度污染的血培养标本数、同期血培养标本总数。 【计分细则】 监测比较,逐步降低	1分
2.151	【指标】抗凝标本凝集率 【定义】凝集的标本数占同期需抗凝的标本总数的比例	【评审方法】 1.计算公式: $$\frac{凝集的标本数}{同期需抗凝的标本总数} \times 100\%$$ 2.需医院提供评审周期内每年度凝集的标本数、同期需抗凝的标本总数。 【计分细则】 监测比较,逐步降低	1分

续表

标准序号	指标与定义	评审方法和计分细则	分值
2.152	【指标】检验前周转时间中位数 【定义】是指将检验前周转时间由长到短排序后取其中位数	【评审方法】 1. 计算公式： 检验前周转时间中位数 =X（n+1）/2，n 为奇数； 检验前周转时间中位数 =（Xn/2+Xn/2+1）/2，n 为偶数。 注：n 为检验标本数，X 为检验前周转时间。 2. 需医院提供评审周期内每年度检验前周转时间中位数。 3. 指标说明：检验前周转时间，从标本采集到实验室接收标本的时间（以分钟为单位）。 【计分细则】 监测比较，逐步降低	1分
2.153	【指标】室内质控项目开展率 【定义】开展室内质控的检验项目数占同期检验项目总数的比例	【评审方法】 1. 计算公式： $\dfrac{\text{开展室内质控的检验项目数}}{\text{同期检验项目总数}} \times 100\%$ 2. 需医院提供评审周期内每年度开展室内质控的检验项目数、同期检验项目总数。 【计分细则】 监测比较，逐步提高	1分
2.154	【指标】室内质控项目变异系数不合格率 【定义】室内质控项目变异系数高于要求的检验项目数占同期对室内质控项目变异系数有要求的检验项目总数的比例	【评审方法】 1. 计算公式： $\dfrac{\text{室内质控项目变异系数高于要求的检验项目数}}{\text{同期对室内质控项目变异系数有要求的检验项目总数}} \times 100\%$ 2. 需医院提供评审周期内每年度室内质控项目变异系数高于要求的检验项目数、同期对室内质控项目变异系数有要求的检验项目总数。 【计分细则】 监测比较，逐步降低	1分
2.155	【指标】室间质评项目参加率 【定义】参加室间质评的检验项目数占同期特定机构（国家、省级等）已开展的室间质评项目总数的比例	【评审方法】 1. 计算公式： $\dfrac{\text{参加室间质评的检验项目数}}{\text{同期特定机构（国家、省级等）已开展的室间质评项目总数}} \times 100\%$ 2. 需医院提供评审周期内每年度参加室间质评的检验项目数、同期特定机构（国家、省级等）已开展的室间质评项目总数。	1分

续表

标准序号	指标与定义	评审方法和计分细则	分值
		【计分细则】 达到100%得1分；< 100%但持续改进得0.5分	
2.156	【指标】室间质评项目不合格率 【定义】室间质评不合格的检验项目数占同期参加室间质评检验项目总数的比例。反映实验室参加室间质评计划的合格情况，是检验中的重要质量指标	【评审方法】 1.计算公式： $\dfrac{\text{室间质评不合格的检验项目数}}{\text{同期参加室间质评检验项目总数}} \times 100\%$ 2.需医院提供评审周期内每年度室间质评不合格的检验项目数、同期参加室间质评检验项目总数。 【计分细则】 监测比较，逐步降低	1分
2.157	【指标】实验室间比对率（用于无室间质评计划检验项目） 【定义】执行实验室间比对的检验项目数占同期无室间质评计划检验项目总数的比例	【评审方法】 1.计算公式： $\dfrac{\text{执行实验室间比对的检验项目数}}{\text{同期无室间质评计划检验项目总数}} \times 100\%$ 2.需医院提供评审周期内每年度执行实验室间比对的检验项目数、同期无室间质评计划检验项目总数。 【计分细则】 监测比较，逐步提高	1分
2.158	【指标】实验室内周转时间中位数 【定义】是指将实验室内周转时间由长到短排序后取其中位数	【评审方法】 1.计算公式： 实验室内周转时间中位数 =X（n+1）/2，n 为奇数； 实验室内周转时间中位数 =（Xn/2+Xn/2+1）/2，n 为偶数。 注：n 为检验标本数，X 为实验室内周转时间。 2.需医院提供评审周期内每年度实验室内周转时间中位数。 3.指标说明：实验室内周转时间，从实验室收到标本到发送报告的时间（以分钟为单位）。 【计分细则】 监测比较，逐步降低	1分
2.159	【指标】检验报告不正确率 【定义】实验室发出的不正确检验报告数占同期检验报告总数的比例	【评审方法】 1.计算公式： $\dfrac{\text{实验室发出的不正确检验报告数}}{\text{同期检验报告总数}} \times 100\%$ 2.需医院提供评审周期内每年度实验室发出的不正确检验报告数、同期检验报告总数。	1分

续表

标准序号	指标与定义	评审方法和计分细则	分值
		3. 指标说明：检验报告不正确是指实验室已发出的报告，其内容与实际情况不相符，包括结果不正确、患者信息不正确、标本信息不正确等。 【计分细则】 监测比较，逐步降低	
2.160	【指标】危急值通报率 【定义】已通报的危急值检验项目数占同期需要通报的危急值检验项目总数的比例	【评审方法】 1. 计算公式： $$\frac{\text{已通报的危急值检验项目数}}{\text{同期需要通报的危急值检验项目总数}} \times 100\%$$ 2. 需医院提供评审周期内每年度已通报的危急值检验项目数、同期需要通报的危急值检验项目总数。 3. 指标说明：危急值是指除外检查仪器或试剂等技术原因出现的表明患者可能正处于生命危险的边缘状态，必须立刻进行记录并第一时间报告给该患者主管医师的检验结果。 【计分细则】 监测比较，逐步提高	1分
2.161	【指标】危急值通报及时率 【定义】危急值通报时间（从结果确认到与临床医生交流的时间）符合规定时间的检验项目数占同期需要危急值通报的检验项目总数的比例	【评审方法】 1. 计算公式： $$\frac{\text{危急值通报时间符合规定时间的检验项目数}}{\text{同期需要危急值通报的检验项目总数}} \times 100\%$$ 2. 需医院提供评审周期内每年度危急值通报时间（从结果确认到与临床医生交流的时间）符合规定时间的检验项目数、同期需要危急值通报的检验项目总数。 【计分细则】 监测比较，逐步提高	1分

四、病理专业医疗质量控制指标（国卫办医函〔2015〕252号）（15分）

标准序号	指标与定义	评审方法和计分细则	分值
2.162	【指标】每100张病床病理医师数 【定义】平均每100张实际开放病床病理医师的数量	【评审方法】 1. 计算公式： $$\frac{\text{病理医师数}}{\text{同期该医疗机构实际开放床位数}/100}$$	2分

标准序号	指标与定义	评审方法和计分细则	分值
		2.需医院提供评审周期内每年度病理医师数、同期该医疗机构实际开放床位数/100。 3.指标说明:病理医师数是指从事病理诊断(具有出具病理诊断报告资格)工作的医师数,包括住院医师、主治医师、副主任医师、主任医师。 【计分细则】 ≥1人/每100张床	
2.163	【指标】每100张病床病理技术人员数 【定义】平均每100张实际开放病床病理技术人员的数量	【评审方法】 1.计算公式: $$\frac{病理技术人员数}{同期该医疗机构实际开放床位数/100}$$ 2.需医院提供评审周期内每年度病理技术人员数、同期该医疗机构实际开放床位数/100。 3.指标说明:病理技术人员是指进行病理切片、染色、免疫组化及分子病理等工作的专业技术人员。 【计分细则】 ≥1人/每100张床	2分
2.164	【指标】标本规范化固定率 【定义】规范化固定的标本数占同期标本总数的比例	【评审方法】 1.计算公式: $$\frac{规范化固定的标本数}{同期标本总数} \times 100\%$$ 2.需医院提供评审周期内每年度规范化固定的标本数、同期标本总数。 3.指标说明:标本规范化固定是指病理标本及时按行业推荐方法切开,以足量10%中性缓冲福尔马林液充分固定。有特殊要求者可使用行业规范许可的其他固定液。 【计分细则】 监测比较,逐步提高	1分
2.165	【指标】HE染色切片优良率 【定义】HE染色优良切片数占同期HE染色切片总数的比例	【评审方法】 1.计算公式: $$\frac{HE染色优良切片数}{同期HE染色切片总数} \times 100\%$$ 2.需医院提供评审周期内每年度HE染色优良切片数、同期HE染色切片总数。 3.指标说明:HE染色优良切片是指达到行业优良标准要求的HE染色切片。 【计分细则】 监测比较,逐步提高	1分

续表

标准序号	指标与定义	评审方法和计分细则	分值
2.166	【指标】免疫组化染色切片优良率 【定义】免疫组化染色优良切片数占同期免疫组化染色切片总数的比例	【评审方法】 1. 计算公式： $$\frac{\text{免疫组化染色优良切片数}}{\text{同期免疫组化染色切片总数}} \times 100\%$$ 2. 需医院提供评审周期内每年度免疫组化染色优良切片数、同期免疫组化染色切片总数。 3. 指标说明：免疫组化染色优良切片是指达到行业优良标准要求的免疫组化染色切片。 【计分细则】 监测比较，逐步提高	1分
2.167	【指标】术中快速病理诊断及时率 【定义】在规定时间内，完成术中快速病理诊断报告的标本数占同期术中快速病理诊断标本总数的比例	【评审方法】 1. 计算公式： $$\frac{\begin{array}{c}\text{在规定的时间内完成术中}\\\text{快速病理诊断报告的标本数}\end{array}}{\text{同期术中快速病理诊断标本总数}} \times 100\%$$ 2. 需医院提供评审周期内每年度在规定时间内完成术中快速病理诊断报告的标本数、同期术中快速病理诊断标本总数。 3. 指标说明：规定时间是指单例标本术中快速病理诊断报告在收到标本后 30 分钟内完成。若前一例标本术中快速病理诊断报告未完成，新标本术中快速病理诊断报告在收到标本后 45 分钟内完成。 【计分细则】 监测比较，逐步提高	1分
2.168	【指标】组织病理诊断及时率 【定义】在规定时间内，完成组织病理诊断报告的标本数占同期组织病理诊断标本总数的比例	【评审方法】 1. 计算公式： $$\frac{\begin{array}{c}\text{在规定时间内完成组织}\\\text{病理诊断报告的标本数}\end{array}}{\text{同期组织病理诊断标本总数}} \times 100\%$$ 2. 需医院提供评审周期内每年度在规定时间内完成组织病理诊断报告的标本数、同期组织病理诊断标本总数。 3. 指标说明：规定时间是指穿刺、内窥镜钳取活检的小标本，自接收标本起，≤3 个工作日发出病理报告；其他类型标本自接收标本起，≤5 个工作日发出病理报告；需特殊处理、特殊染色、免疫组化染色、分子检测的标本，按照有关行业标准增加相应的工作日。	1分

标准序号	指标与定义	评审方法和计分细则	分值
		【计分细则】 监测比较，逐步提高	
2.169	【指标】细胞病理诊断及时率 【定义】在规定时间内，完成细胞病理诊断报告的标本数占同期细胞病理诊断标本总数的比例	【评审方法】 1. 计算公式： $$\frac{在规定时间内完成细胞病理诊断报告的标本数}{同期细胞病理诊断标本总数}\times100\%$$ 2. 需医院提供评审周期内每年度在规定时间内完成细胞病理诊断报告的标本数、同期细胞病理诊断标本总数。 3. 指标说明：规定时间是指自接收标本起，≤2个工作日发出细胞病理诊断报告；需特殊处理、特殊染色、免疫组化染色、分子检测的标本，按照有关行业标准增加相应的工作日。 【计分细则】 监测比较，逐步提高	1分
2.170	【指标】各项分子病理检测室内质控合格率 【定义】各项分子病理检测室内质控合格病例数占同期同种类型分子病理检测病例总数的比例	【评审方法】 1. 计算公式： $$\frac{各项分子病理检测室内质控合格病例数}{同期同种类型分子病理检测病例总数}\times100\%$$ 2. 需医院提供评审周期内每年度各项分子病理检测室内质控合格病例数、同期同种类型分子病理检测病例总数。 3. 指标说明：分子病理检测室内质控合格是指检测流程及结果达到行业标准要求。 【计分细则】 监测比较，逐步提高	1分
2.171	【指标】免疫组化染色室间质评合格率 【定义】免疫组化染色室间质评合格次数占同期免疫组化染色室间质评总次数的比例	【评审方法】 1. 计算公式： $$\frac{免疫组化染色室间质评合格次数}{同期免疫组化染色室间质评总次数}\times100\%$$ 2. 需医院提供评审周期内每年度免疫组化染色室间质评合格次数、同期免疫组化染色室间质评总次数。 3. 指标说明：免疫组化染色室间质评合格，是指参加省级以上病理质控中心组织的免疫组化染色室间质评，并达到合格标准。 【计分细则】 监测比较，逐步提高	1分

续表

标准序号	指标与定义	评审方法和计分细则	分值
2.172	【指标】各项分子病理室间质评合格率 【定义】各项分子病理室间质评合格次数占同期同种分子病理室间质评总次数的比例	【评审方法】 1. 计算公式： $$\frac{分子病理室间质评合格次数}{同期同种分子病理室间质评总次数} \times 100\%$$ 2. 需医院提供评审周期内每年度各项分子病理室间质评合格次数、同期同种分子病理室间质评总次数。 3. 指标说明：分子病理室间质评合格，是指参加省级以上病理质控中心组织的分子病理室间质评，并达到合格标准。 【计分细则】 监测比较，逐步提高	1分
2.173	【指标】细胞学病理诊断质控符合率 【定义】细胞学原病理诊断与抽查质控诊断符合的标本数占同期抽查质控标本总数的比例	【评审方法】 1. 计算公式： $$\frac{细胞学原病理诊断与抽查质控诊断符合的标本数}{同期抽查质控标本总数} \times 100\%$$ 2. 需医院提供评审周期内每年度细胞学原病理诊断与抽查质控诊断符合的标本数、同期抽查质控标本总数。 3. 指标说明：抽查标本数应占总阴性标本数至少5%。 【计分细则】 监测比较，逐步提高	1分
2.174	【指标】术中快速诊断与石蜡诊断符合率 【定义】术中快速诊断与石蜡诊断符合标本数占同期术中快速诊断标本总数的比例	【评审方法】 1. 计算公式： $$\frac{术中快速诊断与石蜡诊断符合标本数}{同期术中快速诊断标本总数} \times 100\%$$ 2. 需医院提供评审周期内每年度术中快速诊断与石蜡诊断符合标本数、同期术中快速诊断标本总数。 3. 指标说明：术中快速诊断与石蜡诊断符合是指二者在良恶性病变的定性诊断方面一致。 【计分细则】 监测比较，逐步提高	1分

五、医院感染管理医疗质量控制指标（国卫办医函〔2015〕252号）（15分）

标准序号	指标与定义	评审方法和计分细则	分值
2.175	【指标】医院感染发病（例次）率 【定义】住院患者中发生医院感染新发病例（例次）占同期住院患者总数的比例	【评审方法】 1.计算公式： $$\frac{医院感染新发病例（例次）数}{同期住院患者总数} \times 100\%$$ 2.需医院提供评审周期内每年度医院感染新发病例（例次）数、同期住院患者总数。 3.指标说明：医院感染新发病例是指观察期间发生的医院感染病例，即观察开始时没有发生医院感染，观察开始后直至结束时发生的医院感染病例，包括观察开始时已发生医院感染，在观察期间又发生新的医院感染病例。 【计分细则】 ≤10%得2分；>10%但逐步降低得1分	2分
2.176	【指标】医院感染现患（例次）率 【定义】确定时段或时点住院患者中医院感染患者（例次）数占同期住院患者总数的比例	【评审方法】 1.计算公式： 确定时段或时点住院患者中 $$\frac{医院感染患者（例次）数}{同期住院患者总数} \times 100\%$$ 2.需医院提供评审周期内每年度确定时段或时点住院患者中医院感染患者（例次）数、同期住院患者总数。 【计分细则】 ≤10%得2分；>10%但逐步降低得1分	2分
2.177	【指标】多重耐药菌感染发现率 【定义】多重耐药菌感染患者数（例次数）与同期住院患者总数的比例	【评审方法】 1.计算公式： $$\frac{多重耐药菌感染患者数（例次数）}{同期住院患者总数} \times 100\%$$ 2.需医院提供评审周期内每年度多重耐药菌感染患者数（例次数）、同期住院患者总数。 3.指标说明：多重耐药菌主要包括：耐碳青霉烯类肠杆菌科细菌（CRE）、耐甲氧西林金黄色葡萄球菌（MRSA）、耐万古霉素肠球菌（VRE）、耐碳青霉烯鲍曼不动杆菌（CRABA）、耐碳青霉烯铜绿假单胞菌（CRPAE）。 【计分细则】 监测比较，逐步降低	2分

标准序号	指标与定义	评审方法和计分细则	分值
2.178	【指标】多重耐药菌感染检出率 【定义】多重耐药菌检出菌株数与同期该病原体检出菌株总数的比例	【评审方法】 1. 计算公式： $$\frac{多重耐药菌检出菌株数}{同期该病原体检出菌株总数}\times100\%$$ 2. 需医院提供评审周期内每年度多重耐药菌检出菌株数、同期该病原体检出菌株总数。 【计分细则】 监测比较，逐步降低	2分
2.179	【指标】Ⅰ类切口手术部位感染率 【定义】发生Ⅰ类切口手术部位感染病例数占同期接受Ⅰ类切口手术患者总数的比例	【评审方法】 1. 计算公式： $$\frac{发生Ⅰ类切口手术部位感染病例数}{同期Ⅰ类切口手术患者总数}\times100\%$$ 2. 需医院提供评审周期内每年度发生Ⅰ类切口手术部位感染病例数、同期Ⅰ类切口手术患者总数。 3. 指标说明：Ⅰ类切口手术部位感染是指发生在Ⅰ类（清洁）切口，即手术未进入炎症区，未进入呼吸、消化及泌尿生殖道，以及闭合性创伤手术符合上述条件的手术切口的感染，包括无植入物手术后30天内、有植入物手术后1年内发生的手术部位感染。 【计分细则】 ≤1.5%得2分；＞1.5%但逐步降低得1分	2分
2.180	【指标】Ⅰ类切口手术抗菌药物预防使用率 【定义】Ⅰ类切口手术预防使用抗菌药物的患者数占同期Ⅰ类切口手术患者总数的比例	【评审方法】 1. 计算公式： $$\frac{Ⅰ类切口手术预防使用抗菌药物的患者数}{同期Ⅰ类切口手术患者总数}\times100\%$$ 2. 需医院提供评审周期内每年度Ⅰ类切口手术预防使用抗菌药物的患者数、同期Ⅰ类切口手术患者总数。 【计分细则】 ＜30%	2分
2.181	【指标】血管内导管相关血流感染发病率 【定义】使用血管内导管住院患者中新发血管内导管相关血流感染的发病频率（例/千导管日）	【评审方法】 1. 计算公式： $$\frac{血管内导管相关血流感染例次数}{同期患者使用血管内导管留置总天数}\times1000‰$$ 2. 需医院提供评审周期内每年度血管内导管相关血流感染例次数、同期患者使用血管内导管留置总天数。 【计分细则】 监测比较，逐步降低	1分

续表

标准序号	指标与定义	评审方法和计分细则	分值
2.182	【指标】呼吸机相关肺炎发病率 【定义】使用呼吸机住院患者中新发呼吸机相关肺炎的发病频率（例/千机械通气日）	【评审方法】 1. 计算公式： $$\frac{呼吸机相关肺炎例数}{同期患者使用呼吸机总天数} \times 1000‰$$ 2. 需医院提供评审周期内每年度呼吸机相关肺炎例数、同期患者使用呼吸机总天数。 【计分细则】 监测比较，逐步降低	1分
2.183	【指标】导尿管相关泌尿系感染发病率 【定义】使用导尿管住院患者中新发导尿管相关泌尿系感染的发病频率（例/千导尿管日）	【评审方法】 1. 计算公式： $$\frac{导尿管相关泌尿系感染例数}{同期患者使用导尿管总天数} \times 1000‰$$ 2. 需医院提供评审周期内每年度导尿管相关泌尿系感染例数、同期患者使用导尿管总天数。 【计分细则】 监测比较，逐步降低	1分

六、临床用血质量控制指标（国卫办医函〔2019〕620号）（15分）

标准序号	指标与定义	评审方法和计分细则	分值
2.184	【指标】每千单位用血输血专业技术人员数 【定义】输血科（血库）专职专业技术人员数与医疗机构年度每千单位用血数之比	【评审方法】 1. 计算公式： $$\frac{输血科（血库）专职专业技术人员数}{医疗机构年度用血总单位数（以红细胞成分计算）/1000}$$ 2. 需医院提供评审周期内每年度输血科（血库）专职专业技术人员数、年度用血总单位数（以红细胞成分计算）/1000。 3. 指标说明：医疗机构年度用血总单位数指医疗机构一年时间使用全血、红细胞成分和血浆的总单位数。 【计分细则】 ≥1人/每千单位用血	2分
2.185	【指标】《临床输血申请单》合格率 【定义】填写规范且符合用血条件的《临床输血申请单》数量占同期输血科（血库）接收的《临床输血申请单》总数的百分比	【评审方法】 1. 计算公式： $$\frac{填写规范且符合用血条件的申请单数}{同期输血科（血库）接收的申请单总数} \times 100\%$$	1分

标准序号	指标与定义	评审方法和计分细则	分值
		2.需医院提供评审周期内每年度填写规范且符合用血条件的《临床输血申请单》数量、同期输血科（血库）接收的《临床输血申请单》总数。 【计分细则】 监测比较，逐步提高	
2.186	【指标】受血者标本血型复查率 【定义】输血科（血库）对受血者血液标本复查血型的数量占同期接收受血者血液标本总数的百分比	【评审方法】 1.计算公式： $$\dfrac{受血者血液标本复查血型数}{同期接收的受血者血液标本总数} \times 100\%$$ 2.需医院提供评审周期内每年度输血科（血库）对受血者血液标本复查血型的数量、同期接收受血者血液标本总数。 【计分细则】 监测比较，逐步提高	1分
2.187	【指标】输血相容性检测项目室内质控率 【定义】开展室内质控的输血相容性检测项目数占医疗机构开展的输血相容性检测项目总数的百分比	【评审方法】 1.计算公式： $$\dfrac{开展室内质控的输血相容性检测项目数}{医疗机构开展的输血相容性检测项目总数} \times 100\%$$ 2.需医院提供评审周期内每年度开展室内质控的输血相容性检测项目数、医疗机构开展的输血相容性检测项目总数。 【计分细则】 监测比较，逐步提高	2分
2.188	【指标】输血相容性检测室间质评项目参加率 【定义】参加室间质评的输血相容性检测项目数占所参加的室间质评机构输血相容性检测室间质评项目总数的百分比	【评审方法】 1.计算公式： $$\dfrac{参加室间质评的输血相容性检测项目数}{所参加的室间质评机构输血相容性检测室间质评项目总数} \times 100\%$$ 2.需医院提供评审周期内每年度参加室间质评的输血相容性检测项目数、所参加的室间质评机构输血相容性检测室间质评项目总数。 【计分细则】 监测比较，逐步提高	2分
2.189	【指标】室间质评项目合格率 【定义】室间质评合格项目数占同期参加室间质评检验项目总数的比例	【评审方法】 1.计算公式： $$\dfrac{室间质评合格项目数}{同期参加室间质评检验项目总数} \times 100\%$$	2分

标准序号	指标与定义	评审方法和计分细则	分值
		2.需医院提供评审周期内每年度室间质评合格项目数、同期参加室间质评检验项目总数。 【计分细则】 达到100%得2分；＜100%但持续改进得1分	
2.190	【指标】千输血人次输血不良反应上报例数 【定义】单位时间内，每千输血人次中输血不良反应上报例数	【评审方法】 1.计算公式： $\dfrac{输血不良反应上报例数}{输血人次/1000}$ 2.需医院提供评审周期内每年度输血不良反应上报例数、输血人次/1000。 【计分细则】 无漏报，严重输血不良反应逐步降低	1分
2.191	【指标】一二级手术台均用血量 【定义】单位时间一级和二级手术台均用血量。此处仅统计红细胞成分及全血用量	【评审方法】 1.计算公式： $\dfrac{一级和二级手术用血总单位数}{同期一级和二级手术总台次}$ 2.需医院提供评审周期内每年度一级和二级手术用血总单位数、同期一级和二级手术总台次。 【计分细则】 监测比较，逐步降低	1分
2.192	【指标】三四级手术台均用血量 【定义】单位时间三级和四级手术台均用血量。此处仅统计红细胞成分及全血用量	【评审方法】 1.计算公式： $\dfrac{三级和四级手术用血总单位数}{同期三级和四级手术总台次}$ 2.需医院提供评审周期内每年度三级和四级手术用血总单位数、同期三级和四级手术总台次。 【计分细则】 监测比较	1分
2.193	【指标】手术患者自体输血率 【定义】单位时间手术患者住院期间自体输血量占手术患者异体输血量和自体输血量之和的百分比。此处仅统计红细胞成分及全血用量	【评审方法】 1.计算公式： $\dfrac{手术患者自体输血总单位数}{同期手术患者异体输血单位数+自体输血单位数}\times100\%$ 2.需医院提供评审周期内每年度手术患者自体输血总单位数、同期手术患者异体输血单位数+自体输血单位数（此处仅统计红细胞成分及全血用量）。 【计分细则】 监测比较，逐步提高	1分

续表

标准序号	指标与定义	评审方法和计分细则	分值
2.194	【指标】出院患者人均用血量 【定义】单位时间出院患者人均用血量。此处仅统计红细胞成分及全血用量	【评审方法】 1. 计算公式： $$\frac{出院患者用血总单位数}{同期出院患者人次}$$ 2. 需医院提供评审周期内每年度出院患者用血总单位数、同期出院患者人次。 【计分细则】 监测比较	1分

七、呼吸内科专业医疗质量控制指标（国卫办医函〔2019〕854号）（15分）

标准序号	指标与定义	评审方法和计分细则	分值
2.195	【指标】急性肺血栓栓塞症（PTE）患者确诊检查比例 【定义】单位时间内，出院诊断为急性PTE患者行确诊检查的人数与同期急性PTE患者总数的比例	【评审方法】 1. 计算公式： $$\frac{急性PTE患者行确诊检查人数}{同期急性PTE患者总数} \times 100\%$$ 2. 需医院提供评审周期内每年度急性PTE患者行确诊检查的人数、同期急性PTE患者总数。 3. 指标说明：急性PTE确诊检查包括：CT肺动脉造影、放射性核素肺通气灌注扫描、磁共振肺动脉造影和肺动脉造影中任一项。 【计分细则】 监测比较，逐步提高	1分
2.196	【指标】急性PTE患者行深静脉血栓相关检查比例 【定义】单位时间内，急性PTE患者行深静脉血栓相关检查的人数与同期急性PTE患者总数的比例	【评审方法】 1. 计算公式： $$\frac{急性PTE患者行深静脉血栓相关检查人数}{同期急性PTE患者总数} \times 100\%$$ 2. 需医院提供评审周期内每年度急性PTE患者行深静脉血栓相关检查人数、同期急性PTE患者总数。 3. 指标说明：急性PTE患者深静脉血栓相关检查包括：静脉超声、CT静脉超声、放射性核素静脉显像、磁共振静脉造影、静脉造影中任一项。 【计分细则】 监测比较，逐步提高	0.5分

标准序号	指标与定义	评审方法和计分细则	分值
2.197	【指标】急性 PTE 患者行危险分层相关检查比例 【定义】单位时间内，急性 PTE 患者行危险分层相关检查的人数与同期急性 PTE 患者总数的比例	【评审方法】 1. 计算公式： $$\frac{急性 PTE 患者行危险分层相关检查人数}{同期急性 PTE 患者总数} \times 100\%$$ 2. 需医院提供评审周期内每年度急性 PTE 患者行危险分层相关检查的人数、同期急性 PTE 患者总数。 3. 指标说明：危险分层相关检查包括影像学检查和心脏生物学标志物检查。其中影像学检查包括超声心动图或 CT 肺动脉造影检查；心脏生物学标志物包括 BNP/NT-proBNP、肌钙蛋白。 【计分细则】 监测比较，逐步提高	0.5 分
2.198	【指标】住院期间行溶栓治疗的高危急性 PTE 患者比例 【定义】单位时间内，住院期间行溶栓治疗的高危急性 PTE 患者数与同期行溶栓治疗的急性 PTE 患者总数的比例	【评审方法】 1. 计算公式： $$\frac{住院期间行溶栓治疗的高危急性 PTE 患者数}{同期行溶栓治疗的急性 PTE 患者总数} \times 100\%$$ 2. 需医院提供评审周期内每年度住院期间行溶栓治疗的高危急性 PTE 患者数、同期行溶栓治疗的急性 PTE 患者总数。 3. 指标说明：高危急性 PTE 定义：患者出现休克或者持续性低血压为可疑高危急性 PTE。休克或者持续性低血压是指收缩压＜ 90 mmHg 和（或）下降≥ 40 mmHg，并持续 15 分钟以上，排除新发心律失常、血容量下降、脓毒血症。 【计分细则】 监测比较，逐步降低	0.5 分
2.199	【指标】急性 PTE 患者住院期间抗凝治疗比例 【定义】单位时间内，急性 PTE 患者住院期间抗凝治疗人数与同期急性 PTE 患者总数的比值	【评审方法】 1. 计算公式： $$\frac{急性 PTE 患者住院期间抗凝治疗人数}{同期急性 PTE 患者总数} \times 100\%$$ 2. 需医院提供评审周期内每年度急性 PTE 患者住院期间抗凝治疗人数、同期急性 PTE 患者总数。 3. 指标说明：高度疑诊或确诊急性 PTE 的患者应立即予抗凝治疗，抗凝治疗包括普通肝素、低分子肝素、华法林、新型口服抗凝药物、选择性 Xa 因子抑制剂等，任何患者只要使用了上述任一种药物即认为完成了治疗。	0.5 分

标准序号	指标与定义	评审方法和计分细则	分值
		【计分细则】 监测比较，逐步提高	
2.200	【指标】急性 PTE 患者住院死亡率 【定义】单位时间内，住院急性 PTE 患者死亡人数与同期住院急性 PTE 患者总数的比例。反映医疗机构急性 PTE 患者疾病的严重程度及对急性 PTE 的救治能力	【评审方法】 1.计算公式： $$\frac{住院急性\,PTE\,患者死亡人数}{同期住院急性\,PTE\,患者总数}\times100\%$$ 2.需医院提供评审周期内每年度住院急性 PTE 患者死亡人数、同期住院急性 PTE 患者总数。 【计分细则】 监测比较，逐步降低	1分
2.201	【指标】急性 PTE 患者住院期间发生大出血比例 【定义】单位时间内，住院急性 PTE 患者发生大出血的人数与同期住院急性 PTE 患者总数的比例。大出血是影响患者预后的重要因素之一，也是评价抗凝及溶栓等治疗手段安全性的重要指标之一	【评审方法】 1.计算公式： $$\frac{急性\,PTE\,患者发生大出血的人数}{同期住院急性\,PTE\,患者总数}\times100\%$$ 2.需医院提供评审周期内每年度住院急性 PTE 患者发生大出血的人数、同期住院急性 PTE 患者总数。 3.指标说明：大出血定义：（1）致死性出血；（2）某些重要部位或器官的出血，如颅内、脊柱内、腹膜后、关节内、心包等，以及因出血引起的骨筋膜室综合征；（3）出血导致血流动力学不稳定，和（或）在 24 ~ 48 小时内引起的血红蛋白水平下降 20 g/L 以上，或需要输至少 2 个单位全血或红细胞；（4）手术部位出血需要再次进行切除、关节镜或血管内介入等，或关节腔内出血致活动或伤口恢复推迟，使住院时间延长或伤口加深。 【计分细则】 监测比较，逐步降低	1分
2.202	【指标】慢阻肺急性加重患者住院期间行动脉血气分析比例 【定义】单位时间内，住院期间至少进行一次动脉血气分析的慢阻肺急性加重患者数占同期住院慢阻肺急性加重患者总数的比例。反映慢阻肺急性加重患者的病情严重程度	【评审方法】 1.计算公式： $$\frac{\begin{array}{c}住院期间行动脉血气分析\\慢阻肺急性加重患者数\end{array}}{同期住院慢阻肺急性加重患者总数}\times100\%$$ 2.需医院提供评审周期内每年度住院期间至少进行一次动脉血气分析的慢阻肺急性加重患者数、同期住院慢阻肺急性加重患者总数。 【计分细则】 监测比较，逐步提高	1分

续表

标准序号	指标与定义	评审方法和计分细则	分值
2.203	【指标】慢阻肺急性加重患者住院期间胸部影像学检查比例 【定义】单位时间内，住院期间行胸部影像学检查（X 线 /CT）的慢阻肺急性加重患者数占同期住院慢阻肺患者总数的比例。反映慢阻肺急性加重有无并发症及合并症	【评审方法】 1. 计算公式： $$\frac{住院期间行胸部影像学检查慢阻肺急性加重患者数}{同期住院慢阻肺急性加重患者总数} \times 100\%$$ 2. 需医院提供评审周期内每年度住院期间行胸部影像学检查（X 线 /CT）的慢阻肺急性加重患者数、同期住院慢阻肺急性加重患者总数。 【计分细则】 监测比较，逐步提高	0.5 分
2.204	【指标】慢阻肺急性加重患者住院期间心电图检查比例 【定义】单位时间内，住院期间行心电图检查的慢阻肺急性加重患者数占同期住院慢阻肺急性加重患者总数的比例	【评审方法】 1. 计算公式： $$\frac{住院期间进行心电图检查慢阻肺急性加重患者数}{同期住院慢阻肺急性加重患者总数} \times 100\%$$ 2. 需医院提供评审周期内每年度住院期间行心电图检查的慢阻肺急性加重患者数、同期住院慢阻肺急性加重患者总数。 【计分细则】 监测比较，逐步提高	0.5 分
2.205	【指标】慢阻肺急性加重患者住院期间超声心动图检查比例 【定义】单位时间内，住院期间行超声心动图检查的慢阻肺急性加重患者数占同期住院慢阻肺急性加重患者总数的比例	【评审方法】 1. 计算公式： $$\frac{住院期间进行超声心动图检查慢阻肺急性加重患者数}{同期住院慢阻肺急性加重患者总数} \times 100\%$$ 2. 需医院提供评审周期内每年度住院期间行超声心动图检查的慢阻肺急性加重患者数、同期住院慢阻肺急性加重患者总数。 【计分细则】 监测比较，逐步提高	0.5 分
2.206	【指标】慢阻肺急性加重患者住院期间抗感染治疗前病原学送检比例 【定义】单位时间内，住院慢阻肺急性加重患者抗感染治疗前病原学送检人数占同期住院慢阻肺急性加重患者总数的比例	【评审方法】 1. 计算公式： $$\frac{住院慢阻肺急性加重患者抗感染治疗前病原学送检人数}{同期住院慢阻肺急性加重患者总数} \times 100\%$$ 2. 需医院提供评审周期内每年度住院慢阻肺急性加重患者抗感染治疗前病原学送检人数、同期住院慢阻肺急性加重患者总数。	1 分

续表

标准序号	指标与定义	评审方法和计分细则	分值
		3. 指标说明：病原学检查包括下列检查之一：痰／肺泡灌洗液涂片、培养，鼻／咽拭子病毒检测，血培养。抗感染治疗前医嘱中有血培养、痰／肺灌洗液培养及涂片的病例数。 【计分细则】 监测比较，逐步提高	
2.207	【指标】慢阻肺急性加重患者住院期间雾化吸入支气管扩张剂应用比例 【定义】单位时间内，住院期间应用雾化吸入支气管扩张剂治疗的慢阻肺急性加重患者数占同期住院慢阻肺急性加重患者总数的比例。反映慢阻肺急性加重期治疗的规范性	【评审方法】 1. 计算公式： $$\frac{住院期间应用雾化吸入支气管扩张剂治疗的慢阻肺急性加重患者数}{同期住院慢阻肺急性加重患者总数}\times100\%$$ 2. 需医院提供评审周期内每年度住院期间应用雾化吸入支气管扩张剂治疗的慢阻肺急性加重患者数、同期住院慢阻肺急性加重患者总数。 【计分细则】 监测比较，逐步提高	0.5 分
2.208	【指标】慢阻肺急性加重患者住院死亡率 【定义】单位时间内，住院慢阻肺急性加重患者死亡人数占同期住院慢阻肺急性加重患者总数的比例。反映慢阻肺急性加重患者疾病严重程度	【评审方法】 1. 计算公式： $$\frac{住院慢阻肺急性加重患者死亡人数}{同期住院慢阻肺急性加重患者总数}\times100\%$$ 2. 需医院提供评审周期内每年度住院慢阻肺急性加重患者死亡人数、同期住院慢阻肺急性加重患者总数。 【计分细则】 监测比较，逐步降低	1 分
2.209	【指标】使用有创机械通气慢阻肺急性加重患者死亡率 【定义】单位时间内，使用有创机械通气治疗的慢阻肺急性加重患者死亡人数占同期住院使用有创机械通气治疗的慢阻肺急性加重患者总数的比例。反映医疗机构对病情严重需要有创机械通气治疗的慢阻肺患者的救治能力	【评审方法】 1. 计算公式： $$\frac{使用有创机械通气治疗的慢阻肺急性加重患者死亡人数}{同期住院使用有创机械通气治疗的慢阻肺急性加重患者总数}\times100\%$$ 2. 需医院提供评审周期内每年度使用有创机械通气治疗的慢阻肺急性加重患者死亡人数、同期住院使用有创机械通气治疗的慢阻肺急性加重患者总数。 【计分细则】 监测比较，逐步降低	1 分

标准序号	指标与定义	评审方法和计分细则	分值
2.210	【指标】住院成人社区获得性肺炎（CAP）患者进行 CAP 严重程度评估的比例 【定义】单位时间内，进行了 CAP 严重程度评估的住院 CAP 患者数占同期住院 CAP 患者总数的比例。反映 CAP 患者诊断的规范性	【评审方法】 1.计算公式： $$\frac{进行了 CAP 严重程度评估的住院\ CAP 患者数}{同期住院\ CAP 患者总数} \times 100\%$$ 2.需医院提供评审周期内每年度进行了 CAP 严重程度评估的住院 CAP 患者数、同期住院 CAP 患者总数。 【计分细则】 监测比较，逐步提高	1分
2.211	【指标】CAP 患者住院期间抗感染治疗前病原学送检比例 【定义】单位时间内，抗感染治疗前行病原学送检的住院 CAP 患者数占同期住院 CAP 患者总数的比例。反映医疗机构对 CAP 诊疗的规范性	【评审方法】 1.计算公式： $$\frac{抗感染治疗前行病原学送检的住院\ CAP 患者数}{同期住院\ CAP 患者总数} \times 100\%$$ 2.需医院提供评审周期内每年度抗感染治疗前行病原学送检的住院 CAP 患者数、同期住院 CAP 患者总数。 3.指标说明：病原学检查包括下列检查之一。痰／肺泡灌洗液／胸腔积液涂片、培养，鼻／咽拭子病毒检测，非典型病原体检测，血培养。 【计分细则】 监测比较，逐步提高	1分
2.212	【指标】CAP 患者住院死亡率 【定义】单位时间内，住院 CAP 患者死亡人数与同期住院 CAP 患者总数的比例。反映收治 CAP 患者的疾病严重程度	【评审方法】 1.计算公式： $$\frac{住院\ CAP 患者死亡人数}{同期住院\ CAP 患者总数} \times 100\%$$ 2.需医院提供评审周期内每年度住院 CAP 患者死亡人数、同期住院 CAP 患者总数。 【计分细则】 监测比较，逐步降低	1分
2.213	【指标】住院 CAP 患者接受机械通气的比例 【定义】单位时间内，住院期间接受机械通气（包括无创／有创机械通气）的 CAP 患者数与住院 CAP 患者总数的比值。 机械通气是 CAP 患者合并呼吸衰竭时重要的治疗手段，该指标有助于评价收治患者的严重程度及相应治疗的规范性	【评审方法】 1.计算公式： $$\frac{住院期间接受机械通气的\ CAP 患者数}{同期住院\ CAP 患者总数} \times 100\%$$ 2.需医院提供评审周期内每年度住院期间接受机械通气（包括无创／有创机械通气）的 CAP 患者数、同期住院 CAP 患者总数。 【计分细则】 监测比较，逐步降低	1分

八、产科专业医疗质量控制指标（国卫办医函〔2019〕854 号）（15 分）

标准序号	指标与定义	评审方法和计分细则	分值
2.214 剖宫产率 / 初产妇剖宫产率（2 分）			
（1）	【指标】剖宫产率 【定义】单位时间内，剖宫产分娩产妇人数占同期分娩产妇（分娩孕周 ≥ 28 周）总人数的比例	【评审方法】 1. 计算公式： $$\dfrac{\text{剖宫产分娩产妇人数}}{\text{同期分娩产妇（分娩孕周} \geq 28 \text{周）总人数}} \times 100\%$$ 2. 需医院提供评审周期内每年度剖宫产分娩产妇人数、同期分娩产妇（分娩孕周 ≥ 28 周）总人数。 【计分细则】 监测比较，逐步降低	1 分
（2）	【指标】初产妇剖宫产率 【定义】单位时间内，初产妇（定义：妊娠 ≥ 28 周初次分娩的产妇，既往无 28 周及以上孕周分娩史）实施剖宫产手术人数占同期初产妇总人数的比例	【评审方法】 1. 计算公式： $$\dfrac{\text{初产妇实施剖宫产人数}}{\text{同期初产妇总人数}} \times 100\%$$ 2. 需医院提供评审周期内每年度初产妇实施剖宫产手术人数、同期初产妇总人数。 【计分细则】 监测比较，逐步降低	1 分
2.215	【指标】阴道分娩椎管内麻醉使用率 【定义】单位时间内，阴道分娩产妇实施椎管内麻醉人数（不含术中转剖宫产产妇人数）占同期阴道分娩产妇总人数（不含术中转剖宫产产妇人数）的比例	【评审方法】 1. 计算公式： $$\dfrac{\text{阴道分娩产妇实施椎管内麻醉人数}}{\text{同期阴道分娩产妇总人数}} \times 100\%$$ 2. 需医院提供评审周期内每年度阴道分娩产妇实施椎管内麻醉人数、同期阴道分娩产妇总人数。 【计分细则】 监测比较，逐步提高	1 分
2.216 早产率 / 早期早产率（2 分）			
（1）	【指标】早产率 【定义】单位时间内，早产（孕周在 28 ～ 36+6 周的分娩）产妇人数占同期分娩产妇（分娩孕周 ≥ 28 周）总人数的比例	【评审方法】 1. 计算公式： $$\dfrac{\text{早产（孕周在 28 ～ 36+6 周的分娩）产妇人数}}{\text{同期分娩产妇（分娩孕周} \geq 28 \text{周）总人数}} \times 100\%$$	1 分

标准序号	指标与定义	评审方法和计分细则	分值
		2. 需医院提供评审周期内每年度早产（孕周在 28 ~ 36+6 周的分娩）产妇人数、同期分娩产妇（分娩孕周 ≥ 28 周）总人数。 【计分细则】 监测比较，逐步降低	
（2）	【指标】早期早产率 【定义】单位时间内，早期早产（孕周在 28 ~ 33+6 周的分娩）产妇人数占同期分娩产妇（分娩孕周 ≥ 28 周）总人数的比例	【评审方法】 1. 计算公式： $$\frac{\text{早期早产（孕周在 28 ~ 33+6 周}}{\text{同期分娩产妇（分娩孕周 ≥ 28 周）}} \times 100\%$$ $\qquad$总人数 2. 需医院提供评审周期内每年度早期早产（孕周在 28 ~ 33+6 周的分娩）产妇人数、同期分娩产妇（分娩孕周 ≥ 28 周）总人数。 【计分细则】 监测比较，逐步降低	1分
2.217	【指标】巨大儿发生率 【定义】单位时间内，巨大儿（出生体重 ≥ 4000 g）人数占同期活产数的比例	【评审方法】 1. 计算公式： $$\frac{\text{巨大儿（出生体重 ≥ 4000 g）人数}}{\text{同期活产数}} \times 100\%$$ 2. 需医院提供评审周期内每年度巨大儿（出生体重 ≥ 4000 g）人数、同期活产数。 3. 指标说明：活产数是指妊娠满 28 周及以上或出生体重达 1000 g 及以上，娩出后有心跳、呼吸、脐带搏动、肌张力 4 项生命体征之一的新生儿数。 【计分细则】 监测比较，逐步降低	1分
2.218	【指标】严重产后出血发生率 【定义】单位时间内，发生严重产后出血（分娩 24 小时内出血量 ≥ 1000 mL）的产妇人数占同期分娩产妇（分娩孕周 ≥ 28 周）总人数的比例	【评审方法】 1. 计算公式： $$\frac{\text{严重产后出血（分娩 24 小时内出血量 ≥ 1000 mL）产妇人数}}{\text{同期分娩产妇（分娩孕周 ≥ 28 周）}} \times 100\%$$ $\qquad$总人数 2. 需医院提供评审周期内每年度发生严重产后出血（分娩 24 小时内出血量 ≥ 1000 mL）的产妇人数、同期分娩产妇（分娩孕周 ≥ 28 周）总人数。	1分

标准序号	指标与定义	评审方法和计分细则	分值
		【计分细则】 监测比较，逐步降低	
2.219	【指标】严重产后出血患者输血率 【定义】单位时间内，发生严重产后出血（分娩24小时内出血量 ≥ 1000 mL）实施输血治疗（含自体输血）人数占同期发生严重产后出血患者总数的比例	【评审方法】 1. 计算公式： $$\frac{\text{严重产后出血（分娩24小时内出血量} \geq 1000\,\text{mL）实施输血治疗人数}}{\text{同期严重产后出血患者总数}} \times 100\%$$ 2. 需医院提供评审周期内每年度发生严重产后出血（分娩24小时内出血量 ≥ 1000 mL）实施输血治疗（含自体输血）人数、同期发生严重产后出血患者总数。 【计分细则】 监测比较	1分
2.220	【指标】孕产妇死亡活产比 【定义】单位时间内，孕产妇在孕期至产后42天内因各种原因造成的孕产妇死亡人数占同期活产数的比例	【评审方法】 1. 计算公式： $$\frac{\text{孕产妇死亡人数}}{\text{同期活产数}} \times \frac{100000}{100000}$$ 2. 需医院提供评审周期内每年度孕产妇死亡人数、同期活产数。 3. 指标说明：活产数是指妊娠满28周及以上或出生体重达1000 g及以上，娩出后有心跳、呼吸、脐带搏动、肌张力4项生命体征之一的新生儿数。 【计分细则】 监测比较，逐步降低得2分。评审周期内每年度，发生本医疗机构责任所致的可避免孕产妇死亡1例不得分	2分
2.221	【指标】妊娠相关子宫切除率 【定义】单位时间内，妊娠相关因素导致实施子宫切除人数占同期分娩产妇（分娩孕周 ≥ 28周）总人数的比例	【评审方法】 1. 计算公式： $$\frac{\text{妊娠相关子宫切除人数}}{\text{同期分娩产妇（分娩孕周} \geq 28\,\text{周）总人数}} \times \frac{100000}{100000}$$ 2. 需医院提供评审周期内每年度妊娠相关子宫切除人数、同期分娩产妇（分娩孕周 ≥ 28周）总人数。 3. 指标说明：妊娠相关因素包括产前/产后出血、子宫破裂及感染等妊娠早期、中期和晚期出现的产科相关因素，不包括妇科肿瘤及其他妇科疾病相关因素。	2分

标准序号	指标与定义	评审方法和计分细则	分值
		【计分细则】 监测比较，逐步降低	
2.222	【指标】产后或术后非计划再次手术率 【定义】单位时间内，产妇在同一次住院期间，产后或术后因各种原因导致患者需重返手术室进行计划外再次手术（含介入手术）的人数占同期分娩产妇（分娩孕周≥28周）总人数的比例	【评审方法】 1. 计算公式： $$\frac{产后或术后发生非计划再次手术人数}{同期分娩产妇（分娩孕周≥28周）总人数} \times \frac{100000}{100000}$$ 2. 需医院提供评审周期内每年度产后或术后发生非计划再次手术人数、同期分娩产妇（分娩孕周≥28周）总人数。 【计分细则】 监测比较，逐步降低	2分
2.223	【指标】足月新生儿5分钟Apgar评分<7分发生率 【定义】单位时间内，足月新生儿（分娩孕周≥37周）出生后5分钟Apgar评分<7分人数占同期内足月活产儿总数的比例	【评审方法】 1. 计算公式： $$\frac{足月新生儿（分娩孕周≥37周）5分钟Apgar评分<7分人数}{同期足月活产儿总数} \times 100\%$$ 2. 需医院提供评审周期内每年度足月新生儿（分娩孕周≥37周）5分钟Apgar评分<7分人数、同期足月活产儿总数。 【计分细则】 监测比较，逐步降低	1分

九、神经系统疾病医疗质量控制指标（国卫办医函〔2020〕13号）（15分）

标准序号	指标与定义	评审方法和计分细则	分值
（一）癫痫与惊厥癫痫持续状态（4分）			
2.224	【指标】癫痫发作频率记录率 【定义】单位时间内，住院癫痫患者中各种发作类型的发作频率均得到记录的人数占同期住院癫痫患者总数的比例	【评审方法】 1. 计算公式： $$\frac{各种发作类型的发作频率均得到记录的住院癫痫患者数}{同期住院癫痫患者总数} \times 100\%$$ 2. 需医院提供评审周期内每年度住院癫痫患者中各种发作类型的发作频率均得到记录的人数、同期住院癫痫患者总数。	0.3分

标准序号	指标与定义	评审方法和计分细则	分值
		3. 指标说明：（1）癫痫指至少 2 次间隔＞24 小时的非诱发性（或反射性）痫性发作，或确诊某种癫痫综合征。参考国际抗癫痫联盟（ILAE）发布的《ILAE 官方报告：癫痫实用定义》。（2）癫痫的发作分类包括：局灶性发作、全面性发作、不明起始部位发作、未能分类发作。参考 ILAE 发布的《癫痫发作类型的操作分类：国际抗癫痫联盟意见书》。 【计分细则】 监测比较，逐步提高	
2.225	【指标】抗癫痫药物严重不良反应发生率 【定义】单位时间内，住院癫痫患者病程中发生抗癫痫药物严重不良反应的人次数与同期住院癫痫患者总人次数的比值	【评审方法】 1. 计算公式： $$\frac{\text{病程中发生抗癫痫药物严重不良反应的住院癫痫患者人次数}}{\text{同期住院癫痫患者总人次数}} \times 100\%$$ 2. 需医院提供评审周期内每年度病程中发生抗癫痫药物严重不良反应的住院癫痫患者人次数、同期住院癫痫患者总人次数。 3. 指标说明：抗癫痫药物严重不良反应指使用抗癫痫药物后导致患者需前往门诊就诊，并减药、停药或对症处理；或导致患者要住院治疗；或住院时间延长；或导致胎儿先天性畸形或出生缺陷。 【计分细则】 监测比较，逐步降低	0.3 分
2.226	【指标】癫痫患者病因学检查完成率 【定义】单位时间内，住院癫痫患者完成神经影像学检查（如头颅 CT 或核磁共振）及脑电图学相关检查（普通或视频长程脑电图）的人数占同期住院癫痫患者总数的比例	【评审方法】 1. 计算公式： $$\frac{\text{完成神经影像学及脑电图学相关检查的住院癫痫患者数}}{\text{同期住院癫痫患者总数}} \times 100\%$$ 2. 需医院提供评审周期内每年度完成神经影像学及脑电图学相关检查的住院癫痫患者数、同期住院癫痫患者总数。 3. 指标说明：神经影像学检查指头颅 CT 或核磁共振检查，脑电图学相关检查包括常规头皮脑电图监测或长程视频脑电图监测。癫痫患者病因学检查应完成神经影像学检查及脑电图学相关检查。	0.3 分

标准序号	指标与定义	评审方法和计分细则	分值
		【计分细则】 监测比较，逐步提高	
2.227	【指标】癫痫患者择期手术在院死亡率 【定义】单位时间内，所有住院行癫痫择期手术的癫痫患者术后在院死亡率	【评审方法】 1. 计算公式： $$\frac{行癫痫择期手术后在院死亡患者数}{同期住院行癫痫择期手术的患者总数} \times 100\%$$ 2. 需医院提供评审周期内每年度行癫痫择期手术后在院死亡患者数、同期住院行癫痫择期手术的患者总数。 3. 指标说明：对两种及以上足量抗癫痫药物规范治疗失败的癫痫患者，应进行癫痫手术评估。癫痫手术评估检测包括：头皮脑电图检测、发作期视频脑电图检测、头部核磁共振、头部 PET/CT 或 PET/MRI 及头部功能影像检测。对上述各项检测均提示一致的致痫灶，应行择期手术。 【计分细则】 监测比较，逐步降低	0.5分
2.228	【指标】癫痫患者术后并发症发生率 【定义】单位时间内，所有住院行癫痫手术的癫痫患者术后并发症发生率	【评审方法】 1. 计算公式： $$\frac{行癫痫手术后在院并发症发生人数}{同期住院行癫痫手术的患者总数} \times 100\%$$ 2. 需医院提供评审周期内每年度行癫痫手术后在院并发症发生人数、同期住院行癫痫手术的患者总数。 3. 指标说明：癫痫手术的术后并发症包括脑脊液漏、脑积水、颅内/颅外感染（浅表或深部）、颅内或硬膜外脓肿、缺血性脑血管病、颅内血肿、静脉窦血栓形成、深静脉血栓形成、肺栓塞、肺部感染、代谢紊乱、语言障碍、记忆障碍、偏瘫、精神障碍、视野缺损。 【计分细则】 监测比较，逐步降低	0.3分
2.229	【指标】癫痫患者术后病理明确率 【定义】单位时间内，所有住院行癫痫病灶切除手术的癫痫患者术后病理结果明确率	【评审方法】 1. 计算公式： $$\frac{行癫痫手术后病理明确患者数}{同期住院行癫痫手术的患者总数} \times 100\%$$	0.3分

续表

标准序号	指标与定义	评审方法和计分细则	分值
		2. 需医院提供评审周期内每年度行癫痫手术后病理明确患者数、同期住院行癫痫手术的患者总数。 3. 指标说明：癫痫术后病理明确指规范确切的临床病理诊断，包括明确癫痫患者切除病灶的病理诊断为：皮质发育畸形、局灶性皮质发育不良、结节性硬化、海马硬化、灰质异位、肿瘤、软化灶、胶质瘢痕、炎症、血管畸形、感染性病变、非特异性改变等。 【计分细则】 监测比较，逐步提高	
2.230	【指标】癫痫手术患者出院时继续抗癫痫药物治疗率 【定义】单位时间内，所有住院行手术治疗的癫痫患者出院时继续抗癫痫药物治疗率	【评审方法】 1. 计算公式： $$\frac{出院时继续抗癫痫药物治疗的癫痫手术患者数}{同期住院行癫痫手术的患者总数} \times 100\%$$ 2. 需医院提供评审周期内每年度出院时继续抗癫痫药物治疗的癫痫手术患者数、同期住院行癫痫手术的患者总数。 3. 指标说明：癫痫手术患者出院时应按照既往药物治疗方案，规范服用抗癫痫药物。 【计分细则】 监测比较，逐步提高	0.3 分
2.231	【指标】惊厥性癫痫持续状态初始治疗标准方案应用率 【定义】单位时间内，住院惊厥性癫痫持续状态患者中应用指南推荐的初始治疗标准方案治疗的患者数占同期住院惊厥性癫痫持续状态患者总数的比例	【评审方法】 1. 计算公式： $$\frac{应用标准初始治疗方案治疗的住院惊厥性癫痫持续状态患者数}{同期住院惊厥性癫痫持续状态患者总数} \times 100\%$$ 2. 需医院提供评审周期内每年度应用标准初始治疗方案治疗的住院惊厥性癫痫持续状态患者数、同期住院惊厥性癫痫持续状态患者总数。 3. 指标说明：初始治疗方案参考《成人全面性惊厥性癫痫持续状态治疗中国专家共识》。 【计分细则】 监测比较，逐步提高	0.3 分

续表

标准序号	指标与定义	评审方法和计分细则	分值
2.232	【指标】难治性惊厥性癫痫持续状态患者麻醉药物应用率 【定义】单位时间内，住院难治性惊厥性癫痫持续状态患者应用麻醉药物治疗的人数占同期住院难治性惊厥性癫痫持续状态患者总数的比例	【评审方法】 1. 计算公式： $$\frac{应用麻醉药物治疗的住院难治性惊厥性癫痫持续状态患者数}{同期住院难治性惊厥性癫痫持续状态患者总数} \times 100\%$$ 2. 需医院提供评审周期内每年度应用麻醉药物治疗的住院难治性惊厥性癫痫持续状态患者数、同期住院难治性惊厥性癫痫持续状态患者总数。 3. 指标说明：（1）难治性惊厥性癫痫持续状态定义为经过第一阶段和第二阶段治疗均无效，已经进入第三阶段治疗的患者。（2）麻醉药物指丙泊酚或咪达唑仑注射剂。（3）难治性惊厥性癫痫持续状态的治疗方案参考《成人全面性惊厥性癫痫持续状态治疗中国专家共识》。 【计分细则】 监测比较，逐步提高	0.3分
2.233	【指标】在院惊厥性癫痫持续状态患者影像检查率 【定义】单位时间内，住院惊厥性癫痫持续状态患者住院期间完成神经影像学检查的人数占同期住院惊厥性癫痫持续状态患者总数的比例	【评审方法】 1. 计算公式： $$\frac{住院期间完成神经影像学检查的惊厥性癫痫持续状态患者数}{同期住院惊厥性癫痫持续状态患者总数} \times 100\%$$ 2. 需医院提供评审周期内每年度住院期间完成神经影像学检查的惊厥性癫痫持续状态患者数、同期住院惊厥性癫痫持续状态患者总数。 3. 指标说明：神经影像学检查指头部 MRI 或 CT 检查。 【计分细则】 监测比较，逐步提高	0.3分
2.234	【指标】在院期间惊厥性癫痫持续状态患者病因明确率 【定义】单位时间内，住院惊厥性癫痫持续状态患者中在院期间病因学明确的患者数占同期住院惊厥性癫痫持续状态患者总数的比例	【评审方法】 1. 计算公式： $$\frac{住院期间病因学明确的惊厥性癫痫持续状态患者数}{同期住院惊厥性癫痫持续状态患者总数} \times 100\%$$	0.3分

续表

标准序号	指标与定义	评审方法和计分细则	分值
		2. 需医院提供评审周期内每年度住院期间病因学明确的惊厥性癫痫持续状态患者数、同期住院惊厥性癫痫持续状态患者总数。 3. 指标说明：惊厥性癫痫持续状态的病因包括感染、脑血管病、肿瘤、中毒/代谢紊乱等。 【计分细则】 监测比较，逐步提高	
2.235	【指标】惊厥性癫痫持续状态患者在院死亡率 【定义】单位时间内，住院惊厥性癫痫持续状态患者中院内死亡的患者数占同期住院惊厥性癫痫持续状态患者总数的比例	【评审方法】 1. 计算公式： $$\frac{\text{院内死亡的惊厥性癫痫持续状态住院患者数}}{\text{同期住院惊厥性癫痫持续状态患者数}} \times 100\%$$ 2. 需医院提供评审周期内每年度院内死亡的惊厥性癫痫持续状态住院患者数、同期住院惊厥性癫痫持续状态患者总数。 【计分细则】 监测比较，逐步降低	0.5分

（二）脑梗死（4分）

标准序号	指标与定义	评审方法和计分细则	分值
2.236	【指标】脑梗死患者神经功能缺损评估率 【定义】单位时间内，入院时采用美国国立卫生研究院卒中量表（NIHSS）进行神经功能缺损评估的脑梗死患者数占同期住院脑梗死患者总数的比例	【评审方法】 1. 计算公式： $$\frac{\text{入院时行神经功能缺损NIHSS评估的脑梗死患者数}}{\text{同期住院脑梗死患者总数}} \times 100\%$$ 2. 需医院提供评审周期内每年度入院时行神经功能缺损NIHSS评估的脑梗死患者数、同期住院脑梗死患者总数。 3. 指标说明：（1）美国国立卫生研究院卒中量表（NIHSS）参照《中国脑血管病临床管理指南》的中文翻译版本。（2）脑梗死即缺血性卒中，采用《中国脑血管病临床管理指南》定义，是指因脑部血液循环障碍，缺血、缺氧所致的局限性脑组织缺血性坏死或软化。 【计分细则】 监测比较，逐步提高	0.3分

标准序号	指标与定义	评审方法和计分细则	分值
2.237	【指标】发病 24 小时内脑梗死患者急诊就诊 30 分钟内完成头颅 CT 影像学检查率 【定义】单位时间内，发病 24 小时内急诊就诊行头颅 CT 影像学检查的脑梗死患者中，30 分钟内获得头颅 CT 影像学诊断信息的患者所占的比例	【评审方法】 1. 计算公式： $$\frac{发病 24 小时内急诊就诊的脑梗死患者 30 分钟内获得头颅 CT 影像学诊断信息的人数}{同期发病 24 小时内急诊就诊行头颅 CT 影像学检查的脑梗死患者总数} \times 100\%$$ 2. 需医院提供评审周期内每年度发病 24 小时内急诊就诊的脑梗死患者 30 分钟内获得头颅 CT 影像学诊断信息的人数、同期发病 24 小时内急诊就诊行头颅 CT 影像学检查的脑梗死患者总数。 【计分细则】 监测比较，逐步提高	0.3 分
2.238	【指标】发病 24 小时内脑梗死患者急诊就诊 45 分钟内临床实验室检查完成率 【定义】单位时间内，发病 24 小时内到急诊就诊行实验室检查（包括血常规、血糖、凝血、电解质、肝肾功能）的脑梗死患者中，45 分钟内获得临床实验室诊断信息的患者所占的比例	【评审方法】 1. 计算公式： $$\frac{发病 24 小时内急诊就诊的脑梗死患者 45 分钟内获得临床实验室诊断信息的人数}{同期发病 24 小时内急诊就诊行实验室检查的脑梗死患者总数} \times 100\%$$ 2. 需医院提供评审周期内每年度发病 24 小时内急诊就诊的脑梗死患者 45 分钟内获得临床实验室诊断信息的人数、同期发病 24 小时内急诊就诊行实验室检查的脑梗死患者总数。 【计分细则】 监测比较，逐步提高	0.3 分
2.239	【指标】发病 4.5 小时内脑梗死患者静脉溶栓率 【定义】单位时间内，发病 4.5 小时内静脉溶栓治疗的脑梗死患者数占同期发病 4.5 小时内到院的脑梗死患者总数的比例	【评审方法】 1. 计算公式： $$\frac{发病 4.5 小时内静脉溶栓治疗的脑梗死患者数}{同期发病 4.5 小时到院的脑梗死患者总数} \times 100\%$$ 2. 需医院提供评审周期内每年度发病 4.5 小时内静脉溶栓治疗的脑梗死患者数、同期发病 4.5 小时到院的脑梗死患者总数。 【计分细则】 监测比较，逐步提高	0.3 分

续表

标准序号	指标与定义	评审方法和计分细则	分值
2.240	【指标】静脉溶栓的脑梗死患者到院到给药时间小于60分钟的比例 【定义】单位时间内，从到院到给予静脉溶栓药物的时间（DNT）小于60分钟的脑梗死患者数占同期给予静脉溶栓治疗的脑梗死患者总数的比例	【评审方法】 1. 计算公式： $$\frac{静脉溶栓 DNT 小于 60 分钟的脑梗死患者}{同期给予静脉溶栓治疗的脑梗死患者总数} \times 100\%$$ 2. 需医院提供评审周期内每年度静脉溶栓 DNT 小于60分钟的脑梗死患者数、同期给予静脉溶栓治疗的脑梗死患者总数。 【计分细则】 监测比较，逐步提高	0.3分
2.241	【指标】发病6小时内前循环大血管闭塞性脑梗死患者血管内治疗率 【定义】单位时间内，在发病6小时内行血管内治疗的前循环大血管闭塞性脑梗死患者数占同期发病6小时内到院的前循环大血管闭塞的脑梗死患者总数的比例	【评审方法】 1. 计算公式： $$\frac{发病 6 小时内行血管内治疗的前循环大血管闭塞性脑梗死患者数}{同期发病 6 小时到院的前循环大血管闭塞的脑梗死患者总数} \times 100\%$$ 2. 需医院提供评审周期内每年度发病6小时内行血管内治疗的前循环大血管闭塞性脑梗死患者数、同期发病6小时内到院的前循环大血管闭塞的脑梗死患者总数。 【计分细则】 监测比较，逐步提高	0.3分
2.242	【指标】脑梗死患者入院48小时内抗血小板药物治疗率 【定义】单位时间内，入院48小时内给予抗血小板药物治疗的脑梗死患者数占同期住院脑梗死患者总数的比例	【评审方法】 1. 计算公式： $$\frac{入院 48 小时内给予抗血小板药物治疗的脑梗死患者数}{同期住院脑梗死患者总数} \times 100\%$$ 2. 需医院提供评审周期内每年度入院48小时内给予抗血小板药物治疗的脑梗死患者数、同期住院脑梗死患者总数。 3. 指标说明：抗血小板药物包括阿司匹林、氯吡格雷、替格瑞洛、西洛他唑、吲哚布芬、双嘧达莫、阿昔单抗、替罗非班、依替非巴肽。 【计分细则】 监测比较，逐步提高	0.3分

续表

标准序号	指标与定义	评审方法和计分细则	分值
2.243	【指标】非致残性脑梗死患者发病24小时内双重强化抗血小板药物治疗率 【定义】单位时间内，发病24小时内给予阿司匹林和氯吡格雷强化抗血小板药物治疗的非致残性脑梗死（NIHSS ≤ 3分）患者数占同期住院非致残性脑梗死患者总数的比例	【评审方法】 1. 计算公式： $$\frac{发病24小时内给予双重强化抗血小板治疗的非致残性脑梗死患者数}{同期住院非致残性脑梗死患者总数} \times 100\%$$ 2. 需医院提供评审周期内每年度发病24小时内给予双重强化抗血小板治疗的非致残性脑梗死患者数、同期住院非致残性脑梗死患者总数。 【计分细则】 监测比较，逐步提高	0.3分
2.244	【指标】住院期间脑梗死患者他汀类药物治疗率 【定义】单位时间内，住院期间使用他汀类药物治疗的脑梗死患者数占同期住院脑梗死患者总数的比例	【评审方法】 1. 计算公式： $$\frac{住院期间使用他汀药物治疗的脑梗死患者数}{同期住院脑梗死患者总数} \times 100\%$$ 2. 需医院提供评审周期内每年度住院期间使用他汀类药物治疗的脑梗死患者数、同期住院脑梗死患者总数。 【计分细则】 监测比较，逐步提高	0.3分
2.245	【指标】脑梗死患者康复评估率 【定义】单位时间内，进行康复评估的住院脑梗死患者数占同期住院治疗的脑梗死患者总数的比例	【评审方法】 1. 计算公式： $$\frac{进行康复评估的住院脑梗死患者数}{同期脑梗死住院患者总数} \times 100\%$$ 2. 需医院提供评审周期内每年度进行康复评估的住院脑梗死患者数、同期住院治疗的脑梗死患者总数。 3. 指标说明：康复评估是指康复科、康复治疗中心、多学科组成的卒中康复治疗小组或者康复专业人员给予的全面身体状况评估。 【计分细则】 监测比较，逐步提高	0.3分

2.246 出院时脑梗死患者抗栓/他汀类药物治疗率（0.4分）

（1）	【指标】出院时脑梗死患者抗栓治疗率	【评审方法】 1. 计算公式： $$\frac{出院时给予抗栓药物治疗的脑梗死患者数}{同期住院脑梗死患者总数} \times 100\%$$	0.2分

续表

标准序号	指标与定义	评审方法和计分细则	分值
	【定义】单位时间内，出院时给予抗栓药物治疗（包括抗血小板药物和抗凝药物治疗）的脑梗死患者数占同期住院脑梗死患者总数的比例	2.需医院提供评审周期内每年度出院时给予抗栓药物治疗的脑梗死患者数、同期住院脑梗死患者总数。 【计分细则】 监测比较，逐步提高	
（2）	【指标】出院时脑梗死患者他汀类药物治疗率 【定义】单位时间内，出院时给予他汀类药物治疗的脑梗死患者数占同期住院脑梗死患者总数的比例	【评审方法】 1.计算公式： $$\frac{出院时给予他汀药物治疗的脑梗死患者数}{同期住院脑梗死患者总数} \times 100\%$$ 2.需医院提供评审周期内每年度出院时给予他汀药物治疗的脑梗死患者数、同期住院脑梗死患者总数。 【计分细则】 监测比较，逐步提高	0.2分
2.247 出院时合并高血压/糖尿病/房颤的脑梗死患者降压/降糖药物/抗凝治疗率（0.6分）			
（1）	【指标】出院时合并高血压的脑梗死患者降压治疗率 【定义】单位时间内，出院时给予降压药物治疗的合并高血压的脑梗死患者数占同期合并高血压的住院脑梗死患者总数的比例	【评审方法】 1.计算公式： $$\frac{出院时给予降压药物治疗的合并高血压的脑梗死患者数}{同期合并高血压的住院脑梗死患者总数} \times 100\%$$ 2.需医院提供评审周期内每年度出院时给予降压药物治疗的合并高血压的脑梗死患者数、同期合并高血压的住院脑梗死患者总数。 【计分细则】 监测比较，逐步提高	0.2分
（2）	【指标】出院时合并糖尿病的脑梗死患者降糖药物治疗率 【定义】单位时间内，出院时给予降糖药物治疗的合并糖尿病的脑梗死患者数占同期合并糖尿病的住院脑梗死患者总数的比例	【评审方法】 1.计算公式： $$\frac{出院时给予降糖药物治疗的合并糖尿病的脑梗死患者数}{同期合并糖尿病的住院脑梗死患者总数} \times 100\%$$ 2.需医院提供评审周期内每年度出院时给予降糖药物治疗的合并糖尿病的脑梗死患者数、同期合并糖尿病的住院脑梗死患者总数。 【计分细则】 监测比较，逐步提高	0.2分

标准序号	指标与定义	评审方法和计分细则	分值
（3）	【指标】出院时合并房颤的脑梗死患者抗凝治疗率 【定义】单位时间内，出院时给予抗凝药物治疗的合并房颤的脑梗死患者数占同期合并房颤的住院脑梗死患者总数的比例	【评审方法】 1. 计算公式： $$\frac{\text{出院时给予抗凝药物治疗的合并房颤的脑梗死患者数}}{\text{同期合并房颤的住院脑梗死患者总数}} \times 100\%$$ 2. 需医院提供评审周期内每年度出院时给予抗凝药物治疗的合并房颤的脑梗死患者数、同期合并房颤的住院脑梗死患者总数。 【计分细则】 监测比较，逐步提高	0.2分
2.248	【指标】脑梗死患者住院死亡率 【定义】单位时间内，住院期间死亡的脑梗死患者数占同期住院脑梗死患者总数的比例	【评审方法】 1. 计算公式： $$\frac{\text{住院期间死亡的脑梗死患者数}}{\text{同期住院脑梗死患者总数}} \times 100\%$$ 2. 需医院提供评审周期内每年度住院期间死亡的脑梗死患者数、同期住院脑梗死患者总数。 【计分细则】 监测比较，逐步降低（不赋分，该条款赋分见本部分第四章）	0分

（三）帕金森病（2分）

标准序号	指标与定义	评审方法和计分细则	分值
2.249	【指标】住院帕金森病患者规范诊断率 【定义】单位时间内，使用国际运动障碍疾病协会标准（2015年版）或中国帕金森病的诊断标准（2016年版）进行诊断的住院帕金森病患者数占同期住院帕金森病患者总数的比例	【评审方法】 1. 计算公式： $$\frac{\text{使用国际运动障碍疾病协会标准（2015年版）或中国帕金森病的诊断标准（2016年版）诊断的住院帕金森病患者数}}{\text{同期住院帕金森病患者总数}} \times 100\%$$ 2. 需医院提供评审周期内每年度使用国际运动障碍疾病协会标准（2015年版）或中国帕金森病的诊断标准（2016年版）进行诊断的住院帕金森病患者数、同期住院帕金森病患者总数。 3. 指标说明：帕金森病的最终诊断依靠病理诊断或尸检诊断。此处的诊断标准为临床诊断标准，参见国际运动障碍疾病协会（MDS）标准（2015年版）诊断或中国帕金森病的诊断标准(2016版)。临床诊断标准会定期更新。 【计分细则】 监测比较，逐步提高	0.5分

标准序号	指标与定义	评审方法和计分细则	分值
2.250	【指标】住院帕金森病患者完成头颅 MRI 或 CT 检查率 【定义】单位时间内，进行头部 MRI 或 CT 检查的住院帕金森病患者数占同期住院帕金森病患者总数的比例	【评审方法】 1. 计算公式： $$\frac{\text{进行头颅 MRI 或 CT 检查的住院帕金森病患者数}}{\text{同期住院帕金森病患者总数}} \times 100\%$$ 2. 需医院提供评审周期内每年度进行头部 MRI 或 CT 检查的住院帕金森病患者数、同期住院帕金森病患者总数。 【计分细则】 监测比较，逐步提高	0.5 分
2.251	【指标】住院帕金森病患者进行临床分期的比例 【定义】单位时间内，进行临床分期的住院帕金森患者数占同期住院帕金森病患者总数的比例	【评审方法】 1. 计算公式： $$\frac{\text{进行临床分期的住院帕金森病患者数}}{\text{同期住院帕金森病患者总数}} \times 100\%$$ 2. 需医院提供评审周期内每年度进行临床分期的住院帕金森病患者数、同期住院帕金森病患者总数。 3. 指标说明：临床分期是指 Hoehn-Yahr 分期。1 期：累及单侧肢体；2 期：双侧肢体症状但无平衡障碍；3 期：轻至中度双侧症状，姿势不稳，不能从后拉试验中恢复，但可自理；4 期：重度病残，不需要帮助仍能站立和行走；5 期：坐轮椅或卧床，完全依赖别人帮助。 【计分细则】 监测比较，逐步提高	0.5 分
2.252	【指标】住院帕金森病患者全面神经功能缺损评估率 【定义】单位时间内，进行全面神经功能缺损评估的住院帕金森患者数占同期住院帕金森病患者总数的比例	【评审方法】 1. 计算公式： $$\frac{\text{进行全面神经功能缺损评估的住院帕金森病患者数}}{\text{同期住院帕金森病患者总数}} \times 100\%$$ 2. 需医院提供评审周期内每年度进行全面神经功能缺损评估的住院帕金森病患者数、同期住院帕金森病患者总数。 3. 指标说明：全面神经功能缺损评估包括：MDS-UPDRS 量表（世界运动障碍学会新版帕金森病综合评价量表）、UPDRS 量表（统一帕金森病评分量表）。 【计分细则】 监测比较，逐步提高	0.5 分

标准序号	指标与定义	评审方法和计分细则	分值
（四）颈动脉支架置入术（2分）			
2.253	【指标】颈动脉支架置入术患者术前mRS评估率 【定义】单位时间内，术前行改良Rankin量表（mRS）评估的颈动脉支架置入术患者数占同期颈动脉支架置入术患者总数的比例	【评审方法】 1.计算公式： $$\frac{术前行mRS评估的颈动脉支架置入术患者数}{同期颈动脉支架置入术患者总数}\times100\%$$ 2.需医院提供评审周期内每年度术前行mRS评估的颈动脉支架置入术患者数、同期颈动脉支架置入术患者总数。 3.指标说明：mRS参照《中国脑血管病临床管理指南》。 【计分细则】 监测比较，逐步提高	0.2分
2.254	【指标】颈动脉支架置入术患者术前颈动脉无创影像评估率 【定义】单位时间内，术前行颈动脉无创影像评估的颈动脉支架置入术患者数占同期颈动脉支架置入术患者总数的比例	【评审方法】 1.计算公式： $$\frac{术前行颈动脉无创影像评估的颈动脉支架置入术患者数}{同期颈动脉支架置入术患者总数}\times100\%$$ 2.需医院提供评审周期内每年度术前行颈动脉无创影像评估的颈动脉支架置入术患者数、同期颈动脉支架置入术患者总数。 3.指标说明：颈动脉无创影像评估包含颈部血管彩超、颈动脉CTA、颈动脉CE-MRA、颈动脉MRA。 【计分细则】 监测比较，逐步提高	0.2分
2.255 颈动脉支架置入术手术指征符合率（0.4分）			
（1）	【指标】无症状颈动脉狭窄患者行颈动脉支架置入术手术指征符合率 【定义】单位时间内，符合手术指征的无症状颈动脉狭窄患者行颈动脉支架植入术人数占同期无症状颈动脉狭窄患者行颈动脉支架置入术总人数的比例	【评审方法】 1.计算公式： $$\frac{无症状颈动脉狭窄患者行颈动脉支架置入术符合手术指征治疗人数}{同期无症状颈动脉狭窄患者行颈动脉支架置入术总人数}\times100\%$$ 2.需医院提供评审周期内每年度符合手术指征的无症状颈动脉狭窄患者颈动脉支架植入术患者数、同期无症状颈动脉狭窄患者行颈动脉支架置入术总人数。	0.2分

标准序号	指标与定义	评审方法和计分细则	分值
		3. 指标说明：颈动脉支架置入术手术指征参照中华医学会外科学会《颈动脉狭窄诊治指南》（2017年版）。 【计分细则】 监测比较，逐步提高	
（2）	【指标】症状性颈动脉狭窄患者行颈动脉支架置入术手术指征符合率 【定义】单位时间内，符合手术指征的症状性颈动脉狭窄患者行颈动脉支架植入术人数占同期症状性颈动脉狭窄患者行颈动脉支架置入术总人数的比例	【评审方法】 1. 计算公式： $$\frac{\text{症状性颈动脉狭窄患者行颈动脉支架置入术符合手术指征治疗人数}}{\text{同期症状性颈动脉狭窄患者行颈动脉支架置入术总人数}} \times 100\%$$ 2. 需医院提供评审周期内每年度符合手术指征的症状性颈动脉狭窄患者颈动脉支架植入术患者数、同期症状性颈动脉狭窄患者行颈动脉支架置入术总人数。 3. 指标说明：颈动脉支架置入术手术指征参照中华医学会外科学会《颈动脉狭窄诊治指南》（2017年版）。 【计分细则】 监测比较，逐步提高	0.2分
2.256	【指标】颈动脉支架置入术技术成功率 【定义】单位时间内，颈动脉支架置入术技术成功人数占同期颈动脉支架置入术患者总数的比例	【评审方法】 1. 计算公式： $$\frac{\text{颈动脉支架置入术技术成功人数}}{\text{同期颈动脉支架置入术患者总数}} \times 100\%$$ 2. 需医院提供评审周期内每年度颈动脉支架置入术技术成功人数、同期颈动脉支架置入术患者总数。 3. 指标说明：颈动脉支架置入术技术成功定义为术后残余狭窄≤30%且术后血流mTICI分级3级。 【计分细则】 监测比较，逐步提高	0.2分
2.257	【指标】颈动脉支架置入术并发症发生率 【定义】单位时间内，发生并发症的颈动脉支架置入术患者数占同期颈动脉支架置入术患者总数的比例	【评审方法】 1. 计算公式： $$\frac{\text{发生并发症的颈动脉支架置入术患者数}}{\text{同期颈动脉支架置入术患者总数}} \times 100\%$$	0.2分

标准序号	指标与定义	评审方法和计分细则	分值
		2. 需医院提供评审周期内每年度发生并发症的颈动脉支架置入术患者数、同期颈动脉支架置入术患者总数。 3. 指标说明：颈动脉支架置入术并发症包含：（1）心血管并发症。颈动脉窦压力反射包括心动过缓、低血压和血管迷走神经反应；持续的低血压；围术期心肌梗死、心衰。（2）缺血性并发症。栓子脱落栓塞、血栓形成、血管痉挛、动脉夹层等导致 TIA 和缺血性卒中。（3）颅内出血。脑过度灌注综合征、高血压脑出血（主要位于基底节部位）、脑梗死后出血转化、合并颅内出血性疾患、血管穿孔。（4）其他并发症：支架释放失败、支架变形、支架释放后移位、穿刺部位损伤、造影剂肾病。 【计分细则】 监测比较，逐步降低	
2.258 颈动脉支架置入术患者卒中和死亡发生率（0.4 分）			
（1）	【指标】颈动脉支架置入术患者术后住院期间卒中和死亡发生率 【定义】单位时间内，颈动脉支架置入术患者术后住院期间卒中和死亡人数占同期颈动脉支架置入术患者总数的比例	【评审方法】 1. 计算公式： $$\frac{颈动脉支架置入术患者术后住院期间卒中和死亡人数}{同期颈动脉支架置入术患者总数} \times 100\%$$ 2. 需医院提供评审周期内每年度颈动脉支架置入术患者术后住院期间卒中和死亡人数、同期颈动脉支架置入术患者总数。 3. 指标说明：术后住院期间死亡以病案首页信息为依据。 【计分细则】 监测比较，逐步降低	0.2 分
（2）	【指标】颈动脉支架置入术患者术后 30 天卒中和死亡发生率 【定义】单位时间内，颈动脉支架置入术患者术后 30 天卒中和死亡人数占同期颈动脉支架置入术患者完成术后 30 天随访人数的比例	【评审方法】 1. 计算公式： $$\frac{颈动脉支架置入术患者术后 30 天卒中和死亡人数}{同期颈动脉支架置入术患者完成术后 30 天随访人数} \times 100\%$$ 2. 需医院提供评审周期内每年度颈动脉支架置入术患者术后 30 天卒中和死亡人数、同期颈动脉支架置入术患者完成术后 30 天随访人数。	

标准序号	指标与定义	评审方法和计分细则	分值
		3. 指标说明：术后随访包括电话随访、网络随访、门诊随访、再次住院。术后住院期间死亡以病案首页信息为依据。 【计分细则】 监测比较，逐步降低	0.2分

2.259 颈动脉支架置入术患者术后同侧缺血性卒中发生率（0.4分）

标准序号	指标与定义	评审方法和计分细则	分值
（1）	【指标】颈动脉支架置入术患者术后30天同侧缺血性卒中发生率 【定义】单位时间内，颈动脉支架置入术患者术后30天发生同侧缺血性卒中人数占同期颈动脉支架置入术患者完成术后30天随访人数的比例	【评审方法】 1. 计算公式： $$\frac{\text{颈动脉支架置入术患者术后}}{\text{30天发生同侧缺血性卒中人数}} \times 100\%$$ $$\frac{}{\text{同期颈动脉支架置入术患者完成术后30天随访人数}}$$ 2. 需医院提供评审周期内每年度颈动脉支架置入术患者术后30天发生同侧缺血性卒中人数、同期颈动脉支架置入术患者完成术后30天随访人数。 3. 指标说明：同侧缺血性卒中指靶血管供血区发生的缺血性卒中。排除：靶血管供血区发生的TIA。 【计分细则】 监测比较，逐步降低	0.2分
（2）	【指标】颈动脉支架置入术患者术后1年同侧缺血性卒中发生率 【定义】单位时间内，颈动脉支架置入术患者术后1年发生同侧缺血性卒中人数占同期颈动脉支架置入术患者完成术后1年随访人数的比例	【评审方法】 1. 计算公式： $$\frac{\text{颈动脉支架置入术患者术后}}{\text{1年发生同侧缺血性卒中人数}} \times 100\%$$ $$\frac{}{\text{同期颈动脉支架置入术患者完成术后1年随访人数}}$$ 2. 需医院提供评审周期内每年度颈动脉支架置入术患者术后1年发生同侧缺血性卒中人数、同期颈动脉支架置入术患者完成术后1年随访人数。 3. 指标说明：同侧缺血性卒中指靶血管供血区发生的缺血性卒中。排除：靶血管供血区发生的TIA。 【计分细则】 监测比较，逐步降低	0.2分

标准序号	指标与定义	评审方法和计分细则	分值
（五）脑血管造影术（2分）			
2.260	【指标】脑血管造影术（DSA）前无创影像评估率 【定义】单位时间内，脑血管造影术前完善无创影像评估的患者数占同期行脑血管造影术的患者总数的比例	【评审方法】 1.计算公式： $$\frac{脑血管造影术前完善无创影像评估的患者数}{同期行脑血管造影术的患者总数} \times 100\%$$ 2.需医院提供评审周期内每年度脑血管造影术前完善无创影像评估的患者数、同期行脑血管造影术的患者总数。 3.指标说明：无创影像评估包含颈部血管彩超、经动脉CTA、经动脉MRA、颈动脉CE-MRA、经颅多普勒超声（TCD）、颅内MRA、颅内CTA、颅内MRV、颅内CTV。 【计分细则】 监测比较，逐步提高	0.4分
2.261	【指标】脑血管造影术造影阳性率 【定义】单位时间内，脑血管造影术检查有异常发现的患者数占同期行脑血管造影术的患者总数的比例	【评审方法】 1.计算公式： $$\frac{脑血管造影术检查有异常发现的患者数}{同期行脑血管造影术的患者总数} \times 100\%$$ 2.需医院提供评审周期内每年度脑血管造影术检查有异常发现的患者数、同期行脑血管造影术的患者总数。 3.指标说明：脑血管造影术检查有异常发现包含动脉粥样硬化、栓塞、狭窄、闭塞、动脉瘤、动静脉畸形、动静脉瘘、静脉窦闭塞、静脉窦狭窄、血管变异、颅内占位性病变、颅脑外伤所致各种脑外血肿、血管破裂出血。 【计分细则】 监测比较，逐步提高	0.4分
2.262	【指标】脑血管造影术严重并发症发生率 【定义】单位时间内，脑血管造影术发生严重并发症的患者数占同期行脑血管造影术的患者总数的比例	【评审方法】 1.计算公式： $$\frac{脑血管造影术发生严重并发症的患者数}{同期行脑血管造影术的患者总数} \times 100\%$$ 2.需医院提供评审周期内每年度脑血管造影术发生严重并发症的患者数、同期行脑血管造影术的患者总数。	0.4分

标准序号	指标与定义	评审方法和计分细则	分值
		3.指标说明：严重并发症是指导致死亡或健康状况严重恶化的并发症，包括致命的疾病或者伤害、身体结构或者身体功能的永久性缺陷、需住院治疗或者延长住院时间、需要进行医疗或者手术介入以避免对身体结构或者身体功能造成永久性缺陷。 【计分细则】 监测比较，逐步降低	
2.263	【指标】脑血管造影术穿刺点并发症发生率 【定义】单位时间内，脑血管造影术后住院期间发生穿刺点并发症的患者数占同期行脑血管造影术的患者总数的比例	【评审方法】 1.计算公式： $$\frac{\text{脑血管造影术后住院期间}}{\text{同期行脑血管造影术的患者总数}} \times 100\%$$ 2.需医院提供评审周期内每年度脑血管造影术后住院期间发生穿刺点并发症的患者数、同期行脑血管造影术的患者总数。 3.指标说明：穿刺点并发症包含穿刺部位血肿；假性动脉瘤；动脉夹层、痉挛、狭窄或闭塞；动静脉瘘；腹膜后血肿；血管迷走神经反射。 【计分细则】 监测比较，逐步降低	0.4分
2.264	【指标】脑血管造影术死亡率 【定义】单位时间内，脑血管造影术后住院期间死亡患者数占同期行脑血管造影术的患者总数的比例	【评审方法】 1.计算公式： $$\frac{\text{脑血管造影术后住院期间死亡患者数}}{\text{同期行脑血管造影术的患者总数}} \times 100\%$$ 2.需医院提供评审周期内每年度脑血管造影术后住院期间死亡患者数、同期行脑血管造影术的患者总数。 3.指标说明：脑血管造影术后住院期间死亡以病案首页信息为依据。 【计分细则】 监测比较，逐步降低	0.4分

（六）自发性脑出血（1分）

标准序号	指标与定义	评审方法和计分细则	分值
2.265	【指标】自发性脑出血患者无创影像评估率 【定义】单位时间内，行无创影像评估的自发性脑出血患者数占同期自发性脑出血患者总数的比例	【评审方法】 1.计算公式： $$\frac{\text{行无创影像评估的自发性脑出血患者数}}{\text{同期自发性脑出血患者总数}} \times 100\%$$	0.2分

续表

标准序号	指标与定义	评审方法和计分细则	分值
		2.需医院提供评审周期内每年度行无创影像评估的自发性脑出血患者数、同期自发性脑出血患者总数。 【计分细则】 监测比较，逐步提高	
2.266	【指标】自发性脑出血患者手术治疗率 【定义】单位时间内，行手术治疗的自发性脑出血患者数占同期自发性脑出血患者总数的比例	【评审方法】 1.计算公式： $$\frac{\text{行手术治疗的自发性脑出血患者数}}{\text{同期自发性脑出血患者总数}} \times 100\%$$ 2.需医院提供评审周期内每年度行手术治疗的自发性脑出血患者数、同期自发性脑出血患者总数。 【计分细则】 监测比较	0.2 分
2.267	【指标】自发性脑出血患者手术治疗后颅内感染发生率 【定义】单位时间内，手术治疗后颅内感染的自发性脑出血患者数占同期行手术治疗的自发性脑出血患者总数的比例	【评审方法】 1.计算公式： $$\frac{\text{手术治疗后颅内感染的自发性脑出血患者数}}{\text{同期行手术治疗的自发性脑出血患者总数}} \times 100\%$$ 2.需医院提供评审周期内每年度手术治疗后颅内感染的自发性脑出血患者数、同期行手术治疗的自发性脑出血患者总数。 【计分细则】 监测比较，逐步降低	0.2 分
2.268	【指标】自发性脑出血患者手术治疗后死亡率 【定义】单位时间内，手术治疗后30天死亡的自发性脑出血患者数占同期行手术治疗的自发性脑出血患者总数的比例	【评审方法】 1.计算公式： $$\frac{\text{手术治疗后30天死亡的自发性脑出血患者数}}{\text{同期行手术治疗的自发性脑出血患者总数}} \times 100\%$$ 2.需医院提供评审周期内每年度手术治疗后30天死亡的自发性脑出血患者数、同期行手术治疗的自发性脑出血患者总数。 【计分细则】 监测比较，逐步降低	0.4 分

十、肾病专业医疗质量控制指标（国卫办医函〔2020〕13号）（15分）

标准序号	指标与定义	评审方法和计分细则	分值
（一）IgA 肾病（5分）			
2.269	【指标】肾活检患者术前检查完成率 【定义】肾活检患者 2 周内完成全部相关术前检查的比例	【评审方法】 1. 计算公式： $$\frac{2\text{周内完成术前检查的肾活检患者数}}{\text{同期肾活检患者总数}} \times 100\%$$ 2. 需医院提供评审周期内每年度 2 周内完成术前检查的肾活检患者数、同期肾活检患者总数。 3. 指标说明：肾活检前必需的检查项目包括：（1）血常规、尿常规。（2）肝肾功能、凝血功能、感染性疾病筛查（乙肝、丙肝、梅毒、HIV）、补体 C3、免疫球蛋白 IgA、血型。（3）24 小时尿蛋白定量。（4）超声检查（包括双肾形态和大小、输尿管和膀胱），以上所有检查均完成定义为完成检查。 【计分细则】 监测比较，逐步提高	0.5 分
2.270	【指标】肾脏病理切片染色规范率 【定义】肾活检术后 2 周内规范完成肾脏病理切片染色患者数占同期完成肾脏病理切片染色的患者总数的比例	【评审方法】 1. 计算公式： $$\frac{\text{肾活检术后 2 周内规范完成肾脏病理切片染色患者数}}{\text{同期完成肾脏病理切片染色的患者总数}} \times 100\%$$ 2. 需医院提供评审周期内每年度肾活检术后 2 周内规范完成肾脏病理切片染色的患者数、同期完成肾脏病理切片染色的患者总数。 3. 指标说明：病理切片染色至少包括光镜染色（HE、PAS、Masson、PASM）和免疫荧光染色（IgG、IgA、IgM、C3、C4 或 C1q、Fib），以上所有染色均完成定义为染色规范。 【计分细则】 监测比较，逐步提高	0.5 分
2.271	【指标】IgA 肾病患者病理分型诊断率 【定义】肾活检术后 2 周内完成肾脏病理分型诊断的 IgA 肾病患者数占同期完成肾脏病理诊断的 IgA 肾病患者总数的比例	【评审方法】 1. 计算公式： $$\frac{\text{肾活检术后 2 周内完成肾脏病理分型诊断的 IgA 肾病患者数}}{\text{同期完成肾脏病理诊断的 IgA 肾病患者总数}} \times 100\%$$	0.5 分

标准序号	指标与定义	评审方法和计分细则	分值
		2. 需医院提供评审周期内每年度肾活检术后2周内完成肾脏病理分型诊断的 IgA 肾病患者数、同期完成肾脏病理诊断的 IgA 肾病患者总数。 3. 指标说明：病理分型为 Lee 分级、Haas 分型或 Oxford 分型中的任意一种即可。 【计分细则】 监测比较，逐步提高	
2.272	【指标】IgA 肾病患者 RAS 阻断剂的使用率 【定义】适合使用 RAS 阻断剂的 IgA 肾病患者中使用 RAS 阻断剂的比例	【评审方法】 1. 计算公式： $$\frac{\text{使用 RAS 阻断剂的 IgA 肾病患者数}}{\text{同期适合使用 RAS 阻断剂的 IgA 肾病患者总数}} \times 100\%$$ 2. 需医院提供评审周期内每年度使用 RAS 阻断剂的 IgA 肾病患者数、同期适合使用 RAS 阻断剂的 IgA 肾病患者总数。 3. 指标说明：肾素 – 血管紧张素系统（RAS）阻断剂是指血管紧张素转化酶抑制剂（贝那普利、福辛普利、培哚普利等）和血管紧张素受体拮抗剂（氯沙坦、厄贝沙坦、替米沙坦等），适应证为 24 h 尿蛋白定量＞1 g，且患者可耐受、无 RAS 阻断剂应用禁忌证。禁忌证为双侧肾动脉狭窄或只有单侧肾脏有肾动脉狭窄或重度肾功能不全或低血压状态。 【计分细则】 监测比较，逐步提高	0.5 分
2.273	【指标】IgA 肾病患者随访完成率 【定义】IgA 肾病患者完成随访的患者比例	【评审方法】 1. 计算公式： $$\frac{\text{完成随访的 IgA 肾病患者数}}{\text{同期 IgA 肾病患者总数}} \times 100\%$$ 2. 需医院提供评审周期内每年度完成随访的 IgA 肾病患者数、同期 IgA 肾病患者总数。 3. 指标说明：随访内容包含：（1）每 3 个月完成 IgA 肾病患者尿常规、24 小时尿蛋白定量（或 Up/Ucr）检查。（2）每 6 个月完成 IgA 肾病患者血常规、肾功能、肝功能、血钾、空腹血糖检查。 【计分细则】 监测比较，逐步提高	0.5 分

标准序号	指标与定义	评审方法和计分细则	分值
2.274	【指标】IgA 肾病患者血压控制达标率 【定义】血压＜130/80 mmHg 的 IgA 肾病患者数占同期随访的 IgA 肾病患者总数的比例	【评审方法】 1. 计算公式： $$\frac{\text{血压＜130/80 mmHg 的 IgA 肾病患者数}}{\text{同期随访的 IgA 肾病患者总数}}\times100\%$$ 2. 需医院提供评审周期内每年度血压＜130/80 mmHg 的 IgA 肾病患者数、同期随访的 IgA 肾病患者总数。 3. 指标说明：血压＜130/80 mmHg，要求收缩压和舒张压均达标。 【计分细则】 监测比较，逐步提高	0.5 分
2.275	【指标】肾功能恶化率 【定义】治疗 6 个月后，血肌酐倍增的 IgA 肾病患者占同期随访的 IgA 肾病患者总数的比例	【评审方法】 1. 计算公式： $$\frac{\text{治疗 6 个月后，血肌酐倍增的 IgA 肾病患者数}}{\text{同期随访的 IgA 肾病患者总数}}\times100\%$$ 2. 需医院提供评审周期内每年度治疗 6 个月后血肌酐倍增的 IgA 肾病患者数、同期随访的 IgA 肾病患者总数。 3. 指标说明：血肌酐倍增指血肌酐升高至基线值的 2 倍，基线值是治疗前患者血肌酐值。 【计分细则】 监测比较，逐步降低	0.5 分
2.276	【指标】治疗 6 个月后，24 小时尿蛋白＜1 g 的患者比例 【定义】IgA 肾病随访患者中治疗 6 个月后，24 小时尿蛋白＜1 g 的患者比例	【评审方法】 1. 计算公式： $$\frac{\text{治疗 6 个月后，24 小时尿蛋白＜1 g 的 IgA 肾病患者数}}{\text{同期随访的 IgA 肾病患者总数}}\times100\%$$ 2. 需医院提供评审周期内每年度治疗 6 个月后 24 小时尿蛋白＜1 g 的肾病患者数、同期随访的 IgA 肾病患者总数。 【计分细则】 监测比较，逐步提高	0.5 分

标准序号	指标与定义	评审方法和计分细则	分值
2.277	【指标】肾活检严重并发症发生率 【定义】IgA 肾病患者肾活检术发生严重并发症的患者比例	【评审方法】 1. 计算公式： $$\frac{\text{肾活检发生严重并发症的 IgA 肾病患者数}}{\text{同期完成肾活检术的 IgA 肾病患者总数}} \times 100\%$$ 2. 需医院提供评审周期内每年度肾活检发生严重并发症的 IgA 肾病患者数、同期完成肾活检术的 IgA 肾病患者总数。 3. 指标说明：严重并发症是指需要介入止血、肾切除方法干预治疗的并发症。 【计分细则】 监测比较，逐步降低	0.5 分
2.278	【指标】激素、免疫抑制剂治疗的严重并发症发生率 【定义】IgA 肾病患者应用激素、免疫抑制剂 6 个月内出现严重并发症的比例	【评审方法】 1. 计算公式： $$\frac{\text{应用激素、免疫抑制剂治疗 6 个月内出现严重并发症发生的 IgA 肾病患者数}}{\text{同期应用激素、免疫抑制剂治疗的 IgA 肾病患者总数}} \times 100\%$$ 2. 需医院提供评审周期内每年度应用激素、免疫抑制剂治疗 6 个月内出现严重并发症发生的 IgA 肾病患者数，同期应用激素、免疫抑制剂治疗的 IgA 肾病患者总数。 3. 指标说明：严重并发症包含伴有呼吸衰竭的肺部感染、股骨头坏死、消化道出血。 【计分细则】 监测比较，逐步降低	0.5 分

（二）血液净化技术（10 分）

2.279 治疗室消毒合格率（0.6 分）

（1）	【指标】血液透析治疗室消毒合格率 【定义】血液透析（中心）治疗室消毒合格的月份数量在当年所占的比例	【评审方法】 1. 计算公式： $$\frac{\text{血液透析治疗室消毒合格的月份数量}}{12} \times 100\%$$ 2. 需医院提供评审周期内每年度血液透析治疗室消毒合格的月份数量、与月份对应的消毒合格结果。	0.3 分

标准序号	指标与定义	评审方法和计分细则	分值
		3. 指标说明：合格标准为空气平均菌落数 ≤ 4.0（5 分钟）CFU/ 皿和物品表面平均菌落数 ≤ 10.0 CFU/cm^2。 【计分细则】 达到 100%	
（2）	【指标】腹膜透析治疗室消毒合格率 【定义】腹膜透析治疗室消毒合格的月份数量在当年所占的比例	【评审方法】 1. 计算公式： $$\frac{腹膜透析治疗室消毒合格的月份数量}{12} \times 100\%$$ 2. 需医院提供评审周期内每年度腹膜透析治疗室消毒合格的月份数量、与月份对应的消毒合格结果。 3. 指标说明：合格标准为空气平均菌落数 ≤ 4.0（5 分钟）CFU/ 皿和物品表面平均菌落数 ≤ 10.0 CFU/cm^2。 【计分细则】 达到 100%	0.3 分
2.280	【指标】透析用水生物污染检验合格率 【定义】血液透析室（中心）的透析用水生物污染检验合格的月份 / 季度数量在当年所占的比例	【评审方法】 1. 计算公式： $$\frac{透析用水生物污染检验合格月份数量（或季度数量）}{12（或 4）} \times 100\%$$ 2. 需医院提供评审周期内每年度透析用水生物污染检验合格月份数量（或季度数量），与月份对应的消毒合格结果。 3. 指标说明：合格标准为每月透析用水检验的细菌落数 ≤ 100CFU/mL，每 3 个月检验的内毒素 ≤ 0.25EU/mL，2 项指标均合格；并符合《血液透析和相关治疗用水》（YY0572-2015）标准。 【计分细则】 达到 100%	0.4 分
2.281	【指标】新入血液透析患者血源性传染病标志物检验完成率 【定义】单位时间内，完成血源性传染病标志物检验的新入血液透析患者比例	【评审方法】 1. 计算公式： $$\frac{新入血液透析患者血源性传染病标志物检验的患者数}{同期新入血液透析患者总数} \times 100\%$$	0.4 分

标准序号	指标与定义	评审方法和计分细则	分值
		2. 需医院提供评审周期内每年度新入血液透析患者血源性传染病标志物检验的患者数、同期新入血液透析患者总数。 3. 指标说明：血源性传染病标志物检测包括乙型肝炎、丙型肝炎、梅毒及艾滋病检测。需要完成4种疾病相关指标检测。 【计分细则】 达到100%	
2.282	【指标】血液透析患者尿素清除指数（Kt/V）和尿素下降率（URR）控制率 【定义】单位时间内，维持性血液透析患者单室 Kt/V（spKt/V）> 1.2 且尿素下降率（URR）> 65% 的比例	【评审方法】 1. 计算公式： $$\frac{spKt/V > 1.2 \text{ 且 } URR > 65\% \text{的维持性血液透析患者数}}{\text{同期维持性血液透析患者总数}} \times 100\%$$ 2. 需医院提供评审周期内每年度 spKt/V > 1.2 且 URR > 65% 的维持性血液透析患者数、同期维持性血液透析患者总数。 【计分细则】 监测比较，逐步提高	0.3分
2.283	【指标】腹膜透析患者尿素清除指数（Kt/V）及总内生肌酐清除率（Ccr）控制率 【定义】单位时间内，腹膜透析患者 Kt/V ≥ 1.7/ 周且总 Ccr ≥ 50L/1.73 m² / 周的比例	【评审方法】 1. 计算公式： $$\frac{Kt/V \geq 1.7/ \text{周且总 } Ccr \geq 50L/1.73 \text{ m}^2/ \text{周的腹膜透析患者数}}{\text{同期腹膜透析患者总数}} \times 100\%$$ 2. 需医院提供评审周期内每年度 Kt/V ≥ 1.7/ 周且总 Ccr ≥ 50L/1.73 m² / 周的腹膜透析患者数、同期腹膜透析患者总数。 3. 指标说明：总 Ccr 包括残肾 Ccr 和腹膜透析 Ccr。 【计分细则】 监测比较，逐步提高	0.3分

2.284 透析患者 β_2 微球蛋白定时检验完成率（0.6 分）

（1）	【指标】维持性血液透析患者 β_2 微球蛋白定时检验完成率 【定义】每6个月，完成 β_2 微球蛋白检验的维持性血液透析患者比例	【评审方法】 1. 计算公式： $$\frac{\text{每6个月完成 } \beta_2 \text{ 微球蛋白维持性血液透析患者数}}{\text{同期维持性血液透析患者总数}} \times 100\%$$	0.3分

标准序号	指标与定义	评审方法和计分细则	分值
		2. 需医院提供评审周期内每年度每 6 个月完成 β_2 微球蛋白检验的维持性血液透析患者数、同期维持性血液透析患者总数。 【计分细则】 监测比较，逐步提高	
（2）	【指标】腹膜透析患者 β_2 微球蛋白定时检验完成率 【定义】每 6 个月，完成 β_2 微球蛋白检验的腹膜透析患者比例	【评审方法】 1. 计算公式： $$\frac{每 6 个月完成 \beta_2 微球蛋白腹膜透析患者数}{同期腹膜透析患者总数} \times 100\%$$ 2. 需医院提供评审周期内每年度每 6 个月完成 β_2 微球蛋白腹膜透析患者数、同期腹膜透析患者总数。 【计分细则】 监测比较，逐步提高	0.3 分
2.285	【指标】血液透析患者透析间期体重增长控制率 【定义】单位时间内，透析间期体重增长 < 5% 的维持性血液透析患者比例	【评审方法】 1. 计算公式： $$\frac{透析间期体重增长 < 5\% 的维持性血液透析患者数}{同期维持性血液透析患者总数} \times 100\%$$ 2. 需医院提供评审周期内每年度透析间期体重增长 < 5% 的维持性血液透析患者数、同期维持性血液透析患者总数。 【计分细则】 监测比较	0.4 分
2.286	【指标】维持性血液透析患者的动静脉内瘘长期使用率 【定义】单位时间内，同一动静脉内瘘持续使用时间 > 2 年的维持性血液透析患者比例	【评审方法】 1. 计算公式： $$\frac{同一动静脉瘘持续使用时间 > 2 年的维持性血液透析患者数}{同期维持性血液透析患者总数} \times 100\%$$ 2. 需医院提供评审周期内每年度同一动静脉瘘持续使用时间 > 2 年的维持性血液透析患者数、同期维持性血液透析患者总数。 【计分细则】 监测比较，逐步提高	0.4 分

标准序号	指标与定义	评审方法和计分细则	分值
2.287	【指标】腹膜透析患者腹膜平衡试验记录定时完成率 【定义】每6个月，完成腹膜平衡试验记录的腹膜透析患者比例	【评审方法】 1.计算公式： $\dfrac{6个月内完成腹膜平衡试验记录的腹膜透析患者数}{同期腹膜透析患者总数} \times 100\%$ 2.需医院提供评审周期内每年度6个月内完成腹膜平衡试验记录的腹膜透析患者数、同期腹膜透析患者总数。 【计分细则】 监测比较，逐步提高	0.3分
2.288	【指标】腹膜透析退出患者治疗时间 【定义】单位时间内，退出患者的平均腹膜透析时间	【评审方法】 1.计算公式： $\dfrac{退出患者腹膜透析病人月总和}{同期退出腹膜透析患者数}$ 2.需医院提供评审周期内每年度退出患者腹膜透析病人月总和、同期退出腹膜透析患者数。 3.指标说明：退出患者是指退出腹膜透析治疗的患者，不包括因肾移植和肾功能恢复而退出患者。 【计分细则】 监测比较，逐步提高	0.3分

2.289 透析患者血常规定时检验率（0.6分）

标准序号	指标与定义	评审方法和计分细则	分值
（1）	【指标】维持性血液透析患者血常规定时检验率 【定义】每3个月，完成血常规检验的维持性血液透析患者比例	【评审方法】 1.计算公式： $\dfrac{每3个月完成血常规检验的维持性血液透析患者数}{同期维持性血液透析患者总数} \times 100\%$ 2.需医院提供评审周期内每年度每3个月完成血常规检验的维持性血液透析患者数、同期维持性血液透析患者总数。 【计分细则】 监测比较，逐步提高	0.3分
（2）	【指标】腹膜透析患者血常规定时检验率 【定义】每3个月，完成血常规检验的腹膜透析患者比例	【评审方法】 1.计算公式： $\dfrac{每3个月完成血常规检验的腹膜透析患者数}{同期腹膜透析患者总数} \times 100\%$	0.3分

续表

标准序号	指标与定义	评审方法和计分细则	分值
		2. 需医院提供评审周期内每年度每 3 个月完成血常规检验的腹膜透析患者数、同期腹膜透析患者总数。 【计分细则】 监测比较，逐步提高	

2.290 透析患者血液生化定时检验率（0.6 分）

标准序号	指标与定义	评审方法和计分细则	分值
（1）	【指标】维持性血液透析患者血液生化定时检验率 【定义】每 3 个月，完成血液生化检验的维持性血液透析患者比例	【评审方法】 1. 计算公式： $\dfrac{每 3 个月完成血液生化检验的维持性血液透析患者数}{同期维持性血液透析患者总数} \times 100\%$ 2. 需医院提供评审周期内每年度每 3 个月完成血液生化检验的维持性血液透析患者数、同期维持性血液透析患者总数。 3. 指标说明：血液生化项目包括采集血清检测谷丙转氨酶、谷草转氨酶、白蛋白、肌酐、尿素氮、尿酸、钾、钠、钙、磷、葡萄糖、甘油三酯、总胆固醇。 【计分细则】 监测比较，逐步提高	0.3 分
（2）	【指标】腹膜透析患者血液生化定时检验率 【定义】每 3 个月，完成血液生化检验的腹膜透析患者比例	【评审方法】 1. 计算公式： $\dfrac{每 3 个月完成血液生化检验的腹膜透析患者数}{同期腹膜透析患者总数} \times 100\%$ 2. 需医院提供评审周期内每年度每 3 个月完成血液生化检验的腹膜透析患者数、同期腹膜透析患者总数。 3. 指标说明：血液生化项目包括采集血清检测谷丙转氨酶、谷草转氨酶、白蛋白、肌酐、尿素氮、尿酸、钾、钠、钙、磷、葡萄糖、甘油三酯、总胆固醇。 【计分细则】 监测比较，逐步提高	0.3 分

标准序号	指标与定义	评审方法和计分细则	分值
2.291 透析患者全段甲状旁腺素（iPTH）定时检验完成率（0.6分）			
（1）	【指标】维持性血液透析患者iPTH定时检验完成率 【定义】每6个月完成iPTH检验的维持性血液透析患者比例	【评审方法】 1. 计算公式： $$\frac{每6个月完成 iPTH 检验的维持性血液透析患者数}{同期维持性血液透析患者总数}\times100\%$$ 2. 需医院提供评审周期内每年度每6个月完成 iPTH 检验的维持性血液透析患者数、同期维持性血液透析患者总数。 【计分细则】 监测比较，逐步提高	0.3分
（2）	【指标】腹膜透析患者 iPTH 定时检验完成率 【定义】每6个月完成 iPTH 检验的腹膜透析患者比例	【评审方法】 1. 计算公式： $$\frac{每6个月完成 iPTH 检验的腹膜透析患者数}{同期腹膜透析患者总数}\times100\%$$ 2. 需医院提供评审周期内每年度每6个月完成 iPTH 检验的维持性腹膜透析患者数、同期腹膜透析患者总数。 【计分细则】 监测比较，逐步提高	0.3分
2.292 透析患者的血清铁蛋白和转铁蛋白饱和度定时检验完成率（0.6分）			
（1）	【指标】维持性血液透析患者的血清铁蛋白和转铁蛋白饱和度定时检验完成率 【定义】每6个月，完成血清铁蛋白和转铁蛋白饱和度检验的维持性血液透析患者比例	【评审方法】 1. 计算公式： $$\frac{每6个月完成血清铁蛋白和转铁蛋白饱和度检验的维持性血液透析患者数}{同期维持性血液透析患者总数}\times100\%$$ 2. 需医院提供评审周期内每年度每6个月完成血清铁蛋白和转铁蛋白饱和度检验的维持性血液透析患者数、同期维持性血液透析患者总数。 3. 指标说明：应同时完成血清铁蛋白和转铁蛋白饱和度检测。 【计分细则】 监测比较，逐步提高	0.3分

续表

标准序号	指标与定义	评审方法和计分细则	分值
（2）	【指标】腹膜透析患者的血清铁蛋白和转铁蛋白饱和度定时检验完成率 【定义】每6个月，完成血清铁蛋白和转铁蛋白饱和度检验的腹膜透析患者比例	【评审方法】 1. 计算公式： $$\frac{每6个月完成血清铁蛋白和转铁蛋白饱和度检验的腹膜透析患者数}{同期腹膜透析患者总数} \times 100\%$$ 2. 需医院提供评审周期内每年度每6个月完成血清铁蛋白和转铁蛋白饱和度检验的腹膜透析患者数、同期腹膜透析患者总数。 3. 指标说明：应同时完成血清铁蛋白和转铁蛋白饱和度检测。 【计分细则】 监测比较，逐步提高	0.3分

2.293 透析患者的血清前白蛋白定时检验完成率（0.6分）

标准序号	指标与定义	评审方法和计分细则	分值
（1）	【指标】维持性血液透析患者的血清前白蛋白定时检验完成率 【定义】每6个月，完成血清前白蛋白检验的维持性血液透析患者比例	【评审方法】 1. 计算公式： $$\frac{每6个月完成血清前白蛋白检验的维持性血液透析患者数}{同期维持性血液透析患者总数} \times 100\%$$ 2. 需医院提供评审周期内每年度每6个月完成血清前白蛋白检验的维持性血液透析患者数、同期维持性血液透析患者总数。 【计分细则】 监测比较，逐步提高	0.3分
（2）	【指标】腹膜透析患者的血清前白蛋白定时检验完成率 【定义】每6个月，完成血清前白蛋白检验的腹膜透析患者比例	【评审方法】 1. 计算公式： $$\frac{每6个月完成血清前白蛋白检验的腹膜透析患者数}{同期腹膜透析患者总数} \times 100\%$$ 2. 需医院提供评审周期内每年度每6个月完成血清前白蛋白检验的腹膜透析患者数、同期腹膜透析患者总数。 【计分细则】 监测比较，逐步提高	0.3分

2.294 透析患者的 C 反应蛋白（CRP）定时检验完成率（0.6分）

标准序号	指标与定义	评审方法和计分细则	分值
（1）	【指标】维持性血液透析患者的 CRP 定时检验完成率 【定义】每6个月完成 CRP 检验的维持性血液透析患者比例。	【评审方法】 1. 计算公式： $$\frac{每6个月完成 CRP 检验的维持性血液透析患者数}{同期维持性血液透析患者总数} \times 100\%$$	0.3分

续表

标准序号	指标与定义	评审方法和计分细则	分值
		2. 需医院提供评审周期内每年度每 6 个月完成 CRP 检验的维持性血液透析患者数、同期维持性血液透析患者总数。 【计分细则】 监测比较，逐步提高	
（2）	【指标】腹膜透析患者的 CRP 定时检验完成率 【定义】每 6 个月完成 CRP 检验的腹膜透析患者比例	【评审方法】 1. 计算公式： $\dfrac{\text{每 6 个月完成 CRP 检验的腹膜透析患者数}}{\text{同期腹膜透析患者总数}} \times 100\%$ 2. 需医院提供评审周期内每年度每 6 个月完成 CRP 检验的腹膜透析患者数、同期腹膜透析患者总数。 【计分细则】 监测比较，逐步提高	0.3 分

2.295 透析患者高血压控制率（0.6 分）

标准序号	指标与定义	评审方法和计分细则	分值
（1）	【指标】维持性血液透析患者高血压控制率 【定义】单位时间内，血压控制达标的维持性血液透析患者比例	【评审方法】 1. 计算公式： $\dfrac{\text{血压控制达标的维持性血液透析患者数}}{\text{同期维持性血液透析患者总数}} \times 100\%$ 2. 需医院提供评审周期内每年度血压控制达标的维持性血液透析患者数、同期维持性血液透析患者总数。 3. 指标说明：血液透析患者血压达标标准： 60 岁以下患者透析前血压 < 140/90 mmHg； 60 岁以上患者透析前血压 < 160/90 mmHg。 需要收缩压和舒张压同时达标。 【计分细则】 监测比较，逐步提高	0.3 分
（2）	【指标】腹膜透析患者高血压控制率 【定义】单位时间内，血压控制达标的腹膜透析患者比例	【评审方法】 1. 计算公式： $\dfrac{\text{血压控制达标的腹膜透析患者数}}{\text{同期腹膜透析患者总数}} \times 100\%$ 2. 需医院提供评审周期内每年度血压控制达标的腹膜透析患者数、同期腹膜透析患者总数。	0.3 分

标准序号	指标与定义	评审方法和计分细则	分值
		3. 指标说明：腹膜透析患者血压达标标准：血压 < 150/90 mmHg。需要收缩压和舒张压同时达标。 【计分细则】 监测比较，逐步提高	

2.296 透析患者肾性贫血控制率（0.6 分）

标准序号	指标与定义	评审方法和计分细则	分值
（1）	【指标】维持性血液透析患者肾性贫血控制率 【定义】单位时间内，血红蛋白≥110 g/L 的维持性血液透析患者比例	【评审方法】 1. 计算公式： $$\frac{血红蛋白 \geq 110\ g/L\ 的维持性血液透析患者数}{同期维持性血液透析患者总数} \times 100\%$$ 2. 需医院提供评审周期内每年度血红蛋白≥ 110 g/L 的维持性血液透析患者数、同期维持性血液透析患者总数。 【计分细则】 监测比较，逐步提高	0.3 分
（2）	【指标】腹膜透析患者肾性贫血控制率 【定义】单位时间内，血红蛋白≥110 g/L 的腹膜透析患者比例	【评审方法】 1. 计算公式： $$\frac{血红蛋白 \geq 110\,g/L\ 的腹膜透析患者数}{同期腹膜透析患者总数} \times 100\%$$ 2. 需医院提供评审周期内每年度血红蛋白≥ 110 g/L 的腹膜透析患者数、同期腹膜透析患者总数。 【计分细则】 监测比较，逐步提高	0.3 分

2.297 透析患者慢性肾脏病 – 矿物质与骨异常（CKD–MBD）指标控制率（0.6 分）

标准序号	指标与定义	评审方法和计分细则	分值
（1）	【指标】维持性血液透析患者 CKD–MBD 指标控制率 【定义】单位时间内，CKD–MBD 指标控制达标的维持性血液透析患者比例	【评审方法】 1. 计算公式： $$\frac{CKD–MBD\ 指标控制达标的维持性血液透析患者数}{同期维持性血液透析患者总数} \times 100\%$$ 2. 需医院提供评审周期内每年度 CKD–MBD 指标控制达标的血液透析患者数、同期血液透析患者总数。 3. 指标说明：CKD–MBD 指标控制达标的定义为血钙水平在 2.10 ~ 2.50 mmol/L、血磷水平在 1.13 ~ 1.78 mmol/L、iPTH 水平在正常值上限的 2 ~ 9 倍。需要 3 项指标同时达标。	0.3 分

续表

标准序号	指标与定义	评审方法和计分细则	分值
		【计分细则】 监测比较，逐步提高	
（2）	【指标】腹膜透析患者 CKD-MBD 指标控制率 【定义】单位时间内，CKD-MBD 指标控制达标的腹膜透析患者比例	【评审方法】 1. 计算公式： $$\frac{CKD\text{-}MBD\ 指标控制达标的腹膜透析患者数}{同期腹膜透析患者总数} \times 100\%$$ 2. 需医院提供评审周期内每年度 CKD-MBD 指标控制达标的腹膜透析患者数、同期腹膜透析患者总数。 3. 指标说明：CKD-MBD 指标控制达标的定义为血钙水平在 2.10 ~ 2.50 mmol/L、血磷水平在 1.13 ~ 1.78 mmol/L、iPTH 水平在正常值上限的 2 ~ 9 倍。需要 3 项指标同时达标。 【计分细则】 监测比较，逐步提高	0.3 分

2.298 透析患者血清白蛋白控制率（0.6 分）

标准序号	指标与定义	评审方法和计分细则	分值
（1）	【指标】维持性血液透析患者血清白蛋白控制率 【定义】单位时间内，血清白蛋白 ≥ 35 g/L 的维持性血液透析患者比例	【评审方法】 1. 计算公式： $$\frac{血清白蛋白 \geq 35\ g/L\ 的维持性血液透析患者数}{同期维持性血液透析患者总数} \times 100\%$$ 2. 需医院提供评审周期内每年度血清白蛋白 ≥ 35 g/L 的维持性血液透析患者数、同期维持性血液透析患者总数。 【计分细则】 监测比较，逐步提高	0.3 分
（2）	【指标】腹膜透析患者血清白蛋白控制率 【定义】单位时间内，血清白蛋白 ≥ 35 g/L 的腹膜透析患者比例	【评审方法】 1. 计算公式： $$\frac{血清白蛋白 \geq 35\ g/L\ 的腹膜透析患者数}{同期腹膜透析患者总数} \times 100\%$$ 2. 需医院提供评审周期内每年度血清白蛋白 ≥ 35 g/L 的维持性腹膜透析患者数、同期腹膜透析患者总数。 【计分细则】 监测比较，逐步提高	0.3 分

十一、护理专业医疗质量控制指标（国卫办医函〔2020〕654号）（15分）

标准序号	指标与定义	评审方法和计分细则	分值
2.299 护患比（2分）			
（1）	【指标】白班平均护患比（1：X） 【定义】单位时间内，每天白班责任护士数之和与其负责照护的住院患者数之和的比	【评审方法】 1. 计算公式： $$1:\dfrac{每天白班护理患者数之和}{同期每天白班责任护士数之和}$$ 2. 需医院提供评审周期内每年度每天白班护理患者数之和、同期每天白班责任护士数之和。 3. 指标说明：（1）因各医疗机构护理班次存在差异，统计时以8小时为一个班次标准工作时长，责任护士每工作8小时计为1名护士人力，患者每被护理8小时计为1名患者护理工作量。（2）责任护士指直接护理患者的执业护士。某班责任护士数 = 某班次时段内所有责任护士上班小时数之和 ÷8。排除：治疗护士、办公班护士、配药护士和护士长（一般情况下，护士长不计算在内，当护士长承担了责任护士的工作时才计算在内）。（3）护理患者数：单位时间内护理住院患者的护理工作量。某白班护理患者数 =（白班接班时在院患者数+白班时段内新入院患者数）×（白班时长 ÷8）。（4）患者指住院患者，包含所有办理住院手续的患者。不包括办理住院手续但实际未到达病区患者；母婴同室新生儿。 【计分细则】 1. 普通病房≤1：8（0.5分）。 2. 重症监护病房护患比为(2.5～3)：1(0.25分)。 3. 新生儿监护病房护患比为(1.5～1.8)：1(0.25分)	1分
（2）	【指标】夜班平均护患比（1：X） 【定义】单位时间内，每天夜班责任护士数之和与其负责照护的住院患者数之和的比	【评审方法】 1. 计算公式： $$1:\dfrac{每天夜班护理患者数之和}{同期每天夜班责任护士数之和}$$ 2. 需医院提供评审周期内每年度每天夜班护理患者数之和、同期每天夜班责任护士数之和。	1分

标准序号	指标与定义	评审方法和计分细则	分值
		3.指标说明：（1）因各医疗机构护理班次存在差异，统计时以 8 小时为一个班次标准工作时长，责任护士每工作 8 小时计为 1 名护士人力，患者每被护理 8 小时计为 1 名患者护理工作量。（2）责任护士指直接护理患者的执业护士。某班责任护士数＝某班次时段内所有责任护士上班小时数之和÷8。排除：治疗护士、办公班护士、配药护士和护士长（一般情况下，护士长不计算在内，当护士长承担了责任护士的工作时才计算在内）。（3）护理患者数：单位时间内护理住院患者的护理工作量。某夜班护理患者数＝（夜班接班时在院患者数＋夜班时段内新入院患者数）×（夜班时长÷8）。（4）患者指住院患者，包含所有办理住院手续的患者。不包括办理住院手续但实际未到达病区患者；母婴同室新生儿。 【计分细则】 ≤ 1：15	
2.300	【指标】每住院患者 24 小时平均护理时数 【定义】单位时间内，医疗机构病区执业护士实际上班小时数与住院患者实际占用床日数的比	【评审方法】 1.计算公式： 医疗机构病区执业护士实际上班小时数 / 同期住院患者实际占用床日数 2.需医院提供评审周期内每年度医疗机构病区执业护士实际上班小时数、同期住院患者实际占用床日数。 3.指标说明：（1）医疗机构病区执业护士实际上班小时数为单位时间内医疗机构病区所有执业护士实际上班小时数之和。包含：病区护士上班小时数、病区护士长上班小时数、病区返聘护士上班小时数、执业地点变更到医疗机构的规培/进修护士上班小时数。排除：未取得护士执业资格人员上班小时数、非病区护士上班小时数，如手术室、门诊、血液透析室等。（2）住院患者实际占用床日数即为单位时间内医疗机构各科室每天 0 点住院患者实际占用的床日数总和。包含：占用的正规病床日数、占用的临时加床日数。排除：占用的急诊抢救床日数、急诊观察床日数、	1分

续表

标准序号	指标与定义	评审方法和计分细则	分值
		手术室床日数、麻醉恢复室床日数、血液透析室床日数、接产室的待产床和接产床的床日数、母婴同室新生儿床日数、检查床床日数和治疗床床日数。 【计分细则】 监测比较，逐步提高	

2.301 不同级别护士配置占比（1分）

标准序号	指标与定义	评审方法和计分细则	分值
（1）	【指标】病区5年以下护士占比 【定义】单位时间内，在病区工作、工作年限＜5年的护士在病区执业护士中所占的比例	【评审方法】 1. 计算公式： $$\frac{病区工作年限＜5年的护士总人数}{同期病区执业护士总人数} \times 100\%$$ 2. 需医院提供评审周期内每年度病区工作年限＜5年的护士总人数、同期病区执业护士总人数。 3. 指标说明：（1）工作年限：指护士在医疗机构注册以后的工作时间。包括在其他医疗机构参加工作的时间、试用期。不包括实习期、待业期。（2）病区：指医疗机构有实际住院床位的病区的总称（包含重症医学科）。（3）病区护士：指取得护士执业资格、在本医疗机构注册并在病区护理岗位工作的护士。包含病区临床护理岗位护士、病区护士长（副护士长）、病区护理岗位的休假（含病产假）的护士。 【计分细则】 监测比较	0.5分
（2）	【指标】病区20年及以上护士占比 【定义】单位时间内，在病区工作、工作年限≥20年的护士在病区执业护士中所占的比例	【评审方法】 1. 计算公式： $$\frac{病区工作年限≥20年的护士总人数}{同期病区执业护士总人数} \times 100\%$$ 2. 需医院提供评审周期内每年度病区工作年限≥20年的护士总人数、同期病区执业护士总人数。 3. 指标说明：同（1）指标说明。 【计分细则】 监测比较	0.5分

标准序号	指标与定义	评审方法和计分细则	分值
2.302	【指标】护士离职率 【定义】单位时间内，某医疗机构护士离职人数与执业护士总人数的比例	【评审方法】 1.计算公式： $$\frac{护士离职人数}{（期初医疗机构执业护士总人数 + 期末医疗机构执业护士总人数）/2} \times 100\%$$ 2.需医院提供评审周期内每年度护士离职人数、（期初医疗机构执业护士总人数 + 期末医疗机构执业护士总人数）/2。 3.指标说明：离职指自愿离职。排除：因退休、死亡或被辞退而离开医疗机构的护士；在同一医疗机构岗位调整的护士。 【计分细则】 监测比较，逐步降低	1分
2.303	【指标】住院患者身体约束率 【定义】单位时间内，住院患者身体约束日数与住院患者实际占用床日数的比例	【评审方法】 1.计算公式： $$\frac{住院患者身体约束日数}{同期住院患者实际占用床日数} \times 100\%$$ 2.需医院提供评审周期内每年度住院患者身体约束日数、同期住院患者实际占用床日数。 3.指标说明：（1）身体约束是指通过使用相关器具或设备附加在或临近于患者的身体（该器具或设备不能被患者自行控制或轻易移除），限制其身体或身体某部位自由活动和（或）触及自己身体的某部位。（2）单位时间内每位住院患者每天不论约束1个或多个部位、不论约束时长，均计为1日。排除：术中因体位需要的约束；麻醉恢复室的约束；药物约束；床挡约束（为预防患者坠床等原因使用护栏固定于床边两侧）；因疾病需要的空间约束；矫形器、模型固定器、牵引器等治疗设施的固定；儿童注射临时制动；新生儿日常包裹。 【计分细则】 监测比较，逐步降低	1分
2.304 住院患者跌倒发生率（2分）			
（1）	【指标】住院患者跌倒发生率 【定义】单位时间内，住院患者发生跌倒例次数（包括造成或未造成伤害）与住院患者实际占用床日数的千分比	【评审方法】 1.计算公式： $$\frac{住院患者发生跌倒例次数}{同期住院患者实际占用床日数} \times 1000‰$$	1分

标准序号	指标与定义	评审方法和计分细则	分值
		2. 需医院提供评审周期内每年度住院患者发生跌倒例次数、同期住院患者实际占用床日数。 3. 指标说明：统计住院患者在医疗机构任何场所发生的跌倒例次数。同一患者多次跌倒按实际发生例次计算。包含坠床。排除：非医疗机构场所发生的跌倒、非住院患者（门诊、急诊留观室等）发生的跌倒、住院患儿生理性跌倒（小儿行走中无伤害跌倒）。 【计分细则】 监测比较，逐步降低	
（2）	【指标】住院患者跌倒伤害占比 【定义】单位时间内，住院患者跌倒伤害例次数占住院患者发生的跌倒例次数的比例	【评审方法】 1. 计算公式： $$\frac{住院患者跌倒伤害总例次数}{同期住院患者跌倒例次数} \times 100\%$$ 2. 需医院提供评审周期内每年度住院患者跌倒伤害总例次数、同期住院患者跌倒例次数。 3. 指标说明：跌倒伤害指住院患者跌倒后造成不同程度的伤害甚至死亡。跌倒伤害总例次数为轻度、中度、重度例次数和跌倒死亡例数四项之和，应小于或等于跌倒发生总例次数。轻度（严重程度1级）指住院患者跌倒导致青肿、擦伤、疼痛，需要冰敷、包扎、伤口清洁、肢体抬高、局部用药等。中度（严重程度2级）指住院患者跌倒导致肌肉或关节损伤，需要缝合、使用皮肤胶、夹板固定等。重度（严重程度3级）指住院患者跌倒导致骨折、神经或内部损伤，需要手术、石膏、牵引等。死亡指住院患者因跌倒受伤而死亡，而不是由于引起跌倒的生理事件本身而致死。排除：无伤害的跌倒。 【计分细则】 监测比较，逐步降低	1分
2.305	【指标】住院患者2期及以上院内压力性损伤发生率 【定义】单位时间内，住院患者2期及以上院内压力性损伤新发病例数与住院患者总数的比例	【评审方法】 1. 计算公式： $$\frac{住院患者2期及以上院内压力性损伤新发病例数}{同期住院患者总数} \times 100\%$$	2分

标准序号	指标与定义	评审方法和计分细则	分值
		2. 需医院提供评审周期内每年度住院患者 2 期及以上院内压力性损伤新发病例数、同期住院患者总数。 3. 指标说明：（1）单位时间内患者入院 24 小时后新发的 2 期及以上压力性损伤例数。院外带入压力性损伤患者，若入院 24 小时后新发生的 2 期及以上压力性损伤计作 1 例。同一患者单位时间内发生 1 处或多处 2 期及以上压力性损伤（包括在不同科室发生的压力性损伤），均计作 1 例，期别按最高期别统计。压力性损伤分期依照《美国国家压疮咨询委员会：压力性损伤定义与分期（2016 版）》界定。包含 2 期及以上压力性损伤，深部组织损伤、不可分期、医疗器械相关性压力性损伤、黏膜压力性损伤。排除：因动脉阻塞、静脉功能不全、糖尿病相关神经病变或失禁性皮炎等造成的皮肤损伤；社区获得性压力性损伤。（2）住院患者总数为统计周期期初在院患者数与单位时间内新入院患者数之和。包含：所有办理住院手续的患者。排除：办理住院手续但实际未到达病区患者；母婴同室新生儿。 【计分细则】 监测比较，逐步降低	

2.306 置管患者非计划拔管率（3 分）

标准序号	指标与定义	评审方法和计分细则	分值
（1）	【指标】气管导管（气管插管、气管切开）非计划拔管率 【定义】单位时间内，住院患者发生气管导管(气管插管、气管切开)非计划拔管的例次数与该类导管留置总日数的千分比	【评审方法】 1. 计算公式： $$\frac{气管导管（气管插管、气管切开）非计划拔管例次数}{同期气管导管（气管插管、气管切开）留置总日数} \times 1000‰$$ 2. 需医院提供评审周期内每年度气管导管（气管插管、气管切开）非计划拔管例次数、同期气管导管（气管插管、气管切开）留置总日数 3. 指标说明：（1）非计划拔管又称意外拔管，是指住院患者有意造成或任何意外所致的拔管，即医护人员非诊疗计划范畴内的拔管。（2）某导管非计划拔管例次数指单位时间内留置某类导管的住院患者发生该类导管非计划拔	0.6 分

续表

标准序号	指标与定义	评审方法和计分细则	分值
		管的例次数。同一住院患者在单位时间内发生的导管非计划拔管例次数按实际发生频次计算。包含：患者自行拔除的导管；各种原因导致的导管滑脱；因导管质量问题及导管堵塞等情况需要提前拔除的导管；因导管相关感染需提前拔除的导管。排除：医生根据患者病情转归程度，达到拔除导管指征，医嘱拔除导管；导管留置时间达到上限，应拔除或更换导管；非住院患者拔管，如门诊患者和急诊抢救患者。（3）某导管留置总日数指单位时间内住院患者留置某类导管的日数之和。留置导管每跨越 0 点 1 次计作 1 日，当天置入并拔除的不统计。带管入院患者以入院当日开始，每跨越 0 点 1 次计作 1 日；带管出院患者以出院日期为止。包含：住院患者留置某类导管处于长期医嘱执行状态的日数。排除：一次性插管患者插管日数、门急诊等非住院病区置管患者的留置日数。 【计分细则】 监测比较，逐步降低	
（2）	【指标】经口、经鼻胃肠导管非计划拔管率 【定义】单位时间内，住院患者发生经口、经鼻胃肠导管非计划拔管的例次数与该类导管留置总日数的千分比	【评审方法】 1. 计算公式： $$\frac{经口、经鼻胃肠导管非计划拔管例次数}{同期经口、经鼻胃肠导管留置总日数} \times 1000‰$$ 2. 需医院提供评审周期内每年度经口、经鼻胃肠导管非计划拔管例次数，同期经口、经鼻胃肠导管留置总日数。 3. 指标说明：同（1）指标说明。 【计分细则】 监测比较，逐步降低	0.6分
（3）	【指标】导尿管非计划拔管率 【定义】单位时间内，住院患者发生导尿管非计划拔管的例次数与该类导管留置总日数的千分比	【评审方法】 1. 计算公式： $$\frac{导尿管非计划拔管例次数}{同期导尿管留置总日数} \times 1000‰$$ 2. 需医院提供评审周期内每年度导尿管非计划拔管例次数、同期导尿管留置总日数。 3. 指标说明：同（1）指标说明。 【计分细则】 监测比较，逐步降低	0.6分

标准序号	指标与定义	评审方法和计分细则	分值
（4）	【指标】中心静脉导管（CVC）非计划拔管率 【定义】单位时间内，住院患者发生 CVC 非计划拔管的例次数与该类导管留置总日数的千分比	【评审方法】 1. 计算公式： $$\frac{\text{CVC 非计划拔管例次数}}{\text{同期 CVC 留置总日数}} \times 1000‰$$ 2. 需医院提供评审周期内每年度 CVC 非计划拔管例次数、同期 CVC 留置总日数。 3. 指标说明：同（1）指标说明。 【计分细则】 监测比较，逐步降低	0.6 分
（5）	【指标】经外周置入中心静脉导管（PICC）非计划拔管率 【定义】单位时间内，住院患者发生 PICC 非计划拔管的例次数与该类导管留置总日数的千分比	【评审方法】 1. 计算公式： $$\frac{\text{PICC 非计划拔管例次数}}{\text{同期 PICC 留置总日数}} \times 1000‰$$ 2. 需医院提供评审周期内每年度 PICC 非计划拔管例次数、同期 PICC 留置总日数。 3. 指标说明：同（1）指标说明。 【计分细则】 监测比较，逐步降低	0.6 分
2.307	【指标】护理级别占比 【定义】单位时间内，医疗机构某级别护理患者占用床日数与住院患者实际占用床日数的百分比	【评审方法】 1. 计算公式： （1）特级护理患者占比 = $$\frac{\text{特级护理患者占床日数}}{\text{住院患者实际占床日数}} \times 100\%$$ （2）一级护理患者占比 = $$\frac{\text{一级护理患者占床日数}}{\text{住院患者实际占床日数}} \times 100\%$$ （3）二级护理患者占比 = $$\frac{\text{二级护理患者占床日数}}{\text{住院患者实际占床日数}} \times 100\%$$ （4）三级护理患者占比 = $$\frac{\text{三级护理患者占床日数}}{\text{住院患者实际占床日数}} \times 100\%$$ 2. 需医院提供评审周期内每年度特级护理患者占用床日数、一级护理患者占用床日数、二级护理患者占用床日数、三级护理患者占用床日数、住院患者实际占用床日数。	1 分

续表

标准序号	指标与定义	评审方法和计分细则	分值
		3.指标说明：患者的护理级别是由医生和护士共同确定。某级别护理患者占用床日数指单位时间内执行该级别护理的患者占用的床日数之和，即单位时间内每天0点统计各级别护理患者数，分别累计求和。同一患者一天内护理级别有变化时，只能计算一次，以统计时点的护理级别为准。 【计分细则】 监测比较	
2.308	【指标】优质护理服务病房覆盖率 【定义】全院已经开展优质护理服务的病房总数占全院病房总数的比例	【评审方法】 1.计算方法： $$\frac{\text{全院已经开展优质护理服务的病房总数}}{\text{全院病房总数}} \times 100\%$$ 2.指标说明：（1）分子：医院按照优质护理标准开展优质护理服务的病房总数（即病区数）。（2）分母：医院所有病房总数（即病区数）。 【计分细则】 覆盖率达到100%	1分

十二、药事管理专业医疗质量控制指标（国卫办医函〔2020〕654号）（15分）

标准序号	指标与定义	评审方法和计分细则	分值
2.309	【指标】每百张床位临床药师人数 【定义】每100张实际开放床位临床药师人数	【评审方法】 1.需医院提供评审周期内每年度临床药师人数。 2.查阅卫生资源统计年报报送数据。 3.指标说明：临床药师是指以系统药学专业知识为基础，并具有一定医学和相关专业基础知识与技能，直接参与临床用药，促进药物合理应用和保护患者用药安全的药学专业技术人员。 【计分细则】 三级医院临床药师不少于5名	1分

续表

标准序号	指标与定义	评审方法和计分细则	分值
2.310 处方审核率（1分）			
（1）	【指标】门诊处方审核率 【定义】药品收费前药师审核门诊处方人次数占同期门诊处方总人次数的比例	【评审方法】 1.计算公式： $$\frac{药品收费前药师审核门诊处方人次数}{同期门诊处方总人次数}\times100\%$$ 2.需医院提供评审周期内每年度药品收费前药师审核门诊处方人次数、同期门诊处方总人次数。 3.指标说明：处方审核是指药学专业技术人员运用专业知识与实践技能，根据相关法律法规、规章制度与技术规范等，对医师在诊疗活动中为患者开具的处方，进行合法性、规范性和适宜性审核，并做出是否同意调配发药决定的药学技术服务。 【计分细则】 监测比较，逐步提高	0.5分
（2）	【指标】急诊处方审核率 【定义】药品收费前药师审核急诊处方人次数占同期急诊处方总人次数的比例	【评审方法】 1.计算公式： $$\frac{药品收费前药师审核急诊处方人次数}{同期急诊处方总人次数}\times100\%$$ 2.需医院提供评审周期内每年度药品收费前药师审核急诊处方人次数、同期急诊处方总人次数。 3.指标说明：同（1）指标说明，急诊处方审核率仅统计急诊患者，急诊留观和抢救患者除外。 【计分细则】 监测比较，逐步提高	0.5分
2.311	【指标】住院用药医嘱审核率 【定义】药品调配前药师审核住院患者用药医嘱条目数占同期住院患者用药医嘱总条目数的比例	【评审方法】 1.计算公式： $$\frac{药品调配前药师审核住院患者用药医嘱条目数}{同期住院患者用药医嘱总条目数}\times100\%$$ 2.需医院提供评审周期内每年度药品调配前药师审核住院患者用药医嘱条目数、同期住院患者用药医嘱总条目数。 3.指标说明：为便于统计，住院患者用药医嘱（总）条目数均以出院患者用药医嘱（总）条目数计算。	1分

续表

标准序号	指标与定义	评审方法和计分细则	分值
		【计分细则】 监测比较，逐步提高	
2.312	【指标】静脉用药集中调配医嘱干预率 【定义】药师审核静脉用药集中调配医嘱时发现不适宜医嘱，经过沟通，医师同意对不适宜静脉用药集中调配医嘱进行修改的医嘱条目数占同期静脉用药集中调配医嘱总条目数的比例	【评审方法】 1.计算公式： $$\frac{\text{医师同意修改的不适宜静脉}}{\text{同期静脉用药集中调配医嘱总条目数}}\times100\%$$ 2.需医院提供评审周期内每年度医师同意修改的不适宜静脉用药集中调配医嘱条目数、同期静脉用药集中调配医嘱总条目数。 3.指标说明：按照《药品管理法》《处方管理办法》《医疗机构药事管理规定》《医疗机构处方审核规范》《静脉用药集中调配质量管理规范》等法律与法规性文件，药师审核静脉用药集中调配医嘱发现不适宜时，应当及时与处方医师沟通，请其修改并签名。因病情需要的超剂量等特殊用药，医师应当再次确认签名。对用药错误医嘱而医师又拒绝修改的，药师应当拒绝调配。 【计分细则】 监测比较，逐步提高	1分

2.313 点评处方占处方总数的比例（1分）

| | 【指标】点评处方占处方总数的比例
【定义】年度点评处方数占处方总数的比例，点评处方包括点评门急诊处方和点评出院患者住院医嘱两部分 | 【评审方法】
1.计算公式：
$$\frac{\text{点评处方数}}{\text{处方总数}}\times100\%$$
2.需医院提供评审周期内每年度点评处方数、处方总数。
3.查阅国家公立医院绩效考核管理平台数据。
4.指标说明：（1）分子：点评处方数包括考核年度内点评的门急诊处方数、住院患者未在医嘱中的处方数和出院带药处方数，不包括出院患者住院医嘱。处方点评包括整体和专项点评。（2）分母：处方总数按药房处方数统计，包括门急诊处方、住院患者未在医嘱中的处方和住院患者出院带药处方。（3）门急诊处方抽样率不应少于总处方量的1‰，且每月点评处方绝对数不应少于100 | 0.5分 |
| （1） | | | |

续表

标准序号	指标与定义	评审方法和计分细则	分值
		张；病房（区）医嘱的抽样率不应少于出院病历数的1%，且每月点评出院病历绝对数不应少于30份。 【计分细则】 监测比较，逐步提高	
（2）	【指标】点评出院患者医嘱比例 【定义】年度出院患者住院医嘱点评数占同期出院人数的比例	【评审方法】 1.计算公式： $$\frac{出院患者住院医嘱点评数}{同期出院人数} \times 100\%$$ 2.需医院提供评审周期内每年度出院患者住院医嘱点评数、同期出院人数。 3.查阅国家公立医院绩效考核管理平台数据。 4.指标说明：（1）分子：出院患者住院医嘱点评数按点评的人数（即病历份数）统计，同一患者在同一次住院期间多个医嘱的处方点评，按1人统计。处方点评包括整体和专项点评。（2）分母：同期出院人数，不包括出院患者在住院期间未使用药物者。（3）病房（区）医嘱的抽样率不应少于出院病历数的1%，且每月点评出院病历绝对数不应少于30份。 【计分细则】 监测比较，逐步提高	0.5分
2.314	【指标】门诊处方合格率 【定义】合格的门诊处方人次数占同期点评门诊处方总人次数的比例	【评审方法】 1.计算公式： $$\frac{合格的门诊处方人次数}{同期点评门诊处方总人次数} \times 100\%$$ 2.需医院提供评审周期内每年度合格的门诊处方人次数、同期点评门诊处方总人次数。 3.指标说明：不合格处方包括不规范处方、用药不适宜处方及超常处方。 【计分细则】 监测比较，逐步提高	1分
2.315	【指标】住院患者药学监护率 【定义】实施药学监护的住院患者数占同期住院患者总数的比例	【评审方法】 1.计算公式： $$\frac{实施药学监护的住院患者数}{同期住院患者总数} \times 100\%$$	0.5分

续表

标准序号	指标与定义	评审方法和计分细则	分值
		2. 需医院提供评审周期内每年度实施药学监护的住院患者数、同期住院患者总数。 3. 指标说明：（1）药学监护主要内容包括药学查房、制订监护计划、患者用药教育、药学会诊等在病历中记录的工作。（2）为便于统计，实施药学监护的住院患者数和同期住院患者总数均以出院患者的人数计算。 【计分细则】 监测比较，逐步提高	
2.316	【指标】用药错误报告率 【定义】医疗机构某一时间范围内报告给医疗机构管理部门的用药错误人次数占同期用药患者总数的比例	【评审方法】 1. 计算公式： $$\frac{报告给医疗机构管理部门的用药错误人次数}{同期用药患者总数} \times 100\%$$ 2. 需医院提供评审周期内每年度报告给医疗机构管理部门的用药错误人次数、同期用药患者总数。 3. 指标说明：（1）用药错误是指药品在临床使用及管理全过程中出现的、任何可以防范的用药疏失，这些疏失可以导致患者发生潜在的或直接的损害。（2）同期用药患者总数指单位时间内门诊、急诊和住院患者用药人数总和。 【计分细则】 监测比较，鼓励如实报告，如在检查中发现用药错误未报告，则该项不得分	1分
2.317	【指标】严重或新的药品不良反应上报率 【定义】医疗机构单位时间内上报的严重或新的药品不良反应人数占同期用药患者总数的比例	【评审方法】 1. 计算公式： $$\frac{严重的或新的药品不良反应上报人数}{同期用药患者总数} \times 100\%$$ 2. 需医院提供评审周期内每年度严重的或新的药品不良反应上报人数、同期用药患者总数。 3. 指标说明：（1）严重药品不良反应是指因使用药品引起以下损害情形之一的反应：①导致死亡。②危及生命。③致癌、致畸、致出生缺陷。④导致显著的或者永久的人体伤残或者器官功能的损伤。⑤导致住院或者住院时间延长。⑥导致其他重要医学事件，	1分

标准序号	指标与定义	评审方法和计分细则	分值
		如不进行治疗可能出现上述所列情况的。（2）新的药品不良反应是指药品说明书中未载明的不良反应。说明书中已有描述，但不良反应发生的性质、程度、后果或者频率与说明书描述不一致或者更严重的，按照新的药品不良反应处理。（3）同期用药患者总数指单位时间内门诊、急诊和住院患者用药人数总和。 【计分细则】 监测比较	

2.318 住院患者抗菌药物使用情况（3分）

标准序号	指标与定义	评审方法和计分细则	分值
（1）	【指标】住院患者抗菌药物使用率 【定义】住院患者使用抗菌药物人数占同期医疗机构住院患者总数的比例	【评审方法】 1. 计算公式： $$\frac{住院患者使用抗菌药物人数}{同期住院患者总数} \times 100\%$$ 2. 需医院提供评审周期内每年度住院患者使用抗菌药物人数、同期住院患者总数。 3. 指标说明：为便于统计，住院患者使用抗菌药物人数和住院患者总数均以出院患者的人数计算。 【计分细则】 < 60%	1分
（2）	【指标】住院患者抗菌药物使用强度 【定义】住院患者平均每日每百张床位所消耗抗菌药物的DDD数	【评审方法】 1. 计算公式： $$\frac{住院患者抗菌药物消耗量（累计DDD数）}{同期收治患者人天数} \times 100$$ 2. 需医院提供评审周期内每年度住院患者抗菌药物消耗量（累计DDD数）、同期收治患者人天数。 3. 指标说明：（1）DDD又称"限定日剂量"，是指一个药品以主要适应证用于成年人的维持日剂量。DDD值来源于WHO药物统计方法合作中心提供的ATC Index。对于未给出明确DDD值的抗菌药物，参照国家卫生健康委抗菌药物临床应用监测网提供的数据。（2）分子：仅考核住院患者在院期间抗菌药物应用情况，不包括住院患者出院	1分

续表

标准序号	指标与定义	评审方法和计分细则	分值
		带药。（3）分母：同期收治患者人天数即出院者占用总床日数，指所有出院人数的住院床日之和。包括正常分娩、未产出院、住院经检查无病出院、未治出院及健康人进行人工流产或绝育手术后正常出院者的住院床日数。 【计分细则】 三级综合医院 ≤ 40DDDs，口腔医院 ≤ 40DDDs，肿瘤医院 ≤ 30DDDs，儿童医院 ≤ 20DDDs（按照成人规定日剂量标准计算），精神病医院 ≤ 5DDDs，妇产医院（妇幼保健院）≤ 40DDDs	
（3）	【指标】住院患者特殊使用级抗菌药物使用量占比 【定义】住院患者特殊使用级抗菌药物使用量占同期住院患者抗菌药物使用量的比例	【评审方法】 1. 计算公式： $$\frac{\text{住院患者特殊使用级抗菌药物使用量（累计 DDD 数）}}{\text{同期住院患者抗菌药物使用量（累计 DDD 数）}} \times 100\%$$ 2. 需医院提供评审周期内每年度住院患者特殊使用级抗菌药物使用量（累计 DDD 数）、同期住院患者抗菌药物使用量（累计 DDD 数）。 【计分细则】 监测比较，逐步降低	1分
2.319	【指标】住院患者中药注射剂静脉输液使用率 【定义】使用中药注射剂静脉输液的住院患者数占同期住院患者总数的比例	【评审方法】 1. 计算公式： $$\frac{\text{使用中药注射剂静脉输液住院患者数}}{\text{同期住院患者总数}} \times 100\%$$ 2. 需医院提供评审周期内每年度使用中药注射剂静脉输液住院患者数、同期住院患者总数。 3. 指标说明：（1）中药注射剂指批准文号为国药准字"Z"开头的注射剂。（2）为便于统计，使用中药注射剂静脉输液住院患者数和住院患者总数均以出院患者数计算。 【计分细则】 监测比较，逐步降低	0.5分
2.320	【指标】急诊患者糖皮质激素静脉输液使用率 【定义】急诊静脉使用糖皮质激素的患者数占同期急诊患者总数的比例	【评审方法】 1. 计算公式： $$\frac{\text{急诊患者静脉使用糖皮质激素人数}}{\text{同期急诊患者总数}} \times 100\%$$	0.5分

标准序号	指标与定义	评审方法和计分细则	分值
		2.需医院提供评审周期内每年度急诊患者静脉使用糖皮质激素人数、同期急诊患者总数。 【计分细则】 监测比较，逐步降低	
2.321	【指标】住院患者质子泵抑制药注射剂静脉使用率 【定义】静脉使用质子泵抑制药注射剂的住院患者数占同期住院患者总数的比例	【评审方法】 1.计算公式： $$\dfrac{静脉使用质子泵抑制药注射剂的住院患者数}{同期住院患者总数} \times 100\%$$ 2.需医院提供评审周期内每年度静脉使用质子泵抑制药注射剂的住院患者数、同期住院患者总数。 3.指标说明：（1）质子泵抑制药包括奥美拉唑、艾司奥美拉唑、泮托拉唑、兰索拉唑、雷贝拉唑、艾普拉唑、埃索美拉唑。（2）为便于统计，静脉使用质子泵抑制药注射剂的住院患者数和住院患者总数均以出院患者的人数计算。 【计分细则】 监测比较，逐步降低	0.5分

2.322 国家基本药物使用率（2分）

（1）	【指标】门诊患者基本药物处方占比 【定义】门诊患者处方中使用基本药物人次数占同期门诊诊疗总人次数的比例	【评审方法】 1.计算公式： $$\dfrac{门诊使用基本药物人次数}{同期门诊诊疗总人次数} \times 100\%$$ 2.需医院提供评审周期内每年度门诊使用基本药物人次数、同期门诊诊疗总人次数。 3.指标说明：（1）分子：门诊使用基本药物人次数按人数统计，同一门诊患者一次挂号就诊开具的处方中只要含有一种及以上基本药物，按1人统计。不包括急诊患者、健康体检者。（2）分母：门诊诊疗总人次数即门诊患者人次数，仅以门诊挂号数统计，不包括急诊患者、健康体检者及未开具药物处方患者。（3）基本药物按照《国家基本药物目录—2018年版》药品进行统计，药品包括化学药品和生物制品、中成药和中药饮片三部分。（4）统计的基本药物不包括仅作为药物溶媒使用的葡萄糖、氯化钠等溶液	0.5分

续表

标准序号	指标与定义	评审方法和计分细则	分值
		【计分细则】 监测比较，逐步提高	
（2）	【指标】住院患者基本药物使用率 【定义】出院患者在住院期间医嘱中使用基本药物的总人次数占同期出院总人次数的比例	【评审方法】 1. 计算公式： $$\frac{出院患者使用基本药物总人次数}{同期出院总人次数} \times 100\%$$ 2. 需医院提供评审周期内每年度出院患者使用基本药物总人次数、同期出院总人次数。 3. 指标说明：（1）分子：出院患者使用基本药物总人次数按人数统计，同一出院患者在一次住院期间的医嘱中只要含有一种及以上基本药物，按1人统计。（2）分母：同期出院总人次数即出院人数，不包括出院患者在住院期间未使用药物者。（3）基本药物按照《国家基本药物目录—2018年版》药品进行统计，药品包括化学药品和生物制品、中成药和中药饮片三部分。（4）住院期间医嘱（含出院带药）所使用的基本药物不包括仅作为药物溶媒使用的葡萄糖、氯化钠等溶液。 【计分细则】 监测比较，逐步提高	0.5分
（3）	【指标】基本药物采购品种数占比 【定义】医院采购国家基本药物品种数占医院同期采购药物品种总数的比例	【评审方法】 1. 计算公式： $$\frac{医院采购基本药物品种数}{医院同期采购药物品种总数} \times 100\%$$ 2. 需医院提供评审周期内每年度医院采购基本药物品种数、医院同期采购药物品种总数。 3. 指标说明：（1）分子：医院采购基本药物品种数依据医院配备使用基本药物品种总数进行统计，即考核年度医院配备使用的全部基本药物品种总数。按照《关于印发国家基本药物目录（2018年版）的通知》（国卫药政发〔2018〕31号）药品通用名进行统计。（2）分母：医院同期采购药物品种总数依据同期医院配备使用药品品种总数进行统计，即同期医院配备使用的全部药品品种总数。按照《关于印发国家基本药物目录（2018年版）的通知》（国卫药政发〔2018〕31号）药品通用名进行统计。	0.5分

续表

标准序号	指标与定义	评审方法和计分细则	分值
		【计分细则】 ≥60% 得 0.5 分；＜60% 但逐步提高得 0.3 分	
（4）	【指标】国家组织药品集中采购中标药品使用比例 【定义】年度国家组织药品集中采购中选药品用量与同期医疗机构同种药品用量的比例	【评审方法】 1. 计算公式： $\dfrac{\text{中标药品用量}}{\text{同种药品用量}} \times 100\%$ 2. 需医院提供评审周期内每年度中标药品用量、同种药品用量。 3. 指标说明：（1）分子：中标药品用量以中选药品采购量计算，即考核年度医院采购的国家组织药品集中采购中选药品的采购量之和。（2）分母：同种药品用量以同期集采同通用名药品采购量计算，即包含国家组织药品集中采购的同通用名药品的中选药品和非中选药品采购量之和。 【计分细则】 监测比较，逐步提高	0.5 分

十三、病案管理质量控制指标（国卫办医函〔2021〕28 号）（15 分）

标准序号	指标与定义	评审方法和计分细则	分值
2.323	【指标】住院病案管理人员月均负担出院患者病历数 【定义】单位时间内，每名住院病案管理人员每月平均负担的出院患者病历数	【评审方法】 1. 计算公式： $\dfrac{\text{出院患者病历总数}}{\text{同期住院病案管理人员实际工作总月数}}$ 2. 需医院提供评审周期内每年度出院患者病历总数、同期住院病案管理人员实际工作总月数。 3. 指标说明：（1）住院病案管理人员是指专职从事住院病历回收、整理、扫描、装订、归档、复印、借阅、编码、统计及质量控制等工作的人员。（2）实际工作总月数等于每名工作人员实际工作月数的总和（下同）。 【计分细则】 监测比较	0.4 分

标准序号	指标与定义	评审方法和计分细则	分值
2.324	【指标】门诊病案管理人员月均负担门诊患者病历数 【定义】单位时间内，每名门诊病案管理人员每月平均负担的门诊患者病历数	【评审方法】 1. 计算公式： $$\frac{门诊患者病历总数}{同期门诊病案管理人员实际工作总月数}$$ 2. 需医院提供评审周期内每年度门诊患者病历总数、同期门诊病案管理人员实际工作总月数。 【计分细则】 监测比较	0.4 分
2.325	【指标】病案编码人员月均负担出院患者病历数 【定义】单位时间内，每名病案编码人员每月平均负担的出院患者病历数	【评审方法】 1. 计算公式： $$\frac{出院患者病历总数}{同期病案编码人员实际工作总月数}$$ 2. 需医院提供评审周期内每年度出院患者病历总数、同期病案编码人员实际工作总月数。 3. 指标说明：病案编码人员是指对出院病历病案首页各数据项进行信息录入，包括对疾病、手术操作信息进行 ICD 编码及审核等工作的专业技术人员。 【计分细则】 监测比较	0.4 分
2.326	【指标】入院记录 24 小时内完成率 【定义】单位时间内，入院记录在患者入院 24 小时内完成的住院患者病历数占同期住院患者病历总数的比例	【评审方法】 1. 计算公式： $$\frac{入院记录在患者入院 24 小时内完成的住院患者病历数}{同期住院患者病历总数} \times 100\%$$ 2. 需医院提供评审周期内每年度入院记录在患者入院 24 小时内完成的住院患者病历数、同期住院患者病历总数。 【计分细则】 监测比较，逐步提高	0.5 分
2.327	【指标】手术记录 24 小时内完成率 【定义】单位时间内，手术记录在术后 24 小时内完成的住院患者病历数占同期住院手术患者病历总数的比例	【评审方法】 1. 计算公式： $$\frac{手术记录在术后 24 小时内完成的住院患者病历数}{同期住院手术患者病历总数} \times 100\%$$ 2. 需医院提供评审周期内每年度手术记录在术后 24 小时内完成的住院患者病历数、同期住院手术患者病历总数。	0.5 分

标准序号	指标与定义	评审方法和计分细则	分值
		【计分细则】 监测比较，逐步提高	
2.328	【指标】出院记录24小时内完成率 【定义】单位时间内，出院记录在患者出院后24小时内完成的病历数占同期出院患者病历总数的比例	【评审方法】 1.计算公式： $$\frac{出院记录在患者出院后24小时内完成的病历数}{同期出院患者病历总数}\times100\%$$ 2.需医院提供评审周期内每年度患者出院后24小时内完成的病历数、同期出院患者病历总数的比例。 【计分细则】 监测比较，逐步提高	0.5分
2.329	【指标】病案首页24小时内完成率 【定义】单位时间内，病案首页在患者出院后24小时内完成的病历数占同期出院患者病历总数的比例	【评审方法】 1.计算公式： $$\frac{病案首页在患者出院后24小时内完成的病历数}{同期出院患者病历总数}\times100\%$$ 2.需医院提供评审周期内每年度病案首页在患者出院后24小时内完成的病历数、同期出院患者病历总数的比例。 【计分细则】 监测比较，逐步提高	0.5分
2.330	【指标】CT/MRI检查记录符合率 【定义】单位时间内，CT/MRI检查医嘱、报告单、病程记录相对应的住院患者病历数占接受CT/MRI检查的住院患者病历总数的比例	【评审方法】 1.计算公式： $$\frac{CT/MRI检查医嘱、报告单、病程记录相对应的住院病历数}{同期接受CT/MRI检查的住院病历总数}\times100\%$$ 2.需医院提供评审周期内每年度CT/MRI检查医嘱、报告单、病程记录相对应的住院病历数，同期接受CT/MRI检查的住院病历总数。 3.指标说明：CT/MRI检查医嘱、报告单、病程记录相对应是指在接受CT/MRI检查的住院患者病历中，CT/MRI相关医嘱、报告单完整，检查结果及分析在病程记录中有相应记录。 【计分细则】 监测比较，逐步提高	0.5分

续表

标准序号	指标与定义	评审方法和计分细则	分值
2.331	【指标】病理检查记录符合率 【定义】单位时间内，手术记录、病理检查报告单、病程记录相对应的住院患者病历数占同期开展病理检查的住院患者病历总数的比例	【评审方法】 1. 计算公式： $\dfrac{手术记录、病理检查报告单、病程记录相对应的住院患者病历数}{同期开展病理检查的住院患者病历总数}\times100\%$ 2. 需医院提供评审周期内每年度单位时间内手术记录、病理检查报告单、病程记录相对应的住院患者病历数，同期开展病理检查的住院患者病历总数。 3. 指标说明：手术记录、病理检查报告单、病程记录相对应是指在开展病理检查的住院患者病历中，病理检查报告单完整，取材情况和病理结果分别在手术记录、病程记录中有相应记录。 【计分细则】 监测比较，逐步提高	0.5分
2.332	【指标】细菌培养检查记录符合率 【定义】单位时间内，细菌培养检查的医嘱、报告单、病程记录相对应的住院患者病历数占同期开展细菌培养检查的住院患者病历总数的比例	【评审方法】 1. 计算公式： $\dfrac{细菌培养检查的医嘱、报告单、病程记录相对应的住院患者病历数}{同期开展细菌培养检查的住院患者病历总数}\times100\%$ 2. 需医院提供评审周期内每年度单位时间内，细菌培养检查的医嘱、报告单、病程记录相对应的住院患者病历数，同期开展细菌培养检查的住院患者病历总数。 3. 指标说明：细菌培养检查的医嘱、报告单、病程记录相对应是指在开展细菌培养检查的住院患者病历中，细菌培养检查相关医嘱、报告单完整，培养结果及分析在病程记录中有相应记录。 【计分细则】 监测比较，逐步提高	0.5分
2.333	【指标】抗菌药物使用记录符合率 【定义】单位时间内，抗菌药物使用医嘱、病程记录相对应的住院患者病历数占同期使用抗菌药物的住院患者病历总数的比例	【评审方法】 1. 计算公式： $\dfrac{抗菌药物使用医嘱、病程记录相对应的住院患者病历数}{同期使用抗菌药物的住院患者病历总数}\times100\%$	0.5分

续表

标准序号	指标与定义	评审方法和计分细则	分值
		2.需医院提供评审周期内每年度单位时间内抗菌药物使用医嘱、病程记录相对应的住院患者病历数，同期使用抗菌药物的住院患者病历总数。 3.指标说明：（1）抗菌药物使用医嘱、病程记录相对应是指在使用抗菌药物治疗的住院患者病历中，抗菌药物使用相关医嘱单完整，使用情况在病程记录中有相应记录。（2）抗菌药物的范围见《抗菌药物临床应用管理办法》。 【计分细则】 监测比较，逐步提高	
2.334	【指标】恶性肿瘤化学治疗记录符合率 【定义】单位时间内，恶性肿瘤化学治疗医嘱、病程记录相对应的住院患者病历数占同期接受恶性肿瘤化学治疗的住院患者病历总数的比例	【评审方法】 1.计算公式： $$\frac{恶性肿瘤化学治疗医嘱、病程记录相对应的住院患者病历数}{同期接受恶性肿瘤化学治疗的住院患者病历总数}\times100\%$$ 2.需医院提供评审周期内每年度单位时间内恶性肿瘤化学治疗医嘱、病程记录相对应的住院患者病历数，同期接受恶性肿瘤化学治疗的住院患者病历总数。 3.指标说明：恶性肿瘤化学治疗医嘱、病程记录相对应是指在接受恶性肿瘤化学治疗的住院患者病历中，化学治疗医嘱完整，治疗情况在病程记录中有相应记录。 【计分细则】 监测比较，逐步提高	0.5分
2.335	【指标】恶性肿瘤放射治疗记录符合率 【定义】单位时间内，恶性肿瘤放射治疗医嘱（治疗单）、病程记录相对应的住院患者病历数占同期接受恶性肿瘤放射治疗的住院患者病历总数的比例	【评审方法】 1.计算公式： $$\frac{恶性肿瘤放射治疗医嘱（治疗单）、病程记录相对应的住院患者病历数}{同期开展恶性肿瘤放射治疗的住院患者病历总数}\times100\%$$ 2.需医院提供评审周期内每年度单位时间内恶性肿瘤放射治疗医嘱（治疗单）、病程记录相对应的住院患者病历数，同期接受恶性肿瘤放射治疗的住院患者病历总数。	0.5分

标准序号	指标与定义	评审方法和计分细则	分值
		3. 指标说明：恶性肿瘤放射治疗医嘱（治疗单）、病程记录相对应是指在接受恶性肿瘤放射治疗的住院患者病历中，放射治疗医嘱（治疗单）完整，治疗情况在病程记录中有相应记录。 【计分细则】 监测比较，逐步提高	
2.336	【指标】手术相关记录完整率 【定义】单位时间内，手术相关记录完整的住院手术患者病历数占同期住院手术患者病历总数的比例	【评审方法】 1. 计算公式： $$\frac{手术相关记录完整的住院手术患者病历数}{同期住院手术患者病历总数} \times 100\%$$ 2. 需医院提供评审周期内每年度单位时间内手术相关记录完整的住院手术患者病历数、同期住院手术患者病历总数。 3. 指标说明：手术相关记录完整是指在接受手术治疗的住院患者病历中，手术医嘱、术前讨论结论、手术记录、手术安全核查表等手术相关内容符合《医疗质量安全核心制度要点》（国卫医发〔2018〕8号）《病历书写基本规范》（卫医政发〔2010〕11号）等文件要求。 【计分细则】 监测比较，逐步提高	0.5 分
2.337	【指标】植入物相关记录符合率 【定义】单位时间内，植入物相关记录符合的住院患者病历数占同期使用植入物的住院患者病历总数的比例	【评审方法】 1. 计算公式： $$\frac{植入物相关记录符合的住院患者病历数}{同期使用植入物的住院患者病历总数} \times 100\%$$ 2. 需医院提供评审周期内每年度单位时间内植入物相关记录符合的住院患者病历数、同期使用植入物的住院患者病历总数。 3. 指标说明：植入物相关记录符合是指植入物条形码齐全，植入物种类和数量等情况在手术记录或病程记录中有相应记录。 【计分细则】 监测比较，逐步提高	0.5 分

标准序号	指标与定义	评审方法和计分细则	分值
2.338	【指标】临床用血相关记录符合率 【定义】单位时间内，临床用血相关记录符合的住院患者病历数占同期存在临床用血的住院患者病历总数的比例	【评审方法】 1.计算公式： $$\frac{临床用血相关记录符合的住院患者病历数}{同期存在临床用血的住院患者病历总数} \times 100\%$$ 2.需医院提供评审周期内每年度单位时间内临床用血相关记录符合的住院患者病历数、同期存在临床用血的住院患者病历总数。 3.指标说明：临床用血相关记录符合是指输血知情同意书、医嘱、输血记录单等相关内容符合《病历书写基本规范》（卫医政发〔2010〕11号）《医疗机构临床用血管理办法》（卫生部令第85号）等文件要求。 【计分细则】 监测比较，逐步提高	0.5分
2.339	【指标】医师查房记录完整率 【定义】单位时间内，医师查房记录完整的住院患者病历数占同期住院患者病历总数的比例	【评审方法】 1.计算公式： $$\frac{医师查房记录完整的住院患者病历数}{同期住院患者病历总数} \times 100\%$$ 2.需医院提供评审周期内每年度单位时间内医师查房记录完整的住院患者病历数、同期住院患者病历总数。 3.指标说明：医师查房记录完整是指医师查房记录符合《医疗质量安全核心制度要点》（国卫医发〔2018〕8号）《病历书写基本规范》（卫医政发〔2010〕11号）要求。 【计分细则】 监测比较，逐步提高	0.5分
3.340	【指标】患者抢救记录及时完成率 【定义】单位时间内，抢救记录及时完成的住院患者病历数占同期接受抢救的住院患者病历总数的比例	【评审方法】 1.计算公式： $$\frac{抢救记录及时完成的住院患者病历数}{同期接受抢救的住院患者病历总数} \times 100\%$$ 2.需医院提供评审周期内每年度单位时间内抢救记录及时完成的住院患者病历数、同期接受抢救的住院患者病历总数。 3.指标说明：抢救记录及时完成是指抢救记录的书写时限和内容符合《医疗质量安全核心制度要点》（国卫医发〔2018〕8号）	0.5分

标准序号	指标与定义	评审方法和计分细则	分值
		《病历书写基本规范》（卫医政发〔2010〕11 号）要求。 【计分细则】 监测比较，逐步提高	
2.341	【指标】出院患者病历 2 日归档率 【定义】单位时间内，2 个工作日内完成归档的出院患者病历数占同期出院患者病历总数的比例	【评审方法】 1. 计算公式： $\dfrac{2\text{个工作日内完成归档的出院患者病历数}}{\text{同期出院患者病历总数}} \times 100\%$ 2. 需医院提供评审周期内每年度单位时间内 2 个工作日内完成归档的出院患者病历数、同期出院患者病历总数。 【计分细则】 监测比较，逐步提高	0.5 分
2.342	【指标】出院患者病历归档完整率 【定义】单位时间内，归档病历内容完整的出院患者病历数占同期出院患者病历总数的比例	【评审方法】 1. 计算公式： $\dfrac{\text{归档病历内容完整的出院患者病历数}}{\text{同期出院患者病历总数}} \times 100\%$ 2. 需医院提供评审周期内每年度单位时间内归档病历内容完整的出院患者病历数、同期出院患者病历总数。 3. 指标说明：病历内容完整是指归档病历内容符合《病历书写基本规范》（卫医政发〔2010〕11 号）要求。 【计分细则】 监测比较，逐步提高	0.5 分
2.343	【指标】主要诊断填写正确率 【定义】单位时间内，病案首页中主要诊断填写正确的出院患者病历数占同期出院患者病历总数的比例	【评审方法】 1. 计算公式： $\dfrac{\text{病案首页中主要诊断填写正确的出院患者病历数}}{\text{同期出院患者病历总数}} \times 100\%$ 2. 需医院提供评审周期内每年度病案首页中主要诊断填写正确的出院患者病历数、同期出院患者病历总数。 3. 指标说明：主要诊断填写正确是指主要诊断填写符合《卫生部关于修订住院病案首页的通知》（卫医政发〔2011〕84 号）《国	1 分

续表

标准序号	指标与定义	评审方法和计分细则	分值
		家卫生计生委办公厅关于印发住院病案首页数据填写质量规范（暂行）》（国卫办医发〔2016〕24号）要求。 4. 专家现场抽检评审周期内每年度病历各20份。 【计分细则】 ≥95%得1分；<95%但持续改进得0.5分	
2.344	【指标】主要诊断编码正确率 【定义】单位时间内，病案首页中主要诊断编码正确的出院患者病历数占同期出院患者病历总数的比例	【评审方法】 1. 计算公式： $$\frac{病案首页中主要诊断编码正确的出院患者病历数}{同期出院患者病历总数} \times 100\%$$ 2. 需医院提供评审周期内每年度病案首页中主要诊断编码正确的出院患者病历数、同期出院患者病历总数。 3. 指标说明：主要诊断编码正确是指主要诊断编码符合国家统一发布的最新的《疾病分类与代码国家临床版》要求。 4. 专家现场抽检评审周期内每年度病历各20份。 【计分细则】 ≥95%得1分；<95%但持续改进得0.5分	1分
2.345	【指标】主要手术填写正确率 【定义】单位时间内，病案首页中主要手术填写正确的出院患者病历数占同期出院手术患者病历总数的比例	【评审方法】 1. 计算公式： $$\frac{病案首页中主要手术填写正确的出院患者病历数}{同期出院手术患者病历总数} \times 100\%$$ 2. 需医院提供评审周期内每年度病案首页中主要手术填写正确的出院患者病历数、同期出院手术患者病历总数。 3. 指标说明：主要手术操作填写正确是指主要手术填写符合《卫生部关于修订住院病案首页的通知》（卫医政发〔2011〕84号）《国家卫生计生委办公厅关于印发住院病案首页数据填写质量规范（暂行）》（国卫办医发〔2016〕24号）相关要求。 4. 专家现场抽检评审周期内每年度病历各20份。 【计分细则】 ≥90%得1分；<90%但持续改进得0.5分	1分

标准序号	指标与定义	评审方法和计分细则	分值
2.346	【指标】主要手术编码正确率 【定义】单位时间内，病案首页中主要手术编码正确的出院患者病历数占同期出院手术患者病历总数的比例	【评审方法】 1. 计算公式： $$\frac{病案首页中主要手术编码正确的出院患者病历数}{同期出院手术患者病历总数}\times100\%$$ 2. 需医院提供评审周期内每年度病案首页中主要手术编码正确的出院患者病历数、同期出院手术患者病历总数。 3. 指标说明：主要手术编码正确是指主要手术编码符合国家统一发布的最新的《手术操作与分类代码国家临床版》有关要求。 4. 专家现场抽检评审周期内每年度病历各20份。 【计分细则】 ≥90%得1分；<90%但持续改进得0.5分	1分
2.347	【指标】不合理复制病历发生率 【定义】单位时间内，出现不合理复制病历内容的出院患者病历数占同期出院患者病历总数的比例	【评审方法】 1. 计算公式： $$\frac{出现不合理复制病历内容的出院患者病历数}{同期出院患者病历总数}\times100\%$$ 2. 需医院提供评审周期内每年度出现不合理复制病历内容的出院患者病历数、同期出院患者病历总数。 3. 指标说明：不合理复制病历内容是指首次病程记录病例特点与入院记录、现病史完全相同；拟诊讨论部分重复病例特点；2次以上病程记录完全相同；同科同种疾病拟诊讨论内容完全相同。 【计分细则】 监测比较，逐步降低	0.4分
2.348	【指标】知情同意书规范签署率 【定义】单位时间内，规范签署知情同意书的出院患者病历数占同期存在知情同意书签署的出院患者病历总数的比例	【评审方法】 1. 计算公式： $$\frac{规范签署知情同意书的出院患者病历数}{同期存在知情同意书签署的出院患者病历总数}\times100\%$$ 2. 需医院提供评审周期内每年度规范签署知情同意书的出院患者病历数、同期存在知情同意书签署的出院患者病历总数。	0.4分

标准序号	指标与定义	评审方法和计分细则	分值
		3. 指标说明：规范签署知情同意书是指病历中各类知情同意书签署符合《病历书写基本规范》（卫医政发〔2010〕11号）《医疗纠纷预防和处置条例》（中华人民共和国国务院令第701号）有关规定。 【计分细则】 监测比较，逐步提高	
2.349	【指标】甲级病历率 【定义】单位时间内，甲级出院患者病历数占同期出院患者病历总数的比例	【评审方法】 1. 计算公式： $\dfrac{\text{甲级出院患者病历数}}{\text{同期出院患者病历总数}} \times 100\%$ 2. 需医院提供评审周期内每年度甲级出院患者病历数、同期出院患者病历总数。 【计分细则】 监测比较，逐步提高	0.5分

十四、心血管系统疾病相关专业医疗质量控制指标（国卫办医函〔2021〕70号）（25分）

标准序号	指标与定义	评审方法和计分细则	分值
（一）急性ST段抬高型心肌梗死（4分）			
2.350	【指标】急性ST段抬高型心肌梗死（STEMI）患者到院10分钟内完成12导联（及以上）心电图检查率 【定义】单位时间内，到院10分钟内完成12导联（及以上）心电图检查的急性STEMI患者数占同期急性STEMI患者总数的比例	【评审方法】 1. 计算公式： $\dfrac{\text{到院10分钟内完成12导联（及以上）心电图检查的急性STEMI患者数}}{\text{同期急性STEMI患者总数}} \times 100\%$ 2. 需医院提供评审周期内每年度到院10分钟内完成12导联（及以上）心电图检查的急性STEMI患者数、同期急性STEMI患者总数。 3. 指标说明：到院指到达急诊或门诊（下同）。 【计分细则】 监测比较，逐步提高	0.3分
2.351	【指标】急性STEMI患者到院1小时内阿司匹林治疗率 【定义】单位时间内，到院1小时内给予阿司匹林治疗的急性STEMI患者数占同期急性STEMI患者总数的比例	【评审方法】 1. 计算公式： $\dfrac{\text{到院1小时内给予阿司匹林治疗的急性STEMI患者数}}{\text{同期急性STEMI患者总数}} \times 100\%$	0.2分

标准序号	指标与定义	评审方法和计分细则	分值
		2. 需医院提供评审周期内每年度到院 1 小时内给予阿司匹林治疗的急性 STEMI 患者数、同期急性 STEMI 患者总数。 【计分细则】 监测比较，逐步提高	
2.352	【指标】急性 STEMI 患者到院 1 小时内 P2Y12 受体拮抗剂治疗率 【定义】单位时间内，到院 1 小时内给予 P2Y12 受体拮抗剂治疗的急性 STEMI 患者数占同期急性 STEMI 患者总数的比例	【评审方法】 1. 计算公式： $$\frac{\text{到院 1 小时内给予 P2Y12 受体拮抗剂治疗的急性 STEMI 患者数}}{\text{同期急性 STEMI 患者总数}} \times 100\%$$ 2. 需医院提供评审周期内每年度到院 1 小时内给予 P2Y12 受体拮抗剂治疗的急性 STEMI 患者数、同期急性 STEMI 患者总数。 【计分细则】 监测比较，逐步提高	0.2 分
2.353	【指标】发病 24 小时内急性 STEMI 患者再灌注治疗率 【定义】单位时间内，发病 24 小时内接受再灌注治疗的急性 STEMI 患者数占同期发病 24 小时内急性 STEMI 患者总数的比例	【评审方法】 1. 计算公式： $$\frac{\text{发病 24 小时内接受再灌注治疗的急性 STEMI 患者数}}{\text{同期发病 24 小时内急性 STEMI 患者总数}} \times 100\%$$ 2. 需医院提供评审周期内每年度发病 24 小时内接受再灌注治疗的急性 STEMI 患者数、同期发病 24 小时内急性 STEMI 患者总数。 3. 指标说明：再灌注治疗方式包括经皮冠状动脉介入治疗（PCI）或静脉溶栓。 【计分细则】 监测比较，逐步提高	0.3 分
2.354	【指标】发病 24 小时内急性 STEMI 患者到院 90 分钟内进行直接经皮冠状动脉介入治疗（PCI）的比例 【定义】单位时间内，发病 24 小时内急性 STEMI 患者中，从到院至进行直接 PCI 治疗导丝通过靶血管（Door to Device, DTD）的时间小于等于 90 分钟的患者数占同期发病 24 小时内急性 STEMI 患者总数的比例	【评审方法】 1. 计算公式： $$\frac{\text{发病 24 小时内急性 STEMI 患者中 DTD 时间小于等于 90 分钟的患者数}}{\text{同期发病 24 小时内急性 STEMI 患者总数}} \times 100\%$$ 2. 需医院提供评审周期内每年度发病 24 小时内急性 STEMI 患者中 DTD 的时间小于等于 90 分钟的患者数、同期发病 24 小时内急性 STEMI 患者总数。	0.3 分

标准序号	指标与定义	评审方法和计分细则	分值
		【计分细则】 监测比较，逐步提高	
2.355	【指标】发病24小时内急性STEMI患者到院30分钟内给予静脉溶栓治疗的比例 【定义】单位时间内，发病24小时内急性STEMI患者中，从到院至给予静脉溶栓药物（Door to Needle，DTN）时间小于等于30分钟的患者数占同期发病24小时内接受静脉溶栓治疗的急性STEMI患者总数的比例	【评审方法】 1.计算公式： $$\frac{\text{发病24小时内急性STEMI患者中}}{\text{同期发病24小时内接受静脉溶栓}} \times 100\%$$ 2.需医院提供评审周期内每年度发病24小时内急性STEMI患者中DTN的时间小于等于30分钟的患者数、同期发病24小时内接受静脉溶栓治疗的急性STEMI患者总数。 【计分细则】 监测比较，逐步提高	0.3分
2.356	【指标】急性STEMI患者到院24小时内β受体阻滞剂治疗率 【定义】单位时间内，到院24小时内给予β受体阻滞剂治疗的急性STEMI患者数占同期急性STEMI患者总数的比例	【评审方法】 1.计算公式： $$\frac{\text{到院24小时内给予β受体阻滞剂}}{\text{同期急性STEMI患者总数}} \times 100\%$$ 2.需医院提供评审周期内每年度到院24小时内给予β受体阻滞剂治疗的急性STEMI患者数、同期急性STEMI患者总数。 【计分细则】 监测比较，逐步提高	0.2分
2.357	【指标】急性STEMI患者住院期间应用超声心动图（UCG）评价左心室射血分数（LVEF）的比例 【定义】单位时间内，住院期间通过UCG评价LVEF的急性STEMI患者数占同期急性STEMI患者总数的比例	【评审方法】 1.计算公式： $$\frac{\text{住院期间通过UCG评价LVEF}}{\text{同期急性STEMI患者总数}} \times 100\%$$ 2.需医院提供评审周期内每年度住院期间通过UCG评价LVEF的急性STEMI患者数、同期急性STEMI患者总数。 【计分细则】 监测比较，逐步提高	0.2分
2.358	【指标】急性STEMI患者出院阿司匹林使用率 【定义】单位时间内，出院使用阿司匹林的急性STEMI患者数占同期急性STEMI患者总数的比例	【评审方法】 1.计算公式： $$\frac{\text{出院使用阿司匹林的急性STEMI}}{\text{同期急性STEMI患者总数}} \times 100\%$$	0.2分

续表

标准序号	指标与定义	评审方法和计分细则	分值
		2. 需医院提供评审周期内每年度出院使用阿司匹林的急性 STEMI 患者数、同期急性 STEMI 患者总数。 【计分细则】 监测比较，逐步提高	
2.359	【指标】急性 STEMI 患者出院 P2Y12 受体拮抗剂使用率 【定义】单位时间内，出院使用 P2Y12 受体拮抗剂的急性 STEMI 患者数占同期急性 STEMI 患者总数的比例	【评审方法】 1. 计算公式： $$\frac{\text{出院使用 P2Y12 受体拮抗剂的急性 STEMI 患者数}}{\text{同期急性 STEMI 患者总数}} \times 100\%$$ 2. 需医院提供评审周期内每年度出院使用 P2Y12 受体拮抗剂的急性 STEMI 患者数、同期急性 STEMI 患者总数。 【计分细则】 监测比较，逐步提高	0.2 分
2.360	【指标】急性 STEMI 患者出院 β 受体阻滞剂使用率 【定义】单位时间内，出院使用 β 受体阻滞剂的急性 STEMI 患者数占同期急性 STEMI 患者总数的比例	【评审方法】 1. 计算公式： $$\frac{\text{出院使用 β 受体阻滞剂的急性 STEMI 患者数}}{\text{同期急性 STEMI 患者总数}} \times 100\%$$ 2. 需医院提供评审周期内每年度出院使用 β 受体阻滞剂的急性 STEMI 患者数、同期急性 STEMI 患者总数。 【计分细则】 监测比较，逐步提高	0.2 分
2.361	【指标】急性 STEMI 患者出院血管紧张素转换酶抑制剂（ACEI）或血管紧张素 II 受体拮抗剂（ARB）使用率 【定义】单位时间内，出院使用 ACEI 或 ARB 的急性 STEMI 患者数占同期急性 STEMI 患者总数的比例	【评审方法】 1. 计算公式： $$\frac{\text{出院使用 ACEI/ARB 的急性 STEMI 患者数}}{\text{同期急性 STEMI 患者总数}} \times 100\%$$ 2. 需医院提供评审周期内每年度出院使用 ACEI 或 ARB 的急性 STEMI 患者数、同期急性 STEMI 患者总数。 【计分细则】 监测比较，逐步提高	0.3 分

续表

标准序号	指标与定义	评审方法和计分细则	分值
2.362	【指标】急性 STEMI 患者出院他汀类药物使用率 【定义】单位时间内，出院使用他汀类药物的急性 STEMI 患者数占同期急性 STEMI 患者总数的比例	【评审方法】 1.计算公式： $$\frac{出院使用他汀类药物的急性 STEMI 患者数}{同期急性 STEMI 患者总数}\times100\%$$ 2.需医院提供评审周期内每年度出院使用他汀类药物的急性 STEMI 患者数、同期急性 STEMI 患者总数。 【计分细则】 监测比较，逐步提高	0.2分
2.363	【指标】急性 STEMI 患者住院死亡率 【定义】单位时间内，住院期间死亡的急性 STEMI 患者数占同期急性 STEMI 患者总数的比例	【评审方法】 1.计算公式： $$\frac{住院期间死亡的急性 STEMI 患者数}{同期急性 STEMI 患者总数}\times100\%$$ 2.需医院提供评审周期内每年度住院期间死亡的急性 STEMI 患者数、同期急性 STEMI 患者总数。 【计分细则】 监测比较，逐步降低	0.3分
2.364	【指标】急性 STEMI 患者出院后 30 天内非计划再入院率 【定义】单位时间内，出院后 30 天内，原先无计划再入院，而因任何原因再次入院的急性 STEMI 患者数占同期出院的急性 STEMI 患者总数的比例	【评审方法】 1.计算公式： $$\frac{出院后 30 天内，原先无计划再入院，而因任何原因再次入院的急性 STEMI 患者数}{同期出院的急性 STEMI 患者总数}\times100\%$$ 2.需医院提供评审周期内每年度出院后 30 天内，原先无计划再入院，而因任何原因再次入院的急性 STEMI 患者数；同期出院的急性 STEMI 患者总数。 3.指标说明：再次入院的医疗机构不限。 【计分细则】 监测比较，逐步降低	0.3分
2.365	【指标】急性 STEMI 患者 30 天死亡率 【定义】单位时间内，确诊急性 STEMI 后 30 天死亡的急性 STEMI 患者数占同期急性 STEMI 患者总数的比例	【评审方法】 1.计算公式： $$\frac{确诊急性 STEMI 后 30 天死亡的急性 STEMI 患者数}{同期出院的急性 STEMI 患者总数}\times100\%$$	0.3分

续表

标准序号	指标与定义	评审方法和计分细则	分值
		2.需医院提供评审周期内每年度确诊急性STEMI后30天死亡的急性STEMI患者数、同期急性STEMI患者总数。 【计分细则】 监测比较，逐步降低	

（二）心房颤动（2分）

标准序号	指标与定义	评审方法和计分细则	分值
2.366	【指标】非瓣膜性心房颤动（房颤）患者血栓栓塞风险评估率 【定义】单位时间内，行血栓栓塞风险评估的非瓣膜性房颤患者数占同期非瓣膜性房颤患者总数的比例	【评审方法】 1.计算公式： $$\frac{\text{行血栓栓塞风险评估的非瓣膜性房颤患者数}}{\text{同期非瓣膜性房颤患者总数}} \times 100\%$$ 2.需医院提供评审周期内每年度行血栓栓塞风险评估的非瓣膜性房颤患者数、同期非瓣膜性房颤患者总数。 3.指标说明：血栓栓塞风险评估推荐采用$CHA_2DS_2\text{-}VASc$评分。 【计分细则】 监测比较，逐步提高	0.4分
2.367	【指标】非瓣膜性房颤患者出院抗凝药物使用率 【定义】单位时间内，出院使用抗凝药物的非瓣膜性房颤患者数占同期非瓣膜性房颤患者总数的比例	【评审方法】 1.计算公式： $$\frac{\text{出院使用抗凝药物的非瓣膜性房颤患者数}}{\text{同期非瓣膜性房颤患者总数}} \times 100\%$$ 2.需医院提供评审周期内每年度出院使用抗凝药物的非瓣膜性房颤患者数、同期非瓣膜性房颤患者总数。 【计分细则】 监测比较，逐步提高	0.4分
2.368	【指标】瓣膜性房颤患者出院华法林使用率 【定义】单位时间内，出院使用华法林的瓣膜性房颤患者数占同期瓣膜性房颤患者总数的比例	【评审方法】 1.计算公式： $$\frac{\text{出院使用华法林的瓣膜性房颤患者数}}{\text{同期瓣膜性房颤患者总数}} \times 100\%$$ 2.需医院提供评审周期内每年度出院使用华法林的瓣膜性房颤患者数、同期瓣膜性房颤患者总数。 【计分细则】 监测比较，逐步提高	0.4分

标准序号	指标与定义	评审方法和计分细则	分值
2.369	【指标】房颤患者出血风险评估率 【定义】单位时间内，行出血风险评估的房颤患者数占同期房颤患者总数的比例	【评审方法】 1. 计算公式： $$\frac{行出血风险评估的房颤患者数}{同期房颤患者总数} \times 100\%$$ 2. 需医院提供评审周期内每年度行出血风险评估的房颤患者数、同期房颤患者总数。 3. 指标说明：出血风险评估推荐采用 HAS-BLED 评分、ORBIT 评分或 ABC 评分等。 【计分细则】 监测比较，逐步提高	0.4分
2.370	【指标】房颤患者左心耳封堵术并发症发生率 【定义】单位时间内，左心耳封堵术中及术后发生并发症的房颤患者数占同期行左心耳封堵的房颤患者总数的比例	【评审方法】 1. 计算公式： $$\frac{左心耳封堵术中及术后发生并发症的房颤患者数}{同期行左心耳封堵的房颤患者总数} \times 100\%$$ 2. 需医院提供评审周期内每年度左心耳封堵术中及术后发生并发症的房颤患者数、同期行左心耳封堵的房颤患者总数。 3. 指标说明：左心耳封堵术并发症指：（1）影像学检查确诊的穿刺部位假性动脉瘤；（2）影像学检查确诊的穿刺部位动静脉瘘；（3）左心耳封堵术中及术后 72 小时内新发或增多的心包积液，且合并下列情况之一：行心包穿刺引流、行外科修补；（4）术中及术后 72 小时内的脑卒中；（5）封堵器脱位。 【计分细则】 监测比较，逐步降低	0.4分

（三）心力衰竭（3分）

标准序号	指标与定义	评审方法和计分细则	分值
2.371	【指标】心力衰竭患者入院 24 小时内利钠肽检测率 【定义】单位时间内，入院 24 小时内进行利钠肽检测的心力衰竭患者数占同期心力衰竭患者总数的比例	【评审方法】 1. 计算公式： $$\frac{入院 24 小时内进行利钠肽检测的心力衰竭患者数}{同期心力衰竭患者总数} \times 100\%$$ 2. 需医院提供评审周期内每年度入院 24 小时内进行利钠肽检测的心力衰竭患者数、同期心力衰竭患者总数。	0.3分

续表

标准序号	指标与定义	评审方法和计分细则	分值
		3. 指标说明：利钠肽检测包括 N 末端 B 型利钠肽原（NT-proBNP）和 B 型利钠肽（BNP）。 【计分细则】 监测比较，逐步提高	
2.372	【指标】心力衰竭患者入院 48 小时内心脏功能评估率 【定义】单位时间内，入院 48 小时内进行超声心动图检查的心力衰竭患者数占同期心力衰竭患者总数的比例	【评审方法】 1. 计算公式： $$\frac{\text{入院 48 小时内进行超声心动图检查的心力衰竭患者数}}{\text{同期心力衰竭患者总数}} \times 100\%$$ 2. 需医院提供评审周期内每年度入院 48 小时内进行超声心动图检查的心力衰竭患者数、同期心力衰竭患者总数。 【计分细则】 监测比较，逐步提高	0.3 分
2.373	【指标】心力衰竭伴容量超负荷患者住院期间利尿剂治疗率 【定义】单位时间内，住院期间接受利尿剂治疗的心力衰竭伴容量超负荷患者数占同期心力衰竭伴容量超负荷患者总数的比例	【评审方法】 1. 计算公式： $$\frac{\text{住院期间接受利尿剂治疗的心力衰竭伴容量超负荷患者数}}{\text{同期心力衰竭伴容量超负荷患者总数}} \times 100\%$$ 2. 需医院提供评审周期内每年度住院期间接受利尿剂治疗的心力衰竭伴容量超负荷患者数、同期心力衰竭伴容量超负荷患者总数。 【计分细则】 监测比较，逐步提高	0.3 分
2.374	【指标】心力衰竭患者出院血管紧张素转化酶抑制剂（ACEI）或血管紧张素受体阻断剂（ARB）或血管紧张素受体脑啡肽酶抑制剂（ARNI）使用率 【定义】单位时间内，出院使用 ACEI 或 ARB 或 ARNI 的心力衰竭患者数占同期心力衰竭患者总数的比例	【评审方法】 1. 计算公式： $$\frac{\text{出院使用 ACEI 或 ARB 或 ARNI 的心力衰竭患者数}}{\text{同期心力衰竭患者总数}} \times 100\%$$ 2. 需医院提供评审周期内每年度出院使用 ACEI 或 ARB 或 ARNI 的心力衰竭患者数、同期心力衰竭患者总数。 【计分细则】 监测比较，逐步提高	0.2 分

续表

标准序号	指标与定义	评审方法和计分细则	分值
2.375	【指标】心力衰竭患者出院β受体阻滞剂使用率 【定义】单位时间内，出院使用β受体阻滞剂的心力衰竭患者数占同期心力衰竭患者总数的比例	【评审方法】 1.计算公式： $$\frac{出院使用\beta受体阻滞剂的心力衰竭患者数}{同期心力衰竭患者总数}\times100\%$$ 2.需医院提供评审周期内每年度出院使用β受体阻滞剂的心力衰竭患者数、同期心力衰竭患者总数。 【计分细则】 监测比较，逐步提高	0.2分
2.376	【指标】心力衰竭患者出院醛固酮受体拮抗剂使用率 【定义】单位时间内，出院使用醛固酮受体拮抗剂的心力衰竭患者数占同期心力衰竭患者总数的比例	【评审方法】 1.计算公式： $$\frac{出院使用醛固酮受体拮抗剂的心力衰竭患者数}{同期心力衰竭患者总数}\times100\%$$ 2.需医院提供评审周期内每年度出院使用醛固酮受体拮抗剂的心力衰竭患者数、同期心力衰竭患者总数。 【计分细则】 监测比较，逐步提高	0.2分
2.377	【指标】心力衰竭患者住院期间心脏再同步化治疗（CRT）使用率 【定义】单位时间内，住院期间给予CRT治疗的心力衰竭患者数占同期心力衰竭患者总数的比例	【评审方法】 1.计算公式： $$\frac{住院期间给予CRT治疗的心力衰竭患者数}{同期心力衰竭患者总数}\times100\%$$ 2.需医院提供评审周期内每年度住院期间给予CRT治疗的心力衰竭患者数、同期心力衰竭患者总数。 【计分细则】 监测比较，逐步提高	0.3分
2.378	【指标】心力衰竭患者住院死亡率 【定义】单位时间内，住院期间死亡的心力衰竭患者数占同期心力衰竭患者总数的比例	【评审方法】 1.计算公式： $$\frac{住院期间死亡的心力衰竭患者数}{同期心力衰竭患者总数}\times100\%$$ 2.需医院提供评审周期内每年度住院期间死亡的心力衰竭患者数、同期心力衰竭患者总数。 【计分细则】 监测比较，逐步降低	0.3分

标准序号	指标与定义	评审方法和计分细则	分值
2.379	【指标】心力衰竭患者出院30天随访率 【定义】单位时间内，出院30天随访的心力衰竭患者数占同期出院心力衰竭患者总数的比例	【评审方法】 1.计算公式： $$\frac{出院30天随访的心力衰竭患者数}{同期出院心力衰竭患者总数}\times100\%$$ 2.需医院提供评审周期内每年度出院30天随访的心力衰竭患者数、同期出院心力衰竭患者总数。 3.指标说明：随访方式包括但不限于电话随访、网络随访、门诊随访。 【计分细则】 监测比较，逐步提高	0.3分
2.380	【指标】心力衰竭患者出院后30天内心力衰竭再入院率 【定义】单位时间内，出院后30天内因心力衰竭再入院的心力衰竭患者数占同期出院的心力衰竭患者总数的比例	【评审方法】 1.计算公式： $$\frac{出院后30天内因心力衰竭再入院的心力衰竭患者数}{同期出院的心力衰竭患者总数}\times100\%$$ 2.需医院提供评审周期内每年度出院后30天内因心力衰竭再入院的心力衰竭患者数、同期出院的心力衰竭患者总数。 【计分细则】 监测比较，逐步降低	0.3分
2.381	【指标】心力衰竭患者出院后30天死亡率 【定义】单位时间内，出院后30天内死亡的心力衰竭患者数占同期出院的心力衰竭患者总数的比例	【评审方法】 1.计算公式： $$\frac{出院后30天内死亡的心力衰竭患者数}{同期出院的心力衰竭患者总数}\times100\%$$ 2.需医院提供评审周期内每年度出院后30天内死亡的心力衰竭患者数、同期出院的心力衰竭患者总数。 【计分细则】 监测比较，逐步降低	0.3分

（四）高血压（2分）

标准序号	指标与定义	评审方法和计分细则	分值
2.382	【指标】动态血压监测率 【定义】单位时间内，住院期间接受动态血压监测的高血压患者数占同期高血压住院患者总数的比例	【评审方法】 1.计算公式： $$\frac{住院期间接受动态血压监测的高血压患者数}{同期高血压住院患者总数}\times100\%$$	0.5分

标准序号	指标与定义	评审方法和计分细则	分值
		2. 需医院提供评审周期内每年度住院期间接受动态血压监测的高血压患者数、同期高血压住院患者总数。 3. 指标说明：动态血压监测是指通过自动血压测量仪器监测血压水平。 【计分细则】 监测比较，逐步提高	
2.383	【指标】心血管风险评估率 【定义】单位时间内，住院期间接受心血管风险评估的高血压患者数占同期高血压住院患者总数的比例	【评审方法】 1. 计算公式： $$\frac{住院期间接受心血管风险评估的高血压患者数}{同期高血压住院患者总数} \times 100\%$$ 2. 需医院提供评审周期内每年度住院期间接受心血管风险评估的高血压患者数、同期高血压住院患者总数。 3. 指标说明：心血管风险评估是指完成了心脏、肾脏、血管、眼底四项检查中的两项及以上。 【计分细则】 监测比较，逐步提高	0.5分
2.384	【指标】原发性醛固酮增多症肾素醛固酮检测规范率 【定义】单位时间内，住院期间接受规范检测肾素醛固酮的原发性醛固酮增多症患者数占同期原发性醛固酮增多症住院患者总数的比例	【评审方法】 1. 计算公式： $$\frac{住院期间接受规范检测肾素醛固酮的原发性醛固酮增多症患者数}{同期原发性醛固酮增多症住院患者总数} \times 100\%$$ 2. 需医院提供评审周期内每年度住院期间接受规范检测肾素醛固酮的原发性醛固酮增多症患者数、同期原发性醛固酮增多症住院患者总数。 3. 指标说明：规范检测肾素醛固酮：停用影响肾素醛固酮检测药物至少2周（利尿剂及甘草提炼物至少4周）后进行监测，停药期间可使用α受体阻滞剂及非二氢吡啶类钙拮抗剂控制血压。 【计分细则】 监测比较，逐步提高	0.5分

续表

标准序号	指标与定义	评审方法和计分细则	分值
2.385	【指标】原发性醛固酮增多症确诊试验开展率 【定义】单位时间内，住院期间接受确诊试验检查的原发性醛固酮增多症患者数占同期原发性醛固酮增多症住院患者总数的比例	【评审方法】 1. 计算公式： $$\frac{住院期间接受确诊试验检查的原发性醛固酮增多症患者数}{同期原发性醛固酮增多症住院患者总数} \times 100\%$$ 2. 需医院提供评审周期内每年度住院期间接受确诊试验检查的原发性醛固酮增多症患者数、同期原发性醛固酮增多症住院患者总数。 3. 指标说明：确诊试验包括卡托普利试验、生理盐水输注试验、口服高钠饮食、氟氢可的松试验。 【计分细则】 监测比较，逐步提高	0.5分

（五）冠状动脉旁路移植术（2分）

标准序号	指标与定义	评审方法和计分细则	分值
2.386	【指标】单纯冠状动脉旁路移植术住院死亡率 【定义】单位时间内，行单纯冠状动脉旁路移植术住院期间死亡的患者数占同期行单纯冠状动脉旁路移植术的患者总数的比例	【评审方法】 1. 计算公式： $$\frac{行单纯冠状动脉旁路移植术住院期间死亡的患者数}{同期行单纯冠状动脉旁路移植术的患者总数} \times 100\%$$ 2. 需医院提供评审周期内每年度行单纯冠状动脉旁路移植术住院期间死亡的患者数、同期行单纯冠状动脉旁路移植术的患者总数。 【计分细则】 监测比较，逐步降低	0.2分
2.387	【指标】单纯冠状动脉旁路移植术后机械通气时间大于等于24小时发生率 【定义】单位时间内，行单纯冠状动脉旁路移植术后连续机械通气时间大于等于24小时的患者数占同期行单纯冠状动脉旁路移植术的患者总数的比例	【评审方法】 1. 计算公式： $$\frac{行单纯冠状动脉旁路移植术后连续机械通气时间大于等于24小时的患者数}{同期行单纯冠状动脉旁路移植术的患者总数} \times 100\%$$ 2. 需医院提供评审周期内每年度行单纯冠状动脉旁路移植术后连续机械通气时间大于等于24小时的患者数、同期行单纯冠状动脉旁路移植术的患者总数。 3. 指标说明：拔管后再次机械通气时间不计算在内。	0.2分

续表

标准序号	指标与定义	评审方法和计分细则	分值
		【计分细则】 监测比较，逐步降低	
2.388	【指标】单纯冠状动脉旁路移植术后胸骨深部感染发生率 【定义】单位时间内，行单纯冠状动脉旁路移植术后发生胸骨深部感染的患者数占同期行单纯冠状动脉旁路移植术的患者总数的比例	【评审方法】 1. 计算公式： $$\frac{\text{行单纯冠状动脉旁路移植术后}}{\text{同期行单纯冠状动脉旁路移}} \times 100\%$$ 2. 需医院提供评审周期内每年度行单纯冠状动脉旁路移植术后发生胸骨深部感染的患者数、同期行单纯冠状动脉旁路移植术的患者总数。 3. 指标说明：胸骨深部感染包括肌肉、骨骼和纵隔的感染。 【计分细则】 监测比较，逐步降低	0.2分
2.389	【指标】单纯冠状动脉旁路移植术后脑卒中发生率 【定义】单位时间内，行单纯冠状动脉旁路移植术后发生脑卒中的患者数占同期行单纯冠状动脉旁路移植术的患者总数的比例	【评审方法】 1. 计算公式： $$\frac{\text{行单纯冠状动脉旁路移植术后}}{\text{同期行单纯冠状动脉旁路移}} \times 100\%$$ 2. 需医院提供评审周期内每年度行单纯冠状动脉旁路移植术后发生脑卒中的患者数、同期行单纯冠状动脉旁路移植术的患者总数。 【计分细则】 监测比较，逐步降低	0.2分
2.390	【指标】单纯冠状动脉旁路移植术非计划二次手术率 【定义】单位时间内，行单纯冠状动脉旁路移植术后非计划二次手术的患者数占同期行单纯冠状动脉旁路移植术的患者总数的比例	【评审方法】 1. 计算公式： $$\frac{\text{行单纯冠状动脉旁路移植术后}}{\text{同期行单纯冠状动脉旁路}} \times 100\%$$ 2. 需医院提供评审周期内每年度行单纯冠状动脉旁路移植术后非计划二次手术的患者数、同期行单纯冠状动脉旁路移植术的患者总数。 3. 指标说明：确诊试验包括卡托普利试验、生理盐水输注试验、口服高钠饮食、氟氢可的松试验。	0.2分

标准序号	指标与定义	评审方法和计分细则	分值
		【计分细则】 监测比较，逐步降低	
2.391	【指标】单纯冠状动脉旁路移植术后急性肾衰竭发生率 【定义】单位时间内，行单纯冠状动脉旁路移植术后发生急性肾衰竭的患者数占同期行单纯冠状动脉旁路移植术的患者总数的比例	【评审方法】 1. 计算公式： $$\frac{\text{行单纯冠状动脉旁路移植术后发生急性肾衰竭的患者数}}{\text{同期行单纯冠状动脉旁路移植术的患者总数}} \times 100\%$$ 2. 需医院提供评审周期内每年度行单纯冠状动脉旁路移植术后发生急性肾衰竭的患者数、同期行单纯冠状动脉旁路移植术的患者总数。 3. 指标说明：术后急性肾衰竭是指术后最高血清肌酐值是术前基线值的3.0倍；或血肌酐值增至 ≥ 4.0 mg/dL（ ≥ 353.6 μmol/L）；或开始肾脏替代治疗（下同）。 【计分细则】 监测比较，逐步降低	0.2分
2.392	【指标】单纯冠状动脉旁路移植术前24小时β受体阻滞剂使用率 【定义】单位时间内，行单纯冠状动脉旁路移植术前24小时内使用β受体阻滞剂的患者数占同期行单纯冠状动脉旁路移植术的患者总数的比例	【评审方法】 1. 计算公式： $$\frac{\text{行单纯冠状动脉旁路移植术前24小时内使用 β 受体阻滞剂的患者数}}{\text{同期行单纯冠状动脉旁路移植术的患者总数}} \times 100\%$$ 2. 需医院提供评审周期内每年度行单纯冠状动脉旁路移植术前24小时内使用β受体阻滞剂的患者数、同期行单纯冠状动脉旁路移植术的患者总数。 【计分细则】 监测比较，逐步提高	0.2分
2.393	【指标】单纯冠状动脉旁路移植术围术期输血率 【定义】单位时间内，行单纯冠状动脉旁路移植术围术期输血的患者数占同期行单纯冠状动脉旁路移植术的患者总数的比例	【评审方法】 1. 计算公式： $$\frac{\text{行单纯冠状动脉旁路移植术围术期输血的患者数}}{\text{同期行单纯冠状动脉旁路移植术的患者总数}} \times 100\%$$ 2. 需医院提供评审周期内每年度行单纯冠状动脉旁路移植术围术期输血的患者数、同期行单纯冠状动脉旁路移植术的患者总数。	0.1分

标准序号	指标与定义	评审方法和计分细则	分值
		3. 指标说明：围术期指术中及术后住院的全部过程；血制品指异体全血、红细胞、血小板、新鲜冰冻血浆和冷沉淀。 【计分细则】 监测比较，逐步降低	
2.394	【指标】单纯冠状动脉旁路移植术中乳内动脉血管桥使用率 【定义】单位时间内，行单纯冠状动脉旁路移植术中使用乳内动脉血管桥的患者数占同期行单纯冠状动脉旁路移植术的患者总数的比例	【评审方法】 1. 计算公式： $$\frac{\text{行单纯冠状动脉旁路移植术中使用乳内动脉血管桥的患者数}}{\text{同期行单纯冠状动脉旁路移植术的患者总数}} \times 100\%$$ 2. 需医院提供评审周期内每年度行单纯冠状动脉旁路移植术中使用乳内动脉血管桥的患者数、同期行单纯冠状动脉旁路移植术的患者总数。 3. 指标说明：乳内动脉血管桥包括左侧原位乳内动脉血管桥、右侧原位乳内动脉血管桥及游离乳内动脉血管桥。 【计分细则】 监测比较	0.1分
2.395	【指标】单纯冠状动脉旁路移植术后24小时内阿司匹林使用率 【定义】单位时间内，行单纯冠状动脉旁路移植术后24小时内使用阿司匹林的患者数占同期行单纯冠状动脉旁路移植术的患者总数的比例	【评审方法】 1. 计算公式： $$\frac{\text{行单纯冠状动脉旁路移植术后24小时内使用阿司匹林的患者数}}{\text{同期行单纯冠状动脉旁路移植术的患者总数}} \times 100\%$$ 2. 需医院提供评审周期内每年度行单纯冠状动脉旁路移植术后24小时内使用阿司匹林的患者数、同期行单纯冠状动脉旁路移植术的患者总数。 【计分细则】 监测比较，逐步提高	0.1分
2.396	【指标】单纯冠状动脉旁路移植术出院他汀类药物使用率 【定义】单位时间内，行单纯冠状动脉旁路移植术出院使用他汀类药物的患者数占同期行单纯冠状动脉旁路移植术的患者总数的比例	【评审方法】 1. 计算公式： $$\frac{\text{行单纯冠状动脉旁路移植术出院使用他汀类药物的患者数}}{\text{同期行单纯冠状动脉旁路移植术的患者总数}} \times 100\%$$	0.1分

续表

标准序号	指标与定义	评审方法和计分细则	分值
		2.需医院提供评审周期内每年度行单纯冠状动脉旁路移植术出院使用他汀类药物的患者数、同期行单纯冠状动脉旁路移植术的患者总数。 【计分细则】 监测比较，逐步提高	
2.397	【指标】单纯冠状动脉旁路移植术出院阿司匹林使用率 【定义】单位时间内，行单纯冠状动脉旁路移植术出院使用阿司匹林的患者数占同期行单纯冠状动脉旁路移植术的患者总数的比例	【评审方法】 1.计算公式： $$\frac{行单纯冠状动脉旁路移植术出院使用阿司匹林的患者数}{同期行单纯冠状动脉旁路移植术的患者总数} \times 100\%$$ 2.需医院提供评审周期内每年度行单纯冠状动脉旁路移植术出院使用阿司匹林的患者数、同期行单纯冠状动脉旁路移植术的患者总数。 【计分细则】 监测比较，逐步提高	0.1分
2.398	【指标】单纯冠状动脉旁路移植术出院β受体阻滞剂使用率 【定义】单位时间内，行单纯冠状动脉旁路移植术出院使用β受体阻滞剂的患者数占同期行单纯冠状动脉旁路移植术的患者总数的比例	【评审方法】 1.计算公式： $$\frac{行单纯冠状动脉旁路移植术出院使用β受体阻滞剂的患者数}{同期行单纯冠状动脉旁路移植术的患者总数} \times 100\%$$ 2.需医院提供评审周期内每年度行单纯冠状动脉旁路移植术出院使用β受体阻滞剂的患者数、同期行单纯冠状动脉旁路移植术的患者总数。 【计分细则】 监测比较，逐步提高	0.1分

（六）二尖瓣手术（2分）

标准序号	指标与定义	评审方法和计分细则	分值
2.399	【指标】二尖瓣手术住院死亡率 【定义】单位时间内，行二尖瓣手术住院期间死亡的患者数占同期行二尖瓣手术的患者总数的比例	【评审方法】 1.计算公式： $$\frac{行二尖瓣手术住院期间死亡的患者数}{同期行二尖瓣手术的患者总数} \times 100\%$$ 2.需医院提供评审周期内每年度行二尖瓣手术住院期间死亡的患者数、同期行二尖瓣手术的患者总数。	0.3分

续表

标准序号	指标与定义	评审方法和计分细则	分值
		【计分细则】 监测比较,逐步降低	
2.400	【指标】二尖瓣手术后机械通气时间大于等于24小时发生率 【定义】单位时间内,行二尖瓣手术后连续机械通气时间大于等于24小时的患者数占同期行二尖瓣手术的患者总数的比例	【评审方法】 1. 计算公式: $$\frac{行二尖瓣手术后连续机械通气时间大于等于24小时的患者数}{同期行二尖瓣手术的患者总数} \times 100\%$$ 2. 需医院提供评审周期内每年度行二尖瓣手术后连续机械通气时间大于等于24小时的患者数、同期行二尖瓣手术的患者总数。 3. 指标说明:拔管后再次机械通气时间不计算在内。 【计分细则】 监测比较,逐步降低	0.2分
2.401	【指标】二尖瓣手术后胸骨深部感染发生率 【定义】单位时间内,行二尖瓣手术后发生胸骨深部感染的患者数占同期行二尖瓣手术的患者总数的比例	【评审方法】 1. 计算公式: $$\frac{行二尖瓣手术后发生胸骨深部感染的患者数}{同期行二尖瓣手术的患者总数} \times 100\%$$ 2. 需医院提供评审周期内每年度行二尖瓣手术后发生胸骨深部感染的患者数、同期行二尖瓣手术的患者总数。 3. 指标说明:胸骨深部感染包括肌肉、骨骼和纵隔的感染。 【计分细则】 监测比较,逐步降低	0.2分
2.402	【指标】二尖瓣手术后脑卒中发生率 【定义】单位时间内,行二尖瓣手术后发生脑卒中的患者数占同期行二尖瓣手术的患者总数的比例	【评审方法】 1. 计算公式: $$\frac{行二尖瓣手术后发生脑卒中的患者数}{同期行二尖瓣手术的患者总数} \times 100\%$$ 2. 需医院提供评审周期内每年度行二尖瓣手术后发生脑卒中的患者数、同期行二尖瓣手术的患者总数。 【计分细则】 监测比较,逐步降低	0.2分

标准序号	指标与定义	评审方法和计分细则	分值
2.403	【指标】二尖瓣手术非计划二次手术率 【定义】单位时间内,行二尖瓣手术后非计划二次手术的患者数占同期行二尖瓣手术的患者总数的比例	【评审方法】 1.计算公式: $$\frac{行二尖瓣手术后非计划二次手术的患者数}{同期行二尖瓣手术的患者总数}\times100\%$$ 2.需医院提供评审周期内每年度行二尖瓣手术后非计划二次手术的患者数、同期行二尖瓣手术的患者总数。 【计分细则】 监测比较,逐步降低	0.3分
2.404	【指标】二尖瓣手术后急性肾衰竭发生率 【定义】单位时间内,行二尖瓣手术后发生急性肾衰竭的患者数占同期行二尖瓣手术的患者总数的比例	【评审方法】 1.计算公式: $$\frac{行二尖瓣手术后发生急性肾衰竭的患者数}{同期行二尖瓣手术的患者总数}\times100\%$$ 2.需医院提供评审周期内每年度行二尖瓣手术后发生急性肾衰竭的患者数、同期行二尖瓣手术的患者总数。 【计分细则】 监测比较,逐步降低	0.2分
2.405	【指标】因退行性病变导致二尖瓣关闭不全的患者二尖瓣修复术治疗率 【定义】单位时间内,因退行性病变导致二尖瓣关闭不全行二尖瓣修复术的患者数占同期因退行性病变导致二尖瓣关闭不全行二尖瓣手术的患者总数的比例	【评审方法】 1.计算公式: $$\frac{因退行性病变导致二尖瓣关闭不全行二尖瓣修复术的患者数}{同期因退行性病变导致二尖瓣关闭不全行二尖瓣手术的患者总数}\times100\%$$ 2.需医院提供评审周期内每年度行因退行性病变导致二尖瓣关闭不全行二尖瓣修复术的患者数、同期因退行性病变导致二尖瓣关闭不全行二尖瓣手术的患者总数。 3.指标说明:排除接受过心脏或胸外科手术或前纵隔放射性治疗的患者。 【计分细则】 监测比较	0.2分

标准序号	指标与定义	评审方法和计分细则	分值
2.406	【指标】二尖瓣手术出院抗凝药物使用率 【定义】单位时间内，行二尖瓣手术出院使用抗凝药物的患者数占同期行二尖瓣手术的患者总数的比例	【评审方法】 1. 计算公式： $$\frac{\text{行二尖瓣手术出院使用抗凝药物的患者数}}{\text{同期行二尖瓣手术的患者总数}}\times100\%$$ 2. 需医院提供评审周期内每年度行二尖瓣手术出院使用抗凝药物的患者数、同期行二尖瓣手术的患者总数。 【计分细则】 监测比较，逐步提高	0.2分
2.407	【指标】二尖瓣手术术中经食道超声使用率 【定义】单位时间内，二尖瓣手术术中使用经食道超声的患者数占同期行二尖瓣手术的患者总数的比例	【评审方法】 1. 计算公式： $$\frac{\text{二尖瓣手术术中使用经食道超声的患者数}}{\text{同期行二尖瓣手术的患者总数}}\times100\%$$ 2. 需医院提供评审周期内每年度二尖瓣手术术中使用经食道超声的患者数、同期行二尖瓣手术的患者总数。 【计分细则】 监测比较，逐步提高	0.2分

（七）主动脉瓣手术（2分）

标准序号	指标与定义	评审方法和计分细则	分值
2.408	【指标】主动脉瓣手术住院死亡率 【定义】单位时间内，行主动脉瓣手术住院期间死亡的患者数占同期行主动脉瓣手术的患者总数的比例	【评审方法】 1. 计算公式： $$\frac{\text{行主动脉瓣手术住院期间死亡的患者数}}{\text{同期行主动脉瓣手术的患者总数}}\times100\%$$ 2. 需医院提供评审周期内每年度行主动脉瓣手术住院期间死亡的患者数、同期行主动脉瓣手术的患者总数。 【计分细则】 监测比较，逐步降低	0.3分
2.409	【指标】主动脉瓣手术后机械通气时间大于等于24小时发生率 【定义】单位时间内，行主动脉瓣手术后连续机械通气时间大于等于24小时的患者数占同期行主动脉瓣手术的患者总数的比例	【评审方法】 1. 计算公式： $$\frac{\text{行主动脉瓣手术后连续机械通气时间大于等于24小时的患者数}}{\text{同期行主动脉瓣手术的患者总数}}\times100\%$$ 2. 需医院提供评审周期内每年度行主动脉瓣手术后连续机械通气时间大于等于24小时的患者数、同期行主动脉瓣手术的患者总数。	0.2分

标准序号	指标与定义	评审方法和计分细则	分值
		3. 指标说明：拔管后再次机械通气时间不计算在内。 【计分细则】 监测比较，逐步降低	
2.410	【指标】主动脉瓣手术后胸骨深部感染发生率 【定义】单位时间内，行主动脉瓣手术后发生胸骨深部感染的患者数占同期行主动脉瓣手术的患者总数的比例	【评审方法】 1. 计算公式： $$\frac{行主动脉瓣手术后发生胸骨深部感染的患者数}{同期行主动脉瓣手术的患者总数} \times 100\%$$ 2. 需医院提供评审周期内每年度行主动脉瓣手术后发生胸骨深部感染的患者数、同期行主动脉瓣手术的患者总数。 3. 指标说明：胸骨深部感染包括肌肉、骨骼和纵隔的感染。 【计分细则】 监测比较，逐步降低	0.2 分
2.411	【指标】主动脉瓣手术后脑卒中发生率 【定义】单位时间内，行主动脉瓣手术后发生脑卒中的患者数占同期行主动脉瓣手术的患者总数的比例	【评审方法】 1. 计算公式： $$\frac{行主动脉瓣手术后发生脑卒中的患者数}{同期行主动脉瓣手术的患者总数} \times 100\%$$ 2. 需医院提供评审周期内每年度行主动脉瓣手术后发生脑卒中的患者数、同期行主动脉瓣手术的患者总数。 【计分细则】 监测比较，逐步降低	0.2 分
2.412	【指标】主动脉瓣手术非计划二次手术率 【定义】单位时间内，行主动脉瓣手术后非计划二次手术的患者数占同期行主动脉瓣手术的患者总数的比例	【评审方法】 1. 计算公式： $$\frac{行主动脉瓣手术后非计划二次手术的患者数}{同期行主动脉瓣手术的患者总数} \times 100\%$$ 2. 需医院提供评审周期内每年度行主动脉瓣手术后非计划二次手术的患者数、同期行主动脉瓣手术的患者总数。 【计分细则】 监测比较，逐步降低	0.3 分

标准序号	指标与定义	评审方法和计分细则	分值
2.413	【指标】主动脉瓣手术后急性肾衰竭发生率 【定义】单位时间内，行主动脉瓣手术后发生急性肾衰竭的患者数占同期行主动脉瓣手术的患者总数的比例	【评审方法】 1.计算公式： $$\frac{\text{行主动脉瓣手术后发生急性肾衰竭的患者数}}{\text{同期行主动脉瓣手术的患者总数}}\times100\%$$ 2.需医院提供评审周期内每年度行主动脉瓣手术后发生急性肾衰竭的患者数、同期行主动脉瓣手术的患者总数。 【计分细则】 监测比较，逐步降低	0.2分
2.414	【指标】主动脉瓣手术出院抗凝药物使用率 【定义】单位时间内，行主动脉瓣手术出院使用抗凝药物的患者数占同期行主动脉瓣手术的患者总数的比例	【评审方法】 1.计算公式： $$\frac{\text{行主动脉瓣手术出院使用抗凝药物的患者数}}{\text{同期行主动脉瓣手术的患者总数}}\times100\%$$ 2.需医院提供评审周期内每年度行主动脉瓣手术出院使用抗凝药物的患者数、同期行主动脉瓣手术的患者总数。 【计分细则】 监测比较，逐步提高	0.2分
2.415	【指标】主动脉瓣手术术中经食道超声使用率 【定义】单位时间内，主动脉瓣手术术中使用经食道超声的患者数占同期行主动脉瓣手术的患者总数的比例	【评审方法】 1.计算公式： $$\frac{\text{主动脉瓣手术术中使用经食道超声的患者数}}{\text{同期行主动脉瓣手术的患者总数}}\times100\%$$ 2.需医院提供评审周期内每年度主动脉瓣手术术中使用经食道超声的患者数、同期行主动脉瓣手术的患者总数。 【计分细则】 监测比较，逐步提高	0.2分
2.416	【指标】主动脉瓣置换术人工瓣有效瓣膜面积指数大于 $0.85\ cm^2/m^2$ 发生率 【定义】单位时间内，主动脉瓣置换术中人工主动脉瓣有效瓣膜面积指数大于 $0.85\ cm^2/m^2$ 的患者数占同期行主动脉瓣置换术的患者总数的比例	【评审方法】 1.计算公式： $$\frac{\text{主动脉瓣置换术中人工主动脉瓣有效瓣膜面积指数大于 }0.85\ cm^2/m^2\text{ 的患者数}}{\text{同期行主动脉瓣置换术的患者总数}}\times100\%$$	0.2分

续表

标准序号	指标与定义	评审方法和计分细则	分值
		2. 需医院提供评审周期内每年度主动脉瓣置换术中人工主动脉瓣有效瓣膜面积指数大于 0.85 cm²/m² 的患者数、同期行主动脉瓣置换术的患者总数。 3. 指标说明：主动脉瓣有效瓣膜面积指数＝人工瓣膜有效瓣口面积（cm²）/患者体表面积（m²）。 【计分细则】 监测比较，逐步提高	

（八）主动脉腔内修复术（2分）

标准序号	指标与定义	评审方法和计分细则	分值
2.417	【指标】主动脉腔内修复术住院死亡率 【定义】单位时间内，行主动脉腔内修复术住院期间死亡的患者数占同期行主动脉腔内修复术的患者总数的比例	【评审方法】 1. 计算公式： $$\frac{行主动脉腔内修复术住院期间死亡的患者数}{同期行主动脉腔内修复术的患者总数}\times100\%$$ 2. 需医院提供评审周期内每年度行主动脉腔内修复术住院期间死亡的患者数、同期行主动脉腔内修复术的患者总数。 【计分细则】 监测比较，逐步降低	0.2 分
2.418	【指标】主动脉腔内修复术后机械通气时间大于等于 24 小时发生率 【定义】单位时间内，行主动脉腔内修复术后连续机械通气时间大于等于 24 小时的患者数占同期行主动脉腔内修复术的患者总数的比例	【评审方法】 1. 计算公式： $$\frac{行主动脉腔内修复术后连续机械通气时间大于等于24小时的患者数}{同期行主动脉腔内修复术的患者总数}\times100\%$$ 2. 需医院提供评审周期内每年度行主动脉腔内修复术后连续机械通气时间大于等于 24 小时的患者数、同期行主动脉腔内修复术的患者总数。 3. 指标说明：拔管后再次机械通气时间不计算在内。 【计分细则】 监测比较，逐步降低	0.2 分
2.419	【指标】主动脉腔内修复术非计划二次手术率 【定义】单位时间内，行主动脉腔内修复术后非计划二次手术的患者数占同期行主动脉腔内修复术的患者总数的比例	【评审方法】 1. 计算公式： $$\frac{行主动脉腔内修复术后非计划二次手术的患者数}{同期行主动脉腔内修复术的患者总数}\times100\%$$	0.2 分

续表

标准序号	指标与定义	评审方法和计分细则	分值
		2.需医院提供评审周期内每年度行主动脉腔内修复术后非计划二次手术的患者数、同期行主动脉腔内修复术的患者总数。 3.指标说明：非计划二次手术包括主动脉和入路血管的再次手术，手术方式包括开放和腔内手术，均为同一次住院期间或术后30天内发生。 【计分细则】 监测比较，逐步降低	
2.420	【指标】主动脉腔内修复术后内漏发生率 【定义】单位时间内，行主动脉腔内修复术后住院期间检查发现内漏的患者数占同期行主动脉腔内修复术的患者总数的比例	【评审方法】 1.计算公式： $$\frac{\text{行主动脉腔内修复术后住院期间检查发现内漏的患者数}}{\text{同期行主动脉腔内修复术的患者总数}} \times 100\%$$ 2.需医院提供评审周期内每年度行主动脉腔内修复术后住院期间检查发现内漏的患者数、同期行主动脉腔内修复术的患者总数。 3.指标说明：内漏的评价以住院期间最后一次主动脉CTA/DSA30检查为准。 【计分细则】 监测比较，逐步降低	0.2分
2.421	【指标】主动脉腔内修复术后脑卒中发生率 【定义】单位时间内，行主动脉腔内修复术后发生脑卒中的患者数占同期行主动脉腔内修复术的患者总数的比例	【评审方法】 1.计算公式： $$\frac{\text{行主动脉腔内修复术后发生脑卒中的患者数}}{\text{同期行主动脉腔内修复术的患者总数}} \times 100\%$$ 2.需医院提供评审周期内每年度行主动脉腔内修复术后发生脑卒中的患者数、同期行主动脉腔内修复术的患者总数。 【计分细则】 监测比较，逐步降低	0.2分
2.422	【指标】主动脉腔内修复术后急性肾衰竭发生率 【定义】单位时间内，行主动脉腔内修复术后发生急性肾衰竭的患者数占同期行主动脉腔内修复术的患者总数的比例	【评审方法】 1.计算公式： $$\frac{\text{行主动脉腔内修复术后发生急性肾衰竭的患者数}}{\text{同期行主动脉腔内修复术的患者总数}} \times 100\%$$ 2.需医院提供评审周期内每年度行主动脉腔内修复术后发生急性肾衰竭的患者数、同期行主动脉腔内修复术的患者总数。	0.2分

续表

标准序号	指标与定义	评审方法和计分细则	分值
		【计分细则】 监测比较,逐步降低	
2.423	【指标】主动脉腔内修复术后脊髓损伤发生率 【定义】单位时间内,行主动脉腔内修复术后发生脊髓损伤的患者数占同期行主动脉腔内修复术的患者总数的比例	【评审方法】 1. 计算公式: $$\frac{行主动脉腔内修复术后发生脊髓损伤的患者数}{同期行主动脉腔内修复术的患者总数} \times 100\%$$ 2. 需医院提供评审周期内每年度行主动脉腔内修复术后发生脊髓损伤的患者数、同期行主动脉腔内修复术的患者总数。 3. 指标说明:脊髓损伤表现为下肢肌力为0～4级,且较术前减低。(1)0级,下肢无法运动;(2)1级,下肢可以运动,但不能对抗肢体的重力;(3)2级,下肢能够对抗肢体的重力进行运动;(4)3级,在协助下可以站立;(5)4级,在协助下可以行走;(6)正常下肢肌力。 【计分细则】 监测比较,逐步降低	0.2分
2.424	【指标】主动脉腔内修复术后心肌梗死发生率 【定义】单位时间内,行主动脉腔内修复术后发生心肌梗死的患者数占同期行主动脉腔内修复术的患者总数的比例	【评审方法】 1. 计算公式: $$\frac{行主动脉腔内修复术后发生心肌梗死的患者数}{同期行主动脉腔内修复术的患者总数} \times 100\%$$ 2. 需医院提供评审周期内每年度行主动脉腔内修复术后发生心肌梗死的患者数、同期行主动脉腔内修复术的患者总数。 【计分细则】 监测比较,逐步降低	0.2分
2.425	【指标】主动脉腔内修复术30天内CTA复查率 【定义】单位时间内,行主动脉腔内修复术30天内进行主动脉CTA复查的患者数占同期行主动脉腔内修复术的患者总数的比例	【评审方法】 1. 计算公式: $$\frac{行主动脉腔内修复术30天内进行主动脉CTA复查的患者数}{同期行主动脉腔内修复术的患者总数} \times 100\%$$ 2. 需医院提供评审周期内每年度行主动脉腔内修复术30天内进行主动脉CTA复查的患者数、同期行主动脉腔内修复术的患者总数。 【计分细则】 监测比较,逐步提高	0.1分

标准序号	指标与定义	评审方法和计分细则	分值
2.426	【指标】主动脉腔内修复术后30天随访率 【定义】单位时间内，行主动脉腔内修复术后30天进行随访的患者数占同期行主动脉腔内修复术的患者总数的比例	【评审方法】 1.计算公式： $$\frac{行主动脉腔内修复术后30天进行随访的患者数}{同期行主动脉腔内修复术的患者总数}\times100\%$$ 2.需医院提供评审周期内每年度行主动脉腔内修复术后30天进行随访的患者数、同期行主动脉腔内修复术的患者总数。 3.指标说明：术后30天随访包括但不限于门诊随访、电话随访及CTA随访；随访时间窗为术后30±7天。 【计分细则】 监测比较，逐步提高	0.1分
2.427	【指标】主动脉腔内修复术前β受体阻滞剂使用率 【定义】单位时间内，行主动脉腔内修复术前使用β受体阻滞剂的患者数占同期行主动脉腔内修复术的患者总数的比例	【评审方法】 1.计算公式： $$\frac{行主动脉腔内修复术前使用β受体阻滞剂的患者数}{同期行主动脉腔内修复术的患者总数}\times100\%$$ 2.需医院提供评审周期内每年度行主动脉腔内修复术前使用β受体阻滞剂的患者数、同期行主动脉腔内修复术的患者总数。 【计分细则】 监测比较，逐步提高	0.1分
2.428	【指标】主动脉腔内修复术前他汀类药物使用率 【定义】单位时间内，行主动脉腔内修复术前使用他汀类药物的患者数占同期行主动脉腔内修复术的患者总数的比例	【评审方法】 1.计算公式： $$\frac{行主动脉腔内修复术前使用他汀类药物的患者数}{同期行主动脉腔内修复术的患者总数}\times100\%$$ 2.需医院提供评审周期内每年度行主动脉腔内修复术前使用他汀类药物的患者数、同期行主动脉腔内修复术的患者总数。 【计分细则】 监测比较，逐步提高	0.1分

（九）先心病介入治疗技术（2分）

标准序号	指标与定义	评审方法和计分细则	分值
2.429	【指标】先心病介入治疗成功率 【定义】单位时间内，行先心病介入治疗成功的患者数占同期行先心病介入治疗的患者总数的比例	【评审方法】 1.计算公式： $$\frac{行先心病介入治疗成功的患者数}{同期行先心病介入治疗的患者总数}\times100\%$$	0.2分

标准序号	指标与定义	评审方法和计分细则	分值
		2.需医院提供评审周期内每年度行先心病介入治疗成功的患者数、同期行先心病介入治疗的患者总数。 3.指标说明：（1）先心病包括房间隔缺损（ASD）、室间隔缺损（VSD）、动脉导管未闭（PDA）及肺动脉瓣狭窄（PS）。（2）治疗成功指通过介入手段治疗先心病后，达到治愈原先天性畸形或明显改善其血流动力学，且未发生严重并发症。 【计分细则】 监测比较，逐步提高	
2.430	【指标】先心病介入治疗后严重房室传导阻滞发生率 【定义】单位时间内，行ASD/VSD介入治疗术中或术后发生严重房室传导阻滞的患者数占同期行ASD/VSD介入治疗的患者总数的比例	【评审方法】 1.计算公式： $$\frac{行ASD/VSD介入治疗术中或术后发生严重房室传导阻滞的患者数}{同期行ASD/VSD介入治疗的患者总数}\times100\%$$ 2.需医院提供评审周期内每年度行ASD/VSD介入治疗术中或术后发生严重房室传导阻滞的患者数、同期行ASD/VSD介入治疗的患者总数。 3.指标说明：（1）本指标适用于所有尝试行介入治疗的ASD/VSD患者。（2）严重房室传导阻滞指二度Ⅱ型、高度和三度房室传导阻滞。 【计分细则】 监测比较，逐步降低	0.2分
2.431	【指标】先心病介入治疗封堵器移位或脱落发生率 【定义】单位时间内，行先心病介入治疗发生封堵器移位或脱落的患者数占同期行先心病介入治疗的患者总数的比例	【评审方法】 1.计算公式： $$\frac{行先心病介入治疗发生封堵器移位或脱落的患者数}{同期行先心病介入治疗的患者总数}\times100\%$$ 2.需医院提供评审周期内每年度行先心病介入治疗发生封堵器移位或脱落的患者数、同期行先心病介入治疗的患者总数。 3.指标说明：（1）本指标适用于所有尝试行介入治疗的ASD、VSD及PDA患者。（2）封堵器移位或脱落指ASD、VSD及PDA介入治疗术中或术后经影像学检查证实封堵	0.2分

标准序号	指标与定义	评审方法和计分细则	分值
		器位置发生异常。包括：封堵器偏移造成残余分流；封堵器偏移导致房室瓣或半月瓣反流、右室流出道狭窄；封堵器脱入左右心房、左右心室、肺动脉、主动脉及其分支。 【计分细则】 监测比较，逐步降低	
2.432	【指标】先心病介入治疗溶血发生率 【定义】单位时间内，行先心病介入治疗发生溶血的患者数占同期行先心病介入治疗的患者总数的比例	【评审方法】 1. 计算公式： $$\frac{行先心病介入治疗发生溶血的患者数}{同期行先心病介入治疗的患者总数} \times 100\%$$ 2. 需医院提供评审周期内每年度行先心病介入治疗发生溶血的患者数、同期行先心病介入治疗的患者总数。 3. 指标说明：（1）本指标适用于所有尝试行介入治疗的 ASD、VSD 及 PDA 患者。（2）溶血指血浆游离血红蛋白 ≥ 40 mg/L。 【计分细则】 监测比较，逐步降低	0.2 分
2.433	【指标】先心病介入治疗心脏压塞发生率 【定义】单位时间内，行先心病介入治疗发生心脏压塞的患者数占同期行先心病介入治疗的患者总数的比例	【评审方法】 1. 计算公式： $$\frac{行先心病介入治疗发生心脏压塞的患者数}{同期行先心病介入治疗的患者总数} \times 100\%$$ 2. 需医院提供评审周期内每年度行先心病介入治疗发生心脏压塞的患者数、同期行先心病介入治疗的患者总数。 【计分细则】 监测比较，逐步降低	0.2 分
2.434	【指标】先心病介入治疗输血率 【定义】单位时间内，行先心病介入治疗后给予输血的患者数占同期行先心病介入治疗的患者总数的比例	【评审方法】 1. 计算公式： $$\frac{行先心病介入治疗后给予输血的患者数}{同期行先心病介入治疗的患者总数} \times 100\%$$ 2. 需医院提供评审周期内每年度行先心病介入治疗后给予输血的患者数、同期行先心病介入治疗的患者总数。 3. 指标说明：输血指先心病介入治疗术后由于各种原因输注红细胞、血浆及血小板。 【计分细则】 监测比较，逐步降低	0.2 分

标准序号	指标与定义	评审方法和计分细则	分值
2.435	【指标】先心病介入治疗非计划二次手术率 【定义】单位时间内，行先心病介入治疗后非计划二次手术的患者数占同期行先心病介入治疗的患者总数的比例	【评审方法】 1. 计算公式： $$\frac{\text{行先心病介入治疗后非计划二次手术的患者数}}{\text{同期行先心病介入治疗的患者总数}} \times 100\%$$ 2. 需医院提供评审周期内每年度行先心病介入治疗后非计划二次手术的患者数、同期行先心病介入治疗的患者总数。 【计分细则】 监测比较，逐步降低	0.4 分
2.436	【指标】先心病介入治疗住院死亡率 【定义】单位时间内，行先心病介入治疗住院期间死亡的患者数占同期行先心病介入治疗的患者总数的比例	【评审方法】 1. 计算公式： $$\frac{\text{行先心病介入治疗住院期间死亡的患者数}}{\text{同期行先心病介入治疗的患者总数}} \times 100\%$$ 2. 需医院提供评审周期内每年度行先心病介入治疗住院期间死亡的患者数、同期行先心病介入治疗的患者总数。 【计分细则】 监测比较，逐步降低	0.4 分

（十）冠心病介入治疗技术（2分）

标准序号	指标与定义	评审方法和计分细则	分值
2.437	【指标】冠脉介入治疗术后即刻冠状动脉造影成功率 【定义】单位时间内，冠脉介入治疗术后即刻冠状动脉造影成功的例数占同期接受冠脉介入治疗的总例数的比例	【评审方法】 1. 计算公式： $$\frac{\text{冠脉介入治疗术后即刻冠状动脉造影成功的例数}}{\text{同期接受冠脉介入治疗的总例数}} \times 100\%$$ 2. 需医院提供评审周期内每年度冠脉介入治疗术后即刻冠状动脉造影成功的例数、同期接受冠脉介入治疗的总例数。 3. 指标说明：冠状动脉造影成功是指支架术后病变残余狭窄 < 20% 或单纯经皮冠状动脉腔内血管成形术（PTCA）后病变残余狭窄 < 50%，且冠状动脉血流心肌梗死溶栓（TIMI）分级 3 级。 【计分细则】 监测比较，逐步提高	0.2 分

标准序号	指标与定义	评审方法和计分细则	分值
2.438	【指标】冠脉介入治疗临床成功率 【定义】单位时间内，冠脉介入治疗临床成功的例数占同期接受冠脉介入治疗的总例数的比例	【评审方法】 1.计算公式： $$\frac{冠脉介入治疗临床成功的例数}{同期接受冠脉介入治疗的总例数} \times 100\%$$ 2.需医院提供评审周期内每年度冠脉介入治疗临床成功的例数、同期接受冠脉介入治疗的总例数。 3.指标说明：冠脉介入治疗临床成功是指符合术后即刻冠状动脉造影成功标准，且24小时内无死亡。 【计分细则】 监测比较，逐步提高	0.2分
2.439	【指标】冠脉介入治疗住院死亡率 【定义】单位时间内，本次接受冠脉介入治疗住院期间死亡的患者数占同期接受冠脉介入治疗的患者总数的比例	【评审方法】 1.计算公式： $$\frac{\begin{array}{c}本次接受冠脉介入治疗\\住院期间死亡的患者数\end{array}}{同期接受冠脉介入治疗的患者总数} \times 100\%$$ 2.需医院提供评审周期内每年度本次接受冠脉介入治疗住院期间死亡的患者数、同期接受冠脉介入治疗的患者总数。 【计分细则】 监测比较，逐步降低	0.2分
2.440	【指标】择期冠脉介入治疗住院死亡率 【定义】单位时间内，择期冠脉介入治疗本次住院期间死亡的患者数占同期接受择期冠脉介入治疗的患者总数的比例	【评审方法】 1.计算公式： $$\frac{\begin{array}{c}择期冠脉介入治疗\\本次住院期间死亡的患者数\end{array}}{同期接受择期冠脉介入治疗的患者总数} \times 100\%$$ 2.需医院提供评审周期内每年度择期冠脉介入治疗本次住院期间死亡的患者数、同期接受择期冠脉介入治疗的患者总数。 3.指标说明：择期冠脉介入治疗是指除ST段抬高型心肌梗死（STEMI）患者接受的直接经皮冠状动脉介入治疗（PCI）及非ST段抬高型急性冠脉综合征（NSTE ACS）患者接受的急诊经皮冠状动脉介入治疗（PCI）以外的介入治疗。 【计分细则】 监测比较，逐步降低	0.2分

标准序号	指标与定义	评审方法和计分细则	分值
2.441	【指标】冠脉介入治疗严重并发症发生率 【定义】单位时间内，接受冠脉介入治疗住院期间发生严重并发症的患者数占同期接受冠脉介入治疗的患者总数的比例	【评审方法】 1. 计算公式： $$\frac{接受冠脉介入治疗住院期间发生严重并发症的患者数}{同期接受冠脉介入治疗的患者总数}\times100\%$$ 2. 需医院提供评审周期内每年度接受冠脉介入治疗住院期间发生严重并发症的患者数、同期接受冠脉介入治疗的患者总数。 3. 指标说明：严重并发症是指急性心肌梗死、急性或亚急性支架内血栓、心脏压塞、恶性心律失常、需要输血或危及生命的出血事件。 【计分细则】 监测比较，逐步降低	0.2分
2.442	【指标】STEMI患者发病12小时内接受直接PCI率 【定义】STEMI患者发病12小时内接受直接PCI的患者数占同期发病12小时内到院的STEMI患者总数的比例	【评审方法】 1. 计算公式： $$\frac{STEMI患者发病12小时内接受直接PCI的患者数}{同期发病12小时内到院的STEMI患者总数}\times100\%$$ 2. 需医院提供评审周期内每年度STEMI患者发病12小时内接受直接PCI的患者数、同期发病12小时内到院的STEMI患者总数。 【计分细则】 监测比较，逐步提高	0.2分
2.443	【指标】行直接PCI的STEMI患者到院至导丝通过靶血管（DTD）平均时间 【定义】STEMI患者行直接PCI的DTD时间总和与STEMI患者行直接PCI的总例数的比值	【评审方法】 1. 计算公式： $$\frac{STEMI患者行直接PCI的DTD时间总和}{STEMI患者行直接PCI的总例数}$$ 2. 需医院提供评审周期内每年度STEMI患者行直接PCI的DTD时间总和、STEMI患者行直接PCI的总例数。 【计分细则】 监测比较，逐步降低	0.2分
2.444	【指标】接受PCI治疗的非ST段抬高型急性冠脉综合征（NSTE-ACS）患者进行危险分层的比率 【定义】接受PCI治疗的NSTE-ACS患者进行危险分层的患者数占同期接受PCI治疗的NSTE-ACS患者总数的比例	【评审方法】 1. 计算公式： $$\frac{接受PCI治疗的NSTE-ACS患者进行危险分层的患者数}{同期接受PCI治疗的NSTE-ACS患者总数}\times100\%$$	0.2分

标准序号	指标与定义	评审方法和计分细则	分值
		2. 需医院提供评审周期内每年度接受 PCI 治疗的 NSTE-ACS 患者进行危险分层的患者数、同期接受 PCI 治疗的 NSTE-ACS 患者总数。 【计分细则】 监测比较，逐步提高	
2.445	【指标】例次平均支架数 【定义】平均每例次手术中置入支架的个数	【评审方法】 1. 计算公式： $$\frac{植入冠脉总支架数}{同期接受冠脉介入治疗的病例总数}$$ 2. 需医院提供评审周期内每年度植入冠脉总支架数、同期接受冠脉介入治疗的病例总数。 【计分细则】 监测比较	0.2 分
2.446	【指标】冠脉介入治疗术前双重抗血小板药物使用率 【定义】单位时间内，冠脉介入治疗术前使用双重抗血小板药物的患者数占同期接受冠脉介入治疗的患者总数的比例	【评审方法】 1. 计算公式： $$\frac{冠脉介入治疗术前使用双重抗血小板药物的患者数}{同期接受冠脉介入治疗的患者总数} \times 100\%$$ 2. 需医院提供评审周期内每年度冠脉介入治疗术前使用双重抗血小板药物的患者数、同期接受冠脉介入治疗的患者总数。 【计分细则】 监测比较，逐步提高	0.1 分
2.447	【指标】冠脉介入治疗住院期间他汀类药物使用率 【定义】单位时间内，冠脉介入治疗住院期间使用他汀类药物的患者数占同期接受冠脉介入治疗的患者总数的比例	【评审方法】 1. 计算公式： $$\frac{冠脉介入治疗住院期间使用他汀类药物的患者数}{同期接受冠脉介入治疗的患者总数} \times 100\%$$ 2. 需医院提供评审周期内每年度冠脉介入治疗住院期间使用他汀类药物的患者数、同期接受冠脉介入治疗的患者总数。 【计分细则】 监测比较，逐步提高	0.1 分

（十一）心律失常介入治疗技术（2分）

标准序号	指标与定义	评审方法和计分细则	分值
2.448	【指标】心脏植入型电子器械（CIED）植入术住院死亡率 【定义】单位时间内，行 CIED 植入术住院期间死亡的患者数占同期行 CIED 植入术的患者总数的比例	【评审方法】 1. 计算公式： $$\frac{行 CIED 植入术住院期间死亡的患者数}{同期行 CIED 植入术的患者总数} \times 100\%$$	0.3 分

标准序号	指标与定义	评审方法和计分细则	分值
		2. 需医院提供评审周期内每年度行 CIED 植入术住院期间死亡的患者数、同期行 CIED 植入术的患者总数。 3. 指标说明：CIED 包括心脏永久起搏器（PM）、植入型心律转复除颤器（ICD）、心脏再同步化治疗（CRTP）、心脏再同步化治疗除颤器（CRTD）；CIED 植入术包括 CIED 新植入、CIED 更换及 CIED 升级手术。 【计分细则】 监测比较，逐步降低	
2.449	【指标】CIED 植入术心脏压塞发生率 【定义】单位时间内，行 CIED 植入术发生心脏压塞的患者数占同期行 CIED 植入术的患者总数的比例	【评审方法】 1. 计算公式： $$\frac{行 CIED 植入术发生心脏压塞的患者数}{同期行 CIED 植入术的患者总数} \times 100\%$$ 2. 需医院提供评审周期内每年度行 CIED 植入术发生心脏压塞的患者数、同期行 CIED 植入术的患者总数。 【计分细则】 监测比较，逐步降低	0.3 分
2.450	【指标】CIED 植入术导线脱位发生率 【定义】单位时间内，行 CIED 植入术发生导线脱位的患者数占同期行 CIED 植入术的患者总数的比例	【评审方法】 1. 计算公式： $$\frac{行 CIED 植入术发生导线脱位的患者数}{同期行 CIED 植入术的患者总数} \times 100\%$$ 2. 需医院提供评审周期内每年度行 CIED 植入术发生导线脱位的患者数、同期行 CIED 植入术的患者总数。 3. 指标说明：导线脱位指 CIED 植入术后住院期间发生导线脱位并且需行电极导线调整术。导线脱位可以通过心电图，胸片和起搏器程控检查等明确诊断。 【计分细则】 监测比较，逐步降低	0.3 分
2.451	【指标】阵发性室上性心动过速（PSVT）导管消融治疗成功率 【定义】单位时间内，行 PSVT 导管消融治疗成功的患者数占同期行 PSVT 导管消融治疗的患者总数的比例	【评审方法】 1. 计算公式： $$\frac{行 PSVT 导管消融治疗成功的患者数}{同期行 PSVT 导管消融治疗的患者总数} \times 100\%$$	0.2 分

标准序号	指标与定义	评审方法和计分细则	分值
		2.需医院提供评审周期内每年度行 PSVT 导管消融治疗成功的患者数、同期行 PSVT 导管消融治疗的患者总数。 【计分细则】 监测比较，逐步提高	
2.452	【指标】导管消融治疗后严重房室传导阻滞发生率 【定义】单位时间内，行导管消融治疗术中或术后发生严重房室传导阻滞的患者数占同期行导管消融治疗的患者总数的比例	【评审方法】 1.计算公式： $\dfrac{\text{行导管消融治疗术中或术后}}{\text{同期行导管消融治疗的患者总数}} \times 100\%$ 2.需医院提供评审周期内每年度行导管消融治疗术中或术后发生严重房室传导阻滞的患者数、同期行导管消融治疗的患者总数。 3.指标说明：严重房室传导阻滞指二度Ⅱ型、高度和三度房室传导阻滞。 【计分细则】 监测比较，逐步降低	0.3分
2.453	【指标】导管消融治疗心脏压塞发生率 【定义】单位时间内，行导管消融治疗发生心脏压塞的患者数占同期行导管消融治疗的患者总数的比例	【评审方法】 1.计算公式： $\dfrac{\text{行导管消融治疗发生心脏压塞的患者数}}{\text{同期行导管消融治疗的患者总数}} \times 100\%$ 2.需医院提供评审周期内每年度行导管消融治疗发生心脏压塞的患者数、同期行导管消融治疗的患者总数。 【计分细则】 监测比较，逐步降低	0.3分
2.454	【指标】导管消融治疗住院死亡率 【定义】单位时间内，行导管消融治疗住院期间死亡的患者数占同期行导管消融治疗的患者总数的比例	【评审方法】 1.计算公式： $\dfrac{\text{行导管消融治疗住院期间死亡的患者数}}{\text{同期行导管消融治疗的患者总数}} \times 100\%$ 2.需医院提供评审周期内每年度行导管消融治疗住院期间死亡的患者数、同期行导管消融治疗的患者总数。 【计分细则】 监测比较，逐步降低	0.3分

十五、超声诊断专业医疗质量控制指标（国卫办医函〔2022〕161号）（15分）

标准序号	指标与定义	评审方法和计分细则	分值
2.455	【指标】超声医师月均工作量 【定义】单位时间内，每名超声医师每月平均承担的工作量	【评审方法】 1. 计算公式： $$\frac{超声科年总工作量}{超声科医师数} \times 12\,个月$$ 2. 需医院提供评审周期内每年度超声科年工作量、同期超声科医师数。 3. 指标说明：（1）超声科年总工作量是指超声科医师发出的超声报告单总数量。（2）超声医师是指取得《医师执业证书》，在本机构专职从事超声诊疗工作且每年工作天数不少于6个月的医师。 【计分细则】 监测比较	1分
2.456	【指标】超声仪器质检率 【定义】单位时间内，完成质检的超声仪器数占同期本机构在用超声仪器总数的比例	【评审方法】 1. 计算公式： $$\frac{完成质检的超声仪器数}{同期本机构在用超声仪器总数} \times 100\%$$ 2. 需医院提供评审周期内每年度完成质检的超声仪器数、同期本机构在用超声仪器总数。 3. 指标说明：超声仪器质检是指每年由国家认定的计量检测机构对超声仪器进行计量和成像质量质检。 【计分细则】 监测比较，逐步提高	1分
2.457	【指标】住院超声检查48小时内完成率 【定义】单位时间内，在临床开具住院超声检查申请48小时内完成检查并出具超声检查报告的例数占同期临床开具住院超声检查申请单总数的比例	【评审方法】 1. 计算公式： $$\frac{在临床开具住院超声检查申请48小时内完成检查并出具超声检查报告的例数}{同期临床开具住院超声检查申请单总数} \times 100\%$$ 2. 需医院提供评审周期内每年度在临床开具住院超声检查申请48小时内完成检查并出具超声检查报告的例数、同期临床开具住院超声检查申请单总数。 【计分细则】 监测比较，逐步提高	1分

标准序号	指标与定义	评审方法和计分细则	分值
2.458	【指标】超声危急值10分钟内通报完成率 【定义】单位时间内，10分钟内完成通报的超声危急值例数占同期超声危急值总例数的比例	【评审方法】 1. 计算公式： $$\frac{10分钟内完成通报的超声危急值例数}{同期超声危急值总例数} \times 100\%$$ 2. 需医院提供评审周期内每年度10分钟内完成通报的超声危急值例数、同期超声危急值总例数。 3. 指标说明：（1）超声检查危急值是指超声检查影像提示以下超声诊断：疑似肝脏、脾脏、肾脏破裂出血；疑似宫外孕破裂并腹腔内出血；急性胆囊炎考虑胆囊化脓并急性穿孔；晚期妊娠出现羊水过少并胎儿心率过快（>160次/min）或过慢（<110次/min）；子宫破裂；胎盘早剥、前置胎盘并活动性出血；首次发现心功能减退（LVEF<35%）；心包积液合并心脏压塞；主动脉夹层；主动脉瘤破裂；心脏破裂；心脏游离血栓；急性上下肢动脉栓塞；瓣膜置换术后卡瓣。（2）超声检查结束并出具报告后，需将危急值检查结果10分钟内通报给临床医生。 【计分细则】 监测比较，逐步提高	1分
2.459	【指标】超声报告书写合格率 【定义】单位时间内，超声检查报告书写合格的数量占同期超声检查报告总数的比例	【评审方法】 1. 计算公式： $$\frac{超声检查报告书写合格的数量}{同期超声检查报告总数} \times 100\%$$ 2. 需医院提供评审周期内每年度超声检查报告书写合格的数量、同期超声检查报告总数。 3. 指标说明：具有下列情况之一者视为不合格报告：（1）报告单无具有资质医生签名的。（2）未包含申请单开具项目检查的。（3）报告单中的描述与结论不一致的。（4）报告单存在明显错误的，包括所查脏器缺如但报告为正常；报告描述检查器官、部位、病变的方位（左右、上下、前后）、单位、数据错误；未删除与超声报告有歧义的模板文字；报告单患者姓名、性别、住院号（就诊号）与实际不符或缺失。 【计分细则】 监测比较，逐步提高	1分

标准序号	指标与定义	评审方法和计分细则	分值
2.460	【指标】乳腺病变超声报告进行乳腺影像报告和数据系统(BI-RADS)分类率 【定义】单位时间内,进行BI-RADS分类的乳腺病变超声报告数占同期乳腺病变超声报告总数的比例	【评审方法】 1. 计算公式: $$\frac{\text{进行 BI-RADS 分类的乳腺病变超声报告数}}{\text{同期乳腺病变超声报告总数}} \times 100\%$$ 2. 需医院提供评审周期内每年度进行BI-RADS分类的乳腺病变超声报告数、同期乳腺病变超声报告总数。 【计分细则】 监测比较,逐步提高	1分
2.461	【指标】门急诊超声报告阳性率 【定义】单位时间内,门急诊超声报告中有异常发现的报告数占同期门急诊超声报告总数的比例	【评审方法】 1. 计算公式: $$\frac{\text{门急诊超声报告中有异常发现的报告数}}{\text{同期门急诊超声报告总数}} \times 100\%$$ 2. 需医院提供评审周期内每年度门急诊超声报告中有异常发现的报告数、同期门急诊超声报告总数。 3. 指标说明:(1)指标按照报告份数统计,如果一份报告中含有多个检查部位,有一项阳性或多项阳性结果,按1例阳性报告统计。(2)该指标不包括健康体检相关超声报告。 【计分细则】 监测比较,逐步提高	2分
2.462	【指标】住院超声报告阳性率 【定义】单位时间内,住院超声报告中有异常发现的报告数占同期住院超声报告总数的比例	【评审方法】 1. 计算公式: $$\frac{\text{住院超声报告中有异常发现的报告数}}{\text{同期住院超声报告总数}} \times 100\%$$ 2. 需医院提供评审周期内每年度住院超声报告中有异常发现的报告数、同期住院超声报告总数。 3. 指标说明:指标按照报告份数统计,如果一份报告中含有多个检查部位,有一项阳性或多项阳性结果,按1例阳性报告统计。 【计分细则】 监测比较,逐步提高	2分

标准序号	指标与定义	评审方法和计分细则	分值
2.463	【指标】超声筛查中胎儿重大致死性畸形的检出率 【定义】单位时间内，在超声筛查中检出胎儿重大致死性畸形的孕妇人数占同期超声产检的孕妇总人数的比例	【评审方法】 1. 计算公式： $$\frac{超声筛查中检出胎儿重大\ 致死性畸形的孕妇人数}{同期超声产检的孕妇总人数} \times 100\%$$ 2. 需医院提供评审周期内每年度超声筛查中检出胎儿重大致死性畸形的孕妇人数、同期超声产检的孕妇总人数。 3. 指标说明：（1）胎儿重大致死性畸形包括无脑儿、严重脑膨出、严重的开放性脊柱裂、严重的胸腹壁缺损内脏外翻、单腔心、致死性软骨发育不全。（2）该指标的统计按孕妇人数计算。同一孕妇（含多胎）行多次超声检查，按1人次计算。 【计分细则】 监测比较，逐步提高	1分
2.464	【指标】超声诊断符合率 【定义】单位时间内，超声诊断与病理或临床诊断符合的例数占同期超声诊断有对应病理或临床诊断总例数的比例	【评审方法】 1. 计算公式： $$\frac{超声诊断与病理或临床诊断符合的\ 例数}{同期超声诊断有对应病理或临床\ 诊断总例数} \times 100\%$$ 2. 需医院提供评审周期内每年度超声诊断与病理或临床诊断符合的例数、同期超声诊断有对应病理或临床诊断总例数。 3. 指标说明：（1）只统计超声诊断有对应病理诊断或临床最终诊断的例数。（2）以手术诊断或术后病理诊断、临床检验指标、动态随访结局、其他影像学检查佐证和病例讨论等确定，进行综合分析后作为诊断标准。 【计分细则】 监测比较，逐步提高	1分
2.465	【指标】乳腺占位超声诊断准确率 【定义】单位时间内，乳腺超声诊断为乳腺癌或非乳腺癌与病理检验结果相一致的例数占同期行超声诊断为乳腺占位并送病理检验总例数的比例	【评审方法】 1. 计算公式： $$\frac{乳腺超声诊断为乳腺癌或非乳腺癌\ 与病理检验结果相一致的例数}{同期行超声诊断为乳腺占位\ 并送病理检验总例数} \times 100\%$$	1分

标准序号	指标与定义	评审方法和计分细则	分值
		2. 需医院提供评审周期内每年度乳腺超声诊断为乳腺癌或非乳腺癌与病理检验结果相一致的例数、同期行超声诊断为乳腺占位并送病理检验总例数。 3. 指标说明：（1）采用 BI-RADS® 分类，真阳性及真阴性参照 ACRBI-RADS® Ultrasound 2013。（2）纳入同期进行乳腺超声检查并通过穿刺或切除活检获得明确病理诊断结果的病例；排除超声无法定性或未定性的病例；排除无病理诊断或病理诊断不明确的病例。（3）以最终病理诊断为参考标准。 【计分细则】 监测比较，逐步提高	
2.466	【指标】颈动脉狭窄（≥50%）超声诊断符合率 【定义】单位时间内，超声诊断为颈动脉狭窄（≥50%）与 DSA 或 CTA 等其他影像结果相符合的例数占同期超声诊断颈动脉狭窄（≥50%）并可获得 DSA 或 CTA 等其他影像结果总例数的比例	【评审方法】 1. 计算公式： $$\frac{\text{超声诊断为颈动脉狭窄（≥50\%）与 DSA 或 CTA 等其他影像结果相符合的例数}}{\text{同期超声诊断颈动脉狭窄（≥50\%）并可获得 DSA 或 CTA 等其他影像结果总例数}} \times 100\%$$ 2. 需医院提供评审周期内每年度超声诊断为颈动脉狭窄（≥50%）与 DSA 或 CTA 等其他影像结果相符合的例数、同期超声诊断颈动脉狭窄（≥50%）并可获得 DSA 或 CTA 等其他影像结果总例数。 3. 指标说明：超声诊断颈动脉狭窄的侧别、狭窄血管名称及狭窄程度的分级与 DSA 或 CTA 等其他影像结果相符合才纳入符合例数。 【计分细则】 监测比较，逐步提高	1分
2.467	【指标】超声介入相关主要并发症发生率 【定义】单位时间内，超声介入相关主要并发症发生的例数占同期超声介入总例数的比例	【评审方法】 1. 计算公式： $$\frac{\text{超声介入相关主要并发症发生的例数}}{\text{同期超声介入总例数}} \times 100\%$$ 2. 需医院提供评审周期内每年度超声介入相关主要并发症发生的例数、同期超声介入总例数。	1分

标准序号	指标与定义	评审方法和计分细则	分值
		3. 指标说明：（1）纳入统计的超声介入包括穿刺活检、抽吸、引流、插管、注药治疗、消融等超声引导下的穿刺与治疗。（2）主要并发症包括出血、感染、邻近脏器损伤、神经损伤、针道种植等。 【计分细则】 监测比较，逐步降低	

十六、康复医学专业医疗质量控制指标（国卫办医函〔2022〕161号）（15分）

标准序号	指标与定义	评审方法和计分细则	分值
2.468	【指标】脑卒中患者早期康复介入率 【定义】单位时间内，接受早期康复介入的住院脑卒中患者数占同期住院脑卒中患者总数的比例	【评审方法】 1. 计算公式： $$\frac{接受早期康复介入的住院脑卒中患者数}{同期住院脑卒中患者总数} \times 100\%$$ 2. 需医院提供评审周期内每年度接受早期康复介入的住院脑卒中患者数、同期住院脑卒中患者总数。 3 指标说明。（1）统计范围包括医疗机构内所有符合相关条件的住院患者。（下同）（2）脑卒中早期康复介入首次诊疗时间应当在患者生命体征稳定、神经功能缺损症状稳定后48小时内。 【计分细则】 监测比较，逐步提高	1分
2.469	【指标】脊髓损伤患者早期康复介入率 【定义】单位时间内，接受早期康复介入的住院脊髓损伤患者数占同期住院脊髓损伤患者总数的比例	【评审方法】 1. 计算公式： $$\frac{接受早期康复介入的住院脊髓损伤患者数}{同期住院脊髓损伤患者总数} \times 100\%$$ 2. 需医院提供评审周期内每年度接受早期康复介入的住院脊髓损伤患者数、同期住院脊髓损伤患者总数。 3. 指标说明：脊髓损伤早期康复介入首次诊疗时间应当在临床专科处置完成后48小时内。 【计分细则】 监测比较，逐步提高	1分

标准序号	指标与定义	评审方法和计分细则	分值
2.470	【指标】髋、膝关节置换术后患者早期康复介入率 【定义】单位时间内，接受早期康复介入的住院髋、膝关节置换术后患者数占同期住院髋、膝关节置换术后患者总数的比例	【评审方法】 1. 计算公式： $$\frac{接受早期康复介入的住院髋、膝关节置换术后患者数}{同期住院髋、膝关节置换术后患者总数}\times100\%$$ 2. 需医院提供评审周期内每年度接受早期康复介入的住院髋、膝关节置换术后患者数；同期住院髋、膝关节置换术后患者总数。 3. 指标说明：髋、膝关节置换术后患者早期康复介入首次诊疗时间应当在关节置换术后24小时内。 【计分细则】 监测比较，逐步提高	1分
2.471	【指标】日常生活活动能力（ADL）改善率 【定义】单位时间内，ADL改善的康复医学科住院患者数占同期康复医学科住院患者总数的比例	【评审方法】 1. 计算公式： $$\frac{ADL改善的康复医学科住院患者数}{同期康复医学科住院患者总数}\times100\%$$ 2. 需医院提供评审周期内每年度ADL改善的康复医学科住院患者数、同期康复医学科住院患者总数。 3. 指标说明：ADL评定包括但不限于Barthel指数、改良Barthel指数等。 【计分细则】 监测比较，逐步提高	1分
2.472	【指标】脊髓损伤患者ADL改善率 【定义】单位时间内，ADL改善的康复医学科住院脊髓损伤患者数占同期康复医学科住院脊髓损伤患者总数的比例	【评审方法】 1. 计算公式： $$\frac{ADL改善的康复医学科住院脊髓损伤患者数}{同期康复医学科住院脊髓损伤患者总数}\times100\%$$ 2. 需医院提供评审周期内每年度ADL改善的康复医学科住院脊髓损伤患者数、同期康复医学科住院脊髓损伤患者总数。 3. 指标说明：ADL评定包括但不限于Barthel指数、改良Barthel指数、脊髓功能独立性评定（SCIM）等。 【计分细则】 监测比较，逐步提高	1分

标准序号	指标与定义	评审方法和计分细则	分值
2.473	【指标】脑卒中患者 ADL 改善率 【定义】单位时间内，ADL 改善的康复医学科住院脑卒中患者数占同期康复医学科住院脑卒中患者总数的比例	【评审方法】 1. 计算公式： $$\frac{\text{ADL 改善的康复医学科住院脑卒中患者数}}{\text{同期康复医学科住院脑卒中患者总数}} \times 100\%$$ 2. 需医院提供评审周期内每年度 ADL 改善的康复医学科住院脑卒中患者数、同期康复医学科住院脑卒中患者总数。 3. 指标说明：ADL 评定包括但不限于 Barthel 指数、改良 Barthel 指数等。 【计分细则】 监测比较，逐步提高	1分

2.474 康复评定率（5分）

标准序号	指标与定义	评审方法和计分细则	分值
（1）	【指标】脑卒中患者运动功能评定率 【定义】单位时间内，进行运动功能评定的康复医学科住院脑卒中患者数占同期康复医学科住院脑卒中患者总数的比例	【评审方法】 1. 计算公式： $$\frac{\text{进行运动功能评定的康复医学科住院脑卒中患者数}}{\text{同期康复医学科住院脑卒中患者总数}} \times 100\%$$ 2. 需医院提供评审周期内每年度进行运动功能评定的康复医学科住院脑卒中患者数、同期康复医学科住院脑卒中患者总数。 3. 指标说明：运动功能评定包括但不限于 Brunnstrom 分期、Fugl-Meyer 运动功能评分、上田敏偏瘫功能评价、Rivermead 运动指数评分等。 【计分细则】 监测比较，逐步提高	1分
（2）	【指标】脑卒中患者言语功能评定率 【定义】单位时间内，进行言语功能评定的康复医学科住院脑卒中患者数占同期康复医学科住院脑卒中患者总数的比例	【评审方法】 1. 计算公式： $$\frac{\text{进行言语功能评定的康复医学科住院脑卒中患者数}}{\text{同期康复医学科住院脑卒中患者总数}} \times 100\%$$ 2. 需医院提供评审周期内每年度进行言语功能评定的康复医学科住院脑卒中患者数、同期康复医学科住院脑卒中患者总数。 3. 指标说明：言语功能评定包括但不限于失语症筛查表、BDAE、WAB、Frenchay 评定等。 【计分细则】 监测比较，逐步提高	1分

标准序号	指标与定义	评审方法和计分细则	分值
（3）	【指标】脑卒中患者吞咽功能评定率 【定义】单位时间内，进行吞咽功能评定的康复医学科住院脑卒中患者数占同期康复医学科住院脑卒中患者总数的比例	【评审方法】 1.计算公式： $\dfrac{\text{进行吞咽功能评定的康复医学科住院脑卒中患者数}}{\text{同期康复医学科住院脑卒中患者总数}} \times 100\%$ 2.需医院提供评审周期内每年度进行吞咽功能评定的康复医学科住院脑卒中患者数、同期康复医学科住院脑卒中患者总数。 3.指标说明：吞咽功能评定包括但不限于洼田饮水试验、容积−黏度吞咽测试（V–VST）、视频 X 线透视吞咽检查（VFSS）、纤维内镜吞咽功能检查（FEES）等。 【计分细则】 监测比较，逐步提高	1分
（4）	【指标】脊髓损伤患者神经功能评定率 【定义】单位时间内，进行神经功能评定的康复医学科住院脊髓损伤患者数占同期康复医学科住院脊髓损伤患者总数的比例	【评审方法】 1.计算公式： $\dfrac{\text{进行神经功能评定的康复医学科住院脊髓损伤患者数}}{\text{同期康复医学科住院脊髓损伤患者总数}} \times 100\%$ 2.需医院提供评审周期内每年度进行神经功能评定的康复医学科住院脊髓损伤患者数、同期康复医学科住院脊髓损伤患者总数。 3.指标说明：神经功能评定是指进行神经损伤平面（NLI）和 ASIA 损伤分级（AIS）评定。 【计分细则】 监测比较，逐步提高	1分
（5）	【指标】髋、膝关节置换术后患者功能评定率 【定义】单位时间内，进行术后功能评定的康复医学科住院髋、膝关节置换术后患者数占同期康复医学科住院髋、膝置换术后患者总数的比例	【评审方法】 1.计算公式： $\dfrac{\text{进行术后功能评定的康复医学科住院髋、膝关节置换术后患者数}}{\text{同期康复医学科住院髋、膝置换术后患者总数}} \times 100\%$ 2.需医院提供评审周期内每年度进行术后功能评定的康复医学科住院髋、膝关节置换术后患者数；同期康复医学科住院髋、膝置换术后患者总数。 3.指标说明：评定包括但不限于 HHS 评分、HSS 评分、Knee Score 评分等。	1分

续表

标准序号	指标与定义	评审方法和计分细则	分值
		【计分细则】 监测比较，逐步提高	
2.475	【指标】住院患者静脉输液使用率 【定义】单位时间内，接受静脉输液治疗的康复医学科住院患者数占同期康复医学科住院患者总数的比例	【评审方法】 1.计算公式： $$\frac{接受静脉输液治疗的康复医学科住院患者数}{同期康复医学科住院患者总数}\times100\%$$ 2.需医院提供评审周期内每年度接受静脉输液治疗的康复医学科住院患者数、同期康复医学科住院患者总数。 【计分细则】 监测比较，逐步降低	1分

2.476 并发症和不良事件发生率及预防实施率（3分）

（1）	【指标】脑卒中后肩痛发生率 【定义】单位时间内，发生肩痛的康复医学科住院脑卒中患者数占同期康复医学科住院脑卒中患者总数的比例	【评审方法】 1.计算公式： $$\frac{发生肩痛的康复医学科住院脑卒中患者数}{同期康复医学科住院脑卒中患者总数}\times100\%$$ 2.需医院提供评审周期内每年度发生肩痛的康复医学科住院脑卒中患者数、同期康复医学科住院脑卒中患者总数。 3.指标说明：脑卒中后肩痛包括复杂性区域疼痛综合征（肩手综合征）、肩部软组织疾病或损伤等。 【计分细则】 监测比较，逐步降低	0.5分
（2）	【指标】脑卒中后肩痛预防实施率 【定义】单位时间内，进行脑卒中后肩痛预防的康复医学科住院脑卒中患者数占同期康复医学科住院脑卒中患者总数的比例	【评审方法】 1.计算公式： $$\frac{进行脑卒中后肩痛预防的康复医学科住院脑卒中患者数}{同期康复医学科住院脑卒中患者总数}\times100\%$$ 2.需医院提供评审周期内每年度进行脑卒中后肩痛预防的康复医学科住院脑卒中患者数、同期康复医学科住院脑卒中患者总数。 【计分细则】 监测比较，逐步提高	0.5分

续表

标准序号	指标与定义	评审方法和计分细则	分值
（3）	【指标】脊髓损伤患者泌尿系感染发生率 【定义】单位时间内，康复医学科住院发生泌尿系感染的脊髓损伤患者数占同期康复医学科住院脊髓损伤患者总数的比例	【评审方法】 1. 计算公式： $$\frac{\text{康复医学科住院期间发生泌尿系感染的脊髓损伤患者数}}{\text{同期康复医学科住院脊髓损伤患者总数}} \times 100\%$$ 2. 需医院提供评审周期内每年度康复医学科住院期间发生泌尿系感染的脊髓损伤患者数、同期康复医学科住院脊髓损伤患者总数。 【计分细则】 监测比较，逐步降低	0.5分
（4）	【指标】脊髓损伤神经源性膀胱患者间歇性导尿实施率 【定义】单位时间内，康复医学科住院脊髓损伤神经源性膀胱患者中进行间歇性导尿的人数占同期康复医学科住院脊髓损伤神经源性膀胱患者总数的比例	【评审方法】 1. 计算公式： $$\frac{\text{进行间歇性导尿的康复医学科住院脊髓损伤神经源性膀胱患者数}}{\text{同期康复医学科住院脊髓损伤神经源性膀胱患者总数}} \times 100\%$$ 2. 需医院提供评审周期内每年度进行间歇性导尿的康复医学科住院脊髓损伤神经源性膀胱患者数、同期康复医学科住院脊髓损伤神经源性膀胱患者总数。 【计分细则】 监测比较，逐步提高	0.5分
（5）	【指标】住院患者静脉血栓栓塞症发生率 【定义】单位时间内，发生静脉血栓栓塞症的康复医学科住院患者数占同期康复医学科住院患者总数的比例	【评审方法】 1. 计算公式： $$\frac{\text{发生静脉血栓栓塞症的康复医学科住院患者数}}{\text{同期康复医学科住院患者总数}} \times 100\%$$ 2. 需医院提供评审周期内每年度发生静脉血栓栓塞症的康复医学科住院患者数、同期康复医学科住院患者总数。 3. 指标说明：静脉血栓栓塞症包括深静脉血栓形成和肺血栓栓塞症。 【计分细则】 监测比较，逐步降低	0.5分
（6）	【指标】住院患者静脉血栓栓塞症规范预防率 【定义】单位时间内，进行静脉血栓栓塞症规范预防的康复医学科住院患者数占同期康复医学科住院患者总数的比例	【评审方法】 1. 计算公式： $$\frac{\text{进行静脉血栓栓塞症规范预防的康复医学科住院患者数}}{\text{同期康复医学科住院患者总数}} \times 100\%$$	0.5分

续表

标准序号	指标与定义	评审方法和计分细则	分值
		2. 需医院提供评审周期内每年度进行静脉血栓栓塞症规范预防的康复医学科住院患者数、同期康复医学科住院患者总数。 3. 指标说明：静脉血栓栓塞症是康复医学科常见并发症，严重者可导致患者非预期死亡，予以规范预防可以降低其发生率。 【计分细则】 监测比较，逐步提高	

十七、临床营养专业医疗质量控制指标（国卫办医函〔2022〕161号）（15分）

标准序号	指标与定义	评审方法和计分细则	分值
2.477	【指标】营养科医床比 【定义】营养科医师总数与同期医疗机构实际开放床位数之比	【评审方法】 1. 计算公式： $$\frac{营养科医师总数}{同期医疗机构实际开放床位数} \times 100\%$$ 2. 需医院提供评审周期内每年度营养科医师总数、同期医疗机构实际开放床位数。 3. 查阅卫生资源统计年报报送数据。 4. 指标说明：营养科医师指取得临床、公卫或中医等医师执业资格，在本医疗机构注册并从事医师工作的营养科在职人员。 【计分细则】 监测比较	2分
2.478	【指标】营养科护床比 【定义】营养科护士总数与同期医疗机构实际开放床位数之比	【评审方法】 1. 计算公式： $$\frac{营养科护士总数}{同期医疗机构实际开放床位数} \times 100\%$$ 2. 需医院提供评审周期内每年度营养科护士总数、同期医疗机构实际开放床位数。 3. 指标说明：营养科护士指取得护士（师）执业资格，在本医疗机构注册并从事护士（师）工作的营养科在职人员。 【计分细则】 监测比较	2分

标准序号	指标与定义	评审方法和计分细则	分值
2.479	【指标】营养科技床比 【定义】营养科技师总数与同期医疗机构实际开放床位数之比	【评审方法】 1. 计算公式: $$\frac{营养科技师总数}{同期医疗机构实际开放床位数} \times 100\%$$ 2. 需医院提供评审周期内每年度营养科技师总数、同期医疗机构实际开放床位数。 3. 指标说明:营养科技师指取得相关专业技术资格,在本医疗机构注册并从事技师工作的营养科在职人员。 【计分细则】 监测比较	2分
2.480	【指标】住院患者营养风险筛查率 【定义】完成营养风险筛查住院患者数占同期住院患者总数的比例	【评审方法】 1. 计算公式: $$\frac{住院患者营养风险筛查数}{同期住院患者总数} \times 100\%$$ 2. 需医院提供评审周期内每年度完成营养风险筛查住院患者数、同期住院患者总数。 3. 指标说明:(1)营养风险筛查指由受过相关培训的医师采用经验证的营养风险筛查工具,进行营养风险筛查。(2)营养风险指现存或潜在的与营养因素相关的导致患者出现不利临床结局(如感染相关并发症发生率增高、住院时间延长、住院费用增加等)的风险,而非指发生营养不良的风险。(3)营养风险与临床结局密切相关,并可监测患者营养治疗效果。 【计分细则】 ≥60%得1分;<60%但持续改进得0.5分	1分
2.481	【指标】存在营养风险住院患者营养治疗率 【定义】经营养风险筛查,存在营养风险并接受营养治疗的住院患者数占同期存在营养风险住院患者总数的比例	【评审方法】 1. 计算公式: $$\frac{存在营养风险并接受营养治疗的住院患者数}{同期存在营养风险住院患者总数} \times 100\%$$ 2. 需医院提供评审周期内每年度存在营养风险并接受营养治疗的住院患者数、同期存在营养风险住院患者总数。 3. 指标说明:(1)存在营养风险指使用经验证的营养风险筛查工具评估为营养风险阳性。	1分

标准序号	指标与定义	评审方法和计分细则	分值
		（2）营养治疗是指通过膳食、肠内或肠外途径为患者提供能量和营养素，以达到调整机体代谢、改善营养状况、增强抵抗力、促进康复和痊愈等目的。营养治疗遵循个体化动态调整原则，根据不同疾病或代谢状态，确定患者每日能量、营养素的供给量和比例，并按照标准操作规程进行配制送至病区。 【计分细则】 监测比较，逐步提高	
2.482	【指标】糖尿病住院患者营养评估率 【定义】进行营养评估的糖尿病住院患者数占同期糖尿病住院患者总数的比例	【评审方法】 1.计算公式： $$\frac{进行营养评估的糖尿病住院患者数}{同期糖尿病住院患者总数} \times 100\%$$ 2.需医院提供评审周期内每年度进行营养评估的糖尿病住院患者数、同期糖尿病住院患者总数。 3.指标说明：营养评估指采用膳食评估、人体测量、实验室检查和人体代谢检测（间接能量代谢测定和人体成分分析）等技术对糖尿病患者的营养状况进行综合性评定。 【计分细则】 监测比较，逐步提高	1分
2.483	【指标】糖尿病住院患者营养治疗率 【定义】接受营养治疗的糖尿病住院患者数占同期糖尿病住院患者总数的比例	【评审方法】 1.计算公式： $$\frac{接受营养治疗的糖尿病住院患者数}{同期糖尿病住院患者总数} \times 100\%$$ 2.需医院提供评审周期内每年度接受营养治疗的糖尿病住院患者数、同期糖尿病住院患者总数。 3.指标说明：营养治疗是指通过膳食、肠内或肠外途径为患者提供能量和营养素，以达到调整机体代谢、改善营养状况、增强抵抗力、促进康复和痊愈等目的。营养治疗遵循个体化动态调整原则，根据不同疾病或代谢状态，确定患者每日能量、营养素的供给量和比例，并按照标准操作规程进行配制送至病区。 【计分细则】 监测比较，逐步提高	1分

续表

标准序号	指标与定义	评审方法和计分细则	分值
2.484	【指标】使用胰岛素治疗的糖尿病住院患者营养治疗后胰岛素使用剂量减少率 【定义】接受营养治疗后，胰岛素使用剂量减少的糖尿病住院患者数占同期使用胰岛素治疗并接受营养治疗的糖尿病住院患者总数的比例	【评审方法】 1. 计算公式： $$\dfrac{\text{使用剂量减少的糖尿病住院患者数}}{\substack{\text{同期使用胰岛素治疗并接受营养}\\\text{治疗的糖尿病住院患者总数}}} \times 100\%$$ 2. 需医院提供评审周期内每年度使用剂量减少的糖尿病住院患者数、同期使用胰岛素治疗并接受营养治疗的糖尿病住院患者总数。 【计分细则】 监测比较，逐步提高	1分

2.485 营养治疗不良事件发生率（3分）

	指标与定义	评审方法和计分细则	分值
（1）	【指标】肠外营养治疗不良事件发生率 【定义】实施肠外营养治疗过程中不良事件发生例数占同期实施肠外营养治疗总例数的比例	【评审方法】 1. 计算公式： $$\dfrac{\substack{\text{实施肠外营养治疗过程中}\\\text{不良事件发生例数}}}{\text{同期实施肠外营养治疗总例数}} \times 100\%$$ 2. 需医院提供评审周期内每年度实施肠外营养治疗过程中不良事件发生例数、同期实施肠外营养治疗总例数。 3. 指标说明：肠外营养治疗不良事件主要包括：（1）治疗过程不良事件，包括导管相关并发症，代谢相关并发症。其中导管相关并发症包括置管导致的机械损伤、感染、静脉血栓；代谢相关并发症包括液体量超负荷、糖、电解质代谢紊乱、肝脏损伤、酸碱平衡失调等。（2）配制过程不良事件，如营养液配制与医嘱单不符、药品过期、无菌操作不规范等。（3）运送过程不良事件，如漏发、错发、未注意适当保存等。 【计分细则】 监测比较，逐步降低	1分
（2）	【指标】肠内营养治疗不良事件发生率 【定义】实施肠内营养治疗过程中不良事件发生例数占同期实施肠内营养治疗总例数的比例	【评审方法】 1. 计算公式： $$\dfrac{\substack{\text{实施肠内营养治疗过程中}\\\text{不良事件发生例数}}}{\text{同期实施肠内营养治疗总例数}} \times 100\%$$ 2. 需医院提供评审周期内每年度实施肠内营养治疗过程中不良事件发生例数、同期实施肠内营养治疗总例数。	1分

标准序号	指标与定义	评审方法和计分细则	分值
		3. 指标说明：肠内营养不良事件主要包括：（1）治疗过程不良事件，包括胃肠道并发症、代谢并发症、感染并发症和置管并发症等。其中胃肠道并发症最多见，主要包括腹胀、腹泻、恶心、呕吐、反流等，代谢并发症主要是脱水、高血糖、电解质紊乱等；感染并发症包括肠道菌群异位、吸入性肺炎等；置管并发症包括长期经鼻置管导致的鼻翼部糜烂、咽喉部溃疡、声音嘶哑、鼻窦炎、中耳炎等。（2）配制过程不良事件，如营养液配制与医嘱单不符、食品质量及卫生问题、称重错误、无菌操作不规范等。（3）运送过程不良事件，如漏发、错发、未注意适当保存等。【计分细则】监测比较，逐步降低	
（3）	【指标】膳食营养治疗不良事件发生率 【定义】实施膳食营养治疗过程中不良事件发生例数占同期实施膳食营养治疗总例数的比例	【评审方法】 1. 计算公式： $$\frac{\text{实施膳食营养治疗过程中不良事件发生例数}}{\text{同期实施膳食营养治疗总例数}} \times 100\%$$ 2. 需医院提供评审周期内每年度实施膳食营养治疗过程中不良事件发生例数、同期实施膳食营养治疗总例数。 3. 指标说明：膳食营养治疗不良事件主要包括膳食制作与膳食医嘱（食谱）不符、发放错误、漏发、食品质量及卫生问题、食用后出现胃肠道反应、食物中毒等。 【计分细则】 监测比较，逐步降低	1分
2.486	【指标】营养门诊投诉发生率 【定义】营养门诊诊疗过程中投诉发生人次数占同期营养门诊诊疗总人次数的比例	【评审方法】 1. 计算公式： $$\frac{\text{营养门诊诊疗过程中投诉发生人次数}}{\text{同期营养门诊诊疗总人次数}} \times 100\%$$ 2. 需医院提供评审周期内每年度营养门诊诊疗过程中投诉发生人次数、同期营养门诊诊疗总人次数。 【计分细则】 监测比较，逐步降低	1分

十八、麻醉专业医疗质量控制指标（国卫办医函〔2022〕161号）（15分）

标准序号	指标与定义	评审方法和计分细则	分值
2.487	【指标】麻醉科医护比 【定义】麻醉科护士人数与麻醉科医师人数之比	【评审方法】 1. 计算公式： $$\frac{麻醉科护士总数}{麻醉科医师总数}$$ 2. 需医院提供评审周期内每年度麻醉科护士总数、麻醉科医师总数。 3. 指标说明：麻醉科护士是指专职配合麻醉医师开展麻醉宣教、心理护理、物品准备、信息核对、体位摆放、管路护理、仪器设备管理等护理工作的护士，不包括其他由麻醉科统一管理的手术室护士。 【计分细则】 ≥ 0.5：1	1分
2.488	【指标】手术室外麻醉占比 【定义】单位时间内，手术室（含日间手术室）外实施的麻醉例次数占同期麻醉总例次数的比例	【评审方法】 1. 计算公式： $$\frac{单位时间内手术室外实施的麻醉例次数}{同期麻醉总例次数} \times 100\%$$ 2. 需医院提供评审周期内每年度单位时间内手术室外实施的麻醉例次数、同期麻醉总例次数。 3. 指标说明：手术室外麻醉是指由麻醉医生实施的不是在手术室和日间手术室内的各类型麻醉。包括在手术室外为各类内镜、介入、组织活检等有创诊疗操作，以及自然分娩、康复治疗等疼痛程度较高的诊疗操作提供麻醉医疗服务。 【计分细则】 监测比较，逐步提高	1分
2.489	【指标】麻醉开始后手术取消率 【定义】单位时间内，麻醉开始后手术开始前手术取消的例次数占同期麻醉总例次数的比例	【评审方法】 1. 计算公式： $$\frac{单位时间内麻醉开始后手术开始前手术取消的例次数}{同期麻醉总例次数} \times 1000‰$$	1分

标准序号	指标与定义	评审方法和计分细则	分值
		2. 需医院提供评审周期内每年度单位时间内麻醉开始后手术开始前手术取消的例次数、同期麻醉总例次数。 3. 指标说明：麻醉开始是指麻醉医师开始给予患者麻醉药物。同期麻醉总数是指按照例次计算，同一患者多次麻醉，以多例次计算。 【计分细则】 监测比较，逐步降低	
2.490	【指标】术中自体血输注率 【定义】单位时间内，手术麻醉中接受自体血（包括自体全血及自体血红细胞）输注患者数占同期麻醉中接受输血治疗患者总数的比例	【评审方法】 1. 计算公式： $$\frac{单位时间内手术麻醉中接受自体血输注患者数}{同期麻醉中接受输血治疗患者总数} \times 100\%$$ 2. 需医院提供评审周期内每年度单位时间内手术麻醉中接受自体血输注患者数、同期麻醉中接受输血治疗患者总数。 【计分细则】 监测比较，逐步提高	1分
2.491	【指标】手术麻醉期间低体温发生率 【定义】单位时间内，手术麻醉期间低体温患者数（医疗目的的控制性降温除外）占同期接受体温监测的麻醉患者总数的比例	【评审方法】 1. 计算公式： $$\frac{单位时间内手术麻醉期间低体温患者数（医疗目的的控制性降温除外）}{同期接受体温监测的麻醉患者总数} \times 100\%$$ 2. 需医院提供评审周期内每年度单位时间内手术麻醉期间低体温患者数（医疗目的的控制性降温除外）、同期接受体温监测的麻醉患者总数。 3. 指标说明：手术麻醉期间低体温是指患者进入手术间开始至患者自手术间或麻醉后监测治疗室（PACU）返回病房前核心体温低于36℃（连续监测低体温持续≥30分钟或间断监测连续两次低体温且间隔时间≥30分钟）。 【计分细则】 监测比较，逐步降低	1分
2.492	【指标】术中心脏骤停率 【定义】单位时间内，术中心脏骤停患者数占同期麻醉患者总数的比例	【评审方法】 1. 计算公式： $$\frac{单位时间内术中心脏骤停患者数}{同期麻醉患者总数} \times 10000‰$$	1分

续表

标准序号	指标与定义	评审方法和计分细则	分值
		2. 需医院提供评审周期内每年度单位时间内术中心脏骤停患者数、同期麻醉患者总数。 3. 指标说明：术中心脏骤停是指麻醉开始后至患者离开手术室前非医疗目的的心脏突然停止跳动，不包括患者麻醉开始前发生的心脏骤停。 【计分细则】 监测比较，逐步降低	
2.493	【指标】麻醉期间严重过敏反应发生率 【定义】单位时间内，麻醉期间发生严重过敏反应的例次数占同期麻醉科完成麻醉总例次数的比例	【评审方法】 1. 计算公式： $$\frac{单位时间内麻醉期间发生严重过敏反应的例次数}{同期麻醉科完成麻醉总例次数} \times 10000‰$$ 2. 需医院提供评审周期内每年度单位时间内麻醉期间发生严重过敏反应的例次数、同期麻醉科完成麻醉总例次数。 3. 指标说明：麻醉期间严重过敏反应是指各种原因导致的需要立即使用肾上腺素抢救的过敏反应。 【计分细则】 监测比较，逐步降低	1分
2.494	【指标】PACU 入室低体温发生率 【定义】单位时间内，PACU 入室低体温患者数占同期入 PACU 患者总数的比例	【评审方法】 1. 计算公式： $$\frac{单位时间内 PACU 入室低体温患者数}{同期入 PACU 患者总数} \times 100\%$$ 2. 需医院提供评审周期内每年度单位时间内 PACU 入室低体温患者数、同期入 PACU 患者总数。 3. 指标说明：PACU 入室低体温是指患者入 PACU 第一次测量体温低于 36℃。 【计分细则】 监测比较，逐步降低得 1 分。未设置 PACU 不得分	1分
2.495	【指标】麻醉后 PACU 转出延迟率 【定义】单位时间内，入 PACU 超过 2 小时的患者数占同期入 PACU 患者总数的比例	【评审方法】 1. 计算公式： $$\frac{单位时间内入 PACU 超过 2 小时的患者数}{同期入 PACU 患者总数} \times 1000‰$$	1分

标准序号	指标与定义	评审方法和计分细则	分值
		2.需医院提供评审周期内每年度单位时间内入 PACU 超过 2 小时的患者数、同期入 PACU 患者总数。 【计分细则】 监测比较，逐步降低得 1 分。未设置 PACU 不得分	
2.496	【指标】非计划二次气管插管率 【定义】单位时间内，非计划二次气管插管患者数占同期术后气管插管拔除患者总数的比例	【评审方法】 1.计算公式： $$\frac{单位时间内非计划二次气管插管患者数}{同期术后气管插管拔除患者总数} \times 1000‰$$ 2.需医院提供评审周期内每年度单位时间内非计划二次气管插管患者数、同期术后气管插管拔除患者总数。 3.指标说明：非计划二次气管插管是指在患者术后气管插管拔除后 6 小时内，非计划再次行气管插管术，不包括因非计划二次手术而接受再次气管插管。 【计分细则】 监测比较，逐步降低	2 分
2.497	【指标】非计划转入 ICU 率 【定义】单位时间内，非计划转入 ICU 的麻醉患者数占同期麻醉患者总数的比例	【评审方法】 1.计算公式： $$\frac{单位时间内非计划转入 ICU 的麻醉患者数}{同期麻醉患者总数} \times 1000‰$$ 2.需医院提供评审周期内每年度单位时间内非计划转入 ICU 的麻醉患者数、同期麻醉患者总数。 3.指标说明：非计划转入 ICU 是指在开始麻醉前并无术后转入 ICU 的计划，而术中或术后决定转入 ICU。 【计分细则】 监测比较，逐步降低	1 分
2.498	【指标】区域阻滞麻醉后严重神经并发症发生率 【定义】单位时间内，区域阻滞麻醉后严重神经并发症发生例数占同期区域阻滞麻醉总例数的比例	【评审方法】 1.计算公式： $$\frac{单位时间内区域阻滞麻醉后严重神经并发症发生例数}{同期区域阻滞麻醉总例数} \times 10000‰$$	1 分

续表

标准序号	指标与定义	评审方法和计分细则	分值
		2. 需医院提供评审周期内每年度单位时间内区域阻滞麻醉后严重神经并发症发生例数、同期区域阻滞麻醉总例数。 3. 指标说明：区域阻滞（包括椎管内麻醉和外周神经阻滞）麻醉后严重神经并发症，是指在区域阻滞麻醉后新发的重度头痛、局部感觉异常（麻木或异感）、运动异常（肌无力甚至瘫痪）等，持续超过 72 小时，并排除其他病因者。 【计分细则】 监测比较，逐步降低	
2.499	【指标】麻醉后 24 小时内患者死亡率 【定义】单位时间内，麻醉后 24 小时内死亡患者数占同期麻醉患者总数的比例	【评审方法】 1. 计算公式： $\dfrac{单位时间内麻醉开始后24小时内死亡患者数}{同期麻醉患者总数} \times 10000‰$ 2. 需医院提供评审周期内每年度单位时间内麻醉开始后 24 小时内死亡患者数、同期麻醉患者总数。 3. 指标说明：患者死亡原因包括患者本身病情严重、手术、麻醉及其他任何因素。 【计分细则】 监测比较，逐步降低	2分

第四章　单病种（术种）质量控制指标（110 分）

51 种单病种（术种）按照《三级医院评审标准（2022 年版）》（详见国卫政医发〔2022〕31 号文件）的有关要求，监测"单病种上报覆盖率"。参照最新国家三级公立医院绩效考核单病种质量控制考核标准，具体选取 10 种单病种（术种）进行评审评价，每种单病种（术种）监测"病种例数、平均住院日、次均费用、病死率"4 个指标。

标准序号	指标与定义	评审方法和计分细则	分值
2.500	【指标】单病种上报覆盖率 【定义】按要求上报至国家单病种质量监测平台的病种数的比例	【评审方法】 1. 计算公式： $\dfrac{病例上报率达到30\%以上的病种数}{应按要求上报至国家单病种质量监测平台的病种数} \times 100\%$	20分

标准序号	指标与定义	评审方法和计分细则	分值
		2.需医院提供评审周期内每年度所有在平台上报率超过30%的病种数。 【计分细则】 达到100%得20分；< 100%但逐步提高得10分	

2.501 急性心肌梗死（ST 段抬高型，首次住院）（10分）
主要诊断 ICD-10 编码：I21.0 至 I21.3 的出院患者

标准序号	指标与定义	评审方法和计分细则	分值
（1）	【指标】病种例数 【定义】考核年度内符合单病种纳入条件的该病种出院人数之和	【评审方法】 1.计算公式： 病种例数 = 符合纳入条件的该病种出院人数累加求和 2.需医院提供评审周期内每年度该病种例数。 【计分细则】 达到最新国家三级公立医院绩效考核满分标准得2.5分；未达到满分标准但逐步提高得1分	2.5分
（2）	【指标】平均住院日 【定义】年度内符合单病种纳入条件的该病种出院患者平均住院时间	【评审方法】 1.计算公式： $$\frac{该病种出院患者占用总床日数}{同期该病种例数}$$ 2.需医院提供评审周期内每年度该病种出院患者占用总床日数、同期该病种例数。 【计分细则】 达到最新国家三级公立医院绩效考核满分标准得2.5分；未达到满分标准但逐步降低得1分	2.5分
（3）	【指标】次均费用 【定义】年度内符合单病种纳入条件的该病种出院患者平均住院费用	【评审方法】 1.计算公式： $$\frac{该病种总出院费用}{同期该病种例数}$$ 2.需医院提供评审周期内每年度该病种总出院费用、同期该病种例数。 【计分细则】 达到最新国家三级公立医院绩效考核满分标准得2.5分；未达到满分标准但逐步降低得1分	2.5分
（4）	【指标】病死率 【定义】年度内符合单病种纳入条件的该病种出院患者死亡人数占同期同病种出院人数的比例	【评审方法】 1.计算公式： $$\frac{该病种死亡人数}{同期该病种例数} \times 100\%$$	2.5分

标准序号	指标与定义	评审方法和计分细则	分值
		2.需医院提供评审周期内每年度该病种死亡人数、同期该病种例数。 【计分细则】 达到最新国家三级公立医院绩效考核满分标准得2.5分；未达到满分标准但逐步降低得1分	

2.502 心力衰竭（10分）

主要诊断 ICD-10 编码：I05 至 I09，或 I11 至 I13，或 I20 至 I21，或 I40 至 I41，或 I42 至 I43 伴第二诊断为 I50 的出院患者

标准序号	指标与定义	评审方法和计分细则	分值
（1）	【指标】病种例数 【定义】考核年度内符合单病种纳入条件的该病种出院人数之和	【评审方法】 1.计算公式： 病种例数＝符合纳入条件的该病种出院人数累加求和 2.需医院提供评审周期内每年度该病种例数。 【计分细则】 达到最新国家三级公立医院绩效考核满分标准得2.5分；未达到满分标准但逐步提高得1分	2.5分
（2）	【指标】平均住院日 【定义】年度内符合单病种纳入条件的该病种出院患者平均住院时间	【评审方法】 1.计算公式： $$\frac{\text{该病种出院患者占用总床日数}}{\text{同期该病种例数}}$$ 2.需医院提供评审周期内每年度该病种出院患者占用总床日数、同期该病种例数。 【计分细则】 达到最新国家三级公立医院绩效考核满分标准得2.5分；未达到满分标准但逐步降低得1分	2.5分
（3）	【指标】次均费用 【定义】年度内符合单病种纳入条件的该病种出院患者平均住院费用	【评审方法】 1.计算公式： $$\frac{\text{该病种总出院费用}}{\text{同期该病种例数}}$$ 2.需医院提供评审周期内每年度该病种总出院费用、同期该病种例数。 【计分细则】 达到最新国家三级公立医院绩效考核满分标准得2.5分；未达到满分标准但逐步降低得1分	2.5分

标准序号	指标与定义	评审方法和计分细则	分值
（4）	【指标】病死率 【定义】年度内符合单病种纳入条件的该病种出院患者死亡人数占同期同病种出院人数的比例	【评审方法】 1.计算公式： $\dfrac{\text{该病种死亡人数}}{\text{同期该病种例数}}\times100\%$ 2.需医院提供评审周期内每年度该病种死亡人数、同期该病种例数。 【计分细则】 达到最新国家三级公立医院绩效考核满分标准得2.5分；未达到满分标准但逐步降低得1分	2.5分

2.503 社区获得性肺炎（成人，首次住院）（5分）
主要诊断 ICD-10 编码：J13 至 J16，J18；年龄 ≥ 18 岁的出院患者

标准序号	指标与定义	评审方法和计分细则	分值
（1）	【指标】病种例数 【定义】考核年度内符合单病种纳入条件的该病种出院人数之和	【评审方法】 1.计算公式： 病种例数 = 符合纳入条件的该病种出院人数累加求和 2.需医院提供评审周期内每年度该病种例数。 【计分细则】 达到最新国家三级公立医院绩效考核满分标准得1分；未达到满分标准但逐步提高得0.5分	1分
（2）	【指标】平均住院日 【定义】年度内符合单病种纳入条件的该病种出院患者平均住院时间	【评审方法】 1.计算公式： $\dfrac{\text{该病种出院患者占用总床日数}}{\text{同期该病种例数}}$ 2.需医院提供评审周期内每年度该病种出院患者占用总床日数、同期该病种例数。 【计分细则】 达到最新国家三级公立医院绩效考核满分标准得1分；未达到满分标准但逐步降低得0.5分	1分
（3）	【指标】次均费用 【定义】年度内符合单病种纳入条件的该病种出院患者平均住院费用	【评审方法】 1.计算公式： $\dfrac{\text{该病种总出院费用}}{\text{同期该病种例数}}$ 2.需医院提供评审周期内每年度该病种总出院费用、同期该病种例数。 【计分细则】 达到最新国家三级公立医院绩效考核满分标准得1分；未达到满分标准但逐步降低得0.5分	1分

续表

标准序号	指标与定义	评审方法和计分细则	分值
（4）	【指标】病死率 【定义】年度内符合单病种纳入条件的该病种出院患者死亡人数占同期该病种出院人数的比例	【评审方法】 1. 计算公式： $\dfrac{该病种死亡人数}{同期该病种例数} \times 100\%$ 2. 需医院提供评审周期内每年度该病种死亡人数、同期该病种例数。 【计分细则】 达到最新国家三级公立医院绩效考核满分标准得2分；未达到满分标准但逐步降低得1分	2分

2.504 社区获得性肺炎（儿童，首次住院）（5分）
主要诊断 ICD-10 编码：J13 至 J16，J18；2 岁≤年龄＜18 岁的出院患儿

标准序号	指标与定义	评审方法和计分细则	分值
（1）	【指标】病种例数 【定义】考核年度内符合单病种纳入条件的该病种出院人数之和	【评审方法】 1. 计算公式： 病种例数 = 符合纳入条件的该病种出院人数累加求和 2. 需医院提供评审周期内每年度该病种例数。 【计分细则】 达到最新国家三级公立医院绩效考核满分标准得1分；未达到满分标准但逐步提高得0.5分	1分
（2）	【指标】平均住院日 【定义】年度内符合单病种纳入条件的该病种出院患者平均住院时间	【评审方法】 1. 计算公式： $\dfrac{该病种出院患者占用总床日数}{同期该病种例数}$ 2. 需医院提供评审周期内每年度该病种出院患者占用总床日数、同期该病种例数。 【计分细则】 达到最新国家三级公立医院绩效考核满分标准得1分；未达到满分标准但逐步降低得0.5分	1分
（3）	【指标】次均费用 【定义】年度内符合单病种纳入条件的该病种出院患者平均住院费用	【评审方法】 1. 计算公式： $\dfrac{该病种总出院费用}{同期该病种例数}$ 2. 需医院提供评审周期内每年度该病种总出院费用、同期该病种例数。 【计分细则】 达到最新国家三级公立医院绩效考核满分标准得1分；未达到满分标准但逐步降低得0.5分	1分

标准序号	指标与定义	评审方法和计分细则	分值
（4）	【指标】病死率 【定义】年度内符合单病种纳入条件的该病种出院患者死亡人数占同期该病种出院人数的比例	【评审方法】 1. 计算公式： $\dfrac{\text{该病种死亡人数}}{\text{同期该病种例数}} \times 100\%$ 2. 需医院提供评审周期内每年度该病种死亡人数、同期该病种例数。 【计分细则】 达到最新国家三级公立医院绩效考核满分标准得2分；未达到满分标准但逐步降低得1分	2分

2.505 脑梗死（首次住院）（10分）
主要诊断ICD-10编码：I63.0至I63.9的出院患者

标准序号	指标与定义	评审方法和计分细则	分值
（1）	【指标】病种例数 【定义】考核年度内符合单病种纳入条件的该病种出院人数之和	【评审方法】 1. 计算公式： 病种例数＝符合纳入条件的该病种出院人数累加求和 2. 需医院提供评审周期内每年度该病种例数。 【计分细则】 达到最新国家三级公立医院绩效考核满分标准得25分；未达到满分标准但逐步提高得1分	2.5分
（2）	【指标】平均住院日 【定义】年度内符合单病种纳入条件的该病种出院患者平均住院时间	【评审方法】 1. 计算公式： $\dfrac{\text{该病种出院患者占用总床日数}}{\text{同期该病种例数}}$ 2. 需医院提供评审周期内每年度该病种出院患者占用总床日数、同期该病种例数。 【计分细则】 达到最新国家三级公立医院绩效考核满分标准得25分；未达到满分标准但逐步降低得1分	2.5分
（3）	【指标】次均费用 【定义】年度内符合单病种纳入条件的该病种出院患者平均住院费用	【评审方法】 1. 计算公式： $\dfrac{\text{该病种总出院费用}}{\text{同期该病种例数}}$ 2. 需医院提供评审周期内每年度该病种总出院费用、同期该病种例数。 【计分细则】 达到最新国家三级公立医院绩效考核满分标准得25分；未达到满分标准但逐步降低得1分	2.5分

标准序号	指标与定义	评审方法和计分细则	分值
（4）	【指标】病死率 【定义】年度内符合单病种纳入条件的该病种出院患者死亡人数占同期该病种出院人数的比例	【评审方法】 1. 计算公式： $$\dfrac{\text{该病种死亡人数}}{\text{同期该病种例数}} \times 100\%$$ 2. 需医院提供评审周期内每年度该病种死亡人数、同期该病种例数。 【计分细则】 达到最新国家三级公立医院绩效考核满分标准得2.5分；未达到满分标准但逐步降低得1分	2.5分

2.506 慢性阻塞性肺疾病（急性发作，住院）（10分）
主要诊断 ICD-10 编码：J44.0，J44.1 的出院患者

标准序号	指标与定义	评审方法和计分细则	分值
（1）	【指标】病种例数 【定义】考核年度内符合单病种纳入条件的该病种出院人数之和	【评审方法】 1. 计算公式： 病种例数 = 符合纳入条件的该病种出院人数累加求和 2. 需医院提供评审周期内每年度该病种例数。 【计分细则】 达到最新国家三级公立医院绩效考核满分标准得2.5分；未达到满分标准但逐步提高得1分	2.5分
（2）	【指标】平均住院日 【定义】年度内符合单病种纳入条件的该病种出院患者平均住院时间	【评审方法】 1. 计算公式： $$\dfrac{\text{该病种出院患者占用总床日数}}{\text{同期该病种例数}}$$ 2. 需医院提供评审周期内每年度该病种出院患者占用总床日数、同期该病种例数。 【计分细则】 达到最新国家三级公立医院绩效考核满分标准得2.5分；未达到满分标准但逐步降低得1分	2.5分
（3）	【指标】次均费用 【定义】年度内符合单病种纳入条件的该病种出院患者平均住院费用	【评审方法】 1. 计算公式： $$\dfrac{\text{该病种总出院费用}}{\text{同期该病种例数}}$$ 2. 需医院提供评审周期内每年度该病种总出院费用、同期该病种例数。 【计分细则】 达到最新国家三级公立医院绩效考核满分标准得2.5分；未达到满分标准但逐步降低得1分	2.5分

标准序号	指标与定义	评审方法和计分细则	分值
（4）	【指标】病死率 【定义】年度内符合单病种纳入条件的该病种出院患者死亡人数占同期该病种出院人数的比例	【评审方法】 1. 计算公式： $$\frac{该病种死亡人数}{同期该病种例数} \times 100\%$$ 2. 需医院提供评审周期内每年度该病种死亡人数、同期该病种例数。 【计分细则】 达到最新国家三级公立医院绩效考核满分标准得 2.5 分；未达到满分标准但逐步降低得 1 分	2.5 分

2.507 髋关节置换术（10 分）

主要手术 ICD-9-CM-3 编码：00.7，81.51 至 81.53 的手术出院患者

标准序号	指标与定义	评审方法和计分细则	分值
（1）	【指标】病种例数 【定义】考核年度内符合单病种纳入条件的该病种出院人数之和	【评审方法】 1. 计算公式： 病种例数 = 符合纳入条件的该病种出院人数累加求和 2. 需医院提供评审周期内每年度该病种例数。 【计分细则】 达到最新国家三级公立医院绩效考核满分标准得 2.5 分；未达到满分标准但逐步提高得 1 分	2.5 分
（2）	【指标】平均住院日 【定义】年度内符合单病种纳入条件的该病种出院患者平均住院时间	【评审方法】 1. 计算公式： $$\frac{该病种出院患者占用总床日数}{同期该病种例数}$$ 2. 需医院提供评审周期内每年度该病种出院患者占用总床日数、同期该病种例数。 【计分细则】 达到最新国家三级公立医院绩效考核满分标准得 2.5 分；未达到满分标准但逐步降低得 1 分	2.5 分
（3）	【指标】次均费用 【定义】年度内符合单病种纳入条件的该病种出院患者平均住院费用	【评审方法】 1. 计算公式： $$\frac{该病种总出院费用}{同期该病种例数}$$ 2. 需医院提供评审周期内每年度该病种总出院费用、同期该病种例数。 【计分细则】 达到最新国家三级公立医院绩效考核满分标准得 2.5 分；未达到满分标准但逐步降低得 1 分	2.5 分

标准序号	指标与定义	评审方法和计分细则	分值
（4）	【指标】病死率 【定义】年度内符合单病种纳入条件的该病种出院患者死亡人数占同期该病种出院人数的比例	【评审方法】 1.计算公式： $\dfrac{该病种死亡人数}{同期该病种例数} \times 100\%$ 2.需医院提供评审周期内每年度该病种死亡人数、同期该病种例数。 【计分细则】 达到最新国家三级公立医院绩效考核满分标准得2.5分；未达到满分标准但逐步降低得1分	2.5分

2.508 膝关节置换术（10分）

主要手术 ICD-9-CM-3 编码：00.80 至 00.84，81.54，81.55 的手术出院患者

标准序号	指标与定义	评审方法和计分细则	分值
（1）	【指标】病种例数 【定义】考核年度内符合单病种纳入条件的该病种出院人数之和	【评审方法】 1.计算公式： 病种例数＝符合纳入条件的该病种出院人数累加求和 2.需医院提供评审周期内每年度该病种例数。 【计分细则】 达到最新国家三级公立医院绩效考核满分标准得2.5分；未达到满分标准但逐步提高得1分	2.5分
（2）	【指标】平均住院日 【定义】年度内符合单病种纳入条件的该病种出院患者平均住院时间	【评审方法】 1.计算公式： $\dfrac{该病种出院患者占用总床日数}{同期该病种例数}$ 2.需医院提供评审周期内每年度该病种出院患者占用总床日数、同期该病种例数。 【计分细则】 达到最新国家三级公立医院绩效考核满分标准得2.5分；未达到满分标准但逐步降低得1分	2.5分
（3）	【指标】次均费用 【定义】年度内符合单病种纳入条件的该病种出院患者平均住院费用	【评审方法】 1.计算公式： $\dfrac{该病种总出院费用}{同期该病种例数}$ 2.需医院提供评审周期内每年度该病种总出院费用、同期该病种例数。 【计分细则】 达到最新国家三级公立医院绩效考核满分标准得2.5分；未达到满分标准但逐步降低得1分	2.5分

标准序号	指标与定义	评审方法和计分细则	分值
（4）	【指标】病死率 【定义】年度内符合单病种纳入条件的该病种出院患者死亡人数占同期该病种出院人数的比例	【评审方法】 1. 计算公式： $\dfrac{该病种死亡人数}{同期该病种例数} \times 100\%$ 2. 需医院提供评审周期内每年度该病种死亡人数、同期该病种例数。 【计分细则】 达到最新国家三级公立医院绩效考核满分标准得2.5分；未达到满分标准但逐步降低得1分	2.5分

2.509 冠状动脉旁路移植术（10分）

主要手术 ICD-9-CM-3 编码：36.1 的手术出院患者

标准序号	指标与定义	评审方法和计分细则	分值
（1）	【指标】病种例数 【定义】考核年度内符合单病种纳入条件的该病种出院人数之和	【评审方法】 1. 计算公式： 病种例数 = 符合纳入条件的该病种出院人数累加求和 2. 需医院提供评审周期内每年度该病种例数。 【计分细则】 达到最新国家三级公立医院绩效考核满分标准得2.5分；未达到满分标准但逐步提高得1分	2.5分
（2）	【指标】平均住院日 【定义】年度内符合单病种纳入条件的该病种出院患者平均住院时间	【评审方法】 1. 计算公式： $\dfrac{该病种出院患者占用总床日数}{同期该病种例数}$ 2. 需医院提供评审周期内每年度该病种出院患者占用总床日数、同期该病种例数。 【计分细则】 达到最新国家三级公立医院绩效考核满分标准得2.5分；未达到满分标准但逐步降低得1分	2.5分
（3）	【指标】次均费用 【定义】年度内符合单病种纳入条件的该病种出院患者平均住院费用	【评审方法】 1. 计算公式： $\dfrac{该病种总出院费用}{同期该病种例数}$ 2. 需医院提供评审周期内每年度该病种总出院费用、同期该病种例数。 【计分细则】 达到最新国家三级公立医院绩效考核满分标准得2.5分；未达到满分标准但逐步降低得1分	2.5分

续表

标准序号	指标与定义	评审方法和计分细则	分值
（4）	【指标】病死率 【定义】年度内符合单病种纳入条件的该病种出院患者死亡人数占同期该病种出院人数的比例	【评审方法】 1.计算公式： $$\frac{该病种死亡人数}{同期该病种例数} \times 100\%$$ 2.需医院提供评审周期内每年度该病种死亡人数、同期该病种例数。 【计分细则】 达到最新国家三级公立医院绩效考核满分标准得2.5分；未达到满分标准但逐步降低得1分	2.5分

2.510 剖宫产（10分）
主要手术 ICD-9-CM-3 编码：74.0，74.1，74.2，74.4，74.99 的手术出院患者

标准序号	指标与定义	评审方法和计分细则	分值
（1）	【指标】病种例数 【定义】考核年度内符合单病种纳入条件的该病种出院人数之和	【评审方法】 1.计算公式： 病种例数＝符合纳入条件的该病种出院人数累加求和 2.需医院提供评审周期内每年度该病种例数。 【计分细则】 达到最新国家三级公立医院绩效考核满分标准得2.5分；未达到满分标准但逐步提高得1分	2.5分
（2）	【指标】平均住院日 【定义】年度内符合单病种纳入条件的该病种出院患者平均住院时间	【评审方法】 1.计算公式： $$\frac{该病种出院患者占用总床日数}{同期该病种例数}$$ 2.需医院提供评审周期内每年度该病种出院患者占用总床日数、同期该病种例数。 【计分细则】 达到最新国家三级公立医院绩效考核满分标准得2.5分；未达到满分标准但逐步降低得1分	2.5分
（3）	【指标】次均费用 【定义】年度内符合单病种纳入条件的该病种出院患者平均住院费用	【评审方法】 1.计算公式： $$\frac{该病种总出院费用}{同期该病种例数}$$ 2.需医院提供评审周期内每年度该病种总出院费用、同期该病种例数。 【计分细则】 达到最新国家三级公立医院绩效考核满分标准得2.5分；未达到满分标准但逐步降低得1分	2.5分

续表

标准序号	指标与定义	评审方法和计分细则	分值
（4）	【指标】病死率 【定义】年度内符合单病种纳入条件的该病种出院患者死亡人数占同期该病种出院人数的比例	【评审方法】 1. 计算公式： $$\frac{该病种死亡人数}{同期该病种例数} \times 100\%$$ 2. 需医院提供评审周期内每年度该病种死亡人数、同期该病种例数。 【计分细则】 达到最新国家三级公立医院绩效考核满分标准得2.5分；未达到满分标准但逐步降低得1分	2.5分

第五章　重点医疗技术临床应用质量控制指标（30分）

一、国家限制类医疗技术（国卫办医发〔2022〕6号）（10分）

数据来源：省级医疗技术临床应用信息化管理平台

标准序号	指标与定义	评审方法和计分细则	分值
2.511	【指标】备案完成率 【定义】医疗机构已完成备案的国家限制类医疗技术项目数占实际开展国家限制类医疗技术项目数的比例	【评审方法】 1. 计算公式 $$\frac{医疗机构已完成备案国家限制类医疗技术项目数}{实际开展国家限制类医疗技术项目数} \times 100\%$$ 2. 需医院提供评审周期内每年度已完成备案国家限制类医疗技术项目数、实际开展国家限制类医疗技术项目数。 3. 指标说明：对某项限制类医疗技术，医疗机构内多个科室开展的算1项。 【计分细则】 达到100%	3分
2.512	【指标】系统填报率 【定义】医疗机构在医疗技术临床应用管理信息系统上填报的所有国家限制类医疗技术病例总数占同期实际开展所有国家限制类医疗技术病例总数的比例	【评审方法】 1. 计算公式： $$\frac{医疗机构在医疗技术临床应用管理信息系统上填报的所有国家限制类医疗技术病例总数}{同期实际开展所有国家限制类医疗技术病例总数} \times 100\%$$	2分

续表

标准序号	指标与定义	评审方法和计分细则	分值
		2. 需医院提供评审周期内每年度在医疗技术临床应用管理信息系统上填报的所有国家限制类医疗技术病例总数、同期实际开展所有国家限制类医疗技术病例总数。 【计分细则】 达到100%得2分；<100%但逐步提高得1分	
2.513	【指标】死亡率 【定义】实施国家限制类医疗技术的患者死亡总人数占同期实施国家限制类医疗技术的患者出院总人数的比例	【评审方法】 1. 计算公式： $$\frac{\text{医疗机构实施国家限制类医疗技术的患者死亡总人数}}{\text{同期实施国家限制类医疗技术的患者出院总人数}} \times 100\%$$ 2. 需医院提供评审周期内每年度实施国家限制类医疗技术的患者死亡总人数、同期实施国家限制类医疗技术的患者出院总人数。 【计分细则】 监测比较，逐步降低	3分
2.514	【指标】并发症发生率 【定义】实施国家限制类医疗技术的患者发生并发症总人数与同期实施国家限制类医疗技术的患者出院总人数的比例	【评审方法】 1. 计算公式： $$\frac{\text{医疗机构实施国家限制类医疗技术的患者发生并发症总人数}}{\text{同期实施国家限制类医疗技术的患者出院总人数}} \times 100\%$$ 2. 需医院提供评审周期内每年度实施国家限制类医疗技术的患者发生并发症总人数、同期实施国家限制类医疗技术的患者出院总人数。 3. 指标说明：限制类医疗技术并发症是指并发于限制类医疗技术和实施后的疾病或情况，包括手术后出血或血肿、手术后伤口裂开、肺部感染、肺栓塞、深静脉栓塞、败血症、猝死、手术中发生或由于手术造成的休克、手术后血管并发症、瘘、呼吸衰竭、骨折、生理/代谢紊乱、人工气道意外脱出等。 【计分细则】 监测比较，逐步降低	2分

二、人体器官捐献、获取与移植技术（15分）

数据来源：中国人体器官分配与共享计算机系统（COTRS）、各器官移植专业国家质控中心相关系统

标准序号	指标与定义	评审方法和计分细则	分值
（一）人体器官捐献（10分）			
2.515	【指标】向人体器官获取组织报送的潜在器官捐献者人数与院内死亡人数比 【定义】向人体器官获取组织（OPO）报送的潜在器官捐献者人数占同期院内死亡人数的比例	【评审方法】 1.计算公式： $\dfrac{\text{年度向OPO报送的院内潜在器官捐献者人数}}{\text{同期院内死亡人数}} \times 100\%$ 2.需医院提供评审周期内每年度向OPO报送的院内潜在器官捐献者人数、同期院内死亡人数。 3.查阅相关系统数据。 【计分细则】 监测比较，逐步提高	5分
2.516	【指标】实现器官捐献的人数与院内死亡人数比 【定义】实现器官捐献的人数占同期院内死亡人数的比例	【评审方法】 1.计算公式： $\dfrac{\text{年度院内完成器官捐献的人数}}{\text{同期院内死亡人数}} \times 100\%$ 2.需医院提供评审周期内每年度院内完成器官捐献的人数、同期院内死亡人数。 3.查阅相关系统数据。 【计分细则】 监测比较，逐步提高	5分
（二）人体器官获取组织质量控制指标（国卫办医函〔2019〕197号）（1分）			
2.517	【指标】器官捐献转化率 【定义】在人体器官获取组织（OPO）服务区域内，年度完成器官获取的器官捐献者数量占同期潜在捐献者总数的比例	【评审方法】 1.计算公式： $\dfrac{\text{年度完成器官获取的器官捐献者数量}}{\text{同期潜在的捐献者总数}} \times 100\%$ 2.需医院提供评审周期内每年度完成器官获取的器官捐献者数量、同期潜在的捐献者总数。 3.查阅相关系统数据。 【计分细则】 监测比较，逐步提高	0.1分

续表

标准序号	指标与定义	评审方法和计分细则	分值
2.518	【指标】平均器官产出率 【定义】在 OPO 服务区域内，年度获取并完成移植的器官数量占同期器官捐献者总数的比例	【评审方法】 1.计算公式： $\dfrac{\text{年度移植的器官数量}}{\text{同期器官捐献者总数}} \times 100\%$ 2.需医院提供评审周期内每年度移植的器官数量、同期器官捐献者总数。 3.查阅相关系统数据。 【计分细则】 监测比较，逐步提高	0.1 分
2.519	【指标】器官捐献分类占比 【定义】脑死亡来源器官捐献者（DBD）、心死亡来源器官捐献（DCD）、脑心双死亡来源器官捐献者（DBCD）数量分别占同期器官捐献者总数的比例	【评审方法】 1.计算公式： $\dfrac{\text{年度（DBD/DCD/DBCD）数量}}{\text{同期器官捐献者总数}} \times 100\%$ 2.需医院提供评审周期内每年度（DBD/DCD/DBCD）数量、同期器官捐献者总数。 3.查阅相关系统数据。 【计分细则】 1.DBD 占比逐步提高（0.1 分）。 2.DCD 占比逐步降低（0.1 分）。 3.DBCD 占比逐步降低（0.1 分）	0.3 分
2.520	【指标】获取器官利用率 【定义】器官获取后用于移植的器官数量占同期获取器官总数的比例	【评审方法】 1.计算公式： $\dfrac{\text{年度用于移植的器官数量}}{\text{同期获取器官总数}} \times 100\%$ 2.需医院提供评审周期内每年度用于移植的器官数量、同期获取器官总数。 3.查阅相关系统数据。 【计分细则】 监测比较，逐步提高	0.1 分
2.521	【指标】器官保存液病原菌培养阳性率 【定义】OPO 获取的器官其保存液中病原菌培养阳性者器官数占器官获取总例数的比例	【评审方法】 1.计算公式： $\dfrac{\text{病原菌培养阳性者例数}}{\text{同期获取器官总例数}} \times 100\%$ 2.需医院提供评审周期内每年度病原菌培养阳性者例数、同期获取器官总例数。 3.查阅相关系统数据。 【计分细则】 监测比较，逐步降低	0.1 分

标准序号	指标与定义	评审方法和计分细则	分值
2.522	【指标】移植器官原发性无功能（PNF）发生率 【定义】同年度捐献器官移植术后PNF并发症发生比例，包括总PNF发生率、DBD来源器官PNF发生率、DCD来源器官PNF发生率、DBCD来源器官PNF发生率	【评审方法】 1. 计算公式： $$\frac{年度PNF病例数}{同期移植病例总数} \times 100\%$$ 2. 需医院提供评审周期内每年度PNF病例数、同期移植病例总数。 3. 查阅相关系统数据。 【计分细则】 监测比较，逐步降低	0.2分
2.523	【指标】移植器官术后功能延迟性恢复（DGF）发生率 【定义】年度捐献器官移植术后DGF并发症发生比例，包括总DGF发生率、DBD来源器官DGF发生率、DCD来源器官DGF发生率、DBCD来源器官DGF发生率	【评审方法】 1. 计算公式： $$\frac{年度DGF病例数}{同期移植病例总数} \times 100\%$$ 2. 需医院提供评审周期内每年度DGF病例数、同期移植病例总数。 3. 查阅相关系统数据。 【计分细则】 监测比较，逐步降低	0.1分

（三）肝脏移植技术医疗质量控制指标（国卫办医函〔2020〕443号）（1分）

标准序号	指标与定义	评审方法和计分细则	分值
2.524	【指标】无肝期≤60分钟比例 【定义】无肝期比例为无肝期时间不超过60分钟的肝脏移植手术人数占同期肝脏移植手术总人数的比例	【评审方法】 1. 计算公式： $$\frac{无肝期不超过60分钟的肝脏移植手术人数}{同期肝脏移植手术总人数} \times 100\%$$ 2. 需医院提供评审周期内每年度无肝期不超过60分钟的肝脏移植手术人数、同期肝脏移植手术总人数。 3. 查阅相关系统数据。 【计分细则】 监测比较，逐步提高	0.1分
2.525	【指标】60分钟<无肝期≤120分钟比例 【定义】无肝期比例为无肝期时间60~120分钟时间段中的肝脏移植手术人数占同期肝脏移植手术总人数的比例	【评审方法】 1. 计算公式： $$\frac{无肝期在60~120分钟的肝脏移植手术人数}{同期肝脏移植手术总人数} \times 100\%$$	0.05分

续表

标准序号	指标与定义	评审方法和计分细则	分值
		2. 需医院提供评审周期内每年度无肝期在60～120 分钟的肝脏移植手术人数、同期肝脏移植手术总人数。 3. 查阅相关系统数据。 【计分细则】 监测比较，逐步降低	
2.526	【指标】无肝期＞120 分钟比例 【定义】无肝期比例为无肝期时间在 120 分钟以上的肝脏移植手术人数占同期肝脏移植手术总人数的比例	【评审方法】 1. 计算公式： $$\frac{无肝期在 120 分钟以上的肝脏移植手术人数}{同期肝脏移植手术总人数} \times 100\%$$ 2. 需医院提供评审周期内每年度无肝期在 120 分钟以上的肝脏移植手术人数、同期肝脏移植手术总人数。 3. 查阅相关系统数据。 【计分细则】 监测比较，逐步降低	0.05 分
2.527	【指标】术中大出血发生率 【定义】成人肝脏移植手术受者术中出血量在 2000 mL 及以上的手术人数占同期成人肝脏移植手术总人数的比例	【评审方法】 1. 计算公式： $$\frac{成人肝脏移植手术受者术中出血量在 2000\ mL 及以上的手术人数}{同期成人肝脏移植手术总人数} \times 100\%$$ 2. 需医院提供评审周期内每年度成人肝脏移植手术受者术中出血量在 2000 mL 及以上的手术人数、同期成人肝脏移植手术总人数。 3. 查阅相关系统数据。 【计分细则】 监测比较，逐步降低	0.1 分
2.528	【指标】术后早期肝功能不全（EAD）发生率 【定义】肝脏移植手术后发生 EAD 的手术人数占同期肝脏移植手术总人数的比例	【评审方法】 1. 计算公式： $$\frac{肝脏移植手术后发生 EAD 的手术人数}{同期肝脏移植手术总人数} \times 100\%$$ 2. 需医院提供评审周期内每年度肝脏移植手术后发生 EAD 的手术人数、同期肝脏移植手术总人数。	0.1 分

标准序号	指标与定义	评审方法和计分细则	分值
		3. 指标说明：符合下列一个或多个标准的病例视为发生 EAD：（1）术后第 7 天总胆红素（TB）≥ 171 umol/L（10 mg/dL）。（2）术后第 7 天国际标准化比值（INR）≥ 1.6（应用抗凝药物原因除外）。（3）术后 7 天内谷丙转氨酶（ALT）或谷草转氨酶（AST）> 2000 IU/L。 4. 查阅相关系统数据。 【计分细则】 监测比较，逐步降低	
2.529	【指标】术后非计划二次手术率 【定义】肝脏移植手术后发生非计划二次手术的手术人数占同期肝脏移植手术总人数的比例	【评审方法】 1. 计算公式： $$\frac{\text{肝脏移植手术后发生非计划二次手术的手术人数}}{\text{同期肝脏移植手术总人数}} \times 100\%$$ 2. 需医院提供评审周期内每年度肝脏移植手术后发生非计划二次手术的手术人数、同期肝脏移植手术总人数。 3. 查阅相关系统数据。 【计分细则】 监测比较，逐步降低	0.1 分
2.530	【指标】术后 1 个月内血管并发症发生率 【定义】肝脏移植手术后 1 个月内发生血管并发症的手术人数占同期肝脏移植手术总人数的比例	【评审方法】 1. 计算公式： $$\frac{\text{肝脏移植手术后 1 个月内发生血管并发症的手术人数}}{\text{同期肝脏移植手术总人数}} \times 100\%$$ 2. 需医院提供评审周期内每年度肝脏移植手术后 1 个月内发生血管并发症的手术人数、年度同期肝脏移植手术总人数。 3. 指标说明：血管并发症包括肝动脉、肝静脉和门静脉系统的狭窄、血栓、出血。 4. 查阅相关系统数据。 【计分细则】 监测比较，逐步降低	0.1 分
2.531	【指标】术后 1 个月内胆道并发症发生率 【定义】肝脏移植手术后 1 个月内发生胆道并发症的手术人数占同期肝脏移植手术总人数的比例	【评审方法】 1. 计算公式： $$\frac{\text{肝脏移植手术后 1 个月内发生胆道并发症的手术人数}}{\text{同期肝脏移植手术总人数}} \times 100\%$$	0.05 分

续表

标准序号	指标与定义	评审方法和计分细则	分值
		2. 需医院提供评审周期内每年度肝脏移植手术后 1 个月内发生胆道并发症的手术人数、同期肝脏移植手术受者总人数。 3. 指标说明: 胆道并发症指具有临床表现, 有影像学依据, 需要进行手术或者介入性治疗的胆道狭窄、梗阻、胆瘘、胆汁瘤、胆结石、胆泥形成 Oddis 括约肌及功能障碍。 4. 查阅相关系统数据。 【计分细则】 监测比较, 逐步降低	
2.532	【指标】术后 6 个月内胆道并发症发生率 【定义】肝脏移植手术后 6 个月内发生胆道并发症的手术人数占同期肝脏移植手术总人数的比例	【评审方法】 1. 计算公式: $$\frac{肝脏移植手术后 6 个月内发生胆道并发症的手术人数}{同期肝脏移植手术总人数} \times 100\%$$ 2. 需医院提供评审周期内每年度肝脏移植手术后 6 个月内发生胆道并发症的手术人数、同期肝脏移植手术受者总人数。 3. 指标说明: 胆道并发症指具有临床表现, 有影像学依据, 需要进行手术或者介入性治疗的胆道狭窄、梗阻、胆瘘、胆汁瘤、胆结石、胆泥形成及 Oddis 括约肌功能障碍。 4. 查阅相关系统数据。 【计分细则】 监测比较, 逐步降低	0.05 分
2.533	【指标】术后早期死亡率 【定义】肝脏移植术后 30 天内受者全因死亡人数占同期肝脏移植手术受者总人数的比例	【评审方法】 1. 计算公式: $$\frac{肝脏移植术后 30 天内受者全因死亡人数}{同期肝脏移植手术受者总人数} \times 100\%$$ 2. 需医院提供评审周期内每年度肝脏移植术后 30 天内受者全因死亡人数、同期肝脏移植手术受者总人数。 3. 查阅相关系统数据。 【计分细则】 监测比较, 逐步降低	0.1 分

标准序号	指标与定义	评审方法和计分细则	分值
2.534	【指标】受者术后 1 年生存率 【定义】肝脏移植 1 年内随访尚存活的受者人数占同期肝脏移植手术受者总人数的比例	【评审方法】 1. 计算公式： $\dfrac{\text{肝脏移植 1 年内随访尚存活的受者人数}}{\text{同期肝脏移植手术受者总人数}} \times 100\%$ 2. 需医院提供评审周期内每年度肝脏移植 1 年内随访尚存活的受者人数、同期肝脏移植手术受者总人数。 3. 查阅相关系统数据。 【计分细则】 监测比较，逐步提高	0.1 分
2.535	【指标】中国肝脏移植登记注册系统（CLTR）数据报送完整度 【定义】向中国肝脏移植登记注册系统（CLTR）所报送数据的完整度累计值与同期肝脏移植手术总人数的比例	【评审方法】 1. 计算公式： $\dfrac{\text{每例肝脏移植病例数据完整度得分之和}}{\text{同期肝脏移植手术总人数}} \times 100\%$ 2. 需医院提供评审周期内每年度每例肝脏移植病例数据完整度得分之和、同期肝脏移植手术总人数。 3. 查阅相关系统数据。 【计分细则】 监测比较，逐步提高	0.1 分

（四）肾脏移植技术医疗质量控制指标（国卫办医函〔2020〕443 号）（1 分）

标准序号	指标与定义	评审方法和计分细则	分值
2.536	【指标】术后 30 天内死亡率 【定义】肾脏移植术后 30 天内受者全因死亡人数占同期肾脏移植总人数的比例	【评审方法】 1. 计算公式： $\dfrac{\text{肾脏移植术后 30 天内受者全因死亡人数}}{\text{同期肾脏移植总人数}} \times 100\%$ 2. 需医院提供评审周期内每年度肾脏移植术后 30 天内受者全因死亡人数、同期肾脏移植总人数。 3. 查阅相关系统数据。 【计分细则】 监测比较，逐步降低	0.2 分

标准序号	指标与定义	评审方法和计分细则	分值
2.537	【指标】移植肾功能延迟恢复发生率 【定义】肾脏移植术后发生移植肾功能延迟恢复（DGF）的受者人数占同期肾脏移植总人数的比例；DGF 指肾脏移植术后一周内需要透析治疗或术后一周血肌酐未下降至 400 μmol/L 以下	【评审方法】 1.计算公式： $$\frac{肾脏移植术后发生 DGF 受者人数}{同期肾脏移植总人数}\times100\%$$ 2.需医院提供评审周期内每年度肾脏移植术后发生 DGF 受者人数、同期肾脏移植总人数。 3.指标说明：DGF 是指肾脏移植术后一周内需要透析治疗或术后一周血肌酐未下降至 400 μmol/L 以下。 4.查阅相关系统数据。 【计分细则】 监测比较，逐步降低	0.2 分
2.538	【指标】血管并发症发生率 【定义】肾脏移植术后 1 年内发生血管并发症的受者人数占同期肾脏移植总人数的比例	【评审方法】 1.计算公式： $$\frac{肾脏移植术后 1 年内发生血管并发症的受者人数}{同期肾脏移植总人数}\times100\%$$ 2.需医院提供评审周期内每年度肾脏移植术后 1 年内发生血管并发症的受者人数、同期肾脏移植总人数。 3.指标说明：肾脏移植术后血管并发症主要包括：移植肾动静脉破裂和血栓、移植肾动脉狭窄、移植肾动脉瘤。 4.查阅相关系统数据。 【计分细则】 监测比较，逐步降低	0.1 分
2.539	【指标】急性排斥反应发生率 【定义】肾脏移植术后 1 年内发生急性排斥反应的受者人数占同期肾脏移植总人数的比例	【评审方法】 1.计算公式： $$\frac{肾脏移植术后 1 年内发生急性排斥反应的受者人数}{同期肾脏移植总人数}\times100\%$$ 2.需医院提供评审周期内每年度肾脏移植术后 1 年内发生急性排斥反应的受者人数、同期肾脏移植总人数。 3.指标说明：急性排斥反应是肾脏移植术后最常见的一种排斥反应，一般发生在肾脏移植术后几个小时至 6 个月内，临床上表现为发热、全身不适、移植肾肿大和疼痛，同时伴有移植肾功能突然减退。	0.1 分

标准序号	指标与定义	评审方法和计分细则	分值
		4. 查阅相关系统数据。 【计分细则】 监测比较，逐步降低	
2.540	【指标】术后感染发生率 【定义】肾脏移植术后 100 天内发生感染的受者人数占同期肾脏移植总人数的比例	【评审方法】 1. 计算公式： 肾脏移植术后 100 天内 $\dfrac{\text{发生感染的受者人数}}{\text{同期肾脏移植总人数}} \times 100\%$ 2. 需医院提供评审周期内每年度肾脏移植术后 100 天内发生感染的受者人数、同期肾脏移植总人数。 3. 指标说明：肾脏移植术后无症状的下尿路感染不在统计之列。 4. 查阅相关系统数据。 【计分细则】 监测比较，逐步降低	0.1 分
2.541	【指标】移植肾 1 年内生存率 【定义】接受肾脏移植手术后，1 年内移植肾脏的生存率	【评审方法】 1. 计算公式： 采用乘积极限法（Kaplan–Meier 法）计算。 2. 需医院提供评审周期内每年度肾脏移植术后 1 年内移植肾失功的病例、相应的术后失功时间。 3. 指标说明：生存率需要和生存概率加以区别。例如：已知某医疗机构在术后 1 年内，有 98 例移植肾尚有功能，将其除以当年移植总人数（若为 100 例），即可得出该机构的 1 年移植肾生存概率为 98%。将医疗机构上报的移植肾失功的病例、相应的术后失功时间导入统计软件，采用 Kaplan–Meier 法，进行复杂运算后得出该机构在术后 1 年内的移植肾生存率。 4. 查阅相关系统数据。 【计分细则】 监测比较，逐步提高	0.2 分
2.542	【指标】中国肾脏移植登记注册系统（CSRKT）数据报送完整度 【定义】向中国肾脏移植登记注册系统（CSRKT）报送数据的完整度得分累计值与同期肾脏移植总人数的比例	【评审方法】 1. 计算公式： $\dfrac{\text{所有病例的完整度得分累计值}}{\text{同期肾脏移植总人数}} \times 100\%$	0.1 分

续表

标准序号	指标与定义	评审方法和计分细则	分值
		2. 需医院提供评审周期内每年度所有病例的完整度得分累计值、同期肾脏移植总人数。 3. 指标说明：每例肾脏移植报送数据的完整度得分 =（实际录入的重要参数的数量 / 规定录入的重要参数总数量）×100%。 4. 查阅相关系统数据。 【计分细则】 监测比较，逐步提高	

（五）心脏移植技术医疗质量控制指标（国卫办医函〔2020〕443号）（1分）

标准序号	指标与定义	评审方法和计分细则	分值
2.543	【指标】供体心脏缺血时间≤6小时的比例 【定义】单位时间内，医疗机构获取的供体心脏的缺血时间≤6小时的心脏移植例数占总例数的比例	【评审方法】 1. 计算公式： $$\frac{供体心脏缺血时间≤6小时的心脏移植例数}{同期心脏移植手术总例数}×100\%$$ 2. 需医院提供评审周期内每年度供体心脏缺血时间≤6小时的心脏移植例数、同期心脏移植手术总例数。 3. 指标说明：供体心脏缺血时间从供体心脏的获取开始灌注到心脏移植手术后开始供血的时间。 4. 查阅相关系统数据。 【计分细则】 监测比较，逐步提高	0.2分
2.544	【指标】术后机械通气时间≤48小时的比例 【定义】单位时间内，心脏移植手术受者术后接受机械通气的时间≤48小时的人数占心脏移植总人数的比例	【评审方法】 1. 计算公式： $$\frac{术后机械通气时间≤48小时的人数}{同期心脏移植手术总人数}×100\%$$ 2. 需医院提供评审周期内每年度术后机械通气时间≤48小时的人数、同期心脏移植手术总人数。 3. 查阅相关系统数据。 【计分细则】 监测比较，逐步提高	0.2分
2.545	【指标】术后并发症发病率 【定义】单位时间内，心脏移植手术受者术后（自手术开始至出院）发生的手术相关并发症人数占同期心脏移植总人数的比例	【评审方法】 1. 计算公式： $$\frac{心脏移植手术受者术后出现并发症的心脏移植人数}{同期心脏移植手术总人数}×100\%$$	0.2分

标准序号	指标与定义	评审方法和计分细则	分值
		2. 需医院提供评审周期内每年度心脏移植手术受者术后出现并发症的心脏移植人数、同期心脏移植手术总人数。 3. 指标说明：手术相关并发症包括术后感染、心脏骤停、二次气管插管、气管切开和二次开胸手术。术后感染包括移植术后的细菌、真菌和病毒感染。 4. 查阅相关系统数据。 【计分细则】 监测比较，逐步降低	
2.546	【指标】术后院内死亡率 【定义】单位时间内，心脏移植手术受者术后（自手术开始至出院）全因死亡人数占同期心脏移植手术总人数的比例	【评审方法】 1. 计算公式： $\dfrac{\text{心脏移植手术受者术后全因死亡人数}}{\text{同期心脏移植手术总人数}} \times 100\%$ 2. 需医院提供评审周期内每年度心脏移植手术受者术后全因死亡人数、同期心脏移植手术总人数。 3. 查阅相关系统数据。 【计分细则】 监测比较，逐步降低	0.2分
2.547	【指标】中国心脏移植登记注册系统数据报送完整度 【定义】向中国心脏移植登记注册系统报送数据的完整度得分与同期心脏移植手术总人数的比例	【评审方法】 1. 计算公式： $\dfrac{\sum \text{每例心脏移植手术上报数据完整度得分}}{\text{同期心脏移植手术总人数}} \times 100\%$ 2. 需医院提供评审周期内每年度心脏移植手术上报数据完整度得分之和、同期心脏移植手术总人数。 3. 指标说明：完整度得分由中国心脏移植登记注册系统要求填报的移植手术主要参数计算。 4. 查阅相关系统数据。 【计分细则】 监测比较，逐步提高	0.2分

续表

标准序号	指标与定义	评审方法和计分细则	分值
（六）肺脏移植技术医疗质量控制指标（国卫办医函〔2020〕443号）（1分）			
2.548	【指标】术后1年生存率 【定义】肺脏移植术后1年随访（失访者按未存活统计）尚存活的肺脏移植患者数占同期肺脏移植总人数的比例	【评审方法】 1. 计算公式： $$\frac{\text{肺脏移植术后1年随访尚存活的肺脏移植患者人数}}{\text{同期肺脏移植总人数}} \times 100\%$$ 2. 需医院提供评审周期内每年度肺脏移植术后1年随访尚存活的肺脏移植患者人数、同期肺脏移植总人数。 3. 查阅相关系统数据。 【计分细则】 监测比较，逐步提高	0.2分
2.549	【指标】术后二次开胸率 【定义】肺脏移植术后1个月内再次开胸的人数占同期肺脏移植手术总人数的比例	【评审方法】 1. 计算公式： $$\frac{\text{肺脏移植术后1个月内再次开胸的人数}}{\text{同期肺脏移植手术总人数}} \times 100\%$$ 2. 需医院提供评审周期内每年度肺脏移植术后1个月内再次开胸的人数、同期肺脏移植手术总人数。 3. 查阅相关系统数据。 【计分细则】 监测比较，逐步降低	0.2分
2.550	【指标】术后3个月内感染发生率 【定义】肺脏移植术后3个月内发生感染的人数占同期肺脏移植总人数的比例	【评审方法】 1. 计算公式： （1）术后3个月内细菌感染率 = $$\frac{\text{肺脏移植术后3个月内发生细菌感染的人数}}{\text{同期肺脏移植手术总人数}} \times 100\%$$ （2）术后3个月内真菌感染率 = $$\frac{\text{肺脏移植术后3个月内发生真菌感染的人数}}{\text{同期肺脏移植手术总人数}} \times 100\%$$ （3）术后3个月内病毒感染率 = $$\frac{\text{肺脏移植术后3个月内发生病毒感染的人数}}{\text{同期肺脏移植手术总人数}} \times 100\%$$	0.3分

标准序号	指标与定义	评审方法和计分细则	分值
		2. 需医院提供评审周期内每年度肺脏移植术后 3 个月内发生细菌感染的人数、发生真菌感染的人数、发生病毒感染的人数、同期肺脏移植手术总人数。 3. 查阅相关系统数据。 【计分细则】 1. 细菌感染率逐步降低（0.1 分）。 2. 真菌感染率逐步降低（0.1 分）。 3. 病毒感染率逐步降低（0.1 分）	
2.551	【指标】术后 6 个月内气道吻合口并发症发生率 【定义】肺脏移植术后 6 个月内发生气道吻合口并发症的人数占同期肺脏移植总人数的比例	【评审方法】 1. 计算公式： $$\frac{术后 6 个月内发生气道吻合口并发症的肺脏移植人数}{同期肺脏移植手术总人数} \times 100\%$$ 2. 需医院提供评审周期内每年度肺脏移植术后 6 个月内发生气道吻合口并发症的肺脏移植人数、同期肺脏移植手术总人数。 3. 指标说明：气道吻合并发症包括缺血坏死、裂开、狭窄和软化。 4. 查阅相关系统数据。 【计分细则】 监测比较，逐步降低	0.2 分
2.552	【指标】中国肺脏移植登记注册系统数据报送完整度 【定义】向中国肺脏移植登记注册系统报送数据的完整度得分与同期肺脏移植手术总人数的比例	【评审方法】 1. 计算公式： $$\frac{\Sigma 每例肺脏移植手术上报数据完整度得分}{同期肺脏移植手术总人数} \times 100\%$$ 2. 需医院提供评审周期内每年度肺脏移植手术上报数据完整度得分之和、同期肺脏移植手术总人数。 3. 指标说明：完整度得分由中国肺脏移植登记注册系统要求填报的移植手术主要参数计算。 4. 查阅相关系统数据。 【计分细则】 监测比较，逐步提高	0.1 分

三、消化内镜诊疗技术医疗质量控制指标（国卫办医函〔2022〕161号）（5分）

标准序号	指标与定义	评审方法和计分细则	分值
2.553	【指标】消化内镜中心医师年均工作量 【定义】消化内镜中心医师每年平均承担的工作量	【评审方法】 1. 计算公式： $$\frac{消化内镜中心年诊疗例次数}{消化内镜中心医师数}$$ 2. 需医院提供评审周期内每年度消化内镜中心年诊疗例次数、消化内镜中心医师数。 【计分细则】 监测比较	0.2分
2.554	【指标】四级消化内镜诊疗技术占比 【定义】单位时间内，消化内镜中心开展四级消化内镜诊疗技术例次数占同期消化内镜诊疗总例次数的比例	【评审方法】 1. 计算公式： $$\frac{消化内镜中心开展四级消化内镜诊疗技术例次数}{同期消化内镜诊疗总例次数}$$ 2. 需医院提供评审周期内每年度消化内镜中心开展四级消化内镜诊疗技术例次数、同期消化内镜诊疗总例次数。 【计分细则】 监测比较，逐步提高	0.3分
2.555	【指标】三级消化内镜诊疗技术占比 【定义】单位时间内，消化内镜中心开展三级消化内镜诊疗技术例次数占同期消化内镜诊疗总例次数的比例	【评审方法】 1. 计算公式： $$\frac{消化内镜中心开展三级消化内镜诊疗技术例次数}{同期消化内镜诊疗总例次数}\times100\%$$ 2. 需医院提供评审周期内每年度消化内镜中心开展三级消化内镜诊疗技术例次数、同期消化内镜诊疗总例次数。 【计分细则】 监测比较，逐步提高	0.3分
2.556	【指标】上消化道内镜检查完整率 【定义】单位时间内，上消化道内镜检查完整的例次数占同期上消化道内镜检查总例次数的比例	【评审方法】 1. 计算公式： $$\frac{上消化道内镜检查完整的例次数}{同期上消化道内镜检查总例次数}\times100\%$$ 2. 需医院提供评审周期内每年度上消化道内镜检查完整的例次数、同期上消化道内镜检查总例次数。	0.3分

标准序号	指标与定义	评审方法和计分细则	分值
		3. 指标说明：上消化道内镜检查完整是指对食管上段、中段、下段，贲门、胃底、胃体、胃角、胃窦、幽门，十二指肠球部、降段等部位完整观察并留图。 【计分细则】 监测比较，逐步提高	
2.557	【指标】结肠镜检查肠道准备优良率 【定义】单位时间内，肠道准备优良的结肠镜检查例次数占同期结肠镜检查总例次数的比例	【评审方法】 1. 计算公式： $$\frac{肠道准备优良的结肠镜检查例次数}{同期结肠镜检查总例次数} \times 100\%$$ 2. 需医院提供评审周期内每年度肠道准备优良的结肠镜检查例次数、同期结肠镜检查总例次数。 3. 指标说明：肠道准备优良是指根据波士顿量表，每段肠道的评分≥2分。 【计分细则】 监测比较，逐步提高	0.2 分
2.558	【指标】结肠镜盲肠插镜成功率 【定义】单位时间内，结肠镜检查到达盲肠例次数占同期结肠镜检查总例次数的比例	【评审方法】 1. 计算公式： $$\frac{结肠镜检查到达盲肠例次数}{同期结肠镜检查总例次数} \times 100\%$$ 2. 需医院提供评审周期内每年度结肠镜检查到达盲肠例次数、同期结肠镜检查总例次数。 3. 指标说明：结肠镜盲肠插镜成功是指内镜到达盲肠并留图。本指标适用于无解剖变异或结直肠外科手术史的受检者。 【计分细则】 监测比较，逐步提高	0.3 分
2.559	【指标】结肠镜退镜检查时间≥6分钟比例 【定义】单位时间内，结肠镜检查退镜检查时间≥6分钟的例次数占同期结肠镜检查总例次数的比例	【评审方法】 1. 计算公式： $$\frac{结肠镜检查退镜检查时间≥6分钟的例次数}{同期结肠镜检查总例次数} \times 100\%$$ 2. 需医院提供评审周期内每年度结肠镜检查退镜检查时间≥6分钟的例次数、同期结肠镜检查总例次数。 【计分细则】 监测比较，逐步提高	0.3 分

续表

标准序号	指标与定义	评审方法和计分细则	分值
2.560	【指标】内镜下逆行胰胆管造影术（ERCP）选择性深插管成功率 【定义】单位时间内，ERCP选择性深插管成功的例次数占同期ERCP总例次数的比例	【评审方法】 1.计算公式： $$\frac{ERCP选择性深插管成功的例次数}{同期ERCP总例次数} \times 100\%$$ 2.需医院提供评审周期内每年度ERCP选择性深插管成功的例次数、同期ERCP总例次数。 3.指标说明：ERCP选择性深插管成功是指ERCP术中对目标胆管或胰管选择性深插管成功。本指标适用于胃肠道解剖正常、无十二指肠乳头手术史的患者。 【计分细则】 监测比较，逐步提高	0.3分
2.561	【指标】超声内镜（EUS）检查完整率 【定义】单位时间内，EUS检查完整的例次数占同期EUS检查总例次数的比例	【评审方法】 1.计算公式： $$\frac{EUS检查完整的例次数}{同期EUS检查总例次数} \times 100\%$$ 2.需医院提供评审周期内每年度EUS检查完整的例次数、同期EUS检查总例次数。 3.指标说明：EUS检查完整是指对消化道或胆胰相关结构完整观察、留图清晰（消化道EUS应完整显示消化道各层次及相关病变的起源、结构；胆胰EUS应完整显示胆管、胰管等解剖结构）并详细描述病变大小、病变与血管关系等相关内容。 【计分细则】 监测比较，逐步提高	0.3分
2.562	【指标】磁控胶囊胃镜检查完整率 【定义】单位时间内，磁控胶囊胃镜检查完整例次数占同期磁控胶囊胃镜检查总例次数的比例	【评审方法】 1.计算公式： $$\frac{磁控胶囊胃镜检查完整例次数}{同期磁控胶囊胃镜检查总例次数} \times 100\%$$ 2.需医院提供评审周期内每年度磁控胶囊胃镜检查完整例次数、同期磁控胶囊胃镜检查总例次数。 3.指标说明：磁控胶囊胃镜检查完整是指检查中对贲门、胃底、胃体、胃角、胃窦、幽门各部位完整观察并留图记录。 【计分细则】 监测比较，逐步提高	0.2分

标准序号	指标与定义	评审方法和计分细则	分值
2.563	【指标】消化内镜相关严重并发症发生率 【定义】单位时间内，发生消化内镜相关严重并发症的诊疗例次数占同期消化内镜诊疗总例次数的比例	【评审方法】 1. 计算公式: $$\frac{发生消化内镜相关严重并发症的诊疗例次数}{同期消化内镜诊疗总例次数} \times 100\%$$ 2. 需医院提供评审周期内每年度发生消化内镜相关严重并发症的诊疗例次数、同期消化内镜诊疗总例次数。 3. 指标说明：消化内镜相关严重并发症包括严重出血、术后重症胰腺炎、全身感染、穿孔转外科手术修补、致残、致死或其他需外科手术干预的情况。（1）严重出血指术后 3 天内血红蛋白降低 30 g/L 以上，或需输血、外科手术 /DSA 止血。（2）术后重症胰腺炎指消化内镜诊疗导致的伴有局部或全身并发症，或有器官功能衰竭的胰腺炎。（3）全身感染指具有 2 项（或以上）下述临床表现：①体温 $> 38℃$ 或 $< 36℃$；②心率 > 90 次 / 分；③呼吸频率 > 20 次 / 分或 $PaCO_2 < 32$ mmHg；④外周血白细胞 $> 12 \times 10^9/L$ 或 $< 4 \times 10^9/L$ 或未成熟细胞 $> 10\%$。 【计分细则】 监测比较，逐步降低	0.3 分
2.564	【指标】食管癌早期诊断率 【定义】单位时间内，上消化道内镜检查发现早期食管癌患者数占同期上消化道内镜检查发现食管癌患者总数的比例	【评审方法】 1. 计算公式: $$\frac{上消化道内镜检查发现早期食管癌患者数}{同期上消化道内镜检查发现食管癌患者总数} \times 100\%$$ 2. 需医院提供评审周期内每年度上消化道内镜检查发现早期食管癌患者数、同期上消化道内镜检查发现食管癌患者总数。 3. 指标说明：本指标中早期食管癌指病灶局限于黏膜层，无论有无区域淋巴结转移。 【计分细则】 监测比较，逐步提高	0.3 分

续表

标准序号	指标与定义	评审方法和计分细则	分值
2.565	【指标】胃癌早期诊断率 【定义】单位时间内，上消化道内镜检查发现早期胃癌患者数占同期上消化道内镜检查发现胃癌患者总数的比例	【评审方法】 1.计算公式： $$\frac{\text{上消化道内镜检查发现早期胃癌患者数}}{\text{同期上消化道内镜检查发现胃癌患者总数}} \times 100\%$$ 2.需医院提供评审周期内每年度上消化道内镜检查发现早期胃癌患者数、同期上消化道内镜检查发现胃癌患者总数。 3.指标说明：本指标中早期胃癌指病灶局限于黏膜层或黏膜下层，无论有无淋巴结转移。 【计分细则】 监测比较，逐步提高	0.3分
2.566	【指标】结直肠腺瘤检出率 【定义】单位时间内，至少检出一枚结直肠腺瘤的结肠镜检查患者数占同期结肠镜检查患者总数的比例	【评审方法】 1.计算公式： $$\frac{\text{至少检出一枚结直肠腺瘤的结肠镜检查患者数}}{\text{同期结肠镜检查患者总数}} \times 100\%$$ 2.需医院提供评审周期内每年度至少检出一枚结直肠腺瘤的结肠镜检查患者数、同期结肠镜检查患者总数。 【计分细则】 监测比较，逐步提高	0.3分
2.567	【指标】结直肠癌早期诊断率 【定义】单位时间内，结肠镜检查发现早期结直肠癌患者数占同期结肠镜检查发现结直肠癌患者总数的比例	【评审方法】 1.计算公式： $$\frac{\text{结肠镜检查发现早期结直肠癌患者数}}{\text{同期结肠镜检查发现结直肠癌患者总数}} \times 100\%$$ 2.需医院提供评审周期内每年度结肠镜检查发现早期结直肠癌患者数、同期结肠镜检查发现结直肠癌患者数。 3.指标说明：本指标中早期结直肠癌指病灶局限于黏膜层或黏膜下层，无论有无淋巴结转移。 【计分细则】 监测比较，逐步提高	0.3分

续表

标准序号	指标与定义	评审方法和计分细则	分值
2.568	【指标】消化道早癌内镜黏膜下剥离术（ESD）完整切除率 【定义】单位时间内，消化道早癌ESD完整切除的例次数占同期消化道早癌ESD总例次数的比例	【评审方法】 1. 计算公式： $\dfrac{\text{消化道早癌 ESD 完整切除的例次数}}{\text{同期消化道早癌 ESD 总例次数}} \times 100\%$ 2. 需医院提供评审周期内每年度消化道早癌ESD完整切除的例次数、同期消化道早癌ESD总例次数。 3. 指标说明：ESD完整切除是指ESD达到R0切除，即整块切除标本术后病理学诊断达到水平切缘和垂直切缘均阴性。高级别上皮内瘤变行ESD的患者应当纳入统计。 【计分细则】 监测比较，逐步提高	0.3分
2.569	【指标】ERCP胆总管结石清除成功率 【定义】单位时间内，ERCP胆总管结石清除成功例次数占同期ERCP胆总管结石清除总例次数的比例	【评审方法】 1. 计算公式： $\dfrac{\text{ERCP 胆总管结石清除成功例次数}}{\text{同期 ERCP 胆总管结石清除总例次数}} \times 100\%$ 2. 需医院提供评审周期内每年度ERCP胆总管结石清除成功例次数、同期ERCP胆总管结石清除总例次数。 3. 指标说明：ERCP胆总管结石清除成功是指单次ERCP取石操作致胆总管结石完全取净无残留。未进行取石操作、直接放置支架、碎石后取石等不纳入统计。 【计分细则】 监测比较，逐步提高	0.2分
2.570	【指标】超声内镜引导下胰腺细针穿刺术（EUS-FNA）标本病理阳性率 【定义】单位时间内，EUS-FNA标本病理阳性的例次数占同期临床诊断为胰腺恶性肿瘤的患者行EUS-FNA的总例次数的比例	【评审方法】 1. 计算公式： $\dfrac{\text{EUS-FNA 标本病理阳性的例次数}}{\begin{array}{c}\text{同期临床诊断为胰腺恶性肿瘤}\\\text{的患者行 EUS-FNA 的总例次数}\end{array}} \times 100\%$ 2. 需医院提供评审周期内每年度EUS-FNA标本病理阳性的例次数、同期临床诊断为胰腺恶性肿瘤的患者行EUS-FNA的总例次数。 3. 指标说明：EUS-FNA标本病理阳性是指找到异型细胞或癌细胞。 【计分细则】 监测比较，逐步提高	0.3分

第三部分 现场检查实施细则（1000 分，占 40%）

第一章 医院功能与任务（100 分）

一、依据医院的功能任务，履行医院职责（80 分）

（一）医院的功能与任务，符合本区域卫生发展规划。

【概述】

医院的功能是指医院所具有的对社会提供特定价值的能力，包括但不限于医疗、教学、科研和预防保健。医院的任务是用这些能力完成政府、社会需要的或指定的事项、工作。医院应当根据本区域的卫生发展规划，厘清医院的功能和任务。

【细则】

3.1 医院有明确的功能和任务。（1分）

3.2 功能和任务符合本区域卫生发展规划。（1分）

（二）制定医院中长期规划与年度计划，医院规模和发展目标与医院的功能任务一致。

【概述】

医院应当立足于医院的功能和任务，建立和完善医院的愿景和发展目标，制定医院中长期规划，并细化分解到年度计划；医院规模和发展目标与医院的功能任务一致。

【细则】

3.3 医院制定中长期规划及年度计划，并经职工代表大会或院长办公会通过。（2分）

3.4 医院规模和发展目标与医院功能任务一致。（1分）

（三）医院有承担服务区域内急危重症和疑难疾病诊疗的设施设备、技术梯队与处置能力。

【概述】

提供急危重症和疑难疾病诊疗是三级医院的基本功能任务。医院应当针对本区域内常见的急危重症和疑难疾病来配置设施设备、技术梯队，并通过持续学习和继续教育等方式，提升员工服务能力。

【细则】

3.5 医院具备服务区域内急危重症和疑难疾病诊疗的设施设备和技术梯队。（10分）

3.6 医院具备服务区域内急危重症和疑难疾病诊疗的处置能力，提供24小时急危

重症诊疗服务。（30分）

（四）承担突发公共卫生事件和重大事故灾害的紧急医疗救援与紧急救治。

【概述】

遵守国家法律、法规，严格执行各级政府制定的应急预案，按照"平急结合、防治结合"的要求加强建设，承担突发公共卫生事件和重大事故灾害的紧急医疗救援与紧急救治工作。突发公共卫生事件和重大事故灾害的紧急医疗救援与紧急救治是医院必须具备的能力和责任，医院应当根据各级政府的应急预案制定本院的突发公共卫生事件和重大事故灾害应对方案，积极参与政府相关指令性工作，对救治救援不得推诿。

【细则】

3.7 遵循各级政府制定的应急预案，承担突发公共卫生事件和重大事故灾害的紧急医疗救援与紧急救治。（2分）

3.8 完善应对突发公共卫生事件和重大事故灾害的医院紧急医疗救援与紧急救治应急预案。（3分）

3.9 定期组织应急培训与预案演练。（25分）

（五）根据《中华人民共和国传染病防治法》《中华人民共和国食品安全法》和《突发公共卫生事件应急条例》等相关法律法规承担传染病、食源性疾病的发现、救治、报告、预防等任务。定期对全体医务人员进行传染病、食源性疾病防治知识和技能培训与处置演练。

【概述】

传染病、食源性疾病的防治是医院的法定责任，也体现了医院的社会责任。医院应当建立全流程的传染病、食源性疾病的防治体系，并对医务人员开展相关的知识和技能培训，定期开展演练和检查，确保员工掌握、落实。

【细则】

3.10 制定传染病、食源性疾病发现、救治、报告、预防等制度、流程和规范。（3分）

3.11 定期对全体医务人员进行传染病、食源性疾病防治知识和技能培训与处置演练。（2分）

【评审方法】

评审专家到急诊科随机抽取某天的日志，分析患者的病种和来源；查看有120急救中心医院的120急救站日志，分析转运时效性，核查救护车数量与设施设备；现场查看急诊科布局与设施，评估医院院前急救、急诊与专科衔接、五大中心的急救流程、MDT及多部门配合、绿色通道等处置能力；访谈快速反应小组成员，进行现场实战模拟演练；查阅第一目击者急救技能培训证书；检查2组应急队员紧急医学救援培训证书；检查群体突发公共卫生事件紧急收治预案及培训情况并访谈相关人员；召开医院急救能力座谈会，分管领导汇报承担区域内重症救治、突发公共卫生事件和重大事故灾害的紧急救援及传染病和食源性疾病的处置等情况；查看医院年度计划、党委会或院长办公会专题讨论、"十四五"规划或中长期规划的相关内容。

表1　标准序号3.1 ~ 3.11评审清单（80分）

评审内容	分值	得分
第一步：【到急诊科120站】		
1. 查看急诊日志，重点分析患者来院途径（120转诊、基层医院转运、自行前往），患者的病种和来源，急危重症和疑难疾病病例占比	2分	
释义：1.急诊科有急诊登记本或信息化登记，每天有可查阅的急诊日志，缺乏每年度扣0.5分。2.日志有具体明细内容（患者姓名、年龄、就诊时间、症状或初步诊断、回家或留观住院等去向、联系方式等），登记不完整一项扣0.25分（1分）。3.日志每月底有分析小结，包括患者来院途径（120转诊、基层医院转运、自行前往）、病种和来源、急危重症和疑难疾病病例占比，无120转诊或衔接不到位扣0.5分，病种单一扣0.5分，以普通疾病就诊为主扣0.5分（1分）		
2. 从某一天的日志中抽取1例以上经120站转运入院的病例，前往120站查看其转运记录		
（1）该患者转运时机及时间。查看接听呼救电话时间，司机及救护人员集结、出发、到达救护现场时间，以及抵达急诊科时间	1分	
释义：从急诊日志里随机抽取1例，查看呼叫出车登记，包括接听电话时间、出车时间、到达医院时间、急诊诊治时间等记录（1分）。缺一项扣0.25分		
（2）查看救护车与医疗设备设施配备情况，以及该患者转运过程中医疗处置、安全驾驶及转运保障情况	1分	
释义：救护车上需配置担架、氧气、吸痰器、心电监护仪、除颤仪、心电图、呼吸器、气管插管用具、包扎止血绷带等，设施配备完善（0.5分），缺一项扣0.25分；医疗处置，如吸氧、BP监测、输液等（0.25分）；安全驾驶（0.25分）		
（3）到指挥调度室，查看患者转运救护全过程监控视频（含救护车装备、救护箱与救护物资准备），以及突发事件紧急调度中心与呼叫方有效对接情况	1分	
释义：1.无监控视频者该项不得分。2.有视频监控（0.25分）。3.指挥调度室内有专人负责（0.25分）。4.能与呼叫方有效实时对接并及时响应突发事件调度需求，如派出救护车、通知医院相应准备、转运过程中的救助指导等（0.5分）		
3. 追溯评审期内120急救站日志中有无未出诊或延期出诊例数	1分	
释义：1.有无故未出诊或延期出诊者该项不得分。2.评审期内存在有原因的未出诊或延期出诊患者：≤5例者根据原因酌情扣分或者不扣分，>5例者扣0.25分/例		
第二步：【到急诊科五大中心】		
1. 查看急诊科布局、功能完整情况，以及与五大中心密切配合和流程衔接情况（含制度文件）	2分	

评审内容	分值	得分

释义：1.急诊科布局，包括面积、标识、分诊台设置、候诊区设置、医护人员安排等（0.5分）。2.急诊科科室功能是否完整，包括各专科接诊室、抢救区、留观区、急诊病房或者 EICU 等环节（0.5分）。3.五大中心建设，抢救室专设五大中心区域和床位、有相关制度文件与管理流程上墙、各区域五大中心优先标识醒目、设置通用绿色通道标志或印章等（0.5分）。4.相关辅助检查科室，如检验科、化验室、输血科、心电图室、X 线和 CT 室、B 超室、急诊药房、收费室等有急诊绿色通道响应机制、有识别绿色通道的统一标准（标识、印章等）、有优先的处置、有明确的出具报告时间节点（0.5分）。一项不符合要求扣0.25分

2.查阅五大中心联合处置登记本（包括急诊 MDT）、工作日志或定期总结报告及持续改进情况	3分	

释义：1.有台账登记本（0.5分）。2.台账日志规范、记录详细，包括时间、患者信息、事件、处置流程、转归、签名等，缺一项扣0.25分（0.5分）。3.每月召开质控分析会议，核心人员到场、会议记录详细、有总结、分析、整改措施等，一项不符合要求扣0.25分（1分）。4.持续改进情况，根据总结内容制定明确的改进计划和目标并落实改进措施，分析对比改进效果，流程更优化，服务质量有提升，一项不符合要求扣0.25分（1分）

3.追踪查看1名以上患者（胸痛、卒中、创伤、孕产妇、儿童）的急诊处置流程和技术应用情况	3分	

释义：1.依据各中心建设总体原则落实软硬件设置，包括设置各中心抢救区域和病床、设置并挂有各大中心的绿色通道流程、抢救设施设备齐全（心电图机、心梗常规快检、微量输液泵、智慧血液管理冰箱等）、配备专门抢救药物（心梗一包药、溶栓药物、抢救用血）、设置当班专门负责人（1分）。2.急诊处置流程，包括主动接待、正确识别、快速启动绿色通道、诊断明确、救治策略及时有效、MDT 流程合理及时、全流程未超时间节点（依据制度检查相关内容，如检查检验时间、结果出具时间、会诊时间、用药时间、指标复查时间、进一步处置时间等）、有可追溯时间节点的记录表或系统并填报完整、患者转归合理（1分）。3.技术应用，接诊过程各项医疗技术应用合理、精准，遵循指南，无过度检查及治疗（1分）。一项不符合要求扣0.25分

第三步：【到急诊科快速反应小组】

1.现场实战演练。评审专家现场呼叫院内急救电话，告知医院某地方出现需要紧急救治的急诊患者

（1）看医院急救系统启动与快速反应小组成员响应时间及到达现场时间	2分	

释义：1.查看文件，有院内急救系统（0.5分）。2.有快速反应小组，以快速反应小组值班表为依据（0.5分）。3.有专门启动程序，如专线电话或其他专设的联络设备（0.25分）。4.第一时间接听或接收任务，响应不及时不得分（0.25分）。5.快速反应小组携带急救包/箱，5~10分钟内到达现场，超时不得分（0.5分）

（2）看急诊快速反应小组成员模拟演练一个救治流程（休克、大出血、心搏骤停等）	3分	

释义：1.快速反应小组成员迅速判断患者病情、创造抢救环境（安抚请出家属及其他陪护、保护患者隐私）、启动基础救护、建立高级生命支持、评估病情给予相应救治（1分）。2.快速反应小组成员团队协作能力强、分工协作、救治有序、相互沟通、形成抢救反应闭环（1分）。3.成员操作正确、规范、熟练，抢救有效（1分）。一项不符合要求扣0.25分

评审内容	分值	得分
（3）值班医生、护士参与快速反应情况。MDT 团队成员或五大中心科主任、护士长到达现场的时间，以及参与现场施救的组织、协调、配合，商讨救治方案，开展医疗救治情况	3分	
释义：1.值班医生、护士反应迅速正确，启动抢救流程合理（如发现病情，开始基础抢救同时请求支援，呼叫会诊等），确保基础抢救不中断（心肺复苏、用药等）（0.5分）。2.上级医生、MDT团队成员或五大中心相关科主任、护士长到达现场及时者，10分钟内未到扣0.25分/人（0.5分）。3.现场施救决策正确、组织有序、配合流畅（0.5分）。4.开展医疗救治正确合理，错误不得分（0.5分）。5.救治操作规范有效，一项不规范扣0.5分（1分）		
（4）评审专家随同护送该演练患者转运至专科病房/ICU/手术室/导管室/五大中心，查看：		
①护送人员资质、仪器设备、转运工具	1分	
释义：1.评估护送人员的专业资质、培训证书和执业证书等文件，检查护送人员的技能水平，包括急救技能、转运路线悉知、沟通技能、各类管路的合理安放、患者合理约束及突发状况的处置等（0.5分）。2.检查护送人员是否携带急救包、转运监护仪、转运呼吸机、维持抢救药物的微量泵及其他急救器械和设备，检查这些器械和设备的运转状态和有效性（0.5分）。一项不符合要求扣0.25分		
②转运电梯等急救绿色通道畅通保障	1分	
释义：1.医院有绿色通道专梯（0.25分）。2.有专人负责调度（0.25分）。3.电梯呼叫通畅，5分钟内到达（0.25分）。4.绿色通道标识醒目、有专人保持通道畅通（0.25分）		
③转运途中病情变化等意外情况的现场施救	1分	
释义：1.及时发现病情变化，包括转运站位正确、监测仪器正常、转运途中专人负责关注患者生命体征（0.5分）。2.紧急处置，如有病情变化或意外情况，立即就地抢救、通知就近科室支援、边抢救边转运至就近抢救室或 ICU（0.5分）		
④与专科病房/ICU/手术室/五大中心的交接	1分	
释义：1.按照转运流程提前通知接收科室，并确认对方已经做好接收准备（0.25分）。2.双方交接及时、床位、治疗设备等准备到位，无缝衔接（0.25分）。3.有转运交接本（0.25分）。4.口头及书面准确、详细交接患者的重点信息和相关医疗记录，手写签名（0.25分）		
⑤与患者家属或陪护及时沟通病情及注意事项	1分	
释义：1.转运前与患者家属或陪护及时沟通病情，内容合理、详细、易懂，获得家属理解与同意，一项未完成扣0.25分（0.5分）。2.给予患者家属或陪护必要的安慰及指导（0.25分）。3.保护患者的隐私和个人信息（0.25分）		
2.查看快速反应小组工作台账，访谈3名快速反应小组成员。考察相关人员对院内急救呼叫电话、呼叫程序及应急救治机制与流程、医院应急救治点的设置与救治区域分布熟悉情况	3分	

评审内容	分值	得分
释义：1.快速反应小组工作台账，包括时间、患者信息、启动原因、工作内容、签名等，缺一项扣0.25分（1分）。2.随机访问3名快速反应小组工作人员，包括急救呼叫电话、呼叫启动程序、医院应急救治点的设置情况、负责区域等，一项不符合或不熟悉扣0.5分（2分）		
3.查看急诊抢救室（或EICU）日志和每月生命支持技术开展情况	3分	
释义：1.有急诊抢救室（或EICU）日志，包括患者入院时间、患者基本信息、生命体征、症状或初步诊断、处理、转归、签字等（1分）。2.有各项生命支持技术开展的台账，包括患者信息、模式参数设置、使用时长、过程生命体征记录、报警或参数调节记录、执行人签名（1.5分）。3.每月总结分析（0.5分）。缺一项扣0.25分		
4.查阅评审期内急诊科心搏骤停与心肺复苏抢救记录、死亡登记报告、死亡病历保存与质控、死亡讨论、死亡证明管理情况	3分	
释义：1.有死亡登记本，包括患者基本信息、抢救情况记录等，缺一项扣0.5分（1分）。2.按照省卫生健康委相关文件规范管理死亡病例，包括开具死亡证明并上报、心肺复苏抢救规范化、死亡讨论规范化、院内死亡病例质控等，一项不符合要求扣0.5分（2分）		
5.现场应急演练。评审专家继续呼叫医院总值班电话，告知刚才紧急救治的急诊患者是一次群体灾难救援事件，需派应急队员前往事发现场		
（1）看分管院领导（或值班院领导/院长）、指派专家（或应急队员）到达救治现场时间与指挥、部署抢救工作情况	2分	
释义：1.分管院领导反应及时、调度得当（0.5分）。2.领导、专家及时到达现场（0.5分）。3.救治现场指挥有序、部署合理，能有效协调急救资源，抢救工作有条不紊开展（1分）		
（2）对照预案或技术指南，看急救现场需求与派出人员（资质与培训）、救护车（配置清单）、设备、物资到位的情况	3分	
释义：1.医院有应急预案或相关指南（0.5分）。2.救援人员资质符合要求，如有国家级或者省级官方认证的急救培训证书、有定期对救援人员进行急救技能复训、有年度评估和考核等（1分）。3.救护车的设备和药品配置符合文件要求，例如：监护仪器、呼吸机、除颤仪等必要的设备，按规定救护车上配备有急救药物（1分）。4.救护车上设备和药物能随时使用（0.5分）。一项不符合要求扣0.5分		
（3）现场检伤分类处置情况	3分	
释义：1.救治现场的分区，如划分合理、安全，通畅便于后续治疗开展等（1分）。2.检伤分类流程，符合指南要求（0.5分）。3.检伤救治工作开展，如迅速、熟练、有序，处置方案正确，医疗设备、药品配备齐全，医疗人员的专业技能、应急处理能力等（1.5分）。一项不符合要求扣0.5分		
（4）看应急办、医务部、护理部、设备设施、后勤保障等相关职能部门到达指定地点时间及各部门支持与配合抢救工作情况	3分	
释义：1.各部门及时到位，一个部门不及时扣0.25分（1分）。2.到达现场后快速投入抢救工作，如各部门协调有序、配合紧密、能形成工作应答闭环等，一项不符合要求扣0.5分（2分）		

续表

评审内容	分值	得分
第四步：【参加医院急救与应急救援领导小组座谈会】		
参加人员：领队、专家1、专家7，医院主要负责人、分管领导及部门负责人、医院急救与应急救援领导小组成员及救援队员代表		
1. 听取院领导演练汇报		
（1）快速反应小组实战演练总结	2分	
（2）紧急救援应急演练总结	2分	
释义：从汇报中获取信息并计分。1. 演练总结全面，条理清晰（2分）。2. 医院能找到和认识演练中的不足（1分）。3. 针对不足之处能提出具体整改措施（1分）		
2. 听取评审期内医院心搏骤停与心肺复苏抢救记录、死亡讨论、死亡证明管理、死亡病历质控全覆盖及相关数据监测分析情况汇报	3分	
释义：1.《死亡证》由负责救治的执业医师准确、完整、及时填写，主治以上职称医师审核签字加盖相应公章，并及时上报医务部、病案统计室等相关部门。医院应指定专人负责《死亡证》管理和人口死亡信息报告工作。强化住院死亡个案报告，死亡个案报告信息要完整、准确、及时（1分）。2. 医院要组织各临床科室对所有住院死亡个案病历按照相关文件要求开展死亡个案讨论。质量管理部门要开展院级全面质控，必要时要对科室疑难重点死亡个案组织全院分析讨论，形成医院住院死亡个案年度质控与改进报告（1分）。3. 死亡病例监测数据要按季度进行分析总结、能发现问题和不足、有整改措施、有追踪落实（1分）。一项不符合要求扣0.5分		
3. 听取评审期内急诊急救一体化建设与复苏水平质量改进情况汇报	2分	
释义：1. 有急诊急救一体化建设相关实施方案（0.5分）。2. 有实施过程工作记录（1分）。3. 有分析总结、有具体整改措施、有改进成效（0.5分）		
4. 听取评审期内医院承担区域内重症救治、突发公共卫生事件和重大事故灾害的紧急救援、传染病和食源性疾病的处置等相关情况汇报	3分	
释义：1. 有相关台账（0.5分）。2. 每年有总结（0.5分）。3. 能充分认识不足，提出整改措施（1分）。4. 根据现有情况完善医院的应急预案并加强演练（1分）		
5. 听取评审期内医院重大事件救治影响力汇报，包括网络、电视、报纸、杂志、广播等媒体宣传数量	3分	
释义：医院出现重大负面新闻和造成不良社会影响，该项不得分。1. 有重大事件救治影响力总结报告、条理清晰、数据真实（1分）。2. 查阅评审期内宣传报道案例的数量及质量，形式新颖有效（1分）。3. 取得一定的社会影响（1分）		
6 听取医院功能与任务重大年度计划（含是否纳入制定的中长期规划等）情况汇报	1分	
释义：1. 有医院功能与任务重大年度计划（纳入制定的中长期规划）（0.5分）。2. 查阅具体实施措施、实施情况（0.5分）		

评审内容	分值	得分
7.听取医院"十四五"规划发展愿景和目标（含是否符合本区域发展规划等）情况汇报	1分	

释义：1.有医院"十四五"规划发展愿景和目标（0.5分）。2.查阅医院规划是否符合本区域发展规划（0.5分）

第五步：【到医务部或应急办查阅资料】		
1.查阅评审期内医院承担的突发公共卫生事件与紧急救援任务完成情况台账	3分	

释义：1.无相关台账该项不得分。2.有记录台账，台账记录规范，内容完整，包括事件时间、地点、人数等重要信息，缺一项扣0.25分（1分）。3.每次任务有总结（1分）。4.对发现的问题提出整改措施（1分）

2.查阅医院各类应急预案及应急培训、实战演练（含突发公共卫生事件、重大事故灾害紧急救援、传染病和食源性疾病等群体紧急收治等）情况	3分	

释义：1.医院制定了相关应急预案，包括突发公共卫生事件、灾难紧急救援、传染病、食源性疾病等（1分）。2.医院定期举办应急培训，有安排、培训记录、签名等（1分）。3.根据预案定期演练，有安排、培训记录、签名等（1分）。缺一项扣0.25分

3.抽取1个应急预案，重点了解应急响应流程和培训（含人员到位、物资准备等情况）	3分	

释义：1.未制定预案者不得分。2.随机抽取一个应急预案查看预案制定，包括流程、人员和配备、保障物资情况，缺一项扣0.25分（1分）。3.预案应急响应流程制定符合相关指南（1分）。4.有同一预案的培训演练（1分）

4.查阅紧急医学救援培训（含全员第一目击者急救技能培训、应急救援队员紧急医学救援培训等）情况	3分	

释义：1.第一目击者证覆盖率未达到50%不计分，达到50%得0.5分、75%得1分、100%得1.5分（1.5分）。2.紧急医学救援队队员需获得各级紧急医学救援培训合格证书，计分同前（1.5分）

5.查看医院EMSS急救体系和快速反应小组日常运行情况	2分	

释义：1.有快速反应小组制度和运行机制（1分）。2.有快速反应小组值班排班和记录，包括时间、人员、物资配备、事件处理情况等（1分）。缺一项扣0.25分

6.查阅医院功能任务和履职（如承担区域内急危重症诊疗的设施设备、技术梯队、处置能力等)是否纳入党委会或院长办公会专题讨论、年度工作计划或财务预算、职代会议案、医院中长期发展规划等情况	2分	

释义：医院功能任务和履职（如承担区域内急危重症诊疗的设施设备、技术梯队、处置能力等）纳入党委会或院长办公会专题讨论（0.5分）、年度工作计划或财务预算（0.5分）、职代会议案（0.5分）、医院中长期发展规划（0.5分）等情况。一项未落实扣0.5分

【参考建议】

1.医院功能与定位 《国务院办公厅关于推进分级诊疗制度建设的指导意见》（国办发〔2015〕70 号），城市三级医院主要提供急危重症和疑难复杂疾病的诊疗服务。

2.急诊科布局与设施 《中国卫生行业标准—医院急诊科规范化流程（WS/T 390-2012）》，医院急诊科应设有挂号处、分诊台、候诊区、诊室、抢救室（有条件医院应同时设置复苏室）、留观室、急诊综合病房、急诊重症监护室、输液室、治疗室、隔离室、心电图室、石膏间、创伤处置室、检验室、B 超室、X 线和 CT 检查室、急诊药房等。三级综合医院急诊科应在急诊科较中心位置或相对独立单元设置 EICU。承担区域急救中心的三级综合医院，尤其是创伤中心，应设急诊创伤复苏室和急诊手术室。其他辅助区域：办公室、会议室、值班室、医患沟通室、更衣室、储存室、家属等候区、饮用水间、杂用间、污物清洗室、污物处理室、公用电话间及厕所等。急诊科医疗区内应常驻有挂号、收费、住院、病案等处室的工作人员，各窗口应当有危重患者优先的措施。医院急诊科区域设置应以"急"为中心，标志应突出、醒目，白天有指路标志，夜间有指路灯光标明急诊科及急诊科各区域位置，患者就诊流程要有标识牌。要逐步推行急诊患者病情分级与分区相合，患者诊治区域可分为红、黄、绿三个区域，分流急诊患者。

3.急诊患者病情分级 《急诊病人病情分级试点指导原则（征求意见稿）》（卫医管医疗便函〔2011〕148 号），根据病情危重程度判别及患者需要急诊资源的情况，将急诊医学科从功能结构上分为"三区"，将患者的病情分为"四级"，简称"三区四级"分类。

（1）分级原则 根据患者病情评估结果进行分级，共分为四级：

1 级：濒危患者，病情可能随时危及患者生命，需立即采取挽救生命的干预措施，急诊科应合理分配人力和医疗资源进行抢救。

2 级：危重患者，病情有可能在短时间内进展至 1 级，或可能导致严重致残者，应尽快安排接诊，并给予患者相应处置及治疗。

3 级：急症患者，患者目前明确没有在短时间内危及生命或严重致残的征象，应在一定的时间段内安排患者就诊。

4 级：非急症患者，患者目前没有急性发病症状，无或很少不适主诉，且临床判断需要很少急诊医疗资源（≤1 个）（附录 B）的患者。如需要急诊医疗资源≥2 个，病情分级上调 1 级，定为 3 级。

（2）分区 从空间布局上将急诊诊治区域分为三大区域：红区、黄区和绿区。

红区：抢救监护区，适用于 1 级和 2 级患者处置，快速评估和初始化稳定。

黄区：密切观察诊疗区，适用于 3 级患者，原则上按照时间顺序处置患者，当出现病情变化或分诊护士认为有必要时可考虑提前应诊，病情恶化的患者应被立即送入红区。

绿区：4 级患者诊疗区。

4.五大中心 《进一步改善医疗服务行动计划（2018—2020 年）》（国卫医发

〔2017〕73号），包括胸痛中心、卒中中心、创伤中心、危重孕产妇救治中心、危重儿童和新生儿救治中心。医疗机构内部实现各中心相关专业统筹协调，为患者提供医疗救治绿色通道和一体化综合救治服务，提升重大急性病医疗救治质量和效率。院前与院内的快速通道在急诊室做到"零停顿"，包括"零空间""零时间""零流程"。医院建立"大红区""大黄区""移动区"，合理调配急救资源。重点做到"三个及时"：及时现场救护与转运，及时预检分诊与就诊，及时抢救监护与处理。

五大中心的具体建设与管理详见《国家卫生计生委办公厅关于印发医院卒中中心建设与管理指导原则（试行）的通知》（国卫办医函〔2016〕1235号），《关于进一步提升创伤救治能力的通知》（国卫办医函〔2018〕477号），《国家卫生计生委办公厅关于印发胸痛中心建设与管理指导原则（试行）的通知》（国卫办医函〔2017〕1026号），《国家卫生计生委办公厅关于印发危重孕产妇和新生儿救治中心建设与管理指南的通知》（国卫办妇幼发〔2017〕40号）。

5. 第一目击者急救技能培训证书，《湖南省现场救护条例》（湖南省第十三届人民代表大会常务委员会公告第51号），第八条，各级各类医疗卫生机构、医学教育机构、医疗研究机构、应急救援机构等应当按照现场救护年度培训计划的要求，对公共交通工具的司乘人员、教师、导游等公共服务岗位的人员和企业事业单位安全管理人员及自愿参加培训的人员，开展现场救护基本知识与技能培训，并进行考核，将考核合格的人员纳入县级以上人民政府卫生健康行政部门现场救护基本知识培训信息管理平台。现场救护第一目击者培训管理系统：培训机构向应急办申请开班并获得开班二维码→学员开班当天实时扫码注册→学员培训过程实施扫码考勤→学员扫码进行操作考核并记录分数→学员扫码理论考核提交获得成绩→综合分合格颁发电子证书入志愿者库。第九条，现场救护基本知识与技能培训主要包括以下基础性急救内容：（1）呼吸心搏骤停的识别、胸外按压和人工呼吸等心肺复苏术；（2）自动体外除颤仪等急救设备的使用；（3）气道异物梗阻解除；（4）创伤止血、包扎，骨折固定；（5）搬运、护送患者；（6）中毒的识别、处置和防护；（7）其他相关知识和技能。湖南省卫生健康委员会《关于开展住院死亡个案评审强化医疗质量管理的通知》（湘卫医发〔2022〕28号），各级各类医疗机构要坚持全员培训、定期复习，做到第一目击者全覆盖，并加强培训基地建设，为社会培训第一目击者。

6. 快速反应小组（RRT），以重症医学医护人员为主体，至少有1名急诊科医生和1名护士，且接受过全面高级复苏培训，具备快速应变能力，随时待命，迅速到达。当患者出现呼吸、循环、神经等指标的早期异常改变时，RRT需要快速响应呼叫，到床边指导救治。快速反应小组的启动标准，①心率异常：大于120次/分或小于50次/分；②新发生的心律不齐；③氧饱和度下降：小于90%，或显著发绀；④呼吸速率异常：大于30次/分或小于6次/分；⑤血压异常：收缩压小于90 mmHg或是大于220 mmHg；⑥癫痫持续状态；⑦昏迷；⑧新发生伴冷汗的胸痛；⑨少尿：小于0.5 mL/（kg·h），时间超过6小时；⑩其他医护人员认为需要的情况。

7. 医院急救与应急救援领导小组，由四个部分组成：（1）急诊医学领导小组，由医疗机构主要负责人担任组长，下设办公室、专家组、医疗救援队、后勤保障组等；（2）专家组，由急诊、重症、内科、外科、感染、中毒、流调、医技、药学、护理等多学科专家组成，培训讨论与 MDT；（3）医疗救援队，全省二级以上医疗机构组建2支医疗救援队，每支均由领队和相关科室技术骨干组成；（4）后勤保障组，由宣传、财务、药剂、设备、总务、保卫等科室的相关人员组成，负责物资保障及宣传工作。

8.死亡病历质控全覆盖，医疗机构死亡病例是指医务人员在医疗机构诊疗过程中发生的患者死亡，由临床医生根据死亡的判定标准，进行评估后宣布临床死亡，并开具《死亡证》的病例。死亡病例要做到质控评审"五化"，即心搏骤停抢救标准化、科室死亡讨论规范化、医院死亡质控常态化、省市县三级评审程序化、死亡评审与复苏一体化。湖南省卫生健康委员会《关于开展住院死亡个案评审强化医疗质量管理的通知》（湘卫医发〔2022〕28号），（1）医疗机构科室质控。包括书写质控和内涵质控。书写质控按照病历书写基本规范、护理文书书写规范的要求进行。内涵质控从住院死亡个案讨论的时间、人员、范围、结论、改进等五个方面开展。①时间：凡住院死亡个案发生后，责任科室应在1周内组织讨论。②人员：住院死亡个案讨论由责任科室主任主持，参与人员应涵盖死亡个案所涉及的相关学科和相关行政管理部门，包括但不限于相关专科医师、护士、辅助科室人员（药学、输血、影像、检验等），行政管理部门包括但不限于医务部、护理部、质控办、院感科等。③内容：住院死亡个案讨论应主要围绕其诊断、治疗、抢救的流程和措施及所涉及的医疗核心制度等方面进行翔实讨论，分析死亡诊断、治疗措施、抢救方法及死亡原因，注重讨论质量，必要时利用视频监控等还原现场，定位问题，提出整改意见。④结论：住院死亡个案讨论后应给出结论，确定为可避免死亡或不可避免死亡。⑤改进：针对住院死亡个案在诊断、治疗、抢救整个医疗过程中存在的缺陷提出改进意见及措施；对现有制度流程及可能存在的系统安全等问题进行改进及优化；有针对性地开展医疗质量安全核心制度、诊疗技术规范、临床指南等学习培训；对发现的问题列出整改清单，逐一对账销号，整改到位。（2）医疗机构院级质控。医疗机构质量管理部门负责对全院所有住院死亡个案诊疗各环节进行质控，每月对科室疑难重点死亡个案组织全院分析讨论，每季度至少进行1次住院死亡个案质控讲评，每年汇总分析整理形成医院住院死亡个案年度质控与改进报告。

《湖南省复苏质量控制中心关于印发〈医疗机构死亡病例质控技术指南〉的通知》（湘卫医质控便函〔2022〕50号），（1）《死亡证》签发填报。签发要求：医疗机构应及时完善死亡病历（包括抢救记录）的书写，并准确、完整、及时填写《死亡证》，主治及以上职称医师审核签字并盖章。纸质《死亡证》一份四联，第一联签发病室电子病历系统自动存档；第二、第三、第四联交家属分别作为家属保存、公安机关注销户口及殡葬管理部门火化的凭据；电子《死亡证》必须将带"*"逐项填写，并确保内容准确，包括死因分析。（2）病案首页死亡填写。国家卫生计生委印发了《住院病案首页数据填写质量规范（暂行）》《住院病案首页数据质量管理与控制指标（2016版）》，病案首页离院方式填写"死亡"是死亡病例数据采集的重要途径。放弃治疗自动出院在院内死亡者，病案首页离院方式也应当填写"死亡"，在病历出院记录后面补写死亡记录。目的是提高医疗机构对于死亡病例规范化、精细化、科学化、信息化管理水平。

（3）死亡病例数据采集原则。①医疗机构患者死亡，开具《死亡证》同时报医院相关部门，病案统计室在当日医院工作量报表中同步统计，按要求上报卫生行政主管部门。住院死亡病例在1周内进行死亡讨论后完善住院病历交病案室保存。门急诊死亡病例及时按要求在门诊病历上书写抢救记录和死亡记录后交病案室统一保存。②对于5岁以下儿童和新生儿死亡须同时填报《5岁以下儿童死亡报告卡》《医疗保健机构新生儿死亡调查表》；从妊娠开始到产后42天内死亡的妇女死亡（不包括因灾害、车祸、中毒、吸毒或自杀等意外死亡的孕产妇）都应24小时内填报《孕产妇死亡报告卡》。③医疗机构建立死亡病例质控信息平台，包括死亡病例信息采集、评审、总结和报告等功能，用于分析医疗机构在诊疗救治过程中存在的问题，定期发布系统改进报告，督促各部门提高死亡病例质控水平。三级公立医院要求达到电子病历4级，二级公立医院要求达到电子病历3级，以便各级卫生行政管理部门进行死亡病例信息化质控管理。

二、坚持医院的公益性，把社会效益放在首位，履行相应的社会责任和义务，完成指令性任务（5分）

（六）坚持医院的公益性，履行相应的社会责任和义务。

【概述】
医院的公益性包括但不限于保障广大人民群众的健康需要，为人民群众提供公平可及、优质高效的医疗卫生服务，以保障人民群众的健康需要和增强社会效益。

【细则】
3.12 制定保障基本医疗卫生服务的相关制度与规范。（0.5分）
3.13 参加并完成政府部门指定的社会公益性任务。（1分）

（七）将对口支援下级医院和支援社区卫生服务工作、慢性病管理纳入院长目标责任制与医院年度工作计划，有实施方案，由专人负责。

【概述】
对口支援工作是医院公益性的体现，医院应当将其纳入院长目标责任制和医院年度工作计划，显著提升受援医院对常见病、多发病、部分危急重症的诊疗能力。社区卫生服务是城市卫生工作的重要组成部分，是实现人人享有基本医疗卫生服务目标的基础环节。

【细则】
3.14 将对口支援下级医院和支援社区卫生服务工作、慢性病管理工作纳入院长目标责任制与医院年度工作计划内容。（0.5分）
3.15 有专人负责对口支援下级医院和支援社区卫生服务工作、慢性病管理工作。

（1分）

（八）承担援疆、援藏、援外、乡村振兴、健康扶贫，为下级医院培养卫生技术人员等政府指令性任务，制定相关的制度、方案，并有具体措施予以保障。

【概述】

援疆、援藏、援外、乡村振兴、健康扶贫，为下级医院培养卫生技术人员等政府指令性任务是体现医院公益性的途径和要求，医院应当制定相关的制度、方案，并有具体措施予以保障。

【细则】

3.16 承担援疆、援藏、援外、乡村振兴、健康扶贫等政府指令性任务，制定相关的制度、方案，并有具体措施予以保障。（1分）

3.17 承担为下级医院培养卫生技术人员等政府指令性任务，制定相关的制度、方案，并有具体措施予以保障。（1分）

三、促进医疗资源下沉，加强医联体建设（15分）

（九）加强医联体建设，实行分级诊疗，建立与实施双向转诊制度与相关服务流程，提升医联体内基层医院服务能力，促进优质医疗资源扩容和下沉。

【概述】

建设和发展医联体，实行分级诊疗制度，是深化医疗医保医药联动改革、合理配置资源，使基层群众享受优质便利医疗服务，促进基本医疗卫生服务均等化的重要举措。医院应当建立双向转诊机制，并鼓励和落实医疗技术力量下沉基层，提升基层医疗机构服务能力。

【细则】

3.18 根据医联体建设相关要求，参与医联体建设并制定相关规划。（1分）

3.19 实行分级诊疗，建立并实施双向转诊制度与相关服务流程。（4分）

3.20 提升医联体内基层医疗机构服务能力。（10分）

【评审方法】

评审专家查阅医院负责公益、对口支援、援疆、援藏、援外、乡村振兴、健康扶贫等部门资料，访谈相关人员；查看相关计划、制度、方案等；分析医联体建设及双向转诊的效率；检查并评估1家紧密型医联体单位及1个专科联盟运行的效果。

表 2　标准序号 3.12 ～ 3.20 评审清单（20 分）

评审内容	分值	得分
第一步：【查阅资料】		
1. 查阅评审期内承接政府公益性任务、指令性任务实施及具体保障措施落实情况	2 分	
释义：1. 有接收任务的记录台账（0.5 分）。2. 台账信息完善，包括时间、地点、指派单位、任务内容（1 分）。3. 有任务实施完成情况的分析总结、整改措施等（0.5 分）。缺一项扣 0.25 分		
2. 查阅对口支援下级医院和支援社区卫生服务工作、慢性病管理、援疆、援藏、援外、乡村振兴、健康扶贫等工作，以及年度工作计划实施和建设成效情况	2 分	
释义：1. 存在不执行上级委派的任务该项不得分。2. 有以上工作的记录台账（0.5 分）。3. 台账有具体记录情况，包括对口项目名称、时间、地点、单位等（1 分）。4. 有年度参与项目工作计划和达标情况总结（0.5 分）。缺一项扣 0.25 分		
3. 查阅分级诊疗、双向转诊的规划、措施、流程及实施效果情况	2 分	
释义：1. 有分级诊疗、双向转诊相关制度（0.5 分）。2. 核查 1 项方案制度的可行性，包括具体实施计划、措施、流程等（0.5 分）。3. 核查实施情况及效果，包括开展分级诊疗及双向转诊的活动记录、活动质量、获得的成效等（1 分）。缺一项扣 0.25 分		
第二步：【查看现场】		
1. 查看医院评审期内完成政府部门指定的社会公益性及指令性任务相关荣誉或奖励证书（国家级 2 分，省市级 1 分）	2 分	
释义：1. 评审期内医院未参与社会公益性任务及指令性任务该项不得分。2. 查验证书是否为相关奖项，再按照奖励级别赋分，不累计得分，取最高分（2 分）		
2. 查看医联体建设实施方案及合作协议	2 分	
释义：1. 有医联体建设方案（0.5 分）。2. 有与合作单位的协议原件（0.5 分）。3. 抽查 1 份建设方案，规范合理，有指导思想、统筹原则、工作目标、组织体系、具有可行性等，缺一项扣 0.25 分（1 分）		
3. 现场分析一家紧密型医联体合作运行效率	4 分	
释义：1. 有医联体合作协议（0.5 分）。2. 有医联体合作具体方案（0.5 分）。3. 核查执行方案可行性，包括合作单位功能定位、资源整合、医院管理、人才共享、技术支持、检查互认、处方流动、服务衔接等，缺一项扣 0.25 分（2 分）。4. 根据制定方案，查看合作实施进度、执行情况，如过程质控、实时反馈、改进措施及整改落实情况等，缺一项扣 0.25 分（1 分）		
4. 现场评估评审期内作为专科联盟指导单位或成员单位的建设成效	4 分	
释义：1. 有专科联盟合作协议（0.5 分）。2. 有相关考核标准、评价指标的制度文件（0.5 分）。3. 有成效评估，包括管理能力、医疗技术、服务水平、转诊机制、资源下沉（人才、技术、设备物资等）、学科人才培养、科教研进步、绩效、信息一体化等，缺一项扣 0.25 分（2 分）。4. 有阶段性总结和优化措施（1 分）		

续表

评审内容	分值	得分
5. 查看双向转诊信息平台、远程会诊服务情况	2分	

释义：1. 有信息平台建设，如架构设计合理、线上信息资源互通、远程视频无障碍沟通、远程会诊、网络安全、运行便捷等（1分）。2. 远程会诊服务，远程会诊记录可查阅、流程规范、时间及时、会诊后记录并签字存档等（1分）。缺一项扣0.25分

【参考建议】

1. 医联体　《国务院办公厅关于推进医疗联合体建设和发展的指导意见》（国办发〔2017〕32号），指由不同级别、类别医疗机构之间，通过纵向或横向协作形成的医疗机构联合组织。目前医联体主要有四种组织模式：（1）医疗集团，在设区的市级以上城市，由三级公立医院或者业务能力较强的医院牵头，联合社区卫生服务机构、护理院、专业康复机构等，形成资源共享、分工协作的管理模式。（2）医疗共同体，以县级医院为龙头、乡镇卫生院为枢纽、村卫生室为基础的县乡一体化管理，与乡村一体化管理有效衔接。（3）专科联盟，医疗机构之间以专科协作为纽带形成联合体。（4）远程医疗协作网，由牵头单位与基层、偏远和欠发达地区医疗机构建立远程医疗服务网络。2017年，全面启动多种形式的医联体建设试点，三级公立医院要全部参与并发挥引领作用，综合医改试点省份每个地市及分级诊疗试点城市至少建成一个有明显成效的医联体。到2020年，所有二级公立医院和政府办基层医疗卫生机构全部参与医联体。三级医院应当根据功能定位，重点收治疑难复杂疾病和疾病的急性期患者，将适宜患者向下转诊，以提高医疗资源利用效率。

2. 分级诊疗　《国务院办公厅关于推进分级诊疗制度建设的指导意见》（国办发〔2015〕70号）、《国务院关于印发"十三五"深化医药卫生体制改革规划的通知》（国发〔2016〕78号）、《国务院办公厅关于推进医疗联合体建设和发展的指导意见》（国办发〔2017〕32号）等一系列文件中提出，明确各级各类医疗机构诊疗服务功能定位，推动形成基层首诊、双向转诊、急慢分治、上下联动的就医新秩序，支持和引导患者优先到基层医疗卫生机构就诊，由基层医疗卫生机构逐步承担公立医院的普通门诊、稳定期和恢复期康复及慢性病护理等服务。

3. 双向转诊　《中共中央国务院关于卫生改革与发展的决定》（中发〔1997〕3号）中首次提出建立双向转诊制度，《国务院关于印发"十三五"深化医药卫生体制改革规划的通知》（国发〔2016〕78号），明确县、乡两级医疗机构的医疗服务范围，对于超出功能定位和服务能力的疾病，为患者提供相应转诊服务。建立健全转诊指导目录，重点畅通向下转诊渠道，逐步实现不同级别、不同类别医疗机构之间有序转诊。

第二章 临床服务质量与安全管理（690分）

一、医疗质量管理体系和工作机制（100分）

（十）有医疗质量管理体系，落实医疗质量管理主体责任，实行医疗质量管理院、科两级责任制。

【概述】

根据《医疗质量管理办法》建设覆盖全院、全程和全员的医疗质量管理体系，包括组织架构、制度规范、部门分工、运行机制等。各部门根据职责分工制订工作计划并落实，定期开展检（督）查、数据采集与分析反馈，通过风险管理和绩效奖惩等措施推动医疗质量持续改进，并明确医疗质量管理的院级、科级责任范畴。

【细则】

3.21 建立医疗质量管理体系，有明确的体系架构、内容。（2分）

3.22 有明确的体系运行机制，有记录证明体系运行常态化。（2分）

3.23 院科两级责任制体现在各自的职责中，负责人知晓本人职责。（2分）

（十一）设立医疗质量管理委员会，人员组成和职责符合《医疗质量管理办法》要求。医疗质量管理委员会负责承接、配合各级质控组织开展工作，并发挥统筹协调作用。

【概述】

医疗质量管理委员会是本机构医疗质量管理工作的负责组织，其人员组成、职责应当符合《医疗质量管理办法》要求，并组织开展本机构质控工作，工作内容有记录且可追溯。同时，医疗质量管理委员会负责承接、配合各级质控组织开展工作，并发挥统筹协调作用。

【细则】

3.24 医疗质量管理委员会人员组成和职责符合《医疗质量管理办法》要求。（2分）

3.25 医疗质量管理委员会有工作制度、工作计划、工作记录。（2分）

3.26 医疗质量管理委员会负责承接、配合各级质控组织开展工作，并发挥统筹协调作用。（5分）

（十二）建立医院全员参与、覆盖临床诊疗服务全过程的医疗质量管理与控制工作制度。

【概述】

医疗质量管理与控制涉及医院全院、临床诊疗服务全过程，医院应当将所有人员、设施设备、环境纳入医疗质量管理和控制的范围，并制定相关制度。

【细则】

3.27 医院建立有全员参与、覆盖临床诊疗服务全过程的医疗质量管理与控制制度。（5分）

（十三）各业务科室成立本科室医疗质量管理工作小组，人员组成和职责符合《医疗质量管理办法》要求。

【概述】

科室医疗质量管理小组是业务科室自我管理的重要体现形式，科室员工应当明确科室层面自我管理的意义，鼓励员工层面的自我管理。科室医疗质量管理小组职责应当包括《医疗质量管理办法》所规定的全部内容，提倡自我检查和自我改进。

【细则】

3.28 各业务科室常设医疗质量管理工作小组，人员、职责符合《医疗质量管理办法》要求。（2分）

3.29 制订工作计划，有工作记录，可追溯。（2分）

（十四）建立健全医疗质量管理人员培训和考核制度，充分发挥专业人员在医疗质量管理工作中的作用。

【概述】

医疗质量管理具有专业和管理双重属性，其中专业人员是医疗质量管理工作的主体。因此，从事医疗质量管理工作需要接受专门的管理技能培训，包括管理学知识培训、管理工具应用培训，数据管理和必要的统计分析培训等。医院应当建立相关培训考核制度，通过进修、专班培训和在工作中自学、上级带教等措施提升专业人员质量管理能力，充分发挥专业人员在医疗质量管理工作中的作用。

【细则】

3.30 建立健全医疗质量管理人员培训和考核制度，培训范围包括所有参与医疗质量管理工作的人员，有相关培训记录。（2分）

3.31 有相关制度措施调动专业人员参与质量管理的积极性，充分发挥专业人员在医疗质量管理工作中的作用。（2分）

（十五）熟练运用医疗质量管理工具开展医疗质量管理与自我评价，完善本院医疗质量管理相关指标体系，掌握本院医疗质量基础数据。

【概述】

运用管理工具是提升医疗质量管理工作效益和效率的有效方法。质控指标是开展医疗质量管理工作的基础性工具。医院应当建立适合本机构实际情况的指标体系，明确相关指标定义和数据采集、汇总、分析、反馈和应用方式，质量管理部门应当掌握本机构医疗质量基础数据。

【细则】

3.32 熟练运用医疗质量管理工具开展医疗质量管理与自我评价。（10分）

3.33 完善本院医疗质量管理相关指标体系，包括但不限于国家发布的医疗质量控制指标和"国家医疗质量安全改进目标"相关指标。（2分）

3.34 落实"国家医疗质量安全改进目标"要求，指标持续改进有成效。（10分）

3.35 相关人员应当掌握其岗位职责范围内的医疗质量基础数据。（2分）

（十六）建立本院各科室医疗质量内部现场检查和公示制度。

【概述】

内部现场检查是医院开展医疗质量自我管理的重要手段，公开质量信息是督促员工自我改进的重要方法，两者结合使用有助于调动相关科室和人员实现自我改进的积极性。

【细则】

3.36 建立本院各科室医疗质量内部现场检查制度并落实。（3分）

3.37 建立本院医疗质量内部公示制度，对各科室医疗质量关键指标的完成情况予以内部公示。（5分）

【评审方法】

评审专家组织医院质量管理委员会成员召开座谈会，查看评审期内委员会开会讨论的议题，查看每年质量年报、每月或季度全员医疗质量讲评会的内容；动态分析和比较医院质量月报（或质量简讯）的问题和改进措施，与绩效管理及考核运用的情况，应用管理工具持续改进的效果；讨论"国家医疗质量安全改进目标"相关指标持续改进的成效；随机访谈3名以上科室质量安全管理小组成员，了解质量培训、考核、实施、公示情况。

表3 标准序号3.21～3.37评审清单（70分/60分）

评审内容	分值	得分
第一步：【参加医疗质量座谈会】		
参会人员：领队、专家2、专家7，医院质量管理委员会成员、科室质量安全管理小组成员代表		
1.汇报内容		
（1）医院质量安全管理体系建立、运行及质量安全管理年度计划、院科两级责任制落实情况	2分	
释义：从汇报中获取信息并计分。1.医院建立医疗质量安全管理体系有文件，询问职能部门和科主任体现院科两级责任制的运行（0.5分）。2.听取评审期内年度质量安全管理工作（含目标与措施），并列入医院年度计划（0.5分）。3.查阅医院质量安全委员会会议记录，查阅医院年度工作计划，追踪计划落实，体现医疗质量管理委员会的统筹协调职能（0.5分）。4.按PDCA规则，检验医疗质量管理体系的运行效果（0.5分）。一项未完成扣0.5分		

评审内容	分值	得分
（2）医疗质量控制策略、培训、全员参与，以及覆盖临床诊疗服务全过程的质量管理控制指标及考核分析情况	2分	
释义：1. 建立医疗质量控制指标（即每月进行医疗质量的监测、预警、分析、考核、评估及反馈工作）（0.5分）。2. 定期与不定期专项督导、医疗行政查房；院科两级质量管理例会、分析点评会等（0.5分）。3. 有全院全员参与的分类培训计划与实施情况，培训内容包含质量指标、管理学知识、管理工具应用、数据管理和必要的统计分析等（0.5分）。4. 每月有覆盖临床诊疗服务全过程的质控报告（或质控简讯），重点关注医疗质量关键环节（如国家医疗质量安全改进目标等）的监控措施，重点部门（急诊科、手术室、重症医学科、产房、新生儿病房等）的监控措施和重点时段（围手术期等）的管理标准，重点人群的培训监督（0.5分）。存在问题反馈与分析整改不到位，每项扣0.5分		
（3）运用质量管理工具对国家医疗质量安全改进目标（含急性ST段抬高型心肌梗死再灌注治疗率等）的数据分析情况及取得的成效趋势图	3分	
释义：1. 对年度国家医疗质量安全改进目标有明确牵头部门，组建质量安全目标改进团队，有实施方案（含计划、现状调查、目标、根本原因分析、要因确认、对策制定及实施、效果检查等）（1分）。2. 各质量安全改进目标有运用质量管理工具进行数据分析和成效趋势评价（2分）。缺一项扣0.5分		
（4）全院值班与总值班体系的运行与管理，以及重大与突发事件的处理协调机制和问题点的持续改进成效情况	2分	
释义：1. 医疗质量管理涉及全院，医院应当具有通畅的协调机制和值班制度，解决各种医疗问题，有积极的处置建议和实施效果，纳入医疗质量管理与控制的范围（0.5分）。2. 有重大与突发事件的处理过程汇报（0.5分）。3. 医院有值班与总值班体系（组织、制度、流程、职责等），在日常与重大突发事件处理过程中发挥统筹协调和主导作用（1分）。缺一项扣0.5分		
2. 访谈内容		
（1）访谈3名以上科室质量安全管理小组成员代表，了解科室质控体系和科室质量安全管理培训、讨论，以及质量绩效分配激励措施情况	3分	
释义：1. 了解科室质量安全管理小组设置情况，小组成员职责与分工明确（0.5分）。2. 科室有针对质控体系和质量安全相关培训制度（0.5分）。3. 查阅每月定期培训及分析例会记录、质量安全督导检查情况，有数据及案例展现、体现持续改进（1分）。4. 质量控制结果跟绩效分配激励措施挂钩，应用合理（1分）。缺一项扣0.5分		
（2）根据基础医疗质量数据，针对质控问题，访谈科主任、护士长、医务部、质控办、护理部主任，应用哪些管理工具达到持续改进效果	5分	
释义：1. 了解院级质量安全管理小组设置情况，小组成员分工明确且熟悉职责（1分）。2. 能准确提供不同阶段的医院基础质量数据（定期监测、预警、分析、考核、评估及反馈工作），熟悉国家质量安全改进目标（2分）。3. 熟悉本部门控制的重点监测指标、风险数据、重大质量缺陷，目前存在的问题，提出的整改措施，运用管理工具达到的持续改进（重点是系统改进预防质量安全问题发生）成效（2分）。一项不符合扣0.5分		

评审内容	分值	得分
第二步：【查阅资料】		
1. 查阅评审期内质量安全管理委员会开会讨论的质量管理议题	2分	
释义：1. 有开会讨论资料，会议频次符合医院相关文件要求（1分）。2. 有质量管理议题，议题符合医院实际情况，体现 PDCA 管理模式（1分）。缺一项扣0.5分		
2. 查阅评审期内医院医疗质量（通信）月报、年报及其改进情况	4分	
释义：1. 有医院医疗质量（通信）月报、年报，缺乏每年度扣1分。2. 月（年）报有医疗质量信息的收集和统计（1分）、分析和评价（1分）、持续改进及考核情况（2分）		
3. 查阅每月（季度）全院医疗质量讲评会内容及其改进情况	4分	
释义：1. 有医疗质量讲评相关制度方案，有月（季度）全院医疗质量分析会，频次符合制度要求，缺乏每年度扣1分。2. 讲评会有数据分析、典型案例分析、存在问题点评、持续改进措施，缺一项扣0.5分（3分）。3. 会议佐证资料齐全（包含但不限于会议通知、议程、签到表或点评 PPT 等），缺一项扣0.25分（1分）		
4. 查阅医院医疗质量（通信）月报和全院医疗质量讲评内容融入绩效考核方案的执行情况	4分	
释义：1. 医院医疗质量（通信）月报和全院医疗质量讲评内容融入绩效考核方案（1分）。2. 奖惩落实到科室和个人（2分）。3. 员工反馈认为评价合理（1分）		
5. 查阅评审期内全院性医疗行政查房记录、问题清单及持续改进措施与效果情况	4分	
释义：1. 有医疗行政查房制度及查房标准（1分）。2. 有全院性医疗行政查房记录和问题清单，频次符合制度规定，缺一项扣0.25分（1分）。3. 问题清单及时整改，有效果追踪，存在问题整改不到位，每项扣0.5分（2分）		
6. 查阅评审期内国家发布的医疗质量控制指标和国家质量安全改进目标，以及指标改进方法、措施与效果情况	4分	
释义：针对国家发布的医疗质量控制指标和国家质量安全改进目标进行指标任务分解（1分），有现状分析（1分），有指标持续改进方法和措施（1分），有效果追踪（1分）。缺一项扣1分		
7. 查阅评审期内全院性半年（年度）质量内部审核（内审制度）的文件、检查内容、方法步骤、问题结果、改进要求与措施情况	4分	
释义：1. 有质量内部审核文件或制度，建立内部审核体系和内审员队伍（1分）。2. 按要求开展质量安全内审（全院性内审次数不宜过多，建议1~2次/年，方法步骤科学合理；科室内审次数不限），有内审报告并公示，报告中有问题分析，改进建议（2分）。3. 追踪持续改进成效（1分）。缺一项扣0.5分		
8. 查阅评审期内医院死亡病历台账。抽查每年度不少于3例死亡病历，查看每例死亡病例质控结果与结论，以及讨论提出的问题整理分析和持续改进落实情况	3分	

评审内容	分值	得分
释义：1. 有医院死亡病例台账（0.5分），台账基本信息全面（如住院号、姓名、年龄、性别、科室、主要死亡原因和主要致死疾病等），缺一项扣0.25分（0.5分）。2. 随机从台账里抽3份死亡病例，查看医务部是否对每一份死亡病例进行质控（根据死亡病例质控指南附表3），缺一份扣0.5分（1分）。3. 组织院级层面死亡病例分析会（0.5分），有月报表或者年报表，缺一项扣0.25分（0.5分）		
9. 跟踪核实评审期内全院死亡病例数据，了解全院死亡病历质控全覆盖情况。查看年度死亡病历分析报告、季度讲评讨论记录、死亡病例讨论制度落实、质量安全管理及持续改进成效情况	5分	
释义：1. 根据数据核查医院开具死亡证数目和死亡病例质控数目是否相符，数量相差每超过5%扣0.5分（2分）。2. 医务部组织至少每季度一次死亡病例讲评会并有会议记录，缺一次扣0.5分（1分）。3. 查看年度死亡病例质控报表，根据复苏质控中心年报填写，如基本信息、质控情况、分析和改进措施等，缺一项扣0.5分（2分）		
10. 查阅评审期内全院年度可避免死亡率（指标）逐年下降的数据监测、原因分析及改进措施情况	4分	
释义：1. 可避免死亡率逐年降低，有数据监测（2分）。2. 有原因分析、责任划分及改进措施（针对死亡个案主要影响因素，查找问题关键环节，提出具体干预措施，整改到位）（2分）		
11. 随机追踪1个月的医院质量管理月报（通信）中反映问题的持续改进及半年以上改进成效	3分	
释义：1. 有问题分析和整改措施（1分）。2. 整改措施落实到位，有系统推进成效，追踪半年以上改进后的数据，改进有成效（2分）		
12. 随机查阅2个临床医技科室的科室质量安全管理小组工作记录和医院到科室进行全院性医疗行政查房记录	2分	
释义：1. 科室有质量安全管理小组工作记录，有具体内容（1分）。2. 有全院性医疗行政查房记录，医院与科室记录相符合（1分）		
13. 随机抽查2个临床医技科室的自我检查和自我改进措施案例（如品管圈）	3分	
释义：1. 科室有定期质量安全自查资料（1分）。2. 利用管理工具进行质量持续改进，每个科室能够提供1~2个典型案例（2分）		
14. 随机抽查医院周会对医疗质量关键指标及其完成情况的发布与公示资料	2分	
释义：医院例会定期对医疗质量关键指标及其完成情况进行发布并公示，提供佐证资料，一项未完成扣0.5分（2分）		
15. 随机抽查3个应用医疗质量管理工具开展国家医疗质量改进目标的案例	3分	
释义：从国家医疗质量改进目标管理案例中抽取3个，查看是否应用质量管理工具，及其改进情况（一个案例1分，共3分）		

评审内容	分值	得分
16. 随机抽查 3 个以上行政部门、临床医技科室，查看评审期内开展医疗质量管理的主题培训记录	2 分	

释义：行政部门及临床医技科室的培训记录相符。随机抽查 3 个以上部门和科室，有培训记录，记录完整，相关部门记录相符，一项不符合扣 0.25 分（2 分）

注：医疗质量安全核心制度（表 6）中总值班制度、院级死亡病历质控全覆盖评审内容及分值 10 分，融入此表中（表 3）。

【参考建议】

1. 全面质量管理，是指以质量为中心，以全员参与为基础，全范围、全过程的质量管理。全面质量管理运行机制是以 PDCA 循环为指导不断改进的过程；医院需做到"四落实"，即组织落实、活动和资源落实、实施程序落实、目标落实；通过管理评审、内部审核、满意度、不合格控制及测量分析与改进、纠正、预防措施等过程，达到持续改进。全面质量管理实践包括内部培训、内部控制、内部审核：（1）内部培训要体现分层分级分类培训，包括院级培训、部门培训、科内培训，通过构建内部培训体系，对包括新募员工、原有员工在内的全体在职在岗员工通过各种方式、手段使其在知识、技能、态度等诸方面有所改进，达到预期标准的过程。（2）内部控制是为了保证医院运营过程中的经济性、效率性和效果性而在单位内部采取的自我调整、约束、规划、评价和控制的一系列方法、手段与措施的总称。内容包括服务（人文、护理、后勤）、流程（应急预案、紧急医疗救援与紧急救治）、安全（安全目标、不良事件报告、死亡病历管理）、质量管理（指标）。医院应制定和完善相关文件、制度，做到做事有细则、检查有标准、处罚有依据。（3）内部审核由医院组织进行，审核的对象是医院的管理体系，验证组织的管理体系是否持续满足规定的要求且正常运行。内部审核的目的是反思与改进，内容涉及愿景（规划、计划），执行（文件、制度），评价（结果、分析），改进（QCC）。医院评审通常都需要培养一批内审员，内审员的全称叫内部质量管理体系审核员，要求精通医院评审标准、实施细则，熟悉本院或本科室（部门）管理状况。内审员按照评审标准和实施细则的要求，进行一定频次的内部质量审核，直至符合标准要求的过程。内审员有四重角色：①质量安全小组成员。及时发现问题、反馈问题，协助组织开展科室品管圈活动；②接受培训对象。接受医院评审专门化培训，建章立制、接受制度规范化培训；③培训师资。培训本院、本科室人员，督促本院、本科室有关制度落实和执行，关注任务进度和问题解决情况；④联络员及院级内审参加者。准确传递医院评审工作信息，参加评价办或科室组织的院级、科级内部审核工作。

2. 医疗质量管理委员会 《医疗质量管理办法》（2016 年 9 月 25 日国家卫生和计划生育委员会令第 10 号公布），医疗质量管理委员会主任由医疗机构主要负责人担任，委员由医疗管理、质量控制、护理、医院感染管理、医学工程、信息、后勤等相关职能部门负责人及相关临床、药学、医技等科室负责人组成，指定或者成立专门部门具体负责日常管理工作。

3. 医疗质量管理工具 《医疗质量管理办法》（2016 年 9 月 25 日国家卫生和计划生育委员会令第 10 号公布），指为实现医疗质量管理目标和持续改进所采用的措施、方法和手段，如全面质量管理（TQC）、质量环（PDCA 循环）、品管圈（QCC）、疾病诊断相关组（DRGs）绩效评价、单病种管理、临床路径管理等。

4. 国家医疗质量安全改进目标 《国家卫生健康委办公厅关于印发 2022 年国家医疗质量安全改进目标的通知》（国卫办医函〔2022〕58 号），为加强医疗质量安全管理，持续提升医疗质量安全管理科学化、精细化水平，构建优质高效的医疗质量管理与控制体系，2021 年起国家卫生健康委组织制定了年度国家医疗质量安全改进目标。国家医疗质量安全改进目标详见第二部分医疗服务能力与质量安全监测指标 2.71 ~ 2.80，以后每个年度按国家下达最新年度目标规定执行。

5. 可避免死亡 2017 年经合组织成立了可避免死亡研究工作组，于 2020 年制定了新的可避免死亡定义，可避免死亡包括所有被定义为可预防或可治疗的死亡，并可分类为：①可预防死亡（preventable mortality）：通过有效的公共卫生和一级预防干预措施可避免的死亡原因（即在疾病或伤害发生之前采取措施，以降低发病率）；②可治疗死亡（treatable mortality）：通过及时有效的医疗干预可避免的死亡原因，包括二级预防和三级预防（即在疾病发生后采取措施，降低非必要或过早发生的死亡，以降低病死率）。湖南省卫生健康委员会《关于开展住院死亡个案评审强化医疗质量管理的通知》（湘卫医发〔2022〕28 号），住院死亡个案质控按"一例一报告，一报一质控，一控一评审"的原则组织实施，评审结论分为不可避免死亡和可避免死亡两种情况。可避免死亡比例 = 单位时间可避免死亡数 / 单位时间死亡数。

（十七）加强临床专科服务能力建设，重视专科协同和中西医共同发展，制定专科建设发展规划并组织实施，推行"以患者为中心、以疾病为链条"的多学科诊疗模式。

【概述】

临床专科服务能力是医疗质量的核心，随着人口老龄化、疾病谱的改变，"以患者为中心、以疾病为链条"的多学科诊疗模式成为系统性解决患者疾病，提高诊疗效果的有效途径。因此，医院应当持续加强临床专科服务能力建设，促进各临床专科协同发展，积极开展多学科诊疗活动，以提升复杂、疑难疾病的诊疗能力和诊疗效果。

【细则】

3.38 制定切合学科发展趋势、满足社会需求和符合医院实际情况的专科建设发展规划，并组织实施。（2 分）

3.39 重视专科协同和中西医共同发展。推行"以患者为中心、以疾病为链条"的多学科诊疗模式。（2 分）

（十八）遵循临床诊疗指南、医疗技术操作规范、医学伦理规范、行业标准和临床路径等有关要求开展诊疗工作。

【概述】

遵循临床诊疗指南、医疗技术操作规范、医学伦理规范、行业标准和临床路径等有关要求开展诊疗工作是保障医疗质量安全的基础。医院应当监督、指导员工在诊疗工作中依照相关规范开展医疗服务；在机构层面遵循临床诊疗指南、临床技术操作规范、行业标准和临床路径等有关要求开展培训和督查工作，并指导临床科室开展自查。

【细则】

3.40 遵循临床诊疗指南、临床技术操作规范、医学伦理规范、行业标准和临床路径等有关要求开展诊疗工作。（5分）

3.41 对落实上述诊疗指南、操作规范、行业标准和临床路径开展定期或不定期的自查和督查。（5分）

（十九）加强单病种质量管理与控制工作，建立本院单病种管理的指标和质量参考标准体系，促进医疗质量精细化管理。

【概述】

单病种质量管理是国际上通用的医疗质量管理方式，通过收集、分析病种诊疗全过程的核心信息，进行纵向和横向比较，有助于规范医务人员的行为，提高医疗质量同质化程度。医院应当根据国家层面的单病种管理指标信息，建立本院的单病种质量管理指标，促进医疗质量的精细化管理。

【细则】

3.42 将单病种质量管理与控制工作纳入医院医疗质量管理工作体系。（2分）

3.43 建立本院单病种管理的指标和质量参考标准体系，并开展应用。（2分）

3.44 按照相关要求，及时、全面、准确上报国家单病种质量管理与控制平台数据。（2分）

【评审方法】

评审专家从公立医院绩效考核数据中调取一个以上单病种和提供一个以上MDT病例，前往相应病区，查阅科室单病种指标数据监测情况；查看科室诊疗操作技术规范，对照相应的疾病指南，检查患者诊疗措施是否遵循指南；查看同一患者或另抽取1份病例检查临床路径和MDT实施情况；查看科室专科发展规划、团队个人技术档案和培训学习情况。

表4 标准序号3.38 ~ 3.44评审清单（20分）

评审内容	分值	得分
第一步：【现场检查】		
1. 从公立医院绩效考核10个单病种中调取1个以上单病种和MDT病例，前往相应病区进行追踪检查		
（1）查阅科室有无每周固定的学习（MDT讨论）时间、学习内容（最新诊疗指南、技术规范解读等）	2分	
释义：1. 科室有固定学习记录本或信息化登记，有可查阅的学习记录（含政治业务学习、病例讨论、质量分析改进等）（0.5分）。2. 记录中有具体明细内容（学习人员、学习时间、学习内容、签到情况等）（0.5分）。3. 查看学习内容，有涵盖科室常见病种（或该病种）的最新指南、常用技术规范解读、临床路径等内容（1分）。缺一项扣0.25分		
（2）查阅科室制定的诊疗常规和技术操作规范。对照病历检查医师执行的依从性	2分	
释义：1. 科室有针对常见病种（或该病种）制定诊疗常规、技术操作规范（0.5分）。2. 随机抽取1 ~ 2份该病种运行病历（若无则另选病历），核查医师在诊疗过程是否按照诊疗常规、临床操作技术规范、医学伦理等要求执行（1.5分）。缺一项扣0.25分		
（3）床旁询问追踪患者的诊疗措施（含疾病/手术风险评估、用药合理性、紧急专科治疗技术的运用、效果评估、教育告知等）	2分	
释义：评审专家于床旁（抽取病历的患者）通过与患者或者家属进行沟通，了解并评价：该患者疾病/手术风险评估是否落实；用药是否合理；采用紧急专科治疗技术或相应的诊疗技术是否合理、规范、有效；健康教育告知是否落实（2分）。未落实到位，每项扣0.5分		
（4）对照病历，访谈该患者主管医师与责任护士，追踪该疾病遵循诊疗指南和临床路径的开展情况	2分	
释义：1. 查看该患者临床路径入径、出径完成情况。未执行临床路径扣1分；未按要求执行，每项扣0.5分（1分）。2. 了解科室诊疗指南、临床路径培训情况，考核主管医师与责任护士该疾病临床路径的执行流程，回答不全（≤50%）扣0.25分/人，完全不清楚扣0.5分/人（1分）		
2. 继续查看该病历MDT诊疗情况（若无，另选1份病历）		
（1）MDT诊疗中多专科团队参与和团队成员资质情况	1分	
释义：1. 查看医院多学科管理制度（含团队清单）（0.25分）。2. 查看该患者MDT会诊记录单，核查参加会诊的专科是否与医院MDT管理文件要求一致（0.25分）。3. 核查参加会诊人员资质是否符合文件要求，不符合要求，每人扣0.25分。（0.5分）		
（2）MDT组织形式、讨论质量情况	1分	
释义：核查该患者MDT会诊记录单，查看组织形式是否规范，参与讨论人员是否缺席，记录和签名是否规范，内容是否翔实（1分）。不符合要求，每项扣0.25分		
（3）MDT讨论/会诊意见有效落实情况	1分	

评审内容	分值	得分
释义：查看患者诊疗经过是否采纳 MDT 会诊意见并有效执行，申请会诊医师应在病程记录中记录会诊意见执行情况。未记录会诊意见扣 0.5 分，未执行会诊意见扣 1 分（1 分）		
第二步：【查阅资料】		
1. 查看医院专科能力建设资料，追溯单病种质量管理指标和体系		
（1）查看医院每月（每季度）专科建设评价自查、督查记录	1 分	
释义：查看专科建设每月（每季度）自查记录，医院定期对专科建设进行督查、评价、持续改进的记录（1 分）。缺一项扣 0.25 分		
（2）调阅医院单病种平均住院日、次均费用、次均药费、次均手术费用、手术耗材及患者对医疗服务的评价情况	2 分	
释义：1. 有单病种平均住院日、次均费用、次均药费、病死率等指标趋势监测与分析，缺一项扣 0.25 分（1 分）。2. 随机抽取 1 个单病种，监测指标持续改进（0.5 分）。3. 查看患者对医院服务的评价情况（0.5 分）		
（3）核查国家单病种数据平台上报情况。查看医院单病种质量管理方案与日常督导评价的记录情况	1 分	
释义：医院有单病种管理方案或制度，院科两级有专人负责，有主管部门督查、分析、持续改进的记录（1 分）。缺一项扣 0.25 分（单病种数据上报情况赋分见第二部分）		
2. 查看评审期内医务部组织开展门诊与住院 MDT 的年度运行情况	2 分	
释义：1. 规范开展门诊 MDT 和住院患者 MDT 诊疗服务（特别是疑难危重患者、恶性肿瘤患者）（1 分）。2. 评审周期内 MDT 开展数量和 MDT 病种覆盖率逐步提高（1 分）。不符合要求，每项扣 0.5 分		
3. 查阅专科建设发展规划与激励机制，以及医务人员技术培训和个人技术档案情况	2 分	
释义：1. 查看医院专科发展规划、激励机制文件（0.5 分）。2. 随机抽查 1 份医务人员技术档案，核实专科发展规划和激励机制在个人技术档案中的落实情况，包括为促进专科发展，选送相应培训、进修等资料；对专科发展贡献激励奖励证明或凭证等（1.5 分）。缺一项扣 0.5 分		
4. 查看评审期内医院获得国家级或省市级重点专科、研究中心、质控中心等专科平台情况	1 分	
释义：评审期内获得省级及以上重点专科、研究中心、质控中心等其中一项得 1 分（多个项目不累计得分），若无则不得分（1 分）		

【参考建议】

1. 单病种质量管理　《国家卫生健康委办公厅关于进一步加强单病种质量管理与控制工作的通知》（国卫办医函〔2020〕624 号），是以病种为管理单元，通过构建基于病种诊疗全过程的质量控制指标和评价体系进行医疗质量管理，以规范临床诊疗行为、持续改进医疗质量和医疗安全的管理方法。各医疗机构要将单病种质量管理与控制工作制度作为医疗质量管理制度的重要组成部分，明确管理部门和责任，充分发挥院、科两级医疗质量管理组织作用，加强人员培训，利用信息化手段统计、分析、反馈单病种相关质量监测信息，指导临床持续改进诊疗质量。指定专人负责信息上报等日常工作，确保及时、准确、完整地向卫生健康行政部门和质控组织报送相关数据信息。单病种质量监测平台为国家单病种质量管理控制与医疗质量安全报告学习平台（https://quality.ncis.cn/platform-home）。

2.临床专科医疗服务能力 《三级综合医院医疗服务能力指南》（国卫办医函〔2016〕936号）涵盖17个一级学科，明确规制了主要医技科室服务能力，包括药学、检验、病理、医学影像4个科室。临床专科医疗服务能力是三级综合医院核心竞争力，反映医院的整体能力水平和学术地位。临床专科医疗服务能力标准分为基本标准和推荐标准。基本标准为临床专科应当达到的基础能力要求；推荐标准是鼓励临床专科提升能力后达到的要求，是临床专科建设发展的方向指引。疑难重症和关键技术中涉及的检验、影像、病理及药学服务等内容，应当由医院统一设置的医技科室统一提供。可以提供的疑难重症和关键技术服务能力，是指包含但不限于列表中的疑难重症及关键技术能力，提供的数量越多，表明服务能力越高。

3.专科建设发展规划 《"十四五"国家临床专科能力建设规划》（国卫医发〔2021〕31号），机构层面，一是提升医疗技术应用能力，推动技术创新转化。在保障患者安全的基础上，鼓励开展具备专科特色和核心竞争力的前沿技术项目，大力扶持包括传统内镜治疗、宫腹腔镜治疗、介入治疗、穿刺治疗、局部微创治疗和改良外科手术方式在内的微创技术发展，逐步实现内镜和介入诊疗技术县域全覆盖。同时，坚持技术创新的发展思路，加强临床诊疗技术创新、应用研究和成果转化，特别是再生医学、精准医疗、生物医学新技术等前沿热点领域的研究，争取在关键领域实现重大突破。二是优化医疗服务模式。积极吸纳先进的诊疗理念，针对肿瘤、心脑血管疾病等重大疾病建立专病联合诊治的有效模式，研究推广MDT、快速康复、中西医结合等新诊疗模式，全力推动专科医疗服务能力的高质量发展，保障人民群众的健康权益。积极推动智慧医疗体系建设，加强人工智能、传感技术在医疗行业的探索实践，推广"互联网+"医疗服务新模式，争取在手术机器人、3D打印、新医学材料应用、计算机智能辅助诊疗、远程医疗等方面取得积极进展。三是提高医疗质量安全水平。将医疗质量安全管理工作融入专科能力建设工作，采用医疗质量管理工具进行科学管理，加强质控指标应用和医疗质量安全数据收集、分析、反馈。以医疗质量安全情况为循证依据，开展针对性改进。四是加强专科人才队伍建设。坚持引进与培养相结合，以培养为主的原则，建立人才培养机制，形成包括顶尖人才、技术骨干、中坚力量与青年医师等不同层级的专科人才梯队。在优势学科领域，注重医学交叉领域、再生医学、中西医结合等复合型创新团队建设，在均衡发展基础上有重点的发展特色亚专科；在病理、儿科、精神等薄弱专业重点加强临床应用型人才培养，打造高质量的临床服务团队。

4.临床路径 《关于实施有关病种临床路径的通知》（国卫办医函〔2016〕1315号）、《关于印发有关病种临床路径（2019年版）的通知》，2009年以来，国家卫生健康委共印发 1212 个临床路径，对推进临床路径管理工作、规范临床诊疗行为和保障医疗质量起到了重要作用。根据临床实践情况并结合医疗进展，组织对 19 个学科有关病种的临床路径进行了修订，形成了 224 个病种临床路径（2019 版）。《关于印发进一步规范医疗行为促进合理医疗检查的指导意见的通知》（国卫医发〔2020〕29 号），医务人员医疗行为规范性的监督管理，按照国家有关行业管理规定，将明确和细化的各病种诊疗规范、用药指南、临床路径等，通过电子病历、知识库、智能审核等多种方式，以电子化形式嵌入医务人员工作站，促进合理检查、合理用药、合理治疗。强化医疗技术准入、临床路径管理和卫生技术评估，逐步提高临床路径管理的入径率、完成率、降低变异率、退出率。

（二十）开展诊疗活动应当遵循患者知情同意原则，履行告知义务，尊重患者的自主选择权和隐私权，尊重民族习惯和宗教信仰，并对患者的隐私保密。完善保护患者隐私的设施和管理措施。

【概述】

为保障患者生命权、健康权、知情权、选择权、隐私权等权利，医院和医务人员开展医疗服务应当履行告知义务，按照相关规定取得患者或 / 和家属同意认可，手术、特殊检查、特殊治疗还应当获得患者或 / 和家属明确同意的资料（包括但不限于书面同意、录音录像和律师公证等）。告知是让患者或 / 和家属理解医疗服务的局限性，了解各种诊疗方式的成本、获益和风险，方便患方自主选择。同时，保护患者隐私应当成为医院员工在各种医疗活动中必须遵守的共性要求。

【细则】

3.45 诊疗活动中遵循患者知情同意原则，履行告知义务，尊重患者的自主选择权。（5 分）

3.46 尊重患者隐私权，并对患者的隐私保密，有保护患者隐私的设施和管理措施；尊重民族习惯和宗教信仰。（5 分）

（二十一）制定满意度监测指标并不断完善，定期开展患者和员工满意度监测，改善患者就医体验和员工执业感受。

【概述】

满意度管理有助于改善患者就医体验和员工执业感受，促进员工或医患互动，以提升医院社会效益。

医院定期开展患者和员工满意度监测，可以发现医院实际情况与患者和员工的期望之间存在的差距，有助于医院针对性的实施改进。

【细则】

3.47 医院指定部门负责患者和员工满意度监测管理，有相关的制度、流程及适宜的评价内容。（5 分）

3.48 对满意度监测中发现的问题，及时沟通、协商、整改和反馈。（5 分）

【评审方法】

查阅医院制定的卓越服务方案，根据保障患者知情权、选择权、隐私权等五种权益得到尊重的措施，查看内科、外科系统两个病区落实情况，在门急诊追踪就医流程，并进行现场满意度调查；追踪改进措施与效果。

表5 标准序号3.45～3.48评审清单（20分）

评审内容	分值	得分
第一步：【现场体验】		
从内科、外科系统各抽取 1 个病区，评审专家前往病区体验以保障患者权益为重点的医院卓越服务		
1. 医院标识清晰、环境整洁、人车分流，工作区、病区实行门禁管理	1 分	
释义：1. 医院三级导向指示牌指向清晰，"9321"（9 个警告标识、3 个禁止标识、2 个提示标识、1 个消防设施标识）医院常用安全标识规范（0.25 分）。2. 院内环境安全、安静、安心舒适，医疗垃圾与生活垃圾分类收集（0.25 分）。3. 院内实行人车分流；有乘客电梯、载货电梯、污物电梯，实行人货物分流；有可供轮椅等通行的无障碍通道（0.25 分）。4. 病区门、配药室、换药室、库房等门禁系统保持关闭状态（0.25 分）。一项不符合要求扣 0.25 分		
2. 查验身份识别。员工凭工号牌、流动人员凭临时出入卡（有专门部门管理授权）、就诊患者凭挂号检查单、住院患者凭手腕带（诊疗卡）、陪护人员凭陪护证等进出	2 分	
释义：1. 各类人员的身份识别有专门部门管理授权（0.25 分）。2. 有人员类别编号的工号牌，进修实习等人员的身份授权有效期管理，授权期满由专管部门回收工牌（0.25 分）。3. 随机查看员工、进修、实习人员、规培人员及物业保安等人员上班时佩戴工号牌，工号牌上的字迹和照片清晰并有效（0.25 分）。4. 员工凭工号牌进出（0.25 分）。5. 流动人员凭临时出入卡进出（0.25 分）。6. 门诊患者凭挂号检查单进出（0.25 分）。7. 住院患者凭手腕带（诊疗卡）进出（0.25 分）。8. 陪护人员凭陪护证进出（0.25 分）。未执行身份识别，每项扣 0.25 分		
3. 查验员工财务结算（报账）、行政审批"一站式"服务落实情况（含有无信息化手段、办结时限等）。查验员工三室一餐一休保障情况	1 分	
释义：1. 追踪员工 1 项审批事务（电子系统审批表或纸质审批表），行政审批、财务结算等有信息化办理流程，体现"一站式"服务，各类事务从发起至办理结束，审批时间在医院制度规定的时限内（0.5 分）。2. 随机查看临床科室员工"三室一餐一休"，员工有办公室、值班室和休息室，有工作餐和公休假（0.5 分）。缺一项扣 0.25 分		
4. 查验医患沟通（含诊疗措施、手术、特殊检查征求患者及家属意见，过度医疗控制，投诉有效解决率等）情况	2 分	
释义：1. 查看病历，（1）查看患者诊疗措施对应的知情同意书，介入、输血等诊疗措施前的谈话记录、治疗措施合理；（2）患者出现病情变化、诊疗方案改变时及时告知患者及家属，病历记录完整；（3）病历中的化验单、检查报告单开具合理，无重复检查或过度检查，采用同级医疗机构检查结果互认；（4）开展的手术、介入治疗、中医技术等指征符合；（5）病危病重患者告知书有医患双方签字，告知书		

评审内容	分值	得分
内容包括患者诊断及病情危重情况、诊疗计划、预后、患方签名、医师签名并填写日期；（6）手术患者术前谈话、沟通记录完善，记录内容应包括术前诊断、手术名称、术中或术后可能出现的并发症、手术风险等（1分）。2. 查看投诉登记本，追踪1例投诉患者，查看投诉办理情况和持续改进措施。一般的投诉，当场核查处理；需调查、核实的投诉，5个工作日内向患者反馈；涉及多个科室、需协调研究的投诉，10个工作日内向患者反馈（1分）。一项不符合要求扣0.25分		
5. 查验有无后勤维修服务"24小时受理平台"，维护人员是否按时下临床维护设施设备，物资保障采购部门是否保质保量（信息管理）配送到病房，药剂科、消毒供应中心等部门是否主动为临床提供下收、下送服务	2分	
释义：1. 有后勤维修服务平台，设备设施报修时间与实际维修/应答时间在24小时内（0.5分）。2. 物资保障采购部门保质保量配送到病房（0.5分）。3. 有静脉药物配置中心，药品在规定时间内由物业配送员或通过物流系统运送至病区（0.5分）。4. 追踪查看消毒供应中心物品下收、下送情况，供应、接收及时，准确无误；物品洁污分开，下送车、下收车每次清洁消毒，各种诊疗物品供应及时（0.5分）。一项不符合要求扣0.5分		
6. 跟随护士（医师）床旁（诊治室/换药室）查看护理（诊疗/换药）操作中知情告知、治疗选择、隐私保护与尊重患者等措施的实施情况	2分	
释义：1. 护士（医师）进行操作时，解释说明操作等相关信息，告知配合的注意事项；实施诊疗操作时，遮挡患者隐私部位（0.5分）。2. 患者床头卡不写（不显示）诊断（0.5分）。3. 患者纸质病历保管在上锁的病历车中，电子病历保管注意人离开计算机及时退出电子病历界面（0.5分）。4. 查看为患者实施特殊检查、手术或治疗、高风险操作前，有患者签名的知情同意书，知情告知内容包括诊疗计划治疗效果和缺点、成功的可能性，为患者提供可供选择的方案等。一项不符合要求扣0.5分		
7. 访谈5名以上工作人员（含医师、护士、行政人员、后勤人员等），了解医院卓越服务方案和实施举措情况	1分	
释义：1. 医院有卓越服务方案（0.5分）。2. 卓越服务落实到工作中，访谈的工作人员每人能列举至少1条实施举措，不能列举，每人扣0.25分（0.5分）		
8. 查看设备带、床头牌、隔帘或间隔设施、安全教育告知等内容是否醒目与规范，阳台、门窗限位器与卫生间防滑、防跌倒、应急呼叫等安全措施是否齐全	1分	
释义：1. 设备带、床头牌、隔帘或间隔设施、门窗限位器完好（0.25分）。2. 有防止烫伤、安全疏散示意图等安全教育内容（0.25分）。3. 阳台与卫生间等有醒目的防滑、防跌倒等安全警示标识（0.25分）。4. 病房卫生间装有一键报警按钮且使用有效（0.25分）。缺一项扣0.25分		
第二步：【满意度调查】		
1. 访谈3名以上患者或家属，了解知情同意告知、隐私保护与就医体验等卓越服务满意度情况	1分	
释义：1. 患者或家属对知情同意告知满意，对医务人员在诊疗过程时实施隐私保护（如检查时是否拉上幕帘）措施满意（0.5分）。2. 对就医体验整体感受满意（0.5分）。一项不满意扣0.5分		

续表

评审内容	分值	得分
2. 访谈 3 名以上医务人员，了解卓越服务、医院忠诚度感受情况	1 分	
释义：1. 医务人员了解卓越服务内涵与目标（卓越管理，让患者更安全；卓越医疗，让诊疗更有效；卓越护理，让患者更舒适；卓越人文，让医患更忠诚）（0.5 分）。2. 医务人员对医院忠诚：1 人有离职意愿该项不得分（0.5 分）		
3. 评审专家分别在现场抽取 10 人以上（含员工和患者）进行满意度测评，了解卓越服务方案实施效果情况	4 分	
释义：1. 抽取 5 名以上员工，采用《员工满意度调查问卷》进行测评。员工对医院满意度＜85%，每人扣 0.5 分（2 分）。2. 抽取 5 名以上门诊患者采用《门诊患者满意度调查问卷》进行测评。抽取 5 名以上住院患者采用《住院患者满意度调查问卷》进行测评。门诊患者对医院满意度＜90%，住院患者对医院满意度＜93%，每人扣 0.5 分（2 分）		
4. 追溯评审期内医院对全院满意度监测、卓越服务方案实施跟踪落实情况	2 分	
释义：1. 评审周期内医院有开展全院员工、患者（住院、门诊）满意度评价与监测（1 分）；2. 医院提供至少 1 个追踪落实案例，体现卓越服务评价和持续改进（1 分）。缺一项扣 0.5 分		

注：门急诊就医流程追踪在表 9 中体现。

【参考建议】

1. 卓越服务　根据《湖南省卫生健康委关于开展医院卓越服务有关意见的通知》（湘卫医发〔2022〕22 号）、《湖南省医院卓越服务评价指标（试行）》（湘卫函〔2022〕290 号）文件要求，从以下四个维度，29 个指标进行卓越服务评价：（1）卓越管理，让患者更安全。党建与服务融合、行政服务临床、后勤保障医疗、预约优化流程、人车分流有序、环境整洁安全、医院标识规范、全员身份识别、技术档案完整、不良事件管理。（2）卓越医疗，让诊疗更有效。依法执业到位、患者评估全面、检查治疗用药合理、医患沟通有效、急诊绿色通道畅通、诊疗随访及时。（3）卓越护理，让患者更舒适。职责定岗分级、患者有问必答、患者参与诊疗、病情观察仔细、连续服务不断。（4）卓越人文，让医患更忠诚。全员全程参与、维护患者权益、倡导志愿服务、投诉纠纷化解到位、患者忠诚满意、提升员工素养、关爱工作人员、普及健康知识。

2. 身份识别　《三级医院评审标准（2022 年版）湖南省实施细则评审手册》包括八个维度 11 项身份识别的评审要求：表 2 医疗质量安全核心制度"建立患者身份识别制度"，表 5 医院卓越服务的实施"全员身份识别"，表 9 门急诊诊疗质量保障与持续改进"门诊、急诊身份识别"，表 10 临床诊疗质量保障与持续改进"临床科室身份识别"，表 11 护理质量保障与持续改进"护理操作和新生儿室"，表 16 医院人力资源管理"在岗人员身份识别管理"，表 18 医院信息管理"信息系统用户身份识别"，表 19 医院医学装备、后勤保障与应急处理"大型设备操作和安保人员身份识别履职"。

3. 全员身份识别　《湖南省医院卓越服务评价指标（试行）》（湘卫函〔2022〕290 号）

指标内容：（1）人员进出实行规范化管理。（2）工作区、病区等实行门禁管理。

评价方法：【现场核查】（1）人员身份是否实行授权管理，员工工号牌是否按人员类别管理。（2）人员进出是否规范化管理，做到员工凭工号牌、住院患者凭手腕带（诊疗卡）、陪护人员凭陪护证、其他人员凭临时出入证或人脸识别进出。（3）现场查看进入病区、工作区人员身份识别情况。核查人员身份授权识别执行率。

4.环境整洁安全 《湖南省医院卓越服务评价指标（试行）》（湘卫函〔2022〕290号）指标内容：（1）院内环境安全、整洁、安静、舒适。（2）垃圾实行分类收集。

评价方法：【现场核查】（1）院容是否整洁、井然有序。（2）工作场所是否有废旧、破损物品。（3）室内是否有抽烟现象，病房、卫生间是否有异味，地面是否干燥，室内是否有"垃圾广告"等。（4）垃圾是否分类收集、垃圾桶是否密闭带盖。垃圾分类准确率是否达到100%。

5.医院标识规范 《湖南省医院卓越服务评价指标（试行）》（湘卫函〔2022〕290号）指标内容：（1）有医院、楼栋、科室三级导向标识，并做到风格统一。（2）户外标识、标牌规范、清晰。（3）室内标识、标牌醒目、全面。（4）标识设计体现人性化与医院文化。

评价方法：【现场核查】（1）查看医院及大楼（楼层设置）的功能布局平面引导图，科室、诊室门口标识是否清楚。（2）各类导向标识是否清楚准确、位置醒目，标签、标线张贴是否标准。（3）标识、标牌在色彩、字体、图形、规格、位置、材质等方面是否统一设计，并能体现医院文化。（4）医院是否有防滑、防跌倒、禁止吸烟、防辐射、生物安全等安全警示标识。核查医院道路标识、功能区域标牌、安全警示标识覆盖率。

6.医院常用安全警示标志 《中华人民共和国国家标准（GB/T 31523.1—2015）》"9321"医院常用安全警示标志及设置规范：9个医院常用的警告标识：当心放射性物质或电离辐射、当心磁场、当心感染、当心触电、当心滑倒、当心挤压、当心烫伤、注意防火、医疗废物。3个医院常用的禁止标识：禁止吸烟、禁止火灾时使用电梯、禁止扒门。2个医院常用的提示标识：无障碍通道、无障碍停车位。1个作为医院常用的消防设施标识：火灾报警按钮。

7.标志设置 《中华人民共和国国家标准（GB/T 2893.5—2020）》，安全标志的设置需要考虑以下方面：

1）宜仅在安全标志的有效作用区内确保安全标志的显著性。

2）对于安全信息的目标人群，安全标志宜具有足够的显著性。

3）宜设置在预期观察者的法线视野范围内。

4）与所设置的背景环境之间宜具有足够的反差。

5）传递相同信息的安全标志宜保持相同的设置高度。

6）安全标志的设置位置需要考虑以下方面：①宜紧邻危险源或所要标示的设备；②不会被门、护栏、植物或其他设备设施及其他标志所遮挡；③不宜与能够分散该安全标志关注度的其他标志相邻；④前方不宜有障碍物，以便观察者能够靠近识别该标志。

集合指标设置：当特定位置需要多个安全标志才能传达完整的安全信息时，多个安全标志及其辅助文字宜位于同一矩形载体上，形成带有辅助文字的表达多个安全信息的集合标志。集合标志中，每个安全标志都应与其辅助文字有清晰的相关性，安全信息之间应具有清晰的间隔。

8.人车分流有序　《湖南省医院卓越服务评价指标（试行）》（湘卫函〔2022〕290号）指标内容：（1）院内实行人车分流。（2）有乘客电梯、载货电梯、污物电梯，实行人货物分流。（3）有可供轮椅等通行的无障碍通道。

评价方法：【现场核查】查看院内人车分流、电梯运行、行动不便患者轮椅通行情况。无人车分流及无障碍通道该项不得分。

二、医疗质量安全核心制度（120分）

（二十二）医院应当落实《医疗质量管理办法》《医疗质量安全核心制度要点》要求，制定发布本院医疗质量安全核心制度，并组织全员培训。

【概述】

《医疗质量管理办法》《医疗质量安全核心制度要点》是医院开展医疗质量管理的主要依据。医院应当根据《医疗质量安全核心制度要点》和本机构实际制定、完善本机构核心制度和相关配套制度，细化工作流程，加强对医务人员的培训、教育和考核，使核心制度真正融入诊疗活动和全院工作流程中。

【细则】

3.49 落实《医疗质量管理办法》《医疗质量安全核心制度要点》要求，制定发布本院医疗质量安全核心制度。（1分）

3.50 开展针对医疗质量安全核心制度的全员培训。（1分）

3.51 有针对新员工的专项培训，确保新员工尽快知晓其职责范围相关的医疗质量安全核心制度。（1分）

3.52 定期对医疗质量安全核心制度执行情况进行自查、督导、分析、反馈、整改，规范诊疗行为。（2分）

（二十三）建立首诊负责制度。明确在诊疗过程不同阶段的责任主体，保障患者诊疗服务连续性和医疗行为可追溯。

【概述】

首诊负责制是指患者的首位接诊医师（首诊医师）在一次就诊过程结束前或由其他医师接诊前全面负责该患者诊疗的制度。为强化医疗质量和安全，在患者就诊时，医院应当明确患者所有诊疗过程的负责人，落实到个人，并延伸到科室。体现为明确、连续的全流程诊疗管理，医院内所有医疗行为都应当有相应的记录和明确的责任人以便追溯。

【细则】

3.53 明确在诊疗过程不同阶段的责任主体，确保患者的所有诊疗过程都有人负责。（1分）

3.54 各项诊疗过程、项目有转接机制，保障患者诊疗服务连续性。（1分）

3.55 医疗行为有记录，可追溯。（2分）

（二十四）建立三级查房制度。实行科主任领导下的三个不同级别的医师查房制度，严格明确查房周期。明确各级医师的医疗决策和实施权限。

【概述】

三级查房制度是指医院实施科主任领导下的三个不同级别的医师开展查房的制度。科主任可以根据科室/病区床位、工作量、医师的专业资质和能力等要素组建若干个医疗团队（或称主诊医师制、医疗组长制、主任医师制等），指定医疗团队的负责人（含主诊医师、医疗组长和带组的主任医师等），中间级别和最低级别的医师可参照职称、个人技术能力等因素选拔和认定，报医疗管理部门审核和相关委员会批准并定期调整。医院应当按照《医疗质量安全核心制度要点》要求明确各级医师的查房周期、医疗决策和实施权限。

【细则】

3.56 实行科主任领导下的三个不同级别的医师查房制度。三个不同级别的医师包括但不限于主任医师或副主任医师–主治医师–住院医师。（2分）

3.57 严格明确查房周期。工作日每天至少查房2次，非工作日每天至少查房1次，三级医师中最高级别的医师每周至少查房2次，中间级别的医师每周至少查房3次。术者必须亲自在术前和术后24小时内查房，重症医学科查房周期主治医师至少每天查房2次，高级别的医师每周至少查房3次。（1分）

3.58 明确各级医师的医疗决策和实施权限，有员工相关权限的授权目录，有落实、有定期调整。（2分）

（二十五）建立会诊制度。明确各类会诊的具体流程和时间要求，统一会诊单格式及填写规范。会诊请求人员应当陪同完成会诊，并按规定进行记录。

【概述】

会诊是指出于诊疗需要，由本科室以外或本机构以外的医务人员协助提出诊疗意见或提供诊疗服务的活动。为保障会诊意见和会诊服务得到充分理解，会诊请求人员应当陪同完成会诊。当患者罹患疾病超出了本科室诊疗范围和处置能力，且经评估可能随时危及生命，需要院内其他科室医师立刻协助诊疗、参与抢救，此种情形可以发出急会诊申请，并要求受邀科室10分钟内到位。

【细则】

3.59 明确各类会诊的具体流程和时间要求，急会诊必须在10分钟之内到位，普通会诊应当在会诊发出后24小时内完成。（2分）

3.60 会诊请求人员应当陪同完成会诊。（1分）

3.61 医院统一会诊单格式及填写规范，员工知晓。（1分）

3.62 会诊情况和处置按规定进行记录，有定期的自查与督查。（1分）

（二十六）建立分级护理制度。按照国家分级护理管理相关指导原则和护理服务工作标准，规范各级别护理的内容。合理动态调整护理级别，护理级别应当明确标识。

【概述】

分级护理制度是指医护人员根据患者的病情和自理能力对患者进行分级别护理的制度。其目的是保障患者得到适宜照护。医院应当按照分级护理管理相关指导原则和护理服务工作标准，规范各级别护理的工作内容。同时，合理动态调整护理级别，并明确标识。

【细则】

3.63 按照国家分级护理管理相关指导原则，制定医院分级护理制度，有针对各级别护理的工作规范。（1分）

3.64 根据患者病情与生活自理能力变化的情况，合理动态调整患者护理级别。（2分）

3.65 护理级别应当实时在病历、患者一览表及床头卡有明确标识。（2分）

（二十七）建立值班与交接班制度。有全院性医疗值班体系，明确值班岗位职责、人员资质和人数并保证常态运行。实行医院总值班制度，总值班人员需接受培训并考核合格。医院及科室值班表应当全院公开，值班表应当涵盖与患者诊疗相关的所有岗位和时间。值班人员资质和值班记录应当符合规定。非本机构执业医务人员不得单独值班。值班期间所有的诊疗活动必须及时记入病历。

【概述】

值班与交接班是为了保障医院医疗活动的连续性，明确值班岗位职责、值班人员资质，并根据职责内容、工作强度和需要安排人员，常态运行，值班活动有记录可追溯。医院总值班人员应当经过培训并考核合格以满足总值班岗位要求。值班岗位和值班时间应当统一院内公开，便于查阅。非本机构执业医务人员不得单独值班。值班期间所有的诊疗活动必须及时记入病历。

【细则】

3.66 有全院性医疗值班体系，包括临床、医技、护理部门及提供诊疗支持的后勤部门，明确值班岗位职责并纳入职责汇编，员工知晓。（0.5分）

3.67 值班人数应当满足岗位职责需要，并保证常态运行。（0.5分）

3.68 实行医院总值班制度，总值班人员需接受培训并考核合格。（0.5分）

3.69 医院及科室值班表应当定期提前全院公开，值班表应当涵盖与患者诊疗相关的所有岗位和时间。（0.5分）

3.70 值班人员资质和值班记录应当符合规定，非本机构执业医务人员不得单独值班。（1分）

3.71 值班期间所有的诊疗活动必须及时记入病历，有定期的自查与督查。（1分）

（二十八）交接班内容应当专册记录，并由交班人员和接班人员共同签字确认。四级手术患者手术当日和急危重患者必须床旁交班。

【概述】

值班与交接班记录本是科室必备记录本之一，需要交班的内容应当规范记录，当日四级手术和急危重患者必须增加床旁交班，并在值班记录上注明。

【细则】

3.72 交接班内容应当专册记录，并由交班人员和接班人员共同签字确认。（0.5分）

3.73 四级手术的患者手术当日和急危重患者必须床旁交班，并在交接班记录中予以体现。（0.5分）

（二十九）建立疑难病例讨论制度。医院和科室应当确定疑难病例的范围，明确参与讨论人员范围、组成和流程要求。讨论内容专册记录，讨论结论记入病历。

【概述】

疑难病例讨论是提高疑难病例诊疗效果，保障医疗质量安全的重要途径。明确本医院和本科室疑难病例的范围是规范疑难病例管理的第一步。为保障疑难病例讨论质量和效果，医院应当明确参与讨论人员范围、组成和流程要求，讨论内容专册记录，讨论结论记入病历。

【细则】

3.74 医院和科室应当确定疑难病例的范围，包括但不限于出现以下情形的患者：没有明确诊断或诊疗方案难以确定、疾病在应有明确疗效的周期内未能达到预期疗效、非计划再次住院和非计划再次手术、出现可能危及生命或造成器官功能严重损害的并发症等。（1分）

3.75 明确参与疑难病例讨论的人员范围、组成和流程要求。讨论原则上应当由科主任主持，全科人员参加。讨论成员中应当至少有2人具有主治及以上专业技术职务任职资格。（1分）

3.76 疑难病例讨论内容专册记录，主持人需审核并签字。（2分）

3.77 疑难病例讨论结论记入病历，有定期自查与督查。（3分）

（三十）建立急危重患者抢救制度。医院和科室应当确定急危重患者的范围，医院建立抢救资源配置与紧急调配机制和绿色通道机制。抢救完成后6小时内应当将抢救记录记入病历。

【概述】

急危重患者是医疗活动中应当重点关注的人群，应当优先救治以争取最佳诊疗效果。为充分利用有限的资源，医院和科室应当明确急危重患者的范围，建立抢救资源配置与紧急调配机制和绿色通道机制。为保障医疗行为可追溯，抢救完成后6小时内应当将抢救记录记入病历。

【细则】

3.78 医院和科室应当确定急危重患者的范围，包括但不限于出现以下情形的患者：病情危重，不立即处置可能存在危及生命或出现重要脏器功能严重损害；生命体征不稳定并有恶化倾向等。（2分）

3.79 建立抢救资源配置机制。抢救资源包括但不限于抢救人员、抢救药品、抢救设备和病区抢救区域、抢救床位。（2分）

3.80 建立抢救资源紧急调配机制和急危重症MDT团队。紧急调配机制包括人员调配、抢救用药保障、医疗设备紧急调配、应急床位统一调配和多科室紧急抢救协作机制。（2分）

3.81 医院建立急危重患者相关绿色通道，明确进入绿色通道情形及绿色通道的运行机制。（2分）

3.82 抢救完成后6小时内应当将抢救记录记入病历，有定期自查与督查。（2分）

（三十一）建立术前讨论制度。医院应当明确不同术前讨论形式的参加人员范围和流程。科室应当明确本科室开展的各级手术术前讨论的范围并经医疗管理部门审定。术前讨论的结论记入病历。

【概述】

术前讨论是防范手术风险的重要关口，所有手术必须完成术前讨论。根据手术难度、风险采取适宜形式的术前讨论是保障术前讨论效果、提高术前讨论效率的重要途径。科室应当明确本科室开展的各级手术术前讨论的范围并经医疗管理部门审定。术前讨论的结论记入病历。

【细则】

3.83 明确不同术前讨论形式的参加人员范围，包括手术组讨论、医师团队讨论、病区内讨论和全科讨论。（1分）

3.84 明确术前讨论的流程，术前讨论完成后，方可开具手术医嘱，签署手术知情同意书。（2分）

3.85 科室明确本科室开展的各级手术术前讨论的范围并经医疗管理部门审定。（1分）

3.86 术前讨论的结论记入病历，有定期自查与督查。（1分）

（三十二）建立死亡病例讨论制度。医院应当监测全院死亡病例并及时进行汇总分析，提出持续改进意见。死亡病例讨论范围、参加人员、时限和记录应当符合规定。

【概述】

死亡是发生在患者身上的最差诊疗结果，医院应当高度重视，采取措施减少或延迟其发生。医院应当建立全面的死亡病例管理机制，监测全院死亡病例并及时进行汇总分析，规范开展死亡讨论以提出改进措施。为保障讨论效果，医院应当对死亡病例讨论范围、参加人员、时限和记录做出明确规定。

【细则】

3.87 医院监测全院死亡病例发生情况并及时进行汇总分析，提出持续改进意见。（3分）

3.88 死亡病例讨论在全科范围内完成，由科主任主持讨论。（2分）

3.89 死亡病例讨论在患者死亡1周内完成，尸检病例在尸检报告出具后1周内必须再次讨论。（2分）

3.90 死亡病例讨论结果记入病历，讨论内容专册记录。（2分）

（三十三）建立查对制度。医院查对制度应当涵盖患者身份识别、临床诊疗行为、设备设施运行和医疗环境安全等方面。医疗器械、设施、药品、标本等查对要求按照国家有关规定和标准执行。

【概述】

查对能够有效减少医疗差错，是保障患者安全的重要措施。包括保障行为措施与预期作用对象一致，保障行为过程与预期行为过程一致，保障药品、设备设施等客观事物的实际情况与相关规定和标准一致等。

【细则】

3.91 医院建立患者身份识别制度，患者的身份查对不少于两种独立的核对方式，床号不得用于查对。（1分）

3.92 有临床诊疗行为的查对制度，包括但不限于开具和执行医嘱、给药、手术/操作、麻醉、输血、检验标本采集、检查、发放营养膳食、接送转运患者、检验检查结果/报告等环节。（1分）

3.93 建立医疗器械、设备设施运行和医疗环境安全等查对制度。（1分）

3.94 药品、标本等查对要求按照国家有关规定和标准执行。（1分）

3.95 对身份识别制度、查对制度有定期自查与督查，落实持续改进。（1分）

（三十四）建立手术安全核查制度。建立手术安全核查制度和标准化流程，将产房分娩核查纳入核查内容。手术安全核查过程和内容按国家有关规定执行。手术安全核查表纳入病历。

【概述】

手术是有创医疗行为，必须严格管理以尽量减少给患者带来的创伤。手术安全核查和标准化手术流程是保障手术得以正确实施、防止额外医疗损害的基本方法。此外，分娩涉及孕妇和新生儿双方安全，应当予以更高关注。

【细则】

3.96 建立手术安全核查制度和标准化流程，手术安全核查过程和内容按国家有关规定执行。（1分）

3.97 建立产房分娩安全核查制度和标准化流程。（1分）

3.98 手术安全核查表和产房分娩安全核查表纳入病历。（1分）

（三十五）建立手术分级管理制度。建立手术分级管理工作制度和手术分级管理目录。建立手术分级授权管理机制和手术医师技术档案。医院应当对手术医师能力进行定期评估，根据评估结果对手术权限进行动态调整。

【概述】

手术分级管理包括医院根据手术难度和风险进行对本院开展的所有手术的分级管理及根据医师技术能力对手术医师进行手术授权管理两个方面。医院对手术进行分级管理一方面保障高难度、高风险手术得到更多关注，尽量避免手术相关不良事件；另一方面便于调动医师积极性，保障医师开展与其技术能力相适应的手术，合理调配医疗资源。

【细则】

3.99 建立手术分级管理工作制度和手术分级管理目录。（1分）

3.100 制定本机构手术医师资质与授权管理制度及规范文件，按照手术名称授权。（1分）

3.101 手术分级授权管理制度必须落实到本机构每一位医师，确保每一位医师的实际能力与其手术资质和授权情况相一致。（1分）

3.102 建立手术医师技术档案，包括但不限于：医师开展手术的年限、手术数量、手术效果、手术质量与安全指标完成情况，科室对手术医师年度考核结果等。（2分）

3.103 定期对手术医师的手术能力进行再评估，动态调整医师手术权限。（2分）

（三十六）建立新技术和新项目准入制度。建立本院医疗技术临床应用目录并定期更新。建立新技术和新项目审批流程，所有新技术和新项目必须通过本院医学伦理委员会和医疗技术临床应用管理委员会审核同意后开展临床应用。

【概述】

新技术和新项目是指在本医院范围内首次应用于临床的诊断和治疗技术，旨在促进医学发展、科学进步，但不可避免给患者带来安全风险。医疗技术临床应用目录是常规开展的医疗活动，目录外项目均应当纳入新技术新项目的管理范围。所有新技术和新项目必须通过本院医学伦理委员会和医疗技术临床应用管理委员会审核同意后开展临床应用。

【细则】

3.104 建立本院医疗技术临床应用目录，涵盖所有常规开展的临床诊疗项目并定期更新。（1分）

3.105 建立符合法律法规要求的新技术和新项目审批流程并落实。（1分）

3.106 所有新技术和新项目必须通过本院医学伦理委员会和医疗技术临床应用管理委员会审核同意后开展临床应用。（1分）

（三十七）明确开展新技术和新项目临床应用的专业人员范围、论证可能存在的安全隐患或技术风险并制定相应预案。建立新技术和新项目临床应用动态评估制度，对新技术和新项目实施全程追踪管理、质量控制和动态评估。

【概述】

新技术新项目属于创新、探索性的工作，减少不安全的风险在于限定具备相应能力的人员实施，最大限度发现安全隐患和技术风险，并制定相应的预案等。对新技术新项目开展全程追踪管理、质量控制和动态评估以明确新技术临床应用的质量安全情况，评估当前管理措施的有效性，及时对存在的问题进行改进。

【细则】

3.107 明确开展新技术和新项目临床应用的专业人员范围，所有新技术和新项目实施人均有授权。（1分）

3.108 对可能存在的安全隐患或技术风险开展论证并制定相应预案。（1分）

3.109 建立新技术和新项目临床应用动态评估制度，对新技术和新项目实施全程追踪管理、质量控制和动态评估。（5分）

（三十八）建立危急值报告制度。制定可能危及患者生命的各项检查、检验结果危急值清单并定期调整。分别建立住院和门急诊患者危急值报告具体管理流程和记录规范，确保危急值信息传递各环节无缝对接和关键要素可追溯。临床危急值信息专册登记。

【概述】

危急值是提示患者处于生命危急状态的检验检查结果。医技部门应当以最快的速度通知临床和患者，以采取及时的措施抢救生命和避免造成不良后果。住院和门急诊均应当建立适合各自患者的危急值报告流程，并通畅落实。危急值信息应当有专册登记并可追溯。

【细则】

3.110 制定可能危及患者生命的各项检查、检验结果危急值清单，包括疾病危急值清单并定期调整；建立住院和门诊患者危急值报告具体管理流程和记录规范。（1分）

3.111 确保危急值信息传递各环节无缝对接，每个环节都必须详细记录处理情况及处理时间，时间应当精准到分钟。（2分）

3.112 临床危急值信息专册登记，患者信息、检验检查结果、报告与接收人、时间等关键要素可追溯。（2分）

（三十九）建立病历管理制度。严格落实国家有关法律法规及病历书写、分类编码、管理与应用相关规定，建立门急诊及住院病历规范书写、管理和质量控制制度。医院应当保障病历资料安全，病历内容记录与修改信息可追溯。

【概述】

病历是患者诊疗信息的集中体现，"客观、真实、准确、及时、完整和规范"的要求应当贯彻整个病历书写过程。医院应当建立医务人员培训、运行病历实时监管、归档病历及时检查的闭环质量管理体系，保证病历内容记录与修改信息可追溯。

【细则】

3.113 按照法律、法规及相关规定建立门急诊及住院病历规范书写、管理和质量控制制度，建立病历质量检查、评估与反馈机制。（1分）

3.114 病历书写应当做到客观、真实、准确、及时、完整、规范，并明确病历书写的格式、内容和时限，内容记录与修改信息可追溯。（2分）

3.115 建立病案管理体系，落实分类编码的相关规定。（1分）

3.116 有保护病历、病案和信息安全的相关制度。（1分）

（四十）实施电子病历的医院，应当建立电子病历的建立、记录、修改、使用、存储、传输、质控、安全等级保护等管理制度。

【概述】

电子病历是医院信息化的重要组成部分，利用电子病历信息开展各种医疗活动监管成为趋势，对电子病历的建立、记录、修改、使用、存储、传输、质控、安全等级保护等方面有全方位的管理和流程并落实。

【细则】

3.117 实施电子病历的医院，建立电子病历的建立、记录、修改、使用等管理制度。（1分）

3.118 实施电子病历的医院，建立电子病历的存储、传输等管理制度。（2分）

3.119 实施电子病历的医院，建立电子病历的质控、安全等级保护等管理制度。（2分）

（四十一）建立抗菌药物分级管理制度。严格按照《抗菌药物临床应用管理办法》等有关规定，建立本院抗菌药物遴选、采购、处方、调剂、临床应用和药物评价的管理制度和具体操作流程，确定抗菌药物分级管理目录、医师抗菌药物处方权限和医师会诊权限，并定期调整。

【概述】

规范使用抗菌药物是医院管理的重点内容，也是国家高度重视和世界普遍关注的问题。医院应当按照国家有关规定建立抗菌药物的分级目录和抗菌药物使用全流程监管机制。

【细则】

3.120 根据法律法规及文件要求，建立抗菌药物临床合理应用的组织，明确职责，规范管理抗菌药物临床应用。（1分）

3.121 建立本院抗菌药物遴选、采购、处方、调剂和药物评价的管理制度和具体操作流程。（1分）

3.122 建立本院抗菌药物临床应用的管理制度和具体操作流程。（1分）

3.123 确定抗菌药物分级管理目录，抗菌药物分为非限制使用级、限制使用级与特殊使用级三级。（1分）

3.124 确定医师抗菌药物处方权限和医师会诊权限，有医师权限目录，并定期调整。（3分）

3.125 定期分析、反馈抗菌药物临床应用质量管理指标，落实持续改进。（3分）

（四十二）建立临床用血审核制度。应当严格落实国家关于医院临床用血的有关规定，设立临床用血管理委员会或工作组，制定本院临床合理用血管理制度，完善管理机制和具体流程。保障急救用血治疗需要。

【概述】

输血是医疗活动中难以替代的治疗手段。限于血液资源的稀缺性和临床用血的安全性，医院应当按照国家有关规定完善本院临床用血机制，保障临床用血的安全性、有效性、及时性，并有规范的临床用血评价，持续改进临床用血效果。对急救用血医院应当极力保障。

【细则】

3.126 建立临床用血管理委员会或工作组，成员由医务部门、输血科、麻醉科、开展输血治疗的主要临床科室、护理部门、手术室等部门负责人组成，有职责、工作计划、工作记录。（1分）

3.127 制定临床用血审核制度，完善管理机制和具体流程并落实。（2分）

3.128 建立保障急救用血治疗的机制。（2分）

（四十三）建立信息安全管理制度。明确医院主要负责人是患者诊疗信息安全管理第一责任人，依法依规建立覆盖患者诊疗信息管理全流程的制度和技术保障体系。

【概述】

随着信息技术的广泛应用，在为医疗和管理工作带来便利的同时，也带来了信息安全问题。保障信息安全既是医院的管理内容，又涉及患者权利、医疗活动便捷、质量控制和监管、员工行为的可追溯等方面。医院应当建立覆盖患者诊疗信息管理全流程的制度和技术保障体系。

【细则】

3.129 明确医院主要负责人是患者诊疗信息安全管理第一责任人。（0.5分）

3.130 建立全面的信息安全管理制度，从组织结构、责任分工、安全管理范围、信息访问权限、应急处置方法等方面建立制度体系。（0.5分）

3.131 建立完整的信息安全技术体系，从信息产生、传输、存储、交换、调阅等各个环节，对用户身份识别、用户鉴权、网络入侵监测等方面进行安全管理。（1分）

3.132 建立应急响应机制，定期评估信息安全风险，定期开展信息安全应急演练。（1分）

（四十四）确保实现本院患者诊疗信息管理全流程的安全性、真实性、连续性、完整性、稳定性、时效性、溯源性。对员工使用患者诊疗信息实行授权管理，明晰权责，为员工使用患者诊疗信息提供便利和安全保障。

【概述】

患者诊疗信息管理涉及患者权利保护、诊疗服务的可靠落实，医院信息系统具备符合信息系统管理要求的安全性、真实性、连续性、完整性、稳定性、时效性、溯源性。员工获取患者诊疗信息应当与其职责和实际工作相符，并被授权。员工知晓权利责任。

【细则】

3.133 确保实现本院患者诊疗信息管理全流程的安全性、真实性、连续性、完整性、稳定性、时效性、溯源性。（1分）

3.134 对员工使用患者诊疗信息实行授权管理，明晰权责。（0.5分）

3.135 为员工使用患者诊疗信息提供便利和安全保障。（0.5分）

【评审方法】

评审专家随机抽查外科和内科系统2个病房，参加晨会交接班；从交接班患者中选取1例危重或疑难患者进行三级（主任）查房；查阅该患者的住院病历，检查会诊质量（包括MDT）、疑难病例讨论质量、抢救记录、开展新技术的准入、危急值报告、抗菌药物使用及用血情况，缺项者在其他病历中替补；外科手术患者查阅术前讨论、手术核查及手术分级执行情况；护理专家增加分级护理制度和查对制度落实情况，并进行相应操作考核；查阅该患者的门诊病历，追溯首诊质量；调阅该病房1份死亡病历，查看死亡病历讨论记录，回顾各项制度落实情况。

表6　标准序号3.49～3.135评审清单（70分/120分）

评审内容	分值	得分
第一步：【参加晨会交接班】		
评审专家随机抽查内科和外科系统2个病房晨会交接班情况		
1. 晨会交接班人员有无迟到缺席情况	0.5分	

评审内容	分值	得分
释义：凡迟到、缺席 1 人或以上扣 0.5 分（0.5 分）		
2. 交接班流程规范情况（含内容与病区实际情况是否符合，值班医生对护士交接内容是否进行重点补充，护士长、主任对整个晨会交接是否进行点评，对重点特殊患者的诊疗是否提出意见等）	1 分	
释义：1. 交接班内容与病区实际情况相符。2. 值班医生对护士交接内容进行重点补充。3. 护士长、主任对整个晨会交接进行点评。4. 护士长、科主任对重点特殊患者的诊疗情况提出意见。一项不符合要求扣 0.25 分（1 分）		
3. 现场查看或访谈患者，了解四级手术或危急重症患者床旁交接情况	0.5 分	
释义：现场查看或访谈四级手术或危急重症患者及家属，了解医护交接班执行情况（包括但不限于患者神志、生命体征、伤口敷料、引流管、输液液体及穿刺部位的皮肤情况，易受压部位皮肤情况，睡眠、饮食、服药及特殊诊疗处置等情况），一项不符合要求扣 0.25 分（0.5 分）		
4. 查阅评审期内科室交接班记录本情况（含交接班内容是否完整，人员排班是否符合要求等）	0.5 分	
释义：1. 无交接班记录本该项不得分。2. 核查交班记录内容完整（包括但不限于手术及侵入性操作患者；当日检查、检验危急值的患者及其他需特别注意的患者；急危重患者和当日四级手术患者因情况特殊需随时评估、随时处理、随时关注的相关诊疗情况等）（0.25 分）。3. 查看科室医护人员排班表，排班符合科室诊疗需求（0.25 分）		
5. 查阅科室值班人员排班表情况（含值班人员身份、资质、人数、运行、值班时间是否符合要求等）	0.5 分	
释义：随机抽查评审周期内该科室排班表，医护人员排班与科室运行相符，值班人员资质符合医院主管部门管理规定（0.5 分）。一项不符合扣 0.25 分		
第二步：【三级（主任）查房】		
评审专家从交接班患者中选取 1 例危重或疑难患者，参与科主任查房		
1. 查看科主任查房情况（含病情熟悉、指示明确、体现三级管理等情况）	1 分	
释义：1. 科主任对患者病情熟悉，要解决疑难病例、危重患者和审查新入院患者的诊断和治疗计划、决定重大手术及特殊检查治疗，介绍该疾病的国内外新进展、新观点、新疗法（0.5 分）。2. 上级医师对患者诊疗计划提出不足与改进意见，对于新的治疗方案提出合理性审核意见，对于医嘱、病历、护理质量等存在的缺陷给予纠正（0.25 分）。3. 听取其他医师、护士对于患者诊疗的意见，提出解决问题的办法或建议（0.25 分）。一项不符合扣 0.25 分		
2. 查看医师查房情况（含流程准确，各级医师分工履职，特别是主管或住院医师询问病史、体格检查、问题解决等情况）	1 分	

评审内容	分值	得分
释义：1. 主管或住院医师汇报患者情况（包含但不限于：病史、体格检查、相关检查结果、患者病情变化及疗效判定，对诊断不明患者进行重点检查，对治疗效果不好的患者提出讨论，对急危重、疑难病例或特殊病例中存在的难点问题向上级医师或科主任汇报请示）（0.5分）。2. 上级医师对主管医师的查房情况进行点评，对患者诊疗的疑难问题进行解答（0.25分）。3. 科主任对整个查房过程进行总结并提出改进建议（0.25分）。一项不符合要求扣0.25分		
3. 查看查房质量情况（含示范互动，特别是上级或主治医师对诊断治疗建议等情况）	1分	
释义：上级医师对于主管或住院医师的诊断诊疗、检查检验、治疗方案、手术方式、病情观察存在的不足等进行指导（1分）。一项不符合要求扣0.25分		
4. 抽取至少1名医师完成1项现场操作考核	2分	
释义：抽取医院（科室）医生技能操作考核目录清单中1项考核项目，对照医院（科室）操作评分表进行考核。考核成绩达到60分得0.5分、70分得1分、80分得1.5分、90分得2分（2分）		
5. 查阅该患者住院病历，追溯各级医师每周查房次数（住院时间短者另选病历），以及医疗决策与实施权限是否符合实际情况	1分	
释义：查看病程记录，1. 各级医师每周查房次数符合医院规定（包含但不限于：术者术前和术后24小时内查房；一级医师工作日每天至少查房2次，非工作日每天至少查房1次；三级医师中最高级别的医师每周至少查房2次；中间级别的医师每周至少查房3次）（0.5分）。2. 病程记录能体现三级医师诊治思路，根据病情观察和查房情况，结合检查检验结果及阳性体征等进行分析判断医疗决策正确性和实施权限情况（0.5分）		
第三步：【查阅病历】		
一、从该患者住院病历追溯检查会诊记录（若无则另选病历）		
1. 查看该患者急会诊10分钟到位和处置等情况	2分	
释义：1. 院内急会诊未在会诊请求发出后10分钟到位扣1分（1分）。2. 紧急处理措施符合病情需要、会诊记录规范、会诊意见落实、有处理结果评价（1分）。一项不符合要求扣0.25分		
2. 查阅该患者会诊申请方式、会诊人员资质是否与病情符合，会诊意见是否明确	1分	
释义：申请科室会诊申请方式、会诊受邀专科符合病情需要（0.25分），会诊目的明确（0.25分），核查技术档案会诊人员资质授权符合会诊疾病要求（0.25分），会诊意见明确（0.25分）。一项不符合要求扣0.25分		
3. 查看会诊结论在病历内记录并有效执行情况	1分	
释义：会诊专家结论和意见在病历中无记录扣0.25分，患者后期诊疗过程中未按照会诊意见执行扣1分（1分）		
4. 查阅科室评审期内会诊登记本，包括年度医院大会诊登记、MDT会诊登记、专家外出会诊（手术）登记、院外专家来院会诊（手术）登记等	2分	

评审内容	分值	得分

释义：1.科室有会诊登记本，包括年度医院大会诊登记、MDT会诊登记、专家外出会诊（手术）登记、院外专家来院会诊（手术）登记等（1分）。2.从院外会诊登记中随机抽选1例院外会诊病历，核实会诊专科符合本院不能诊治的疑难病历或特殊病历。从医院院内专家外出会诊登记中抽取1例外出会诊，查看专家资质，会诊流程符合院内管理规定，并有备案记录（对方医疗机构邀请函、本院主管部门批准函等）（1分）。一项不符合要求扣0.25分

二、继续检查疑难病例讨论（或MDT）（若无则另选病历）

1.参加人员到位情况。科主任主持（特殊情况医院领导、医务部主持），多学科专家、护士长及相关人员参加	1分	

释义：依据病例情况界定参加人员，原则上应由科主任主持，全科人员参加。特殊情况下分管院领导、医务部领导主持、邀请相关科室人员或机构外人员参加（1分）。一项不符合要求扣0.25分

2.讨论发言质量。包括疑难问题是否突出，专家意见是否体现多学科诊疗，讨论结论与内容是否相符，记录是否完整，主持人是否审核并签名	2分	

释义：发言质量，1.疑难问题点突出（0.5分）。2.专家意见体现多学科协作（每个专科会诊教授针对本专科最新指南提出意见），讨论内容与最后结论相符，不符合要求扣0.5分/项（1分）。3.讨论内容记录完整，记录者签名，主持人（首席专家或组长）应及时审阅并签名（0.5分）。一项不符合要求扣0.25分

3.查阅科室评审期内疑难病历（或MDT）讨论登记本，追溯讨论质量	2分	

释义：科内疑难病例讨论（或MDT）讨论质量核心内容，1.讨论内容在医院规定的讨论范围内，包括但不限于出现以下情形的患者：没有明确诊断或诊疗方案难以确定、疾病在应有明确疗效的周期内未能达到预期疗效、非计划再次住院和非计划再次手术、出现可能危及生命或造成器官功能严重损害的并发症等（0.5分）。2.疑难病例均应由科室或医疗管理部门组织开展讨论。讨论原则上应由科主任主持，全科人员参加。超出本科室或本医院诊疗范围或能力范围时，有邀请相关科室人员或机构外人员参加疑难病例讨论的规定与流程（0.5分）。3.讨论的内容每个人都有发言，发言内容符合专科疑难病例识别标准（科室结合专业学科特点和诊疗常规细化形成）（1分）。一项不符合要求扣0.25分

三、查看抗菌药物分级管理

1.从医院调取本季度排名前10位的抗菌药物清单，选择相关药物；从在架病历中随机抽取3份病历，核查抗菌药物使用的合理性（适应证、品规、剂量、疗程、联合）	3分	

释义：1.查看抗菌药物供应目录（包括采购抗菌药物的品种、剂型和品规）符合国家要求（1分）。2.从排名前10的用药清单内选择药物，调取3份使用该药物的病历，核查药品适应证、剂量、疗程、联合用药符合要求。随机询问2名医生该抗菌药物药理作用、药代动力学/药效动力学特点、抗菌谱及不良反应等问题（2分）。一项不符合要求扣0.25分

2.查看病历中抗菌药物的处方权限，包括科室医师技术档案中有无医师权限目录，医院授权系统中有无医师抗菌药物授权动态调整痕迹	2分	

评审内容	分值	得分
释义：医师抗菌药物处方权限与科室医师技术档案权限匹配，医师技术档案有抗菌药物动态授权痕迹（1分）。随机抽2名医生，了解其抗菌药物权限，要求医生直接用本人的工号进入信息系统开超级别的抗菌药物医嘱，评判抗菌药物分级管理情况（1分）。一项不符合要求扣1分		
3.查看评审期内科室抗菌药物日常使用、分析、反馈、持续改进报告，核查病程记录中抗菌药物使用有无临床药师会诊指导、有无适应证与不良反应分析、有无疗效评价	2分	
释义：1.科室有抗菌药物日常使用、分析、反馈、持续改进报告（1分）。2.病程记录中对特殊使用级抗菌药物的使用或重症感染患者的抗菌药物使用，是否有临床药师会诊指导、有适应证与不良反应分析、有疗效评价（1分）。一项不符合要求扣0.5分		
4.查看医院抗菌药物分级（含限制、非限制、特殊使用）管理目录，核查与科室应用是否保持一致	1分	
释义：有科室抗菌药物分级管理清单，有医院抗菌药物管理目录总清单，科室抗菌药物分级管理目录清单与医院一致（1分）。一项不符合要求扣0.5分		
5.查看医院抗菌药物遴选、采购、处方、调剂与评价使用流程，药事委员会年度持续改进简报，抗菌药物细菌耐药指标监测与分析改进等情况	2分	
释义：1.医院应当按照抗菌药物分级管理原则，建立抗菌药物遴选、采购、处方、调剂、临床应用和药物评价的管理制度和具体操作流程（0.5分）。2.查看医院合理用药质控简报，追溯医院药事委员会定期对抗菌药物管理及临床合理应用情况进行监测分析与改进落实情况（0.5分）。3.定期组织对25%的具有抗菌药物处方权医师所开具的处方、医嘱进行点评，对有重点临床科室（包括但不限于感染科、外科、呼吸科、重症医学科）及I类切口手术和介入诊疗病例抗菌药物使用的督导与分析（1分）。一项不符合要求扣0.25分		
四、查阅新技术和新项目准入与临床应用（若无则从医院技术总清单中选取1项新技术）		
1.查看病历与病程记录，追溯新项目开展与医院科室新技术清单是否吻合。核查技术资质与专业人员范围、实施授权、医疗技术档案、项目清单更新的情况	2分	
释义：1.该病历内新技术与本科室技术目录清单吻合（0.5分）。2.执行该项技术人员资质符合医院内部授权管理规定（0.5分）。3.执行该项技术人员的医疗技术档案有该项目实施授权管理痕迹（0.5分）。4.对比评审期内科室医疗技术清单有更新痕迹（0.5分）。一项不符合要求扣0.5分		
2.查阅伦理与知情同意资料，有无技术风险、不良反应、替代方案；查阅医疗技术管理委员会日常监管与问题持续改进决策情况	2分	
释义：1.追溯该项新技术的审批与开展流程，有申报、开展及开展后疗效观察的全过程管理、质量控制的规定、伦理审核流程等（0.5分）。2.医务部对该项技术的诊疗病例数、适应证掌握情况、临床效果、并发症和不良反应情况等有监管（0.5分）。3.有针对安全隐患或技术风险制定的应急预案；出现安全隐患或风险、并发症后处置措施到位，安全风险可控；医疗技术管理委员会进行全程追踪管理、质量控制和动态评估（根据评估结果及时调整新技术和新项目的开展和监管，对存在严重质量安全问题或者不再符合有关技术管理要求的，应立即停止，追踪整改落实）；对存在的问题提出改进建议（1分）。一项不符合要求扣0.25分		

评审内容	分值	得分
3.查阅2名以上医师个人技术档案,包括评审期内新技术项目培训、学习、进修、开展应用、年度奖励等情况	2分	

释义:1.查看2名医师技术档案,无医师技术档案该项不得分。2.医师技术档案内新技术新项目相关内容包括但不限:该项目获得途径、学习培训、进修跟班时间、开展例数、考核结果、导师评价、在本院开展例数、并发症或不良反应的发生,科室或医院考核授权记录等(2分)。一项不符合要求扣0.25分

| 4.查阅科室评审期内新技术项目总例数、临床应用、不良反应、投诉、年度奖励情况 | 2分 | |

释义:科室新技术新项目统计分析内容包括项目总例数持平或逐步提高、临床应用评价好、无不良反应或不良反应逐年下降、无投诉纠纷(2分)。一项不符合要求扣0.5分

| 5.查阅医院评审期内新技术项目临床应用(含项目申报、伦理评价、审批、开展、再评估)、年度评审奖励情况 | 2分 | |

释义:查看医务部新技术临床应用流程资料,包括申报流程、伦理评价流程、审批流程、开展监督、再评估追踪、年度评审奖励(2分)。一项不符合要求扣0.25分

第四步:【现场检查危急重症抢救】

1.查看病危患者病历及抢救记录(若无则另选病历)		
(1)查看病情观察、人员到位、急救决策、急救技术、设备设施、启动时间等情况	1分	

释义:查看抢救记录:病情变化观察及时、抢救启动时间及时、人员到位及时、急救决策正确、设备设施到位、急救技术措施到位(1分)。一项不符合要求扣0.25分

| (2)查看病情诊断、三级查房、治疗措施等情况 | 1分 | |

释义:患者病情分析、诊断符合患者病情变化,病历体现三级查房,各项治疗处置措施符合病情需要(1分)。一项不符合要求扣0.25分

| (3)查看抢救记录完整及时(6小时内)情况 | 1分 | |

释义:抢救记录应当在抢救结束后6小时内完成。记录内容的完整性包括:病情变化情况、抢救时间及措施、参加抢救的医务人员姓名及专业技术职称等,记录抢救时间应当具体到分钟(1分)。一项不符合要求扣0.25分

| 2.现场查看抢救室设施设备、抢救车内药品(15种)与物品等资源配置等情况 | 2分 | |

释义:现场查看抢救室,有设置独立抢救区域,抢救药品、用物均在有效期内,抢救设备齐全,性能完好,有根据学科特点配备抢救资源(2分)。一项不符合要求扣0.25分

| 3.查看急救技能考核情况,包括抢救设备使用、急救小组或MDT团队救治流程、科间协作等资源紧急调配与绿色通道畅通等情况 | 2分 | |

评审内容	分值	得分
释义：1.急救技能考核情况，科内第一目击者证获得人次，一人未获得扣0.25分（0.5分）。2.核查抢救资源紧急调配机制落实情况，包括但不限于：有紧急调配人员名单，有抢救用药保障措施，有医疗设备紧急调配措施，有应急床位统一调配及多科室联合协作规定及急危重症MDT团队管理制度（0.5分）。3.查看危急重症服务流程与急诊绿色通道，有病情危重、不立即处置可能存在危及生命或出现重要脏器功能严重损害的急诊绿色通道救治病种清单，包括但不限于：急性心肌梗死、外伤性脑血肿、外伤性腹腔内出血、开放性骨关节损伤、急性脑梗死与脑出血等；有绿色通道救治处置流程；有绿色通道患者优先住院、先抢救后付费的规定（0.5分）。4.有绿色通道停留时间规定（急诊高危患者在"绿色通道"平均停留时间小于60分钟，无急诊住院患者滞留急诊留观）（0.5分）。一项不符合要求扣0.25分		
4.查阅近期死亡病历1份，检查病例质控、抢救措施到位情况	1分	
释义：1.死亡病历有明确讨论内容（死亡原因、死亡诊断、诊疗过程）、范围、时限规定及记录要求等（0.5分）。2.抢救措施落实到位，包括但不限于：心肺复苏、输血、止血、抗休克治疗、补液、补糖、补充电解质、骨折固定、转移安全地方等（0.5分）。一项不符合要求扣0.25分		
5.查看危重患者记录本，了解评审期内科室急危重患者收治范围与转出转入及救治成功率等情况	2分	
释义：1.无危重患者记录台账该项不得分。2.收治范围符合医院及科室功能定位（1分）；收治危急重症的科室有明确的转出转入标准及流程（0.5分）；有救治成功率及失败的分析与持续改进资料（0.5分）。一项不符合要求扣0.25分		
第五步：【死亡病历管理】		
1.查看死亡病例讨论记录。在科室抽取1份死亡病历，追溯制度落实情况（评审期内若无，从其他科室调取）		
（1）科主任主持、全科人员参加，必要时邀请主管部门负责人、相关科室参加	1分	
释义：死亡病例讨论应当在全科范围内进行，由科主任主持，必要时邀请医疗管理部门和相关科室参加（1分）。一项不符合要求扣0.5分		
（2）查阅讨论质量，讨论是否在患者死亡后1周内完成，病情演变过程及死亡原因是否分析，抢救措施是否合理	1分	
释义：1.死亡病例讨论应当在患者死亡1周内完成（0.5分）。2.死亡原因分析详尽、诊疗过程记录细致、最后诊断正确、经验总结突出；各项抢救措施使用合理；参加抢救人员资质符合医院管理要求（0.5分）。一项不符合要求扣0.25分		
（3）查阅死亡病例尸检及器官捐献情况。未尸检的有无原因记录，进行尸检的是否在尸检报告出具后1周内再次讨论；查看是否具有器官捐献条件，与OPO是否联系，沟通是否到位	1分	
释义：1.未尸检的有原因记录（0.25分）。2.进行尸检的是否在尸检报告出具后1周内再次讨论（0.25分）。3.患者如果有捐献条件，查看与OPO的联系记录，沟通结果记录（0.5分）。一项不符合要求扣0.25分		

评审内容	分值	得分
2. 查看评审期内科室死亡病历讨论登记本，核查死亡病例是否有讨论，讨论提出的问题是否有整理分析及持续改进落实	2分	

释义：1. 科室无死亡病例讨论专册该项不得分。2. 对于每 1 例死亡病历均需讨论（0.5 分）。3. 死亡病历质量改进内容包括但不限于：入院是否预期会死亡、患者死亡是否可以预防、导致患者死亡的原因讨论到位（误诊、误吸、肺栓塞、感染、手术并发症、出血、医护观察不到位、医护责任心不强、药物作用、抢救不及时、医护能力欠缺等）、入院主要诊断、转入 ICU 或者病情恶化的主要原因；诊疗服务环节的自我评价（诊断阶段评价包括病史评估、体格检查、辅助检查等；治疗 / 手术阶段评价包括病情观察与治疗的及时性、用药的合理性、手术的准确性等；抢救阶段的评价包括第一目击者职责履行，快速反应小组到位时间，初、高级生命支持开展情况）；违反核心制度的评价等；对存在的不足与分析，并有整改措施；医院有整改通知书与改进效果追踪记录（1.5 分）。一项不符合要求扣 0.25 分

第六步：【手术管理】

1. 查看病历术前讨论记录。包括介入、微创、内镜等有创操作技术

（1）主刀医师主持（必要时主任主持），手术组成员参加。术前讨论时间节点符合要求（手术医嘱、手术申请、手术知情同意是否在术前讨论后实施到位）	1分	

释义：主刀医师主持，手术组成员参加，手术医嘱、手术申请、手术知情同意在术前讨论后实施（1分）。一项不符合要求扣 0.25 分

（2）术前检查是否到位、术前准备是否充分、术前诊断是否明确，手术方式是否清晰，知情同意书是否签署，讨论记录是否完整	1分	

释义：查看术前检查是否完善、术前准备是否充分、术前诊断是否明确、手术方式是否清晰、知情同意书是否签署、讨论记录是否完整（1分）。一项不符合要求扣 0.25 分

（3）明确术前讨论范围，是否经医疗管理部门审定，讨论结果与手术方式符合程度	2分	

释义：1. 按照医院手术分级管理制度及手术分级管理目录，明确科室开展各级手术术前讨论参加人员范围，包括手术组讨论、医师团队讨论、病区内讨论和大学科讨论、全院多学科讨论等（0.5 分）。2. 有根据手术分级和患者病情确定讨论内容的规定，内容包括但不限于：术前准备情况、手术指征、手术方案、可能出现的意外及防范措施等（1 分）。3. 手术方式与讨论结果相符（0.5 分）。一项不符合要求扣 0.25 分

2. 查阅手术相关记录

（1）手术记录。是否主刀医师书写，核查手术组人员的准确性，手术过程描述的真实性，处理措施的科学性，手术治疗的有效性	1分	

释义：1. 手术记录应由手术者于手术后 24 小时内完成。特殊情况下由第一助手书写时，应有手术者审查，签名（0.25 分）。2. 手术组人员与医院授权管理相符（0.25 分）。3. 手术过程描述符合患者疾病实际情况，处理措施符合诊疗规范，有手术治疗效果评价（0.5 分）。一项不符合要求扣 0.25 分

续表

评审内容	分值	得分
（2）麻醉访视记录。麻醉师在术前、术后是否及时访视、处置	1分	
释义：1.麻醉医师应在麻醉前1～2天内访视患者，全面了解患者的全身情况、各项检查结果，以及手术方式、术前用药等，并做出麻醉风险评估和麻醉计划（0.5分）。2.麻醉后随访记录一般应于麻醉后1天内访视，如发现麻醉并发症，应继续随访，并将麻醉并发症及处理情况记录在麻醉访视单上（0.5分）。一项不符合要求扣0.25分		
（3）术后观察记录。主管医师在术后是否按时记录病情变化，及时处理各种情况	1分	
释义：查看术后观察记录。主管医师在术后按时记录病情变化，及时处理各种情况，未及时记录扣0.5分，未及时处理扣1分（1分）		
3.手术分级管理（查看病历记录）		
（1）抽查3份手术病历，核查主刀及各级手术医师资质，是否符合医院分级目录清单和授权管理	1分	
释义：核查主刀及各级手术医师资质，是否符合医院分级目录清单和授权管理（1分）。一项不符合要求扣0.5分		
（2）追踪科室手术医师技术档案。核查医师开展手术的年限、手术数量、手术效果、手术质量与安全指标完成情况及年度考核结果	1分	
释义：1.核查手术医师技术档案，无技术档案该项不得分。2.医师技术档案含医师开展手术的年限、手术数量、手术效果、手术质量与安全指标完成情况及年度考核结果（1分）。一项不符合要求扣0.25分		
（3）追踪医生手术资质与授权的动态评估与管理情况	1分	
释义：1.无资质授权该项不得分。2.有资质授权（0.5分），有动态评估（0.5分）		
（4）查看科室手术、麻醉与镇痛、介入、腔镜诊疗等高风险技术操作的目录	1分	
释义：科室手术、麻醉与镇痛、介入、腔镜诊疗等高风险技术操作的目录与科室功能相符（1分）		
（5）追溯医院手术分级管理与资质授权制度及其落实情况，查阅手术分级管理目录	1分	
释义：医院有按照手术风险程度、复杂程度、难易程度和资源消耗不同，对手术进行分级管理与资质授权制度，有手术分级管理目录清单，对手术分级管理及授权有监管、有分析、有改进（1分）。一项不符合要求扣0.25分		
第七步：【核心制度培训与效果】		
1.随机抽查3名员工，考核其对医疗质量安全核心制度知晓情况（含专册、培训、成效）	1分	
释义：有核心制度专册、有培训记录、每位员工知晓率≥90%（1分）。一项不符合要求扣0.25分		
2.查看院科两级对核心制度开展培训、日常督导检查与问题点持续改进措施的案例（如QI）	2分	

评审内容	分值	得分
释义：查看与核心制度相关的 QI 项目开展情况：对于存在的问题点有持续改进、有重点问题改进项目的监控实施方案（目标值、分子分母界定、样本量收集等）、有季度分析报告、有趋势图、有原因分析图（如鱼骨图）、有改进计划及改进成效总结等（2分）。一项不符合要求扣 0.25 分		

注：评审专家在内、外科同步检查评分，取平均分。首诊负责制、危急值、临床用血、手术安全核查、分级护理、查对制度、病案管理、电子病历、信息安全、总值班制度、院级死亡病历质控全覆盖等核心制度融入相关内容中。

【参考建议】

1. 医疗质量安全核心制度 《关于印发医疗质量安全核心制度要点的通知》（国卫医发〔2018〕8号），各医疗机构应当根据要点完善本机构核心制度、配套文件和工作流程，加强对医务人员的培训、教育和考核，确保医疗质量安全核心制度得到有效落实。包括首诊负责制度、三级查房制度、会诊制度、分级护理制度、值班和交接班制度、疑难病例讨论制度、急危重患者抢救制度、术前讨论制度、死亡病例讨论制度、查对制度、手术安全核查制度、手术分级管理制度、新技术和新项目准入制度、危急值报告制度、病历管理制度、抗菌药物分级管理制度、临床用血审核制度、信息安全管理制度。

2. 建立患者身份识别制度 ［徐蓉，汪晖，杨伟梅，等．患者身份识别最佳证据总结 [J]. 中华护理杂志，2021，56（6）：921-928］。

2.1 一般原则：①医疗机构应制定标准化的患者识别流程与方法，并用患者唯一身份识别符确认；②患者身份识别应贯穿整个诊疗周期；③鼓励患者及其家属或照护者积极参与患者身份识别，并告知其患者佩戴腕带的重要性；④应对医务人员进行患者身份识别相关培训，如身份识别的重要性、流程、患者隐私管理等。

2.2 风险评估：①重点关注特殊患者身份识别，包括昏迷患者、麻醉或镇静患者、婴幼儿、精神疾病患者、语言功能障碍患者、手术患者、无法佩戴腕带及身份不明患者等；②评估身份识别工具的有效性，如患者腕带是否出现被取下或变湿、褪色、损坏或难以辨认。

2.3 身份识别内容：①身份识别的内容可包括姓名、性别、出生日期、地址、医保卡、新型农村合作医疗卡编号、身份证号码、病案号等；②至少采用 2 种信息进行患者身份识别，其中必须包含身份证号或病案号等患者唯一识别信息。不宜将房间号作为患者身份识别信息。

2.4 身份识别方法：①至少使用 2 种患者身份识别方法，如开放式提问、核实腕带等。加强对重点部门（急诊、新生儿、ICU、产房、手术室）患者的身份信息化管理，如使用射频识别技术；②核实患者信息时需对患者开放式提问。若患者由于病情或能力不足无法应答，则询问其家属或照护者，同时核实患者身份证、就诊卡或腕带等信息；如果无法提问，则必须由 2 名工作人员核查患者身份信息及健康记录，以确保所有信息匹配。

2.5 身份识别工具：①现有患者身份识别技术包括腕带、条形码、射频识别标签和生物特征（如人脸、指纹）识别等；②使用条形码与射频识别腕带可以提高患者的识别能力。

2.6 身份识别环节及要点：a.门诊、急诊患者就诊时，普通门诊患者无须佩戴腕带。但对于需在门诊进行治疗（如化疗、静脉药物治疗、输血等）或手术的患者，和在复苏室、确定收入院及镇静状态的急诊患者必须佩戴患者识别腕带，用于帮助患者身份识别。b.住院患者在入院时需确定患者身份信息，确认后立即佩戴腕带。c.患者转运时需与患者共同核实其身份，对于儿童，应与父母、监护人或照护者确认。转科时，转出科室需与转入科室取得联系，并将患者信息提供给转入科室，转入科室接收人员与患者共同核对其身份信息及医疗记录信息，并尽快删除旧的身份信息确保在患者出院时从床旁移走所有与该患者有关的信息。d.接受治疗、护理或检查时在诊疗活动中，严格执行"查对制度"，确保对正确的患者实施正确的操作。对于影像学检查，若患者有历史成像记录，应与系统上可用的信息进行交叉核对有进行标本采集、给药、输血或血制品、发放特殊饮食、诊疗活动时患者身份确认的制度、方法和核对程序。如标本采集时每次只为1例患者进行采集，且勿将其他患者的标本采集容器带入待采集患者所属病房。

2.7 特殊患者：①手术患者应佩戴腕带，在手术过程中不应被遮挡。若患者无腕带，应在患者病历上粘贴警示标识。接手术患者时，手术室工作人员与病房责任护士应认真查对手术患者转运交接单上的患者信息，患者入手术间等待时、入手术间后、手术开始前，相关人员应核对患者信息。患者手腕带信息、与患者沟通的结果、病历、影像学资料、手术排班表全部一致。应在麻醉实施前、切开皮肤前和患者离开手术间前，手术医生、麻醉医生、手术室护士全部停止手中的工作，逐一核实手术核查单中的患者信息。②沟通障碍患者因语言差异无法沟通者，应及时向口译、笔译等相关人员寻求帮助。精神疾病患者可不佩戴腕带，但应选择替代方法（如照片）对患者进行身份识别。婴幼儿：a.婴儿和幼儿宜将腕带佩戴于2个手腕，若无法同时使用2个手腕，则患儿的腕带应位于优势手腕和一个脚踝上，腕带佩戴位置应在记录中说明；b.新生儿腕带信息包括母亲的姓名或婴儿姓名、出生日期、婴儿病案号；流产婴儿腕带信息，应标记为"婴儿"，并附上母亲的详细信息和婴儿的出生日期。昏迷患者：必须佩戴腕带以进行识别。在确定其身份之前，工作人员必须为患者提供唯一的身份识别标识。在任何侵入性治疗之前由2名医务人员进行验证身份。③无法佩戴腕带患者，如拒绝佩戴腕带患者、对腕带过敏患者、因四肢肿胀无法佩戴腕带的患者，应告知其相关风险，并寻求替代方法（如近期照片等）识别患者身份。对于因皮肤完整性、位于恒温箱等原因无法佩戴腕带者，应将打印出的腕带粘贴于适宜位置（如恒温箱等）。无法佩戴腕带原因应记录在患者健康记录中。④姓名相同或类似的患者避免将姓氏相同或相似的患者放在同一个房间或区域中。在治疗单、输液卡、健康记录等处使用具有相同或相似名称的患者警示标识，并进行交接。⑤身份不明患者应使用腕带，腕带信息应包含患者的身份状态（未知），性别、住院号或门诊号等。急诊转运时，若无法获取患者身份信息，应记录转运时间、转运地点、救护车编号及患者的身体特征等。在极端紧急和可能危及生命的情况下应优先抢救患者，再核对患者身份信息。获得患者身份信息后应及时更新患者信息，包括腕带、电子记录和纸质记录等。⑥死亡患者离开病房前应佩戴 2 个腕带，一个在手腕，另一个在脚踝，应包含姓名、出生日期和医院编号详细信息。若患者无腕带，由转诊科室的医务人员负责为其佩戴腕带可为患者佩戴 3 张尸体识别卡，1 张位于右手腕，1 张位于腰部的尸单上，1 张位于停尸屉外。

2.8 风险管理与质量控制：出现患者身份识别错误时，需采取适当的措施，①立即停止给药、输血等治疗；②及时告知患者的临床医生及病房管理者，遵医嘱处理；③及时更正患者身份信息；④填写事故报告表及在记录表中准确描述错误，并详细说明随后采取的措施。病房或团队管理者必须调查事件发生的原因，并考虑是否需要进一步采取措施。风险管理部门收集和整理与患者身份识别有关的事故和未遂事件的数据，定期提供事件分析报告；并完善管理制度与流程，进行年度更新。

3. 手术分级　《医疗机构手术分级管理办法》（国卫办医政发〔2022〕18 号），第十一条　根据手术风险程度、难易程度、资源消耗程度或伦理风险不同，手术分为四级：一级手术是指风险较低、过程简单、技术难度低的手术；二级手术是指有一定风险、过程复杂程度一般、有一定技术难度的手术；三级手术是指风险较高、过程较复杂、难度较大、资源消耗较多的手术；四级手术是指风险高、过程复杂、难度大、资源消耗多或涉及重大伦理风险的手术。

4. 建立手术分级管理制度　《医疗机构手术分级管理办法》（国卫办医政发〔2022〕18 号），信息报告制度、公示制度、动态调整制度、授权制度、手术技术临床应用能力评估和手术授权动态调整制度、技术临床应用论证制度、紧急状态下超出手术权限开展手术的管理制度、四级手术术前多学科讨论制度、手术随访制度、手术不良事件个案报告制度、围手术期死亡病例讨论管理、手术质量安全评估制度、手术分级管理督查制度。

5. 建立医疗技术、手术分级目录　《医疗机构手术分级管理办法》（国卫办医政发〔2022〕18 号），手术分类分级应覆盖全院所有的医疗技术（覆盖：常规技术、限制类技术和新技术新项目、Ⅰ级～Ⅳ级的所有手术 / 操作）。

第六条　医疗机构对本机构手术分级管理承担主体责任。医疗机构应当根据其功能定位、医疗服务能力水平和诊疗科目制定手术分级管理目录，进行分级管理。第九条　审定本机构手术分级管理目录，定期对手术质量安全情况进行评估并动态调整。第十三条　医疗机构应当建立手术分级信息报告制度，向核发其《医疗机构执业许可证》的卫生健康行政部门报送本机构三、四级手术管理目录信息，如有调整应及时更新信息。第十四条　医疗机构应当建立手术分级公示制度，将手术分级管理目录纳入本机构院务公开范围，主动向社会公开三、四级手术管理目录，并及时更新。第十五条　医疗机构应当建立手术分级动态调整制度，根据本机构开展手术的效果和手术并发症等情况，动态调整本机构手术分级管理目录。第三十六条　国家组织制定用于公立医院绩效考核的手术目录，不作为各医疗机构开展手术分级管理的依据。

6. 医疗技术档案　《医疗技术临床应用管理办法》（中华人民共和国国家卫生健康委员会令第 1 号），第三十七条　医疗机构应当建立医疗技术分级管理制度和保障医疗技术临床应用质量、安全的规章制度，建立医疗技术档案，对医疗技术定期进行安全性、有效性和合理应用情况的评估。

医疗技术档案应当包括医疗机构基本要求、人员基本要求、技术管理基本要求和培训管理要求等内容：人员基本信息（身份类别、职称等）、院内医疗技术管理制度（如院内手术分级目录、医疗技术临床应用目录等，应涵盖常规开展的临床诊疗项目并定期更新）、医护人员院内外培训及考核情况（含技能培训、国内外进修等，应覆盖全院人员，并且做到动态更新）、新技术新项目和限制类医疗技术档案、历史授权情况（历史权限开通、审核、暂停、关闭情况）、技术开展情况（包含技术开展例数、医疗安全评价、医疗质量评价等）、负面事件清单（含有责任医疗纠纷、损害、事故、不良事件、非计划再次手术、术后并发症发生率等）

建立医、科两级与医疗权限动态匹配的医疗技术档案：①临床医师、技师、药师均应建立个人医疗技术档案，纳入医疗权限动态管理。②做到全程追踪人员技术培训情况，将相关培训资料纳入医疗技术档案，培训全程可溯源，进行个性化技术授权做到授予或取消手术项目和级别权限动态化管理。③新技术准入与授权：制定新技术准入流程（科室申报→主管职能部门初审→委员会审定并对相关手术进行分级管理及分级授权审批→向发证的卫生行政部门对限制类技术进行备案→年度评估），充分考虑新技术的技术风险、不良反应及相关替代方案，对新技术开展质量监测及动态管理。4)全面实现医疗权限动态化管理，留痕管理，精细化管理。以医师个人技术档案为依据授予、限制、下调、取消权限并计入档案。开展权限追踪评价，结果纳入个人医疗技术档案，影响权限授予。

三、医疗技术临床应用管理（50分）

（四十五）医院开展医疗技术服务应当与其技术能力相适应。医疗技术临床应用应当遵循科学、安全、规范、有效、经济、符合伦理的原则。

【概述】

医疗技术能力是医院提供安全、有效医疗服务的基础，包括但不限于医务人员的诊疗技术、设备设施、医疗环境等。医院开展医疗技术服务应当与其技术能力相适应，以避免为患者带来额外的风险和医疗资源浪费。科学、安全、规范、有效、经济、符合伦理是国家通用的医疗技术临床应用原则。

【细则】

3.136 医院开展医疗技术服务应当与其技术能力相适应，包括但不限于对医务人员的技能要求，对相应的药品、设备设施功能要求，对开展该项医疗技术的环境要求。（1

分）

3.137 医疗技术临床应用应当遵循科学、安全、规范、有效、经济原则，并在实际工作中予以体现。（1分）

3.138 医院开展医疗技术服务符合不伤害、有利、尊重和公平的伦理原则。（1分）

（四十六）医院在医疗质量管理委员会下设立医疗技术临床应用管理专门组织。人员组成和功能任务符合《医疗技术临床应用管理办法》要求。

【概述】

《医疗技术临床应用管理办法》规定二级以上医院应当在医疗质量管理委员会下设立医疗技术临床应用管理专门组织，负责医院医疗技术临床应用的全面管理，并就人员组成提出了明确要求。

【细则】

3.139 在医疗质量管理委员会下常设医疗技术临床应用管理专门组织，由医务、质量管理、药学、护理、院感、设备等部门负责人和具有高级技术职务任职资格的临床、管理、伦理等相关专业人员组成。（1分）

3.140 医疗技术临床应用管理专门组织履行医疗技术临床应用管理职责，有工作计划、工作记录，可追溯。（1分）

（四十七）医院开展医疗技术临床应用应当具有符合要求的诊疗科目、人员、设备、设施和质量控制体系，并遵守相关技术临床应用管理规范。

【概述】

医院应当依法依规开展医疗技术临床应用，配备合格有资质的人员、适宜的设备设施和环境要求，并有质量控制体系监测医疗技术临床应用的质量安全情况。

【细则】

3.141 医院开展医疗技术临床应用与诊疗科目一致。（1分）

3.142 开展相关医疗技术的人员具备相应资质、权限。（1分）

3.143 开展相关医疗技术的设备、设施功能完好、符合要求。（1分）

3.144 建立医疗技术临床应用质量控制体系，有重点医疗技术实施路径或操作规范，有重点医疗技术临床应用质量管理的指标，定期分析和反馈，持续改进。（2分）

3.145 遵守相关技术临床应用管理规范。（1分）

（四十八）未经伦理委员会审查通过的医疗技术，特别是限制类医疗技术和存在重大伦理风险的医疗技术，不得应用于临床。

【概述】

伦理审查是保护患者权利的必要手段，医院所有医疗技术均应当通过伦理审查。

【细则】

3.146 未经伦理委员会审查通过的医疗技术，不得应用于临床。（2分）

（四十九）制定本机构医疗技术临床应用管理目录并及时调整，对目录内的手术进行分级管理。

【概述】

建立医疗技术临床应用管理目录是医院开展医疗技术临床应用管理的基础。医院应当梳理本院正在开展的各项医疗技术，编制成医疗技术临床应用管理目录，并根据技术的复杂程度、风险性等对目录内的手术进行分级管理。

【细则】

3.147 制定本机构医疗技术临床应用管理目录并及时调整，目录应当包括本院开展临床应用的所有医疗技术。（1分）

3.148 对医疗技术临床应用管理目录内的手术进行分级管理，有手术分级目录，并根据手术开展情况定期调整。（2分）

（五十）建立医师手术授权与动态管理制度，根据医师的专业能力、临床实践、手术质量安全和培训情况，授予或者取消相应的手术级别和具体手术项目权限。

【概述】

医师手术授权与动态管理制度是根据医师的专业能力、临床实践、手术质量安全和培训情况，结合手术难度、风险性等因素对所有医师进行个体化手术授权的制度，是医院精细化、科学化管理的体现。

【细则】

3.149 建立医师手术授权制度，根据医师的专业能力、临床实践、手术质量安全和培训情况，授予或取消相应的手术级别和具体手术项目权限。（1分）

3.150 建立动态管理机制，明确取消和增加医师手术授权的情形，并有相应调整记录。（1分）

3.151 建立医师手术质量监测机制，供定期调整授权时参考、决策。（1分）

（五十一）医院依法准予医务人员实施与其专业能力相适应的医疗技术，并为医务人员建立医疗技术临床应用管理档案，纳入个人专业技术档案管理。

【概述】

医院应当正确评估医务人员的专业能力，明确每一位医务人员的医疗技术实施范围，建立医务人员医疗技术临床应用管理档案，作为其专业技术档案的一部分。

【细则】

3.152 建立医务人员医疗技术临床应用管理档案，内容包括但不限于准予医务人员

开展的医疗技术目录、医疗质量情况、医疗技术差错事故、医疗技术培训考核情况等，并纳入个人专业技术档案管理。（3分）

（五十二）建立医疗技术临床应用论证制度。对已证明安全有效，但属本院首次应用的医疗技术，应当组织开展技术能力和安全保障能力论证并进行伦理审查。

【概述】

医疗技术的实施需要相应的技术能力和安全保障能力，医院应当建立医疗技术临床应用论证制度。首次在本院实施的医疗技术应当通过医疗技术临床应用论证。

【细则】

3.153 建立医疗技术临床应用论证制度。（2分）

3.154 对已证明安全有效，但属本院首次应用的医疗技术，应当组织开展技术能力和安全保障能力论证，并通过伦理审查；积极开展新技术评选，体现医疗技术创新能力。（8分）

（五十三）医院开展限制类技术，应当按照《医疗技术临床应用管理办法》履行自我评估和备案程序。

【概述】

国家对限制类技术实施备案管理。医院开展限制类技术应当承担主体责任，按照《医疗技术临床应用管理办法》在开展限制类技术前进行自我评估，并及时向卫生健康行政部门备案。

【细则】

3.155 医院开展限制类技术，应当按照《医疗技术临床应用管理办法》进行自我评估，内容包括但不限于对医院、开展人员、技术管理、设备设施和环境等方面的基本要求。自我评估结果报医疗技术临床应用管理专门组织审核。（1分）

3.156 开展首例临床应用后15个工作日内向卫生健康行政部门完成备案。（1分）

（五十四）建立医疗技术临床应用评估制度，对限制类技术的质量安全和技术保证能力进行重点评估，并根据评估结果及时调整本院医疗技术临床应用管理目录、医师相关技术临床应用权限和有关管理要求。

【概述】

开展医疗技术临床应用评估，是保证医疗技术安全、有效、经济和符合伦理的重要手段，对限制类技术开展重点评估，评估内容包括但不限于实施该项医疗技术的医务人员能力评估、该项医疗技术的患者评估、环境评估、设备设施和辅助条件等评估。评估结果用于及时调整医疗技术临床应用管理目录、医师的相关权限等。

【细则】

3.157 建立医疗技术临床应用评估制度。（1分）

3.158 对限制类技术的质量安全和技术保证能力进行重点评估，评估内容包括但不限于接受该项医疗技术的患者评估（适应证和禁忌证、临床应用效果和患者生存质量、不良反应、死亡、医疗事故）、环境评估和设备设施评估等。（0.5分）

3.159 遵循科学、安全、规范、有效、经济、符合伦理的评估原则，评估指标量化。（0.5分）

3.160 根据评估结果及时调整本院医疗技术临床应用管理目录、医师相关技术临床应用权限、医疗技术临床应用管理要求。（1分）

（五十五）建立医疗技术临床应用质量控制制度，以限制类技术为重点，制定本院医疗技术质量控制指标，加强信息收集、分析与反馈，持续改进医疗技术临床应用质量。

【概述】

医院应当建立医疗技术临床应用质量控制制度，以限制类技术为重点，制定医疗技术临床应用质量控制指标，有信息收集、分析、反馈和持续改进的机制。

【细则】

3.161 建立医疗技术临床应用质量控制制度，覆盖医疗技术临床应用的全过程。（0.5分）

3.162 以限制类技术为重点，制定本院医疗技术质量控制指标，需符合国家和省级管理要求。（0.5分）

3.163 各科室根据开展的医疗技术，制定本科室医疗技术临床应用质控指标，关注本科室日常开展的医疗技术。（0.5分）

3.164 加强信息收集、分析与反馈，持续改进医疗技术临床应用质量。（0.5分）

（五十六）建立医疗技术临床应用规范化培训制度。重视医疗技术临床应用管理人才队伍的建设和培养。

【概述】

医疗技术临床应用的规范化培训是保障医疗技术临床应用质量的重要措施。医院应当建立医疗技术临床应用规范化培训机制，重视医疗技术临床应用管理人才队伍的建设和培养。

【细则】

3.165 建立医疗技术临床应用规范化培训制度，有培训大纲、培训计划和考核标准，培训内容包括但不限于对法律法规、技术规范及专项技术的学习。（1分）

3.166 重视医疗技术临床应用管理人才队伍的建设和培养，进行管理学理论及方法的培训，强化自我管理意识，提高管理水平和技能。（2分）

（五十七）医院开展的限制类技术目录、手术分级管理目录和限制类技术临床应用情况应当纳入医院院务公开范围，接受社会监督。

【概述】

限制类技术目录、手术分级管理目录和限制类技术临床应用情况纳入医院院务公开范围，接受社会监督。

【细则】

3.167 限制类技术目录、手术分级管理目录及限制类技术临床应用情况纳入医院院务公开范围，接受社会监督。（1分）

（五十八）医院按照规定停止出现相关情形的医疗技术临床应用，并按规定履行报告程序。

【概述】

医疗技术临床应用项目的评估应当根据国家和省级卫生健康行政部门规定落实，医院按照规定停止出现相关情形的医疗技术临床应用，并按规定履行报告程序。

【细则】

3.168 按照规定，出现以下情形时应当立即停用：被国家卫生健康委列入为"禁止类技术"的医疗技术；从事该项医疗技术的主要专业技术人员或者关键设备设施及其他辅助条件发生变化，不能满足相关技术临床应用管理规范要求，或者影响临床应用效果的；该项医疗技术在本院应用过程中出现重大医疗质量、医疗安全或伦理问题；或者发生与技术相关的严重不良后果的；发现该项医疗技术临床应用效果不确切，或存在重大质量、安全或伦理缺陷的。（1分）

3.169 前款停用的医疗技术，属于限制类技术的，上报属地和省级卫生健康行政部门，主动申请撤销备案，并向社会公示。（1分）

（五十九）医院按照要求，及时、准确、完整地向全国和省级医疗技术临床应用信息化管理平台逐例报送限制类技术开展情况数据信息。

【概述】

限制类技术是国家医疗技术临床应用管理的重点内容。及时、准确、完整上报相关数据便于国家做好医疗技术临床应用评估，也作为医院规范开展相应工作的依据。

【细则】

3.170 有上报机制，及时、准确、完整地向全国和省级医疗技术临床应用信息化管理平台逐例报送限制类技术开展情况数据信息。（1分）

3.171 建立数据信息内部验证机制，确保数据真实，符合上报要求。（0.5分）

3.172 对上报情况定期进行分析反馈，持续改进上报质量。（0.5分）

（六十）医院承担限制类技术临床应用规范化培训工作的，应当达到国家和省级卫生健康行政部门规定的条件，制定培训方案并向社会公开，同时履行备案程序。

【概述】

限制类技术临床应用必须经过规范化培训。承担限制类技术临床应用规范化培训工作的医院应当符合国家和省级卫生健康行政部门规定的条件，有科学的培训方案，完成备案。

【细则】

3.173 承担限制类技术临床应用规范化培训工作的医院，应当满足相应的技术临床应用管理规范规定的培训条件。（0.5 分）

3.174 制定培训方案，培训内容包括但不限于相关技术的法律法规、规章制度、技术规范、操作技能、伦理道德教育、限制类技术质控指标、病历书写、患者随访等，并向社会公开。及时履行备案程序。（0.5 分）

（六十一）医院承担限制类技术临床应用规范化培训工作的，应当建立培训规章制度及流程，明确岗位职责和管理要求，加强学员管理，建立学员培训档案，按照培训方案和计划开展培训工作，保障培训质量。

【概述】

医院建立限制类技术规范化培训的机制，明确相关的职责制度并落实，学员管理到位，按照培训方案和计划开展培训，培训质量有监测、分析和持续改进，确保达到培训目标。

【细则】

3.175 为限制类技术临床应用规范化培训工作制定规章制度及流程，明确相关职责和管理要求。（0.5 分）

3.176 按照培训方案和计划开展培训工作，按照国家或省级卫生健康行政部门统一的培训标准和要求，制定培训方案和计划，培训教材和大纲要满足培训要求，保障培训质量。（0.5 分）

3.177 考核包括过程考核和结业考核，过程考核包括但不限于医德医风、出勤、理论学习、日常临床实践、培训指标完成情况和参加业务学习情况等；结业考核包括理论考核和临床实践能力考核。（0.5 分）

3.178 加强学员管理，建立学员培训档案。档案内容可以包括医师基本信息、培训的起止时间、参加相关技术诊疗工作或手术培训的例数、参与技术应用的质量安全情况、参与相关技术全过程管理的患者例数、考核结果等。（0.5 分）

【评审方法】

评审专家到手术室，从当日手术一览表中选取四级手术或限制性医疗技术手术 1 项以上，核查医护人员资质，访谈培训考核情况；查阅医疗（新）技术申请、伦理审批、授权、开展、评估、论证、质控及监管流程，查阅医院手术分级目录、动态调整及持续改进台账，查阅限制类医疗技术清单公示、备案和信息上报情况；检查限制性技术培训基地；查阅个人技术档案、年度开展的医疗（新）技术（自评）、科室医疗（新）技术（上报）及全院每年评选的十大医疗（新）技术（评选）项目。

表7 标准序号3.136～3.178评审清单（50分）

评审内容	分值	得分
第一步：【到手术室】		
到手术室查阅手术台账，随机抽查四级手术或限制性医疗技术手术1项，进入该患者手术间		
1.核查手术间内所使用的设备设施、器材、手术包、药品及环境准备安全与规范情况，是否具备开展手术的条件	1分	
释义：查看开展该项手术所使用的设备设施、器材、手术包、药品、手术室配置、环境等是否符合要求（1分）。一项不符合要求扣0.25分		
2.查看主刀医师、麻醉医师、手术护士具备的资质、权限，与个人技术档案和授权文件是否一致	2分	
释义：查看主刀医师、麻醉医师、手术护士的资质、手术权限是否与其实施手术的级别、医院授权文件、个人技术档案一致（2分）。一项不一致扣0.5分		
3.查阅病历，术前诊断、术前谈话（知情同意书）、术前访视、术前准备是否基于科学、安全、规范、经济、伦理的原则	2分	
释义：1.查阅病历，核查术前诊断是否准确，术前谈话（知情同意书）、术前访视是否落实（1分）。2.核查诊疗计划是否科学，实施过程是否符合患者诊断和诊疗需求，是否安全、经济，是否符合伦理的原则（1分）。一项不符合要求扣0.5分		
4.现场演示手术前核查（Time-out），并规范签署核查表	2分	
释义：1.查看Time-out执行情况（不符合时机可以另选手术间），由手术医师、麻醉医师、手术室护士三方共同执行，三方未同时进行核查扣2分。2.根据《手术安全核查表》规范进行核查，如患者身份识别、手术部位与标识、手术方式、麻醉方式、知情同意等（1.5分）。3.查看《手术安全核查表》签署情况，填写完整、准确（0.5分）。一项不符合要求扣0.5分		
第二步：【前往该例手术患者所在病房】		
1.查看科室开展技术记录本，与诊疗科目的一致性	1分	
释义：查看科室医疗技术清单，核查该项医疗技术与清单是否一致，与诊疗科目是否一致（1分）。一项不符合要求扣0.5分		
2.查看科室开展该项手术的申请、审批、公示情况	1分	
释义：查看该项医疗技术（限制类技术）的申请、审批与公示的资料（1分）。缺一项扣0.5分		

评审内容	分值	得分
3. 访谈3名医护人员，了解该技术培训（含项目、时间、机构、证书），以及该技术开展整体情况。查看科室设施设备，以及个人技术档案和授权清单管理情况	3分	
释义：1.了解该项医疗技术的设施设备配备情况，实施范围、动态授权及培训（含项目培训名称、时间、培训机构等）情况，一项不符合要求扣0.5分（2分）。2.核实访谈内容与个人技术档案情况是否一致，一项不符合要求扣0.25分（1分）		
4. 查看科室该项技术临床应用的实施路径或操作规范、质量管理指标、定期分析反馈与持续改进的资料	2分	
释义：1.科室有该项医疗技术临床应用质控指标监测，并持续监测（1分）。2.科室定期对操作规范、质控指标进行自查、分析，并持续改进（1分）。缺一项扣0.5分		
5. 查看该科室所有医疗技术目录、手术分级目录、高风险操作技术目录、医疗技术及手术分级目录动态调整、医务人员技术档案更新、质量管理月报等系统管理情况	2分	
释义：1.科室有医疗技术目录、手术分级目录、高风险操作技术目录、科室质量管理月报或者会议记录，缺一项扣0.25分（1分）。2.随机抽取1份个人技术档案，核实医疗技术授权动态调整及档案管理的更新情况，无动态调整或无更新扣1分（1分）		

第三步：【前往医务部】

评审内容	分值	得分
1. 核查该项手术或医疗技术的上报审批（备案）、自评与公示、日常监管、手术分级清单及个人技术档案资质授权变更等情况	1分	
释义：1.核查该项手术或医疗技术上报、审批（备案）、自评与公示的管理资料（0.5分）。2.查看医务人员个人技术档案，核实该手术分级及资质动态授权的管理（0.5分）。缺一项扣0.25分		
2. 查阅医院医疗技术临床应用管理机制及方案，包括申请审批、开展、授权、评估、质控及监管，以及工作开展记录等情况	1分	
释义：医院有医疗技术临床应用机制及方案（0.25分）；有指定部门负责，职责明确（0.25分）；有申请审批、开展、授权、评估、质控及监管要求（0.25分）；有医疗技术管理台账或工作记录（0.25分）。缺一项扣0.25分		
3. 查阅医院医疗技术临床应用目录、资质授权名册	1分	
释义：医院有医疗技术临床应用目录（0.5分）、医务人员资质动态授权名册（0.5分）。缺一项扣0.5分		
4. 查阅评审期内医院医疗技术临床应用伦理审查年度资料。未经伦理委员会审查的医疗技术有无应用于临床	1分	
释义：1.查阅评审周期内医院医疗技术临床应用伦理审查资料，缺乏每年度扣0.25分（0.5分）。2.核查是否有未经伦理委员会审查的医疗技术应用于临床，如有则扣0.5分（0.5分）		
5. 查阅评审期内全院手术分级目录及限制类医疗技术清单情况		

续表

评审内容	分值	得分
（1）查阅医院手术分级目录及动态管理文件，根据医疗技术复杂程度、风险性进行分级，手术分级目录是否定期更新	1分	
释义：1.查阅医院手术分级目录，动态管理文件（0.5分）。2.核查手术分级目录是否定期更新（0.5分）。一项不符合要求扣0.5分		
（2）查阅医院手术授权与动态管理及医师手术质量监测文件，是否根据医师的专业能力、临床实践、手术质量、安全、培训情况，授予或取消手术项目权限并定期更新	1分	
释义：1.医院有手术授权与动态管理、医师手术质量监测文件（0.25分）。2.核查手术权限是否依据医师专业能力、临床实践、手术质量、安全、培训情况等进行授权（0.25分）。3.手术授权动态管理，定期更新（0.5分）		
（3）查看医院限制类医疗技术清单及相关管理文件，包括医务人员专项培训、技术能力评估、伦理审查、首例开展病例的自我评估与审核及15个工作日内备案；查看评审期内1项被国家卫生健康委列入为"禁止类技术"的医疗技术，在病案信息系统中查看有无该项技术相关信息	3分	
释义：1.查看限制类技术管理制度（包括医务人员专项培训、技术能力评估、伦理审查、首例开展病例的自我评估与审核及15个工作日内备案）、限制类技术目录或清单（已开展的）、医疗技术临床应用质量控制制度（以限制类技术为重点）、医疗技术临床应用评估制度（以限制类技术为重点），缺一项扣0.25分（1分）。2.限制类技术目录或清单有纳入院务公开范围，接受社会监督（1分）。3.登录病案系统，核实医院是否开展国家卫生健康委列入为"禁止类技术"的医疗技术，如有则扣1分（1分）		
（4）分别查看评审期内1项本院首次应用和停用的医疗技术论证资料，包括论证制度、技术与安全能力保障、伦理审查、停用通知、监管记录、上报、撤销备案及社会公示等	2分	
释义：1.查看评审周期内1项本院首次开展应用（限制类）医疗技术自我评估、论证、伦理审核、备案（开展15个工作日内备案）、上报等资料（1分）。2.查看评审周期内1项停用医疗技术，有无及时撤销备案资料，并及时向社会公布或公示（1分）。缺一项扣0.5分		
（5）查看医院医疗技术临床应用质量控制制度与控制指标，日常监管、定期分析（月或季度）、持续改进；是否定期在院务公开栏或OA系统进行公示	2分	
释义：1.医院有医疗技术临床应用质量控制制度与控制指标（0.5分）。2.定期对质量控制指标进行监测、分析，并持续改进，定期在院务公开栏或OA系统进行公示（1.5分）。缺一项扣0.5分		
（6）查阅评审期内医疗技术临床应用培训、考核实施情况	1分	
释义：1.医院有医疗技术临床应用规范化培训制度（0.25分）。2.查看评审周期内医院对医疗技术临床应用进行培训、考核的资料（包括外出培训、内部培训，培训内容包括但不限于法律法规、技术规范、专项技术等）（0.75分）。缺一项扣0.25分		
（7）是否按程序逐级上报（备案）至上级卫生健康行政部门及国家医疗技术管理平台	1分	

评审内容	分值	得分
释义：随机抽取评审周期内 1 项新开展的医疗技术（重点为限制类技术）：核查是否按照制度程序要求及时、准确、完整地向上级卫生健康行政部门上报（备案）（0.5 分）；是否及时向国家或省级医疗技术信息管理平台上报信息（0.5 分）。一项不符合要求扣 0.5 分		
第四步：【查阅新技术开展与评价】		
查阅评审期内医院开展医疗技术临床应用及新技术项目评价评选情况		
1. 个人年度医疗技术（自评）。结合个人技术档案，从所在科室医务人员技术档案中查看（包括四级手术、限制类技术）每年开展的医疗技术项目、数量、效果等登记情况		
（1）个人技术档案的完整性，包括专业培训与专项技术培训合格证，根据手术难度及风险的个性化授权，医疗技术实施范围、授予或者取消相应的手术级别和具体手术项目权限	2 分	
释义：从医务部新技术项目管理台账中，随机抽取 1 项新技术项目，追踪该新技术开展医师个人医疗技术档案：是否进行专业培训与专项技术培训（0.5 分）；是否有根据手术难度及风险个性化授权记录（0.5 分）；是否有医疗技术实施范围（0.5 分）；是否有授予或者取消相应的手术级别和具体手术项目权限记录（0.5 分）。缺一项扣 0.5 分		
（2）专科（新）技术项目及开展例数	2 分	
释义：查看专科（新）技术项目开展情况及开展例数，有开展并达到预期例数得 2 分，未达到预期例数得 1 分，获得立项但未开展得 0 分（2 分）		
2. 科室年度医疗（新）技术开展与申报。结合科室年度总结，从所在科室医疗技术年度总结中查看开展的类型与总量		
（1）每年开展医疗（新）技术的数量	2 分	
释义：结合科室年度总结，查看该科室年度申报、立项、开展医疗（新）技术项目数量，科室有申报、立项与开展医疗（新）技术项目者得 2 分（2 分）		
（2）每年申报和获得医院及其以上医疗（新）技术的数量	1 分	
释义：科室申报或获得医院及以上医疗（新）技术数量逐年提升得 1 分，持平得 0.5 分，逐年降低不得分（1 分）		
3. 医院年度医疗技术临床应用管理与新技术激励评价评选		
（1）查看医院年度医疗（新）技术奖励评选方案	1 分	
释义：医院有年度医疗（新）技术奖励评选方案，缺乏每年度扣 0.25 分（1 分）		
（2）查看评选方法：科室申报→相关专业遴选→现场擂台赛→医疗技术管理委员会论证并评选（十项）→院务会审批→全院公示→医院年度十大医疗（新）技术表彰→推荐至上级卫生健康行政部门参评	5 分	

续表

评审内容	分值	得分
释义：查看医院医疗（新）技术评选方法及过程资料的完整性。科室申报情况→相关专业遴选情况→现场擂台赛→医疗技术管理委员会论证并评选（十项）→院务会审批→全院公示→医院年度十大医疗（新）技术表彰→推荐至上级卫生健康行政部门参评（5分）。缺一个环节扣1分		
（3）查看激励机制：评选结果与专科建设、个人专业技术挂钩	2分	
释义：查看医院医疗（新）技术评选激励机制落实情况，评选结果与专科建设、个人专业技术挂钩（2分）。一项未落实扣1分		
第五步：【现场检查】		
1.查看限制类医疗技术规范化培训基地。规范化培训管理机制，包括组织架构、培训计划和方案、培训大纲和教材等	1分	
释义：1.核查医院是否为限制类技术培训基地，非培训基地则扣4分（含第五步所有分数）。2.医院为限制类技术培训基地，需有规范化培训管理机制，包括组织架构、培训计划和方案、培训大纲和教材等（1分）。缺一项扣0.25分		
2.查看培训过程管理，包括培训课程、培训考核、学员名册及培训管理		
（1）培训有无专人负责与日常监管记录，是否按照国家或上级卫生健康行政部门统一的标准和要求进行	2分	
释义：限制类医疗技术规范化培训有专人负责，有日常监管记录，并按照国家或上级卫生健康行政部门统一的标准和要求进行（2分）。缺一项扣0.5分		
（2）是否建立学员档案，包括医德医风、出勤、理论与实践考核结果等	1分	
释义：随机查看1份学员档案，核查包括医德医风、出勤、理论与实践考核结果等情况（1分）。一项不符合扣0.5分		

【参考建议】

1.限制类医疗技术，《医疗技术临床应用管理办法》（卫医政发〔2009〕18号）、《国家卫生健康委办公厅关于印发国家限制类技术目录和临床应用管理规范（2022年版）的通知》（国卫办医发〔2022〕6号）、《湖南省限制类技术目录（2022年版）》（湘卫函〔2023〕30号），根据《医疗技术临床应用管理办法》，结合湖南省限制类技术临床应用实际情况，形成了《湖南省限制类技术目录（2022年版）》：异基因造血干细胞移植技术、同种胰岛移植技术、同种异体运动系统结构性组织移植技术、同种异体角膜移植技术、性别重置技术、质子和重离子加速器放射治疗技术、放射性粒子植入治疗技术、肿瘤消融治疗技术、心室辅助技术、人工智能辅助治疗技术、体外膜肺氧合（ECMO）技术、自体器官移植技术。相应各项医疗技术的临床应用管理规范和质量控制指标参照《国家限制类技术临床应用管理规范（2022年版）》应用和落实。

2. 医疗（新）技术自评、上报及十大医疗（新）技术项目评选，根据《湖南省卫生健康委关于报送 2022 年度医疗新技术项目的通知》（湘卫函〔2023〕21 号）报送时间、报送内容、报送要求开展 2022 年度医疗新技术项目报送工作。

四、医疗安全风险防范（40分）

（六十二）落实《医疗纠纷预防和处理条例》，加强医疗风险管理，完善医疗风险的识别、评估和防控措施并定期检查落实情况，及时消除隐患。

【概述】

医疗风险管理是医疗质量管理不可或缺的部分。医院应当及时消除影响患者安全、员工安全、医院运营和发展的隐患。

【细则】

3.179 落实《医疗纠纷预防和处理条例》，加强医疗风险管理，有医疗风险管理方案并定期修订。（1分）

3.180 识别、评估医院内部存在的医疗风险点，根据负性事件发生的概率、严重性等指标对医疗风险进行分级。（1分）

3.181 员工知晓本部门及本岗位医疗风险，并有针对性的风险防控措施，包括但不限于医疗风险的知识培训、风险识别评估、预警、控制、避让和风险分担等措施。（2分）

3.182 定期检查医疗风险的防控措施落实情况，及时消除隐患。（1分）

（六十三）落实《关于推进医院安全秩序管理工作的指导意见》，维护正常医疗秩序，保护医务人员人身安全，为医患双方营造良好诊疗环境。

【概述】

安全稳定的医院环境是人民群众看病就医、医务人员治病救人的必要条件，医院应当不断提升医院安全秩序管理法治化、专业化、智能化水平，营造安全稳定的诊疗环境。

【细则】

3.183 落实《关于推进医院安全秩序管理工作的指导意见》等有关规定要求，维护正常医疗秩序，保护医务人员人身安全。（1分）

3.184 加强医院保卫队伍建设，根据人流量、地域面积等情况，配齐配强专职保卫人员，聘用足够的保安员。（1分）

3.185 加强医院物防设施建设，为在岗保卫人员和保安员配备必要的通信设施和防护器械。医院供水、供电、易燃易爆物品存放等重点要害部位安装安全防护设施。（1分）

3.186 加强医院技防系统建设，建立完善入侵报警系统、视频监控系统、出入口控制系统和电子巡查系统，设置安全监控中心，重点区域视频监控全覆盖。（1分）

3.187 强化医院警务室建设，三级医院和有条件的二级医院设立警务室，配备必要

警力；尚不具备条件的根据情况在周边设立治安岗亭（巡逻必到点）。（1分）

3.188 有序开展安检工作，建立安全检查制度，配备金属探测门、微量 X 射线安全检查设备、手持式金属探测器等安检设备。（1分）

（六十四）建立健全医患沟通机制和投诉管理制度。实行"首诉负责制"。投诉相关信息用于医疗质量管理的持续改进。

【概述】

医患沟通是医疗服务的组成部分，医院应当按照《医疗机构投诉管理办法》相关要求建立顺畅的沟通渠道，建立首诉负责制，避免强化患者负面感受，改进医疗服务质量。

【细则】

3.189 建立健全医患沟通机制和投诉管理制度，有投诉处置流程。（1分）

3.190 设置投诉管理部门，实施"首诉负责制"，并向社会公开投诉渠道。（1分）

3.191 对投诉处置有明确时限规定，告知患者投诉处置结果。（2分）

3.192 定期分析相关投诉信息，以共性的投诉问题开展警示教育并制定防范措施，持续改进医疗质量安全。（1分）

（六十五）以减少诊疗活动对患者的伤害为目标，建立医疗质量（安全）不良事件信息采集、记录和报告相关制度和激励机制。有对本院医疗质量（安全）不良事件及管理缺陷进行统计分析、信息共享和持续改进机制。

【概述】

不良事件管理是医疗质量安全的核心内容，医院应当建立医疗质量（安全）不良事件管理制度，并通过对医疗质量（安全）不良事件的分析，促进医疗质量提高。

【细则】

3.193 建立医疗质量（安全）不良事件信息采集、记录和报告相关制度，明确相关部门职责。（1分）

3.194 组织医疗质量（安全）不良事件培训，有不良事件分类目录，且员工知晓。（2分）

3.195 以减少诊疗活动对患者的伤害为目标，鼓励主动上报医疗质量（安全）不良事件，建立激励机制。（1分）

3.196 对本院医疗质量（安全）不良事件及管理缺陷进行统计分析、信息共享。（1分）

3.197 建立持续改进医疗质量（安全）不良事件相关因素及管理缺陷的机制。（1分）

（六十六）建立药品不良反应、药品损害事件和医疗器械不良事件监测报告制度，定期评估相关事件并及时反馈临床，按照国家有关规定向相关部门报告。

【概述】

药品不良反应、药品损害事件和医疗器械不良事件监测报告是医疗质量管理的组成部分，定期分析评估相关事件有助于避免同类事件发生。医院有义务按照国家有关规定及时上报相关信息，为政府部门及时调整管理政策提供依据。

【细则】

3.198 建立药品不良反应、药品损害事件和医疗器械不良事件监测报告制度，有报告流程并落实，涉及患者的内容记入病历。（1分）

3.199 定期评估相关事件并及时反馈临床。（2分）

3.200 按照国家有关规定向相关部门报告，可追溯。（1分）

（六十七）有对深静脉血栓中高危患者评估、识别、预防、诊断和处置的制度和流程并开展全员培训。

【概述】

深静脉血栓影响患者安全，是导致患者非预期死亡的重要原因，容易造成医患矛盾和纠纷。及时识别深静脉血栓高危患者并采取规范的预防措施是提升医疗质量、保障患者安全的重要措施。

【细则】

3.201 制定深静脉血栓中高危患者评估、识别、预防、诊断和处置的制度和流程，纳入相关疾病诊疗规范并落实。（2分）

3.202 开展全员相关培训，员工知晓。（2分）

（六十八）关注院内安全，有针对心搏骤停、昏迷、跌倒等高风险意外事件的应急措施和救护机制，保障全院任何区域内均能及时提供紧急救治和生命支持服务。

【概述】

心搏骤停、昏迷和跌倒等高风险事件严重危及患者生命安全，医院应当保障全院范围内紧急救治和生命支持服务。

【细则】

3.203 有针对心搏骤停、昏迷、跌倒等高风险意外事件的应急措施和救护机制。（1分）

3.204 定期开展应对高风险意外事件的应急演练，确保员工掌握处置要求，对员工高风险意外事件的处置能力进行培训及考核。（3分）

3.205 保障全院任何区域内均能及时提供紧急救治和生命支持服务。（3分）

（六十九）关注分娩安全，有产科（含产房）安全管理的制度规范，有控制分娩疼痛和减少分娩损伤的制度、技术规范和流程。

【概述】

分娩安全是人民健康的重要组成部分，控制分娩疼痛和减少分娩损伤对增强人民群众获得感、安全感、幸福感具有重要意义。医院应当按照国家有关规定落实相关措施。

【细则】

3.206 制定产科（含产房）安全管理的相关制度、控制分娩疼痛和减少分娩损伤的相关制度并落实。（1分）

3.207 根据法律法规和行业规范要求，制定分娩技术规范及流程，以控制分娩疼痛和减少分娩损伤；制定控制分娩疼痛与减少分娩损伤的质控指标，分析相关因素并持续改进。（2分）

【评审方法】

评审专家到投诉中心查阅年度的投诉记录，追踪案例到医疗安全管理部门，抽取重大医疗纠纷案例2个（死亡病例和赔偿病例各1例，上诉病例必查），调阅病历，核查诊疗护理规范执行；核查医疗风险管理方案、不良事件上报分析及持续改进、评估和防控；到1个病区核查高危患者（如深静脉血栓中高危患者）评估、识别、预防、诊断和处置流程；核查医院物防设施的齐全性和测试技防系统的应急响应能力；现场呼叫医院快速反应小组成员演练高风险意外事件（如心搏骤停、跌倒、紧急分娩等）的应急救护措施。

表8　标准序号3.179～3.207 评审清单（40分）

评审内容	分值	得分
第一步：【前往投诉中心或医疗安全办】		
1. 前往医院一站式投诉中心查阅评审期内年度投诉记录台账，包括首诉负责制落实、处理反馈情况	2分	
释义：1. 医院有医患沟通制度、投诉管理制度、首诉负责制制度（0.5分）。2. 查看一站式投诉中心的医院年度投诉记录台账，关键信息填写规范、完整（0.5分）。3. 医院对投诉定期进行分析及反馈、整改追踪（0.5分）。4. 随机抽查1份投诉档案，核查投诉管理制度的落实情况，有回复患方的时间、处置情况告知记录（0.25分）。电话访谈1名投诉人，投诉人知晓投诉处理结果，回复时限符合要求（0.25分）。缺一项扣0.25分		
2. 追踪案例到医疗安全办，查阅评审期内年度投诉、举报、信访、舆情案例记录台账，并抽取2个以上重大医疗纠纷案例（含死亡病例和赔偿病例各1例，上诉病例必查）	2分	
释义：1. 医疗安全办有医疗纠纷、涉及医疗安全的举报、信访、舆情案例台账，缺乏每年度扣0.5分。2. 台账有具体内容，关键信息填写规范、完整（1分）。3. 抽取2个以上重大医疗纠纷案例，核查处理过程是否规范，接收、核实、上报、回复是否及时（1分）。一项不符合要求扣0.5分		
3. 查阅医院医疗风险管理方案，以及医院医疗风险点识别评估及分级清单	1分	
释义：1. 查阅医院制定的医疗风险管理方案，包括医疗风险内容、分级、预警、处理和监控等内容（0.25分）。2. 随机抽查评审周期内1例发生赔偿的医疗纠纷管理档案，查看专家讨论分析记录，有根据负性事件发生的概率、严重性等指标对医疗风险进行分级和定性，有识别、评估内部医疗风险点（0.75分）。缺一项扣0.25分		

续表

评审内容	分值	得分
4. 查阅医院医疗风险预警控制与培训情况	1分	
释义：1. 查阅医院制定的医疗风险防控制度，包括但不限于有预警、控制、避让和风险分担等措施（0.25分）。2. 查看院科两级对医务人员进行医疗安全培训的记录，每年至少组织1次，有针对共性风险点及各科室专业特点制定的培训内容，包括但不限于医疗安全相关法律法规、制度职责、典型案例分析、医疗风险预警、风险防控措施等（0.75分）。缺一项扣0.25分		
5. 调阅2份以上重大医疗纠纷案例病历		
（1）查看病历、死亡病例讨论或专家讨论会记录，有无死亡、赔偿或上诉的主要或根本原因及医疗高风险因素分析	2分	
释义：1. 随机调阅评审周期内2份死亡病历，查看死亡病例讨论记录（0.5分）。2. 查看重大医疗纠纷案例专家讨论会会议记录，有死亡、赔偿或上诉的主要或死亡根本原因分析及结论（1分）。3. 根据患者的就诊过程、诊断和疾病进展、诊疗护理环节等分析医疗高风险因素，识别医疗风险并提出的防范决策（0.5分）。一项不符合要求扣0.25分		
（2）核查住院过程中有无诊疗规范、核心制度落实、人员与技术准入等方面的缺陷	2分	
释义：查看缺陷分析，包括患者在医院历次就诊过程中，医护人员遵循和执行诊疗护理规范、核心制度、医院制度和岗位职责、人员资质和依法执业、医疗技术授权等方面的缺陷分析（2分）。缺一项扣0.5分		
（3）追踪查阅后期处置结论，相应科室有无警示教育及持续改进措施与效果	2分	
释义：到死亡病例发生科室，核查科室有无组织案例警示教育、医疗护理缺陷分析点评、提出改进措施，有持续改进效果（2分）。缺一项扣0.5分		
6. 调阅医疗安全办对病例纠纷处置的资料		
（1）查看医疗纠纷事故鉴定会记录，以及对病例进行及时处置和分级、定性情况	2分	
释义：1. 查看医疗纠纷事故鉴定的讨论记录，有事件分级、缺陷鉴定结果/定性及责任分担，结果传达到科室（1分）。2. 查看纠纷事故病例是否及时处置/办结，医患双方有无签署协议或法院判决（1分）。一项不符合要求扣0.5分		
（2）处理意见是否与医院、科室、个人绩效挂钩	1分	
释义：到绩效发放部门查看绩效发放记录，核实医疗纠纷事故鉴定的处理意见是否与医院、科室、个人绩效扣罚挂钩（1分）。一项不符合要求扣0.5分		
（3）处理意见和家属意愿不一致时，是否告知患方进一步维权的途径与结果	1分	
释义：查看医疗纠纷档案，核实处理意见和家属意愿不一致时，有告知患方进一步维权的途径，有告知记录、医疗安全办签名/盖公章、患方签名（1分）。缺一项扣0.25分		
7. 不良事件（包括药品不良反应）的规范化管理		
（1）查看评审期内各科室不良事件上报、分析讨论、处理改进及追踪评价的情况	2分	

评审内容	分值	得分
释义：随机抽查 2 个临床科室，查看不良事件管理资料。1.每月有统计不良事件报告数量（0.5 分）。2.对每例不良事件进行评估，提出处理意见（0.5 分）。3.科室质量分析会 / 专题会组织分析、讨论、提出改进措施、追踪持续改进效果（1 分）。缺一项扣 0.5 分		
（2）查看医院定期（年度、季度）对不良事件管理分析报告、讲评内容、讨论持续改进效果的会议记录	2 分	
释义：到医院不良事件统一牵头管理部门，查看不良事件管理资料，1.不良事件管理部门定期对不良事件进行整体分析点评（通过院月会 / 院务会或科主任例会等途径），包括上报例数、科室分布、分级、缺陷分类、处理等（0.5 分）。2.对发生的Ⅰ级、Ⅱ级不良事件组织专题讨论及典型案例警示教育（0.5 分）。3.有不良事件管理分析报告，运用根本原因分析法（RCA）等质量管理工具进行分析，查找事件发生的直接原因和根本原因，提出医疗风险系统防控举措，并持续改进（1 分）。一项不符合要求扣 0.25 分		
（3）查看评审期内年度主动上报不良事件（包括药品、器械）的数量、评估、报告、管理、激励等情况	2 分	
释义：到医院不良事件统一牵头管理部门、药学和设备管理部门，查看不良事件管理资料，1.医院有统计评审年度不良事件（包括药品、器械）报告数量（0.5 分）。2.不良事件管理部门有对上报的不良事件进行评估或转相关职能部门，提出处理意见，有根据事件分级报告院领导及上级部门的记录（0.5 分）。3.针对共性风险点做出预警（0.5 分）。4.到绩效发放部门，核查体现激励上报的佐证材料，如绩效奖励记录（0.5 分）。缺一项扣 0.5 分		
（4）查看科室运用根源分析法（RCA）等质量管理工具对不良事件专题分析及医疗风险系统防控讨论记录	1 分	
释义：1.查看科室对Ⅰ级、Ⅱ级不良事件组织的专题讨论记录（0.5 分）。2.科室运用根本原因分析法（RCA）等质量管理工具进行分析，查找事件发生的直接原因和根本原因，提出医疗风险系统防控举措，并持续改进（0.5 分）。一项不符合要求扣 0.25 分		
第二步：【现场追踪】		
1.到内科或外科病区，追踪高危患者和医院安全秩序管理		
（1）抽查 1 名深静脉血栓评分高危患者		
①到床旁查看并询问患者。查看深静脉血栓健康教育知识知晓，以及防治措施（工具）应用及临床效果情况	2 分	
释义：随机访谈 1 名深静脉血栓评分高危患者（曾进入重症监护室治疗或接受三、四级手术，合并基础疾病患者或评分高危患者），了解其知晓深静脉血栓健康教育知识，掌握防治措施（工具）的应用情况，有临床效果（2 分）。一项不符合要求扣 1 分		
②查看该患者病历。包括深静脉血栓评估表，血浆 D- 二聚体测定、血管超声等检查进行评估识别；抗凝与溶栓时机的选择；抬高患肢促进循环等预防措施落实	2 分	

评审内容	分值	得分
释义：1.调阅该患者病历，核查血栓风险评估表、入院24小时内接受VTE风险评估、有血浆D-二聚体测定及血管超声等检查（1分）。2.根据评估结果及时识别、预防（抬高患肢促进循环、工具及护理措施的运用等预防措施落实）、诊断和治疗规范（抗凝与溶栓时机的选择）（1分）。一项不符合要求扣0.25分		
③随机访谈2名医护人员，了解其对深静脉血栓诊疗规范的知晓情况	1分	
释义：随机访谈1名医师、1名护理人员，考核其知晓深静脉血栓诊疗规范情况，包括但不限于病因、危险因素、临床表现、临床分型、临床分期、预防、评估、识别、诊断、治疗及护理措施（1分）。回答不全者（≤50%）扣0.25分/人，完全不清楚者扣0.5分/人		
（2）核查医院物防设施的齐全性和测试技防系统的应急响应能力		
①查看病房门禁系统的设置情况（或保安员正确核查人员身份）	1分	
释义：1.查看病房门禁系统的设置，包括医院门禁系统的申请、批准、授权情况、人脸识别等信息化管理（0.5分）。2.现场核查安保人员对出入人员的身份核查，员工凭工号牌、流动人员经专门部门授权后凭临时出入卡、门诊就诊者凭挂号/检查单、住院患者凭手腕带、陪护人员等凭陪护证出入（0.5分）。一项不符合要求扣0.25分		
②抽取1名医务人员现场操作病房技防系统（或一键式报警系统和消防系统），验证其灵敏性	1分	
释义：随机抽取1名医务人员现场操作病房技防系统，一键式报警系统和消防系统、出入口控制系统等完好、灵敏（1分）。一项不符合要求扣0.5分		
③访谈医生、护士、保安各1名，了解当科室发生人身安全入侵事件时的应急处置流程	1分	
释义：随机访谈医生、护士、保安各1名，考核科室发生人身安全入侵事件时的应急处置流程。保持冷静，正确判断、耐心倾听、做好解释工作（0.25分）；事态无法控制时，及时按压一键式报警，报告保卫部门或拨打110报案，安保队伍及时到位（0.25分）；保护好病历，留取事件证据（0.25分）；注意病房其他患者和自我保护（0.25分）。一项未掌握扣0.25分		
2.模拟1项高风险意外事件（心搏骤停、昏迷、跌倒、紧急分娩等）现场救护演练		
（1）评审专家电话告知主班护士意外事件发生的简要情况，查看第一位抢救人员到现场的时间，以及进行现场施救（紧急分娩评估）与呼救情况	1分	
释义：1.追踪主班护士就地抢救的同时及时呼叫或请其他人员拨打电话（紧急分娩立即评估，必要时搭建临时产房或到急诊科产房分娩），电话拨打正确（0.25分）。2.核查第一位抢救人员到现场的时间，到位及时（0.25分）。3.现场施救（紧急分娩评估）情况，病情评估、掌握抢救技能、疏散人群、通知家属、抢救及诊疗措施时间及记录（0.5分）。一项不符合要求扣0.25分		
（2）查看转运患者至抢救室或产房情况，包括医师和其他救治人员携带抢救车（紧急分娩物资）等设施设备到达抢救室的时间，以及现场救治中医护配合情况	1分	

评审内容	分值	得分
释义：1.追踪患者正确转运至抢救室或产房、病情不稳定不转运、紧急分娩根据评估结果决定是否转运（0.25分）。2.核查首诊医师/病房医师和其他救治人员携带抢救车（紧急分娩物资如产包、婴儿包等）、除颤仪等设施设备到达抢救现场、紧急分娩助产士和新生儿科医师到达时间、现场救治中医护配合情况（0.75分）。一项不符合要求扣0.25分		
（3）查看科主任或上级医师到达现场时间，以及指挥协调工作情况	1分	
释义：1.核查科主任或上级医师到达现场时间（二线医师10分钟到场）（0.25分）。2.核查指挥协调工作情况，有抢救总指挥、有医护分工、有简要介绍病情、再次病情评估、识别可能会发生的病情恶化，做出正确判断和处置（0.75分）。一项不符合要求扣0.25分		
（4）查看抢救过程的熟练规范准确情况，包括病情告知与知情同意、隐私保护和救治现场其他人员安抚是否到位	2分	
释义：医护人员抢救技能熟练规范、病情告知与知情同意及时、有隐私保护、救治现场其他人员安抚到位（2分）。一项不符合要求扣0.5分		
（5）查看医院快速反应小组成员到达抢救室时间，以及实施紧急救治和生命支持措施情况	2分	
释义：查看医院快速反应小组成员到达抢救室时间、实施紧急救治和生命支持措施（2分）。一项不符合要求扣0.5分		
（6）查看转至ICU或专门区域或产房进行进一步生命支持治疗和规范交接情况	1分	
释义：查看患者转至ICU/专门区域/产房进行进一步生命支持治疗（病情评估、上级医师决策）、规范交接（交接内容、交接方式、交接记录）情况（1分）。一项不符合要求扣0.25分		
（7）查阅高风险事件应急措施与救护机制相关文件与培训演练情况，包括医院快速反应小组运行情况	1分	
释义：1.医院有高风险事件应急措施与救护机制相关文件（0.25分）。2.医院能合理分配医疗资源，创造良好的环境，提供必要的资源保障，如药品及设备的需求；呼叫电话或警报器分布在医院醒目位置，便于使用（0.25分）。3.查阅医务人员培训演练情况，参加"第一目击者培训"并考核合格，院级科级定期（至少每季度1次）组织培训及模拟演练，明确团队分工及角色，定期分析总结，持续改进（0.25分）。4.查阅院科两级快速反应小组的建立及运行情况，有组建文件、分工及职责明确、有运行记录、落实持续改进效果（0.25分）。缺一项扣0.25分		

注：医院安全秩序管理中人员配备、物防设施建设、技防系统建设等评审内容在表19中体现。

【参考建议】

1.投诉、纠纷、涉及医疗安全的举报、信访、舆情案例台账记录规范格式要求。

（1）关键信息填写规范、完整。

（2）记录包括但不限于以下内容：投诉/纠纷/举报人姓名、投诉时间、联系电话、与患者关系、住址、身份证号码；相关科室及人员、投诉/纠纷/举报内容；记录人、记录时间、投诉/纠纷/举报人签字确认；调查核实情况、处置结果、反馈记录、反馈时间；协调次数、协调内容，协调结果医方代表、患方代表签名等。

2. 医疗风险管理　美国杜克大学将医疗风险定义为"在医疗过程中遭受损害的可能性"。这种可能性表现为：未来发生医疗护理不良行为的可能性，医疗护理不良行为侵害患者权益的可能性，医疗机构最终遭受医疗专业民事赔偿损失的可能性，社会声誉损坏等负面后果的可能性等。《医疗纠纷预防与处理条例》（中华人民共和国国务院令 第 701 号），第十条 医疗机构应当制定并实施医疗质量安全管理制度，设置医疗服务质量监控部门或者配备专（兼）职人员，加强对诊断、治疗、护理、药事、检查等工作的规范化管理，优化服务流程，提高服务水平。医疗机构应当加强医疗风险管理，完善医疗风险的识别、评估和防控措施，定期检查措施落实情况，及时消除隐患。一是加强医疗质量安全的日常管理；二是强化医疗服务关键环节和领域的风险防控；三是加强医疗服务中的医患沟通。

3. 不良事件　指在临床诊疗活动中及医院运行过程中，任何可能影响患者的诊疗结果、增加患者痛苦和负担、并可能引发医疗纠纷或医疗事故，以及影响医疗工作的正常运行和医务人员人身安全的因素和事件，包括医疗安全（不良）事件、护理安全（不良）事件、感染相关安全（不良）事件、药品安全（不良）事件、设施安全（不良）事件、服务及风纪安全（不良）事件等。《2021 年国家医疗服务与质量安全报告》将医疗安全（不良）事件分为四级：Ⅰ级（警讯事件）发生错误，造成患者死亡；Ⅱ级（不良后果事件）发生错误，且造成患者伤害；Ⅲ级（未造成后果事件）发生错误，但未造成患者伤害；Ⅳ级（临界错误事件）错误未发生（错误隐患）。《国家卫生健康委办公厅关于印发2022 年国家医疗质量安全改进目标的通知 》（国卫办医函〔2022〕58 号 ），医疗机构成立由医务、护理、院感、各临床科室等部门组成的专项工作小组，完善医疗质量安全不良事件管理的相关制度、工作机制，重点明确医疗质量安全不良事件的分级、分类管理。加强培训工作，持续提高医务人员识别与防范医疗质量安全不良事件的意识和能力，引导和鼓励医务人员主动发现和上报医疗质量安全不良事件的积极性，构建非惩罚性文化氛围。建立及完善医疗安全（不良）事件的报告、监测及评价机制，按季度进行本机构数据分析、反馈，建立激励约束机制。

4. 首诉负责制　《医院投诉管理办法（征求意见稿）》（中华人民共和国国家卫生健康委员会令 第 3 号），第二十四条　医疗机构投诉实行"首诉负责制"，患者向有关部门、科室投诉的，接待投诉的部门、科室工作人员应当热情接待，对于能够当场协调处理的，应当尽量当场协调解决；对于无法当场协调处理的，接待的部门或者科室应当主动将患者引导到投诉管理部门（含投诉管理专（兼）职人员），不得推诿、搪塞。

5. 深静脉血栓　《国家卫生健康委办公厅关于印发 2022 年国家医疗质量安全改进目标的通知 》（国卫办医函〔2022〕58 号），结合第二部分医疗服务能力与质量安全监测指标（2.75），提高 VTE 规范预防率，实现 VTE 的早期干预，可以有效降低 VTE 的发生率、致残率及致死率。静脉血栓栓塞症（VTE）包括深静脉血栓形成（DVT）和肺血栓栓塞症（PTE），是导致患者非预期死亡的重要原因之一，严重危害患者安全。

提高静脉血栓栓塞症规范预防率核心策略：①医疗机构进行院内 VTE 防治体系建设，成立由医务、临床科室、护理等部门组成的 VTE 管理团队，完善 VTE 防治工作制度和机制，开展规范化 VTE 风险评估和出血风险评估。②建立急危重症患者 VTE 处理的应急预案，建立 VTE 相关的患者会诊与转诊机制等。③医疗机构内部加强 VTE 相关教育培训工作，建立 VTE 质量监测及评价机制，明确相关质控指标数据采集方法与数据内部验证程序，按季度、分科室进行数据分析、反馈，并将目标改进情况纳入绩效管理，建立激励约束机制。④运用质量管理工具，查找、分析影响本机构实现该目标的因素，提出改进措施并落实。

五、诊疗质量保障与持续改进（165 分）

（七十）门、急诊（含发热、肠道门诊，下同）布局符合相关规定，能满足临床管理工作。建立门、急诊管理制度和工作流程、突发应急事件处置预案并组织实施。

【概述】

门、急诊是医院第一道窗口，应当统筹规划，严格落实法定要求，体现"以患者为中心"的理念并满足临床管理需求。同时，建立全覆盖的门、急诊管理制度和工作流程，针对门、急诊容易出现的高风险意外事件，建立应急预案并落实。

【细则】

3.208 门、急诊布局科学、合理，体现"以患者为中心"的理念，并符合相关规定，能满足临床管理工作。（2 分）

3.209 急诊科入口应当通畅，有醒目的路标和标识，并设有救护车通道和专用停靠处。（1 分）

3.210 建立门、急诊管理制度和工作流程，并落实。（1 分）

3.211 制定门、急诊突发应急事件处置预案并组织实施。（2 分）

（七十一）加强门、急诊专业人员和技术力量配备，根据门、急诊就诊患者流量和突发事件调配医疗资源，做好资源调配。对门、急诊医务人员开展技术和技能专业培训。

【概述】

足够的门、急诊专业人员是保证门、急诊医疗服务质量安全的基础。医院应当统筹调配资源，在保障门、急诊服务质量的基础上，提高资源利用效率。同时，加强人员培训，提高门、急诊人员诊疗能力，特别是应对突发紧急情况的能力。

【细则】

3.212 根据门、急诊就诊患者流量配备适宜数量的门、急诊专业人员和技术力量，

满足门、急诊患者诊疗需求。（2分）

3.213 对门、急诊医务人员开展技术和技能专业培训。（2分）

3.214 有针对门、急诊就诊患者流量变化及突发事件的人员、设备等医疗资源的调配机制及应急预案。（2分）

3.215 定期分析门、急诊流量和突发事件情况，及时调整门、急诊医疗资源配备。（1分）

（七十二）实行预检分诊制度，门、急诊规范设置预检分诊场所，完善预检分诊流程。

【概述】

预检分诊是优化资源配置和提高门、急诊医疗服务效率的重要途径。

【细则】

3.216 制定预检分诊制度，完善预检分诊流程。对急诊患者进行分级管理，实施分类救治。（1分）

3.217 通过预检，有效分诊疑似传染病、发热等患者。（2分）

3.218 规范设置预检分诊场所，通风良好，相对独立，标识导向醒目易懂。（1分）

3.219 分诊台有消毒隔离条件和必要的防护用品，工作人员采取必要的防护措施，配置快速鉴别病情的相关医疗设施设备。（1分）

（七十三）把门、急诊工作质量纳入临床各科室质量管理范围，并作为考核科室和医务人员的重要内容。

【概述】

门、急诊工作的主体是临床各科室医务人员，门、急诊服务是住院服务的开始和延伸。把门、急诊工作质量纳入临床各科室质量管理范围符合疾病诊疗规律和管理要求，有助于提高门、急诊诊疗质量。

【细则】

3.220 把门、急诊工作质量纳入临床各科室质量管理范围。（1分）

3.221 把门、急诊工作质量作为考核科室和医务人员的重要内容。（1分）

（七十四）有急危重症患者"绿色通道"。建立院前急救、院内急诊与住院或转诊的连贯性医疗服务流程，并定期进行评价和持续改进。

【概述】

急危重症患者抢救是医院服务效能的重要体现。医院应建立急危重症救治流程并持续优化，确保院前急救、院内急诊和住院或转诊的连贯性，建立全覆盖的医疗服务模式持续完善"绿色通道"，建立量化考评指标，并定期评估持续改进。

【细则】

3.222 建立针对急危重症患者的院内急诊、住院（含处置）和转诊的绿色通道机制，提供院前急救、院内急诊与住院或转诊的连贯性医疗服务，包括但不限于涉及病种、流程、财务和标识等内容。（3分）

3.223 员工知晓绿色通道的实施范围及流程。（2分）

3.224 有为急危重症患者住院备床、备手术室的机制，定期调整备床数量，满足急危重症患者住院及手术需求。（2分）

3.225 定期对"绿色通道"和医疗服务流程的连贯性、时效性进行汇总、分析，反馈并持续改进。（2分）

（七十五）有创伤、脑卒中、急性心肌梗死、高危孕产妇、新生儿等急危重症病种和重点人群服务规范和流程。

【概述】

创伤、脑卒中、急性心肌梗死、高危孕产妇、新生儿等急危重症病种和重点人群是医疗服务的关注重点。医院应当建立服务规范和流程以保障相关急危重症病种和重点人员的救治效果。

【细则】

3.226 有创伤、脑卒中、急性心肌梗死等急危重症病种和高危孕产妇、新生儿等重点人群的服务规范和流程。（3分）

（七十六）优化门、急诊服务，实施多种形式的预约诊疗服务，逐步提高患者预约就诊比例。及时公开出诊信息。开展多学科诊疗，方便患者就医。

【概述】

预约诊疗、公开出诊信息、开展多学科诊疗是提高门诊医疗服务效率和医疗质量的重要方式。

【细则】

3.227 实施多种形式的预约诊疗服务，逐步提高患者预约就诊比例。（2分）

3.228 及时公开出诊信息。（1分）

3.229 开展多学科诊疗，有多学科诊疗的规范流程，提高患者就医质量。（2分）

3.230 优化门、急诊服务，有明确的服务流程、质量指标，定期分析，持续改进。（1分）

（七十七）优化就诊环境。就诊环境清洁、舒适、安全。为患者提供就诊接待、引导、咨询服务。急诊与门诊候诊区、医技部门等均有清晰、规范、醒目、易懂的标识。

【概述】

就诊环境是医疗服务的重要组成。医院就诊环境应当"以患者为中心"，既能满足功能性需求，又能提升患者就医体验。

【细则】

3.231 优化就诊环境，就诊环境清洁、舒适、安全，定期检查，及时维护。（1分）

3.232 有就诊环境质量的量化标准，统一落实，提升环境舒适性。（1分）

3.233 为患者提供就诊接待、引导、咨询服务。（1分）

3.234 急诊与门诊候诊区、医技部门等均有清晰、规范、醒目、易懂的标识。（1分）

（七十八）完善患者入院、出院、转科、转院服务管理工作制度和标准，为急诊患者入院制定合理、便捷的相关制度与流程。加强转科、转院患者的交接管理。

【概述】

患者在医院流动是为了更好地接受医疗服务。医院应当明确患者在院全环节医疗流程和规范，保障医疗服务和质量。

【细则】

3.235 有患者入院、出院、转科、转院服务管理工作制度及流程。（1分）

3.236 患者转运前，有医护人员根据病情、转运时间、方式等因素，完成转运风险评估，对在转运中可能出现的风险进行防范；对生命体征不稳定或可能出现不稳定的患者，有医护人员陪同转运，有生命体征监护或维持的设备帮助患者转运。（2分）

3.237 有定期的流程检查评估，确保流程通畅和连贯，保障患者安全。（2分）

3.238 为急诊患者入院制定合理、便捷的制度与流程。（1分）

3.239 加强转科、转院患者的交接管理，有交接流程和交接清单，过程有记录，可追溯。（1分）

（七十九）有为老年人就医提供方便，对老年人就医予以优先的举措。

【概述】

《中共中央 国务院关于加强新时代老龄工作的意见》要求加快建设老年友善医疗机构，方便老年人看病就医。医疗机构应当为老年人就医提供方便，有对老年人就医予以优先的举措。

【细则】

3.240 有构建适老化就医环境的举措，优化老年人进入医疗机构的预检流程。（2分）

3.241 提供多渠道预约挂号服务，提供方便老年人预约挂号的方式，优化线上线下服务流程。（1分）

（八十）加强出院患者健康教育，为出院患者提供规范的出院医嘱和康复指导意见，建立出院患者随访制度并组织实施。

【概述】

出院患者管理是医疗服务的延伸，对促进患者康复和预防疾病具有重要意义。医院应当通过加强健康教育、规范出院医嘱和康复指导、建立随访制度等措施落实、完善医疗服务体系。

【细则】

3.242 加强出院患者健康教育，普及相关健康知识。（1分）

3.243 为出院患者提供规范的出院医嘱和康复指导意见，并在出院记录中体现。（1分）

3.244 建立出院患者随访制度并组织实施，有患者随访记录，便于医务人员医疗服务流程和医疗措施的持续改进。（1分）

【评审方法】

评审专家在门诊全程跟随1名患者就诊，进行体验式评审。查看门诊布局、就诊环境、候诊条件、标识指向；核查预约挂号、取号、分诊、候诊、叫号、就诊、检查检验及结果获取流程；核查就诊过程的身份识别、隐私保护、知情告知、健康教育、消毒隔离及手卫生落实；查看门诊病历、多学科诊疗规范流程；核查老年人门诊优先就医的系列举措；核查门诊一站式服务中心和入院办理处；核查门诊对外公示、健康教育管理、药学门诊个体化用药咨询服务或用药健康宣教；访谈当日出院患者，核查健康教育和康复指导、复诊及随访。

同时，评审专家在急诊全程跟随1名患者就诊，进行体验式评审。查看急诊布局、就诊环境、候诊条件、标识指向；核查挂号、分诊、分区、就诊、抢救、检查检验及结果获取时限；核查老年人急诊优先救治的绿色通道；核查就诊过程的身份识别、隐私保护、知情告知、消毒隔离及手卫生落实；查看急诊病历、多学科会诊抢救过程；五大中心患者救治流程与效果；核查抢救室（监护室、EICU、急诊手术室）设施设备、抢救车药品配备；核查患者收治ICU或专科病区或入手术室交接情况。

表9 标准序号 3.208 ~ 3.244 评审清单（60分/55分）

评审内容	分值	得分
第一步：【到门诊现场追踪】		
1. 到门诊分诊台，了解预诊分诊人员与设施、制度与程序，查看预检工作人员是否熟悉预检流程及执行预检情况。有无必要的消毒隔离条件与防护用品。查看全院门诊排班表和上岗情况，窗口人员、门诊医生是否按时到岗、准时开诊；是否存在迟到早退现象；员工着装是否整洁、规范并佩戴工号牌；用语是否文明，态度是否和蔼	2分	

释义：1. 医院有预诊分诊制度与流程，人员与设施配备合理（0.25分）。2. 每年至少开展1次预检分诊培训（0.25分）。3. 预检工作人员执行预检流程规范熟练（0.25分）。4. 分诊台有必要的消毒隔离条件与防护用品（0.25分）。5. 查看门诊排班表，核查窗口人员按时到岗情况（0.25分），门诊医生准时开诊情况（0.25分）。6. 员工着装整洁、规范并佩戴工号牌（0.25分），用语文明，态度和蔼（0.25分）。一项不符合要求扣0.25分

评审内容	分值	得分
2. 全程跟随 1 名患者就诊，了解预约挂号、实名制挂号、退号情况，查看是否执行按预约时段叫号，预约诊疗率是否高，患者排队、候诊是否有序并保持一米线，二次分诊是否得到有效落实。查看门诊一站式服务中心运行情况	2 分	
释义：1. 医院提供网络、现场、电话等两种及以上预约挂号方式（0.25 分）。2. 实施分时段预约，精准到 30 分钟，有预约就诊短信提醒（0.25 分）。3. 严格落实二次分诊（0.25 分）。4. 患者候诊、排队有序，保持一米线（0.25 分）。5. 提供一站式预约、分诊服务（0.5 分）。6. 查看评审周期内门诊患者预约诊疗率逐步提高或 ≥ 90%（0.5 分）		
3. 门诊区域标识是否清晰、规范、整齐，有无乱张贴情况，并设有老年人优先就诊的专用窗口	1 分	
释义：1. 门诊导向标识清楚准确、位置醒目，标签张贴标准，无乱贴标识（0.5 分）。2. 挂号、取药和交费等有老年人优先就诊专用窗口（0.5 分）。一项不符合要求扣 0.25 分		
4. 查看门诊区域内就诊接待、引导、咨询服务与老年人优先等情况，包括更衣、哺乳等人文关怀是否周到，门诊候诊室环境是否安静整洁	1 分	
释义：1. 门诊设有服务中心（接待、引导、咨询等）（0.25 分）。2. 有老人就医绿色通道（0.25 分）。3. 有母婴室（0.25 分）。4. 门诊候诊室安静整洁（0.25 分）。一项不符合要求扣 0.25 分		
5. 跟随患者进入诊室，诊室是否安静，就诊是否有序，是否实行一人一诊室，是否设有隐私保护设施	1 分	
释义：1. 诊室安静有序，诊室内实行一室一患（0.5 分）。2. 实施诊疗操作时，保护患者隐私（0.5 分）。一项不符合要求扣 0.5 分		
6. 核查门诊医师与患者挂号看诊医师是否一致，医师着装是否整洁	1 分	
释义：1. 医师着装整洁规范，佩戴工号牌（0.5 分）。2. 门诊医师与患者挂号看诊医师一致（0.5 分）。一项不符合要求扣 0.5 分		
7. 核查患者就诊过程的身份识别、手卫生执行、沟通、知情告知执行情况	2 分	
释义：1. 就诊患者凭挂号 / 检查单进入诊室（0.5 分）。2. 医护人员落实身份识别（0.5 分）。3. 按要求执行手卫生（0.5 分）。4. 诊疗操作前与患者沟通，充分告知诊疗事项（0.5 分）。一项不符合要求扣 0.5 分		
8. 核查 3 份门诊病历内容是否完整、清晰、规范，不同诊疗阶段首诊责任主体是否落实，医师资质是否符合要求，有无推诿情况。多学科诊疗申请流程是否便捷	2 分	
释义：1. 门诊病历内容完整、清晰，书写规范（0.5 分）。2. 看诊医师资质符合要求，及时对患者进行必要的检查、做出初步诊断与处理（0.5 分）。3. 诊断为非本科疾病，及时转至其他科室诊疗，对需要紧急抢救的患者，需先抢救（0.5 分）。4. 查看或模拟多学科诊疗，申请流程便捷（0.5 分）。一项不符合要求扣 0.5 分		
9. 跟随患者至检查检验科室，核查标识是否醒目、清晰，指引是否明确	1 分	

评审内容	分值	得分
释义：检查检验科室标识醒目、清晰，指引明确（1分）。一项不符合要求扣0.5分		
10. 查看检查检验项目的预约方式，核查患者预约等待时间，有无方便患者就医措施。核查身份识别、隐私保护及检查检验结果获取流程情况	1分	
释义：1. 有信息系统支持检查预约、检查检验结果查询等服务（0.25分）。2. 检查检验预约时间集中在24小时内（0.25分）。3. 患者根据叫号系统按序检查，检查过程中落实身份识别（0.25分）。4. 实施诊疗操作时保护患者隐私（0.25分）。一项不符合要求扣0.25分		
11. 查看检查检验科室突发事件（跌倒、停电、火警等）处置预案、流程和处理条件等情况。必要时可进行现场演练	2分	
释义：1. 检查检验科室有突发事件（跌倒、停电、火警等）处置预案（0.5分）。2. 预案内容至少包括人员职责、处理流程、保障措施等（0.5分）。3. 现场随机模拟1个演练，常规操作规范、熟练，沟通协调顺畅（1分）。缺一项扣0.25分		
12. 跟随患者办理入住院手续，了解住院、缴费（医保登记、出院结算）等窗口"一站式"（患者服务中心）服务情况	1分	
释义：患者住院登记、入院缴费、医保登记、出院结算等实行窗口"一站式"服务（1分）。缺一项扣0.25分		
13. 核查门诊区域内		
（1）就诊环境是否清洁、舒适，厕所有无异味；布局是否合理，是否设有无障碍通道、卫生间、母婴室等设施，有无便民服务（含轮椅、平车、热水等）；挂号、取号、缴费是否便捷，是否提供检查检验结果自助服务	1分	
释义：1. 就诊环境清洁、舒适，卫生间无异味（0.25分）。2. 门诊布局合理，有无障碍卫生间等（0.25分）。3. 有便民设施（0.25分）。4. 提供查询、挂号、收费、打印检查检验报告等自助服务设备和服务功能（0.25分）。一项不符合要求扣0.25分		
（2）现场满意度测评。访谈3名以上患者或家属，了解患者就诊体验及健康教育和康复指导、复诊及随访情况；访谈3名以上医务人员，了解门诊工作环境、服务、质量管理情况	3分	
释义：1. 患者或家属就诊体验满意度≥90%，健康知识的知晓率≥85%（1.5分）。2. 医务人员熟悉门诊服务流程、质量管理要点，对门诊工作环境满意（1.5分）。一人不满意扣0.5分		
14. 核查门诊医技科室（放射、B超、内镜、口腔科等）		
（1）候诊环境是否清洁、舒适，是否按序检查，叫号是否有脱敏提示	1分	
释义：1. 候诊环境清洁、舒适（0.25分）。2. 各检查室实行叫号按序检查（0.25分）。3. 叫号有脱敏提示（0.5分）		

评审内容	分值	得分
（2）检查中是否落实身份识别与查对制度，是否设有屏风等隐私保护设施；核查操作者手卫生执行情况，有无必要的消毒隔离条件与防护用品，是否提供检查注意事项与健康指导的服务	2分	
释义：1.检查中落实身份识别与查对制度（0.5分）。2.患者检查（手术、用药）前沟通诊疗目的及可能出现的不良反应等（0.5分）。3.实施诊疗操作时，保护隐私（0.5分）。4.操作者按要求执行手卫生，有必要的消毒隔离条件与防护用品（0.5分）。一项不符合要求扣0.5分		
（3）查看急救设备设施专区管理与待用状态，查阅科室突发事件、急救知识和技能培训和现场实战演练台账，并考核1名员工的知晓情况	2分	
释义：1.科内急救设备专区管理，并处于备用状态（0.5分）。2.每年至少组织2次突发事件、急救知识和技能培训和演练，有演练台账（0.5分）。3.考核1名员工，知晓突发事件和急救处置流程，回答不全（≤50%）扣0.5分，完全不清楚扣1分（1分）		

15. 前往门诊办

评审内容	分值	得分
（1）查阅评审期内门诊办组织开展MDT的文件和运行情况	1分	
释义：1.门诊有多学科诊疗制度及流程（0.25分）。2.有相对固定的专家团队在固定的时间、地点出诊（0.25分）。3.有专人负责，申请流程便捷（0.25分）。4.有多学科诊疗的实施记录与数据，会诊资料完整，有MDT门诊团队综合诊治意见和参加讨论的全体医师签名（0.25分）。缺一项扣0.25分		
（2）访谈门诊办主任、临床科主任各1名，了解门急诊工作质量管理情况，是否将其纳入临床各科室质量管理范围	1分	
释义：1.有门急诊工作质量管理制度与机制（0.5分）。2.门急诊工作质量管理纳入临床各科室质量管理范围（0.5分）。缺一项扣0.5分		
（3）查阅评审期内门、急诊突发应急事件的处置台账，是否定期分析讨论记录，了解门、急诊救治无缝对接等问题点持续改进机制的落实情况	1分	
释义：1.有门、急诊有突发应急事件的处置台账（0.5分）。2.对突发应急事件进行分析讨论（0.25分），对问题点持续改进（0.25分）。缺一项扣0.25分		

第二步：【到急诊现场追踪】

评审内容	分值	得分
1.跟随1名急诊患者的全程就诊过程，查看急诊标识是否醒目、指引是否明确，入口是否通畅，是否设有救护车通道和专用停靠处	2分	
释义：1.急诊标识醒目、指引路标清晰（0.5分）。2.急诊入口通畅（0.5分）。3.设有无障碍通道，方便轮椅、平车出入（0.5分）。4.有救护车通道和专用停车位，专用车位不被其他车辆占用，有专人定期巡查（0.5分）。一项不符合要求扣0.5分		
2.核查分诊工作情况，分诊护士分诊是否正确，告知是否详细，指引是否明确，是否根据患者病情紧急程度设有优先标识	1分	

评审内容	分值	得分
释义：1. 预检工作人员执行预检流程规范熟练、告知详细、指引明确（0.5分）。2. 根据患者病情紧急程度设有优先标识（0.5分）。一项不符合要求扣0.5分		
3. 是否做到按区就诊、有序就诊，是否有员工进行指引；三区分区标识是否清晰	1分	
释义：1. 实行规范化管理，按区、有序就诊，有工作人员进行指引（0.75分）。2. 三区标识清楚准确（0.25分）。一项不符合要求扣0.25分		
4. 各窗口是否根据患者病情紧急程度设立绿色优先与老年人急诊优先挂号窗口，核查检查检验结果获取时间，是否符合医院窗口公示等待时间；标识是否清晰，工作人员服务态度、服务能力与岗位员工手册是否匹配	1分	
释义：1. 有老人就医绿色通道及急诊优先挂号窗口（0.25分）。2. 急诊血、尿等常规检验，自标本接收到出具报告在30分钟内（0.25分）。3. 各窗口标识清晰（0.25分）。4. 工作人员态度和蔼、服务能力与岗位员工手册匹配（0.25分）。一项不符合要求扣0.25分		
5. 候诊区发生突发情况时，是否有工作人员主动问询、救治，并护送至抢救室	1分	
释义：现场查看或模拟候诊区突发事件。1. 有工作人员主动问询、救治（0.5分）。2. 救治流程规范，并护送至抢救室（0.5分）。一项不符合要求扣0.5分		
6. 前往抢救室，查看抢救室绿色通道落实情况，患者是否能迅速进入备用床急救，设施设备是否齐全	1分	
释义：1. 抢救室绿色通道的通畅，患者能迅速进入备用床急救（0.5分）。2. 抢救室设施设备齐全，并处于备用状态（0.5分）。一项不符合要求扣0.5分		
7. 急救人员是否能快速到达抢救室，员工分工是否明确，配合是否密切熟练	2分	
释义：1. 急救人员能快速到达抢救室（0.5分）。2. 员工分工明确（0.5分）。3. 配合密切熟练（1分）。一项不符合要求扣0.5分		
8. 核查急诊工作人员在诊疗急救操作时对患者身份识别的执行情况，是否落实2种以上身份识别方法，了解特殊人群、无名氏患者身份识别执行情况	2分	
释义：1. 核查1名医护人员对患者身份识别的执行情况，至少同时使用2种患者身份识别方式。（1）进行开放式提问，请问您叫什么名字？（2）核实腕带，其中必须包含身份证号或病案号等患者唯一识别信息。若只采取1种身份识别方式则不得分（1分）。2. 随机访谈1名医护人员，考核其对特殊人群、无名氏的身份识别方式。（1）新生儿、意识不清、语言交流障碍等原因无法向医务人员陈述自己姓名的患者，由患者陪同人员陈述患者姓名（0.5分）。（2）无名氏应佩戴腕带，以×年×月×日×时间（具体到分钟）+无名氏+字母顺序命名对患者进行识别（如2023年02月05日14:05无名氏A：202302051405无名氏A）（0.5分）		
9. 抢救场所是否安静，有无议论患者隐私、病情；是否设有独立的知情告知或谈话场所	1分	
释义：1. 抢救场所安静（0.25分）。2. 设有独立的知情告知或谈话场所（0.25分）。3. 不议论患者隐私、病情（0.5分）		

续表

评审内容	分值	得分
10. 核查抢救室消毒隔离设备设施，查看员工手卫生执行情况，诊疗救治过程有无正确执行消毒隔离措施	2分	
释义：1. 抢救室有必要的消毒隔离条件与防护用品（1分）。2. 查看1名操作者按要求执行手卫生（0.5分），诊疗救治过程正确执行消毒隔离措施（0.5分）		
11. 查看急诊科监护室、EICU、急诊手术室设施设备，核查设备资产标识、维护保养标识、正常运行标识和设施"四定、三及时"落实情况。查看患者收治范围和诊疗情况	2分	
释义：1. 设备资产标识、维护保养标识、正常运行标识清晰（0.5分）。2. 设施落实"四定、三及时"（四定，定品种数量、定位放置、定人管理、定期维修；三及时，及时检查、及时消毒、及时补充）（0.5分）。3. 患者疾病种类、诊疗手段与科室诊疗范围相符，病种单一扣0.5分，普通疾病就诊多扣0.5分（1分）		
12. 查看抢救车上锁管理、物品分布平面图、药品与器材效期标识情况	2分	
释义：1. 抢救车上锁管理规范（0.5分）。2. 物品分布平面图清晰、完整（0.5分）。3. 药品与器材效期标识清晰（0.5分），均在有效期内（0.5分）。一项不符合要求扣0.5分		
13. 随机抽查3份急诊病历，查看首诊医师资质是否符合要求，急诊病历书写内容是否完整、清晰、规范，就诊与抢救时间是否精确到分；诊疗抢救措施是否正确合理，有无执行者签名，执行时间是否精准到分钟	3分	
释义：1. 首诊医师资质符合要求（1分）。2. 病历记录完整、清晰、规范（0.5分）。3. 诊疗抢救措施正确合理，有执行者签名（0.5分）。4. 就诊与抢救时间精确到分钟（0.5分）。5. 执行时间精准到分钟（0.5分）		
14. 现场满意度测评。访谈3名以上患者或家属，了解患者就诊体验情况；访谈3名以上医务人员，了解急诊工作环境、服务、质量管理情况	3分	
释义：1. 患者或家属就诊体验满意度≥90%，健康知识的知晓率≥85%（1.5分）。2. 医务人员熟悉门诊服务流程、质量管理要点，对门诊工作环境满意（1.5分）。一人不满意扣0.5分		
15. 查看患者收治入院/ICU/专科病区/入手术室的交接记录	2分	
释义：随机抽查转入病房/ICU/专科病区/入手术室病历各1份。1. 新入院患者24小时内完成入院评估（入院记录）（0.5分）。2. 转入ICU有交接记录（0.5分）。3. 进入专科病区有转科记录（0.5分）。4. 进入手术室有交接记录（0.5分）。一份病历不合格扣0.5分		
16. 查看急诊专科技术与技能的培训记录，现场考核2名医护人员急救技能操作	2分	
释义：1. 查看急诊科医护人员理论及技能培训记录，每年至少组织2次培训（1分）。2. 随机考核2名医护人员急救技能操作，熟练规范，一人不合格扣0.5分（1分）		
17. 到发热门诊，查看三区两通道、流程的合理性	3分	
释义：1. 发热门诊设置在医院的独立区域的独立建筑（0.5分）。2. 新建发热门诊外墙与周围建筑间距不少于20米（0.5分）。3. 标识醒目，具备独立出入口（0.5分）。4. 规范设置污染区和清洁区（0.5分）。		

续表

评审内容	分值	得分
5.在污染区和清洁区间设置缓冲间，符合医院感染预防与控制要求（0.5分）。6.合理设置清洁通道、污染通道，患者专用通道、出入口设在污染区一端，医务人员专用通道、出入口设在清洁区一端（0.5分）。一项不符合要求扣0.5分		

注：医院卓越服务的实施（表5）中门急诊就医流程的评审内容，医疗质量安全核心制度（表6）中首诊负责制的评审内容及分值5分，融入此表中（表9）。五大中心内容在表1中体现。

【参考建议】

1.门诊布局 《综合医院建筑设计规范（局部修订条文征求意见稿）》（GB 51039—2014），5.2 门诊部用房：5.2.2 ①门诊公共空间具有导引、分流等功能，诊疗单元通常采用模块分区。②公共空间应合理布局，预留各类自助服务终端，应考虑轮椅、推车停放位置。③门诊大厅应配置门诊一站式服务台、预检分诊台等服务设施。④门诊挂号收费窗口、药房窗口宜采用开放式设计或半开放式设计，应整体规划标识系统、信息发布系统、分诊排队系统等智能化设施，并按规范设置安防设施；应积极推动基于移动端的自助预检分诊、院内外导航、各类线上服务。⑤门诊治疗中心宜设在外科、儿科等用于专科综合治疗或多专科综合治疗；日间治疗中心的设立主要用于日间化疗。⑥预检分诊通常在门诊大厅前置位置，考虑疫情防控需要，也可在门诊大厅外部一侧设立平疫结合的空间，疫情发生时转换为专用的预检分诊入口门厅。5.2.3 各门诊单元模块均应设置分诊台，分诊台应设分诊排队叫号系统、电话、宣教显示屏、信息显示屏等，附近部署各类自助设施、饮水设施等。

2.预检分诊 《中华人民共和国传染病防治法》（中华人民共和国主席令第十七号），医疗机构应当实行传染病预检、分诊制度；对传染病患者、疑似传染病患者，应当引导至相对隔离的分诊点进行初诊。医疗机构不具备相应救治能力的，应当将患者及其病历记录复印件一并转至具备相应救治能力的医疗机构。

3.四定、三及时 《湖南省医院护理工作规范》抢救制度 四定：定品种数量、定位放置、定人管理、定期维修；三及时：及时检查、及时消毒、及时补充。

（八十一）建立各专科常见疾病的临床诊疗规范和技术操作流程，由具有法定资质的医务人员按照制度、程序、规范和流程对患者进行疾病诊断、评估并制订诊疗计划。对疑难危重患者、恶性肿瘤患者，实施必要的多学科评估和综合诊疗。

【概述】

诊疗规范和技术操作流程是保证医疗同质化的手段。医院应当建立各专科常见疾病的临床诊疗规范和技术操作流程，落实相关法律法规对诊疗人员的要求。同时，对特殊人群必要时实施多学科评估和综合诊疗，以保证特殊人员的医疗质量。

【细则】

3.245 根据法律法规和行业指南，建立临床各科室常见疾病的诊疗规范和技术操作流程，并根据法律法规和行业指南的变化及时更新，对员工开展培训。（3分）

3.246 由具有法定资质的医务人员按照制度、程序、规范和流程对患者进行疾病诊断、评估并制订诊疗计划。（3分）

3.247 对疑难危重患者、恶性肿瘤患者实施必要的多学科评估和综合诊疗。（3分）

（八十二）对住院患者实施营养风险筛查和评估，为患者提供营养膳食指导，提供营养配餐和治疗饮食，满足患者治疗需要。对特殊、疑难、危重及大手术患者提供营养会诊，按需提供营养支持方案，并记入病历。

【概述】

营养治疗是诊疗的重要组成部分，对提高诊疗效果、促进患者康复、保障患者安全具有重要作用。医院应当对住院患者实施营养评估，并提供适宜的营养治疗。

【细则】

3.248 开展住院患者营养风险筛查、评价、诊断和治疗。逐步开展住院患者营养筛查工作，了解患者营养状况。建立以营养筛查—评价—诊断—治疗为基础的规范化临床营养治疗路径，依据营养阶梯治疗原则对营养不良的住院患者进行营养治疗，并定期对其效果开展评价。（2分）

3.249 为患者提供膳食营养指导，提供营养配餐和治疗饮食，满足患者治疗需要。（1分）

3.250 营养科积极参与多学科诊疗，组建营养支持团队；接受特殊、疑难、危重、大手术及多学科诊疗患者的营养会诊；按需提供营养支持方案，按规定记入病历。（2分）

（八十三）实施手术患者评估制度，合理制定诊疗和手术方案。建立重大手术报告审批制度，有急诊手术管理措施，保障急诊手术安全。

【概述】

手术是有创医疗行为，必须严格管理以尽量减少给患者带来的创伤。手术患者评估是保障手术得以安全实施、防止额外医疗损害的基本方法。医院应当对风险高、难度大或涉及伦理风险等的重大手术实施报告审批管理，对无法按照常规手术管理的急诊手术建立单独管理措施，保障急诊手术得以及时、安全地实施。

【细则】

3.251 建立手术患者评估制度，在患者评估的基础上，完成手术患者的术前讨论，合理制定手术方案。（2分）

3.252 患者评估内容包括但不限于疾病、重要脏器功能和患者心理、经济、社会因素等。（3分）

3.253 建立并严格落实重大手术报告审批制度和流程，明确重大手术的范围，员工

知晓。（2分）

3.254 有急诊手术管理措施，落实急诊手术优先和手术资源应急保障机制，有量化的急诊手术质控指标，保障急诊手术安全。（3分）

（八十四）手术的全过程情况，术后注意事项，手术后治疗、观察与护理情况及时、准确地记入病历；手术的离体组织必须做病理学检查，明确术后诊断。

【概述】

术后管理对保障手术患者康复具有重要意义，关系手术是否成功，相关记录是医院开展手术质量管理的基础。病理学检查是明确诊断的关键依据，手术的离体组织必须做病理学检查。

【细则】

3.255 手术的全过程情况准确地记入病历，手术记录由手术主刀医师完成。明确规定何种特殊情况下可由一助完成手术记录，由一助完成手术记录的，手术主刀医生有审核签名；术后首次病程记录中注明术后治疗计划、注意事项，并落实。术后及时、规范记录手术后治疗、观察病情变化、手术效果、护理过程等情况。（5分）

3.256 对病理报告与术中快速冰冻切片检查及术后诊断不一致时，有追踪与讨论的规定与程序，其结果有记录。（5分）

（八十五）完善日间手术质量安全管理制度和评估工作机制。制定并向社会公开本院日间手术病种和技术目录，明确手术适应证范围、麻醉方式、主要风险。加强日间手术病历管理，重视日间手术患者宣教和随访。

【概述】

日间手术有助于提高医院运营效率、改善患者体验，但治疗的模式改变可能会给患者带来新的风险。医院应当加强日间手术管理，尽可能消除相关风险，保证手术质量与安全。

【细则】

3.257 完善日间手术质量安全管理制度和评估工作机制，指定部门负责日间手术管理。（2分）

3.258 制定并向社会公开本院日间手术病种和技术目录。（1分）

3.259 制定日间手术操作规范，明确日间手术的适应证范围、麻醉方式。（1分）

3.260 加强日间手术病历管理，重视日间手术患者宣教和随访，有随访记录，可追溯。（1分）

3.261 制定相应的日间手术质控指标，定期评估日间手术病种和技术的风险。定期督导，落实质量持续改进。（1分）

（八十六）手术麻醉人员配置合理。实行患者麻醉前病情评估制度。有麻醉后复苏室，规范全程监测并记录麻醉后患者恢复状态，防范麻醉并发症的措施到位。制定术后镇痛治疗管理规范和流程并严格执行。

【概述】

麻醉科是体现医院综合能力的重要临床专科，医院应当按照相关文件要求合理配置人员。麻醉前评估和麻醉复苏管理是保障麻醉安全、降低麻醉相关不良事件发生率的有效措施。同时，制定术后镇痛治疗管理规范和流程并严格执行，改善手术患者感受。

【细则】

3.262 手术麻醉人员配置合理，符合相关规定。（2分）

3.263 实行患者麻醉前病情评估制度，所有患者在麻醉前完成病情评估、脏器功能评估和其他必要的评估。（2分）

3.264 预期术中（麻醉中）可能需要医患沟通的，术前应当告知患方，明确术中的授权委托人。（1分）

3.265 有麻醉后复苏室，人员、设备设施配置满足临床需求，规范全程监测并记录麻醉后患者恢复状态。制定术后镇痛治疗管理规范和流程，严格执行。（1分）

3.266 建立麻醉并发症的预防措施，开展麻醉并发症监测、分析与反馈，并持续改进。（1分）

（八十七）开展疼痛诊疗服务，依据服务范围，建立疼痛评估与追踪随访等相关制度，规范开展诊疗活动。

【概述】

疼痛常是患者体验的一部分，患者有权得到恰当的疼痛评估和管理。根据服务范围，医院应具备疼痛评估、治疗和管理流程。

【细则】

3.267 医院开展疼痛诊疗服务，设置疼痛科（疼痛门诊或病房），建立规章制度、诊疗规范并落实。（1分）

3.268 依据服务的范围，建立疼痛评估、疗效评估与追踪随访等相关制度。（1分）

3.269 依据服务的范围，为患者提供疼痛知识教育。（1分）

3.270 有疼痛治疗常见并发症的预防规范与风险防范程序。（1分）

（八十八）重症医学科布局、设备设施、专业人员配置符合《重症医学科建设与管理指南（试行）》及院感防控要求。

【概述】

加强重症医学科建设对提高危重疾病诊疗能力、完善国家公共卫生体系具有重大意义。医院要加强对重症医学科的规范化建设和管理，完善人员配置，落实其功能任务，不断提高疑难危急重症救治能力。

【细则】

3.271 重症医学科的设置与布局、专业人员和技术力量、设备设施配备符合《重症医学科建设与管理指南（试行）》的基本要求。（1分）

（八十九）有重症医学科管理制度、专科技术诊疗规范和操作规程，注重入住、出科指征掌控，质量与安全指标监控，落实多学科协作诊疗（MDT）、重症患者评估、家属探视／病情告知等制度，保障患方合法权益。重症医学床位、急救设备统一协调。

【概述】

医院按照相关法律法规和规范建立重症医学科管理制度、专科技术诊疗规范和操作规程，严格掌握危重症患者入住、转出指征，保障重症患者的合理收治，开展重症医学专业医疗质量控制指标监测，促进医疗质量提升。

【细则】

3.272 完善重症医学科管理制度、专科技术诊疗规范和操作规程；严格掌握危重症患者入住、转出指征，保障全院重症患者的收治。（1分）

3.273 落实各项制度，开展重症医学专业医疗质量控制指标监测并进行持续改进。（1分）

3.274 建立多学科协作诊疗（MDT）机制，保障重症患者得到有效治疗。定期评价重症患者的临床诊疗质量。（2分）

3.275 落实患者家属探视、病情告知、授权等制度。（1分）

（九十）新生儿病房和新生儿重症监护室布局、设备设施、专业人员设置及医院感染控制符合卫生健康行政部门相关要求。

【概述】

根据《新生儿病室建设与管理指南（试行）》《医疗机构新生儿安全管理制度（试行）》等国家规范要求，加强新生儿病房、新生儿重症监护室的建设与管理，按照要求进行布局、设备设施及专业人员配置，严格落实医院感染控制要求，保障新生儿获得安全、规范的诊疗服务。

【细则】

3.276 新生儿病房布局、设备设施、专业人员设置及医院感染控制符合《新生儿病室建设与管理指南（试行）》的基本要求及《医院感染管理办法》要求。（1分）

3.277 新生儿重症监护室布局、设备设施、专业人员设置及医院感染控制符合卫生健康行政部门的相关要求及《医院感染管理办法》要求。（2分）

（九十一）有新生儿病房和新生儿重症监护室管理制度、诊疗规范和操作规程、应急预案，有新生儿重症监护室入住、出科指征，有质量与安全指标监控，落实多学科协作诊疗（MDT）、新生儿危重程度评估等制度，按《新生儿疾病筛查技术规范》开展新生儿疾病筛查。

【概述】

医院按照相关法律法规和规范建立新生儿病房和新生儿重症监护室管理制度、专科技术诊疗规范和操作规程，严格掌握危重症患儿入住、出科指征，保障危重症患儿的合理收治，开展医疗质量控制指标监测，提高救治能力和服务质量。

【细则】

3.278 完善新生儿病房和新生儿重症监护室管理制度、诊疗规范和操作规程、应急预案。严格掌握危重症患儿入住、出科指征，实行"危重程度评分"，定期评价收住患儿的适宜性及诊疗质量。（2分）

3.279 落实各项制度规范，开展医疗质量控制指标监测并进行持续改进。（1分）

3.280 建立多学科协作诊疗（MDT）机制，保障危重症患儿得到有效治疗。定期评价危重症患儿的临床诊疗质量。（2分）

（九十二）实施精神类疾病治疗的医院与医师需具备卫生健康行政部门规定的诊疗科目及医师资质，明确精神类治疗服务范围并为患者提供适当的医疗保护措施，向近亲属或授权委托人提供医疗保护措施的知情同意和教育。

【概述】

实施精神类疾病诊疗具有特殊性，医院应当按照国家相关要求进行，同时重点做好提供医疗保护措施的知情同意和教育。

【细则】

3.281 实施精神类疾病治疗的医院与医师需具备卫生健康行政部门规定的诊疗科目及医师资质。（0.5分）

3.282 医院明确精神类治疗服务范围，根据法律法规和行业指南制定本院精神类疾病诊疗规范并执行，落实质量安全管理。（0.5分）

3.283 提供心理治疗服务，依照技术标准及伦理要求科学规范进行，治疗操作流程、人员资质、治疗场所功能布局等符合要求。（0.5分）

3.284 制定规范的患者安全保护措施并落实。（0.5分）

3.285 向近亲属或授权委托人提供医疗保护措施的知情同意和教育。（0.5分）

（九十三）实施精神类疾病治疗的医院能开展常用的精神科物理治疗，为精神残障者的其他躯体疾患提供多学科联合诊疗服务，有常见并发症的预防规范与风险防范流程，有相关培训教育。为精神残障者提供出院康复指导与随访。

【概述】

精神残障患者治疗时间长、沟通交流能力较差，对躯体疾患的症状表述存在困难和偏差，需要多学科联合诊疗以准确识别病情，予以适宜治疗。实施精神类疾病治疗的医院应当加强精神残障者诊治的全环节管理，梳理精神残障者的常见并发症和医疗风险，制定规范的预防流程和防范措施，针对医务人员、患者家属或授权委托人开展相关培训教育，指导预防措施的落实，建立标准的出院康复指导与随访机制。

【细则】

3.286 有会诊流程或多学科联合诊疗模式对精神残障者的其他躯体疾病开展诊疗服务，及时、规范和全面的开展精神残障者的躯体疾病的诊疗。（0.5 分）

3.287 能开展常用的精神科物理治疗（无抽搐电休克治疗、经颅磁刺激治疗等）。治疗科（室）布局、流程合理，分区明确，标识清晰。工作人员配备合理，有各项规章制度、岗位职责及操作常规。（0.5 分）

3.288 有常见并发症的预防规范与风险防范流程，有相关培训教育，员工知晓并落实。（0.5 分）

3.289 为精神残障者提供出院康复指导与随访，有记录，可追溯。（1 分）

（九十四）开展血液净化技术应当符合相关法律、法规及行业管理要求。有质量管理制度、安全保障措施和紧急处理预案。

【概述】

血液净化技术需要严格的管理和标准的规程以降低感染风险，医院开展血液净化技术应当按照国家相关要求进行。

【细则】

3.290 血液透析室分区布局、人员、设施设备及院感控制流程均符合行业管理要求。（1 分）

3.291 根据法律法规和行业指南，有血液净化操作流程并定期更新。（1 分）

3.292 建立全流程的血液进化质量管理和控制制度。并根据国家发布的相关医疗质量指标开展质控工作。（1 分）

3.293 建立血液透析患者登记及病历管理制度。有进行血传播传染病的筛查和管理。（1 分）

3.294 有保障患者和员工安全的措施和紧急情况处理预案，并定期演练。（1 分）

（九十五）血液透析机与水处理设备符合要求。透析液的配制符合要求，透析用水化学污染物、透析液细菌及内毒素检测达标。血液透析器复用执行《血液透析器复用操作规范》。

【概述】

为保障血液透析安全，应当按规定对血液透析机、水处理设备等进行质检，对透析液、透析用水进行相关检测，保障相关器械、药品符合国家规定。

【细则】

3.295 血液透析机与水处理设备符合要求。（1分）

3.296 透析液的配制符合要求，透析用水化学污染物、透析液细菌及内毒素检测达标。（1分）

3.297 血液透析器复用执行《血液透析器复用操作规范》。（1分）

（九十六）中医诊疗科室设置应当符合《综合医院中医临床科室基本标准》等相关规定的要求，所设置的中药房与中药煎药室应当符合相关法律法规的要求。

【概述】

医院应当按照《综合医院中医临床科室基本标准》等相关规定的要求，规范中医科室设置，配置合格的人员，满足临床需求，规范建设中药房与中药煎药室，建立中药管理制度，确保药品安全。

【细则】

3.298 中医诊疗科室设置应当符合《综合医院中医临床科室基本标准》等相关规定的要求。（1分）

3.299 中药房与中药煎药室设置符合相关法律法规的要求。（1分）

（九十七）建立中医诊疗规范，开展中医特色护理，提供具有中医特色的康复和健康指导等服务。

【概述】

根据国家法律法规和行业规范要求，制定中医诊疗规范并实施质量控制，因地制宜，开展中医特色护理，提供具有中医特色的康复和健康指导等服务。

【细则】

3.300 根据国家中医药相关指南，建立体现中医特色的诊疗规范，为患者提供适宜的诊疗服务，提供具有中医特色的康复和健康指导服务。（1分）

3.301 开展辨证施护，开展中医特色护理。（1分）

（九十八）按康复诊疗指南／规范，为需要康复治疗的患者明确诊断与功能评估，制订康复治疗计划，实施康复治疗训练，保证质量与安全，开展临床早期康复介入服务，促进持续改进。

【概述】

康复医学是一门以消除和减轻人体功能障碍，弥补和重建功能缺失，设法改善和提高人体各方面功能的医学学科。医院应依据《综合医院康复医学科建设与管理指南》，设置康复医学科，规范开展康复治疗，定期评价康复治疗效果。实施康复全链条服务，提供早期康复介入服务，对出院康复患者有后续康复指导，以不断提升患者生活质量，促进康复医学发展。

【细则】

3.302 按规范设置康复医学科，人员配备符合要求。有各项管理制度与诊疗规范、操作规程、应急预案并执行。（1分）

3.303 按规范开展康复治疗，定期评价康复治疗效果，全程有记录。（1分）

3.304 开展早期康复介入服务，对出院康复患者有后续康复指导，保障康复训练连续性。（2分）

3.305 有康复医学质量与安全控制指标，科室每月分析指标完成情况。（1分）

（九十九）执行医用氧舱国家法律法规、技术标准，安全管理、安全操作；加强高压氧治疗诊疗服务全程监控，定期质量评价，促进持续改进。

【概述】

高压氧医学是多个领域覆盖的特殊性学科。医院应当按照国家法律法规、技术标准建立管理制度与规范，加强质量控制及安全管理，促进高压氧学科发展。

【细则】

3.306 医用氧舱的准入、设置与布局符合规范。（1分）

3.307 人员配置合理，岗位职责明确。制度与流程完善，包括对进舱人员进行安全教育。（1分）

3.308 有质量安全指标，定期检验医用氧舱，定期开展高压氧治疗质量评价。（1分）

3.309 制定紧急情况时的处理措施和应急方案，并定期组织演练。（1分）

（一百）医院开展介入诊疗技术，专业设置、人员配备及设备、设施符合《放射诊疗管理规定》和相关介入诊疗技术管理规范要求。按照技术适应证规范技术操作并开展质量控制。有介入诊疗器械登记制度，保证器械来源可追溯。

【概述】

介入诊疗技术属于有创技术，需要加强管理。为此，国家制定了一系列制度规范。医院开展介入诊疗技术应当按照相关要求进行。

【细则】

3.310 人员配备及设备、设施符合《放射诊疗管理规定》和相关介入诊疗技术管理规范要求。（1分）

3.311 介入医师具备相应的资质和授权，并定期学习和培训。（2分）

3.312 根据法律法规和行业指南制定介入诊疗操作规范、质控指标、应急预案并定期修订，按照技术适应证规范技术操作并定期开展质量控制，落实持续改进。（1分）

3.313 对介入诊疗器械实施全流程管理，有介入诊疗器械登记制度，一次性器械条码纳入病历，保证器械来源可追溯。（1分）

（一百零一）开展放射治疗技术应当依法取得《放射诊疗许可证》《大型医用设备配置许可证》，布局、设备设施符合《放射诊疗管理规定》和国家相关标准。有放射治疗装置操作和维护维修制度、质量保证和检测制度和放射防护制度，并严格执行。

【概述】

放射治疗不仅关乎患者诊疗效果和安全，还涉及公共安全，是需要进行重点关注和管理的特殊技术，医院应当按照国家相关要求进行严格管理。

【细则】

3.314 开展放射治疗技术应当依法取得《放射诊疗许可证》《大型医用设备配置许可证》。（1分）

3.315 布局、设备设施符合《放射诊疗管理规定》和国家相关标准。（1分）

3.316 有放射治疗装置操作和维护维修制度、质量保证和检测制度、放射防护制度，并严格执行。（1分）

（一百零二）实施放射治疗应当有明确的规范与流程，有医学物理人员参与制订治疗计划，保证放射治疗定位精确与计量准确。有放射治疗意外应急预案及处置措施。

【概述】

放射治疗本身具有一定的风险性，医院应当加强放射治疗管理，保证治疗质量和安全。

【细则】

3.317 根据法律法规和行业指南制定相关疾病的放射诊疗规范，定期修订规范，并落实。有医学物理人员参与制订治疗计划，保证放射治疗定位精确与计量准确。（1分）

3.318 有放射治疗意外应急预案及处置措施，定期演练，员工知晓。（1分）

（一百零三）医院开展诊断核医学、脑电图、肌电图等特殊诊疗技术，应当符合国家法律、法规及卫生健康行政部门规章标准的要求。

【概述】

医院开展特殊诊疗技术，应当符合国家相关要求。

【细则】

3.319 开展诊断核医学（包括代谢或结构代谢融合影像学检查、脏器功能测定和体外微量物质分析等）特殊诊疗技术，应当符合国家法律、法规及卫生健康行政部门规章标准的要求。有独立场所，人员资质符合要求。制定并定期修订管理制度、诊疗方案和操作规程、质控标准、应急预案并执行，保证临床诊疗需求。（1分）

3.320 医院开展脑电图、肌电图等特殊诊疗技术，应当符合国家法律、法规及卫生健康行政部门规章标准的要求。有独立场所，人员资质符合要求，保证临床诊疗需求。（1分）

3.321 根据法律、法规和行业指南，制定并定期修订脑电图、肌电图等特殊诊疗技术管理制度和诊疗方案、操作流程、质控标准、应急预案并执行，保证临床诊疗需求。（1分）

（一百零四）特殊检查室设计及空间区域划分应符合特殊检查需求。能将有害光、射线、磁场限制在检查患者所需的范围，避免医务人员及其他人员接触有害物质。有突发意外事故管理规范与应急预案并严格执行。

【概述】

依照国家相关法律法规，特殊检查室设计及空间区域划分应符合环境保护与人员防护规定。医院应当按照要求规范区域，制定突发意外事故管理规范与应急预案，以保障患者和医务人员安全。

【细则】

3.322 特殊检查室设计及空间区域划分应符合特殊检查需求。（1分）

3.323 将有害光、射线、磁场限制在检查患者所需的范围，避免医务人员及其他人员接触有害物质。有突发意外事故管理规范与应急预案并严格执行。（2分）

（一百零五）开展日间化疗服务应当明确规定日间化疗服务适用范围，集中配置化疗药物，有安全管理制度及质量保证措施。

【概述】

日间化疗服务是医院改善服务质量，提高医疗服务效率的新举措。医院应当加强日间化疗管理，保证化疗质量与安全。

【细则】

3.324 明确规定日间化疗服务适用范围。（1分）

3.325 建立日间化疗的操作流程及质量控制指标，定期监测、分析并反馈，持续改进。

（1分）

3.326 建立日间化疗集中配置化疗药物安全管理制度并落实。（1分）

【评审方法】

评审专家到手术室、ICU 或相关科室或医技部门，抽取手术或重症患者 1 名，核查手术和麻醉全过程；到 ICU 或病房查阅科室诊疗规范，查看患者的疼痛、营养评估；追踪患者在相关医技部门的检查流程与结果质量；到血液净化、血液透析、介入治疗、高压氧治疗、日间化疗、放射治疗等区域评估设施、流程、技术运用及意外处置预案。

表10 标准序号 3.245～3.326 评审清单（110分/110分）

评审内容	分值	得分
第一步：【到 ICU 现场追踪】		
1. 抽取手术或重症患者 1 名，床旁查看呼吸机、监护、抢救等生命支持设备设施运行情况	2 分	
释义：各项设备运行正常，有质量监测记录、有维保记录、均在使用年限内（2分）。一项不符合要求扣 0.5 分		
2. 查看床旁设备设施操作标准说明书（SOP）与使用、维保标识、日常维护记录情况	1 分	
释义：各项床旁设备设施操作标准说明书（SOP）与使用、维保标识、日常维护记录符合要求（1分）。一项不符合要求扣 0.25 分		
3. 考核医护人员仪器报警处置、操作流程、导管意外脱落的现场处置；查看患者所使用仪器设备报警功能的启用、导管密闭与安全情况	2 分	
释义：1. 随机考核 1 名医护人员对设备故障、导管意外脱落的现场处置，能及时辨别故障、处理故障的流程熟练（1分）。2. 各机器均有故障报警功能、患者所使用的仪器均无安全隐患（1分）。一项不符合要求扣 0.25 分		
4. 查看科室布局（含床位、仪器摆放等）、设置、功能情况，核查院感防控措施落实、人员与技术力量配备情况。查阅个人技术档案	2 分	
释义：1. 根据《重症医学科建设与管理指南（试行）》（卫办医政发〔2009〕23 号）文件要求，重症医学科应具备与其功能和任务相适应的场所、设备、设施和人员条件（1分）。2. 重症医学科要加强医院感染管理，严格执行手卫生规范及对特殊感染患者的隔离。严格执行预防、控制呼吸机相关性肺炎、血管内导管所致血行感染、留置导尿管所致感染的各项措施，加强耐药菌感染管理，对感染及其高危因素实行监控（0.5分）。3. 查看医护技术档案，重症医师、重症护士专业技术职称、执业权限符合医院管理要求（0.5分）。一项不符合要求扣 0.25 分。重症医学科布局设置标准详见参考建议		
5. 查看科室患者情况，了解收治与转出标准；查阅科室管理制度与质量控制指标，以及专科技术诊疗规范和操作规程情况	2 分	
释义：1. 有重症医学科患者收治范围、转入转出标准及流程（0.5分）。2. 有专科诊疗技术规范和操作规程；有收治危重患者床位不足、急救设备不足、突发事件、感染性疾病收治等应急预案和协调		

评审内容	分值	得分

机制并及时更新（0.5分）。3.随机抽取3例转出病例，评价其转出标准及程序执行情况，无推诿现象；开展疾病严重程度评估，准确率达100%；收治、转出标准符合率≥90%（1分）。一项不符合要求扣0.25分

| 6. 抽查该患者病历。查看疾病收治标准、多学科会诊或讨论、会诊建议落实情况；查看深静脉、导管相关感染等并发症预防情况；核查诊疗质量与效果 | 3分 | |

释义：查看患者病历了解诊疗情况。1.不符合本科室疾病收治标准扣1分（1分）。2.病历体现多学科诊疗，会诊意见落实到位（1分）。3.有深静脉血栓、导管相关性感染等预防措施、评估记录、监控记录、处理记录等；有深静脉血栓、导管相关性感染相关诊疗的效果评价（1分）。一项不符合要求扣0.25分

| 7. 查阅相关救治支持技术的授权、知情告知、探视谈话记录 | 2分 | |

释义：1.查看科室诊疗技术目录清单符合重症医学专科要求；查看医师技术档案，有急诊急救及时授权痕迹及培训培育记录，无技术档案扣0.5分，有技术档案无授权培训痕迹扣0.25分（0.5分）。2.有患者家属探视制度，及时更新，无制度扣0.5分，有制度无更新扣0.25分（0.5分）。3.有患者家属病情告知、授权规范，包括告知时间、告知范围、告知内容等，相关制度及规范符合国家法律要求，一项不符合要求扣0.25分（1分）

| 8. 查看患者营养评估、营养筛查、营养支持小组会诊与讨论记录 | 3分 | |

释义：从病历内营养记录了解医院营养专科诊疗质量。1.营养师参与多学科诊疗，病历中体现营养评价—诊断—治疗（1分）。2.有营养会诊及诊断、治疗方案，有营养动态评估记录（1分）。3.依据营养阶梯治疗原则进行营养治疗，有效果评估、有按需制定的营养支持治疗方案及膳食方案（1分）。一项不符合要求扣0.25分

| 9. 查看患者疼痛评估，访问或评估患者疼痛感受，镇静镇痛措施使用情况 | 3分 | |

释义：从患者疼痛治疗的情况了解医院疼痛专科诊疗质量。1.有疼痛科医师参与多学科诊疗或会诊（0.5分）。2.病历中有疼痛评估、再评估、疗效评估记录，有根据"三阶梯止痛原则"，制定适宜的个体化诊疗方案（1分）。3.查看疼痛治疗风险防范与处置预案，包括常见并发症的预防、药物不良反应的预防、高风险操作相关风险防范的处置预案（0.5分）。4.查看患者镇痛药物使用医嘱，追溯医师资质权限符合要求；查看护理记录单有日常疼痛诊疗护理评估记录单、评分记录表（1分）。一项不符合要求扣0.25分

第二步：【延伸追踪】

查看该患者多学科会诊或治疗的相关部门，或到新生儿病房或NICU、精神心理科、血液净化科、中医科、康复科、高压氧科、介入科、放射治疗科、日间化疗室等部门。（共9个科室，总分45分，评审专家随机抽查5个以上的相关科室）

1. 追踪到相关科室

| （1）查看科室设置与布局、分区情况，是否符合行业管理要求与医院感染防控的规定；操作间环境是否整洁，设备设施是否安全，标识是否醒目，管理是否规范 | 0.5分 | |

评审内容	分值	得分
释义：查看受检科室设置与布局、分区情况，符合行业管理要求与医院感染防控的规定；操作间环境整洁符合 10S 管理，设备设施处于安全使用范围，标识标牌清晰醒目，科室管理规范（0.5 分）。一项不符合要求扣 0.25 分。各科分区标准详见参考建议		
（2）查看患者身份识别与查对、知情告知、隐私保护等执行情况	0.5 分	
释义：查看受检科室患者身份识别与查对：是否有两种以上身份识别的方案；是否签署知情同意书；访谈患者相关治疗同意书签署及医护告知情况的知晓度、隐私保护措施的执行情况（姓名隐私、检查隐私保护、诊断隐私保护等）（0.5 分）。一项不符合要求扣 0.25 分		
（3）查阅该诊疗技术项目操作规程，职业暴露与防护、安全保障措施、突发意外或重大并发症的现场处置情况	0.5 分	
释义：1. 查阅受检科室该项诊疗技术操作规程符合标准要求；职业暴露与防护措施落实是否符合该科室标准要求；安全保障措施的实际执行符合要求（0.25 分）。2. 从受检科室突发意外或重大并发症预案清单中随机抽取 1 项，核查实地演练现场处置情况（0.25 分）。一项不符合要求扣 0.25 分		
（4）追溯该诊疗技术项目操作者技术档案，包括资质、授权与行业专科培训等情况	0.5 分	
释义：追溯受检科室诊疗技术项目操作者技术档案：是否有资质，是否有授权，是否有该项技术的培训、考核、开展数量及质量的监管，是否有该项技术不良事件登记等情况（0.5 分）。一项不符合要求扣 0.25 分		
2. 调阅 1 份多学科协作诊疗（MDT）病例。核查科室诊疗技术规范、准入要求、质量标准、紧急处置等落实情况		
（1）查阅科室有无每周固定的学习（MDT 讨论）时间、学习内容（最新诊疗指南、技术规范解读）	0.5 分	
释义：1. 受检科室定期开展业务学习，学习内容包括但不限于：最新诊疗指南、技术规范解读等，有记录、有分析、有讨论、有心得体会发言（0.25 分）。2. 查看受检科室 MDT（疑难病例讨论）记录本，有固定的讨论时间、讨论人员全员参加、内容突出等（0.25 分）。一项不符合要求扣 0.25 分		
（2）查阅科室制定的诊疗常规和技术操作规范，对照病历检查医师、技师、专科护士执行的依从性	0.5 分	
释义：1. 受检科室有诊疗常规和技术操作规范（0.25 分）。2. 对照病历核查收治患者疾病是否符合该科室诊疗范围；病历内诊疗是否符合科室制定的诊疗规范；医师、技师、专科护士在诊疗过程是否按照诊疗常规、临床操作技术规范、医学伦理等要求执行（0.25 分）。一项不符合要求扣 0.25 分		
（3）查看病历与病程记录，诊疗技术开展与医院科室诊疗技术清单是否吻合；技术资质与专业人员范围、实施授权、医疗技术档案、项目清单是否更新	0.5 分	
释义：1. 科室有诊疗技术清单；科室诊疗技术开展与医院诊疗技术清单吻合（0.25 分）。2. 科室有分类别的人员技术档案；技术档案内记录了该医务人员的技术资质、专业人员范围、授权、技术项目清单，并有定期更新及再授权的痕迹（0.25 分）。一项不符合要求扣 0.25 分		

评审内容	分值	得分
（4）查阅医师、技师各1名的个人技术档案，了解评审期内专科诊疗技术项目培训、学习、进修、开展应用情况	0.5分	
释义：1.医院要建立医、技、药各类人员的专业技术档案，档案内要有该医务人员从入职后职称晋升痕迹、诊疗项目清单、手术操作清单、相关授权清单（0.25分）。2.专科诊疗技术项目的培训、学习、进修、开展、不良事件发生的情况记录（0.25分）。一项不符合要求扣0.25分		
（5）抽取1个预案，考核医、护、技人员应急响应、人员到位、培训、流程、物资等紧急处置情况	0.5分	
释义：从科室应急预案清单中随机抽选1个预案实地演练。病情变化观察及时、抢救启动时间及时、人员到位及时、流程顺畅、物资保障到位、急救技术措施到位。有定期演练相关资料及培训资料（0.5分）。一项不符合要求扣0.25分		
（6）查看评审期内科室质量安全与分析讨论记录，以及讨论提出问题的整理分析及持续改进落实情况	0.5分	
释义：1.科室有质量安全分析记录本或信息化登记，若无则该项不得分。2.记录本有具体内容，包括问题描述、原因分析、改进措施、效果评价等（0.5分）。一项不符合要求扣0.25分		

第三步：【到外科病房现场追踪】

评审内容	分值	得分
1.查看一名急诊手术后患者，床旁查看患者术后情况，访谈患者家属就诊体验（含急诊、手术、绿色通道情况）	2分	
释义：访谈患者或家属的就医体验，包括但不限于急诊手术是否优先、是否有手术绿色通道、手术转运是否通畅（2分）。一项不符合要求扣1分		
2.访谈医生，了解急诊手术流程、绿色通道、应急保障机制，以及量化急诊手术指标	2分	
释义：医生对于急诊手术流程、绿色通道、应急保障机制，以及量化急诊手术指标（2分）。一项不知晓扣0.5分		
3.查看该患者病历，核查手术评估、术前讨论、麻醉前评估、重大手术审批记录或访谈医师重大手术报告审批流程，手术离体组织病理学送检结果或病检结果	5分	
释义：1.查看该患者病历核查患者术前评估落实情况，包含但不限于麻醉前评估、手术适应证评估、基础疾病评估、营养评估、疼痛评估、心理评估等，缺一项扣0.25分（2分）。2.术前讨论符合医院管理规定（1分）。3.通过访谈了解医师重大手术报告审批流程知晓率，回答不全（≤50%）扣0.5分，完全不清楚扣1分（1分）。4.手术离体组织有病理诊断报告，并及时记录在病历中，未及时记录扣0.5分，无病理报告扣1分（1分）		
4.核实科室对病理报告与术中快速冰冻切片检查及术后诊断不一致时追踪、分析的讨论记录，若无追溯至病理科进行核实	5分	

评审内容	分值	得分
释义：1. 病理科有病理报告与术中快速冰冻切片检查及术后诊断不一致相关讨论规定与程序（1分）。2. 科室有病理报告与术中快速诊断不一致的质量讨论记录，包括但不限于原因分析、改进措施、总结评价等（2分）。3. 病理科有定期对病理报告与术中快速冰冻切片检查及术后诊断不一致的问题自查、原因分析、经验总结、整改措施（2分）。一项不符合要求扣0.5分		
5. 查看该患者病历，手术的全过程情况（包括但不限于手术后治疗、观察病情、手术效果、护理过程等）有无记入病历，记录是否规范、准确，是否符合时限、资质要求	3分	
释义：1. 查看病历记录有手术的全过程情况记录，包括但不限于手术后治疗、观察病情、手术效果、护理过程等（1分）。2. 记录规范、准确、及时，手术记录应由手术者于手术后24小时内完成，特殊情况下由第一助手书写时，应有手术者审查、签名；手术记录应当另页书写，内容包括一般项目（患者姓名、性别、科别、病房、床位号、住院病历号或病案号）、手术日期、术前诊断、术中诊断、手术名称、手术者及助手姓名、麻醉方法、手术经过、术中出现的情况及处理等；术后首次病程记录内容包括手术时间、术中诊断、麻醉方式、手术方式、手术简要经过、术后处理措施、术后应当特别注意观察的事项等；有术后连续3天病程记录；病情变化处置及时，有记录（2分）。3. 资质符合要求，各类病历书写记录人员资质符合医院管理规定（1分）。一项不符合要求扣0.25分		
6. 追溯3份手术运行病历，核查手术评估、手术全过程的落实情况	3分	
释义：核查3份手术运行病历，核查手术评估、手术安全核查、麻醉记录、手术标本管理、术前讨论、知情同意、术中标本送检等过程落实情况（3分）。一项不符合要求扣0.25分		
7. 追溯科室质量管理手册，核查围手术期质量管理持续改进情况	2分	
释义：1. 科室有质量管理手册，有定期（每月或每季度）对围术期质量（包括但不限于手术量、手术类别、并发症发生、疑难手术、非计划二次手术等）进行自查分析改进的记录（1分）。2. 查看主管部门对围手术期工作质量进行定期督导、分析、反馈，提出整改意见并落实持续改进的资料，包括但不限于内网质控简讯或各类关于手术相关质量安全的查房督导反馈，有整改通知书，有整改报告，有持续改进效果评价（1分）。一项不符合要求扣0.25分		
8. 查看患者病历，核查术前麻醉访视或评估记录、麻醉知情同意书，有无明确术中的授权委托人等情况，查看麻醉记录、麻醉后复苏记录，有无规范的手术过程监测记录，术后镇痛应用是否规范	4分	
释义：1. 由具有资质及授权的麻醉医师执行手术前访视和评估（1分）。2. 术前麻醉访视或评估记录有对临床诊断、拟施行的手术、麻醉方式、麻醉的风险、利弊进行综合评估（1分）。3. 有对高风险择期手术、新开展手术等进行麻醉前讨论的记录，有明确预期术中、麻醉中可能出现变更麻醉方法的授权委托知情同意书（1分）。4. 查看麻醉记录、麻醉后复苏记录、镇痛记录符合管理规范（1分）。一项不符合要求扣0.5分		
9. 了解患者躯体功能状态及相应功能锻炼、康复措施。查看患者病历，有无根据患者病情开展康复早期介入，有无康复计划，有无康复科医师会诊记录，有无定期开展康复效果评价	3分	

评审内容	分值	得分
释义：通过该患者的诊疗记录追溯医院康复专科诊疗质量。1.有康复医师会诊记录，无会诊记录扣1分（1分）。2.有早期康复治疗计划及定期评价记录，包括但不限于各种康复内容、训练目的、预后预测、禁忌等（1分）。3.另选2份康复医师会诊出院患者病历，核查出院记录有后续康复指导或社区转介（1分）。一项不符合要求扣0.5分		
第四步：【到麻醉手术室现场追踪】		
1.检查手术室门禁管理和人员出入资质，了解手术室安全与环境管理、分区与通道管理情况；核查从病区查房或指定的手术患者转运手术室的过程与时间	1分	
释义：1.手术室有门禁管理，人员出入资质有授权；手术室三区（非限制区、半限制区和限制区）、四通道（工作人员通道、患者通道、污物通道及洁净物品通道）符合要求，标识明显，有专用的手术电梯与应急电梯（0.5分）。2.查看手术患者转运时间与过程符合医院规定要求（0.5分）。一项不符合要求扣0.25分		
2.进入手术室，查看手术室设施和患者准备情况；查阅患者术前评估与讨论，对照手术通知单、麻醉记录单，核查与实施手术是否一致	2分	
释义：1.手术室设备设施符合医院功能需求（1分）。2.患者术前准备完善，术前评估与讨论、手术通知单、麻醉记录单、实际实施手术方式一致（1分）。一项不符合要求扣0.5分		
3.追溯开台时间、手术时间，查看麻醉记录、术中处置、快速切片、家属沟通等情况；现场查看Time-out执行情况；安全核查（分娩安全核查）及签名是否完整	2分	
释义：1.核查1名患者手术开台时间、手术时间、麻醉记录、术中处置、快速切片、家属沟通等情况符合医院规定（1分）。2.现场查看Time-out执行情况，安全核查（分娩安全核查）及签名完整（1分）。一项不符合要求扣0.25分		
4.追踪至麻醉、麻醉复苏室，核实设备、设施及人员配置情况，查看复苏室转入、转出标准	1分	
释义：1.住院手术，室麻醉后复苏室床位与手术台数量比≥1∶2；日间手术室，麻醉后复苏室床位与手术台数量比≥1∶1；麻醉后监护治疗病房麻醉科护士与实际开放床位比≥2∶1；至少有1名能独立实施麻醉的麻醉医师；复苏室每床配备吸氧设备、无创血压和血氧饱和度等监护设备及呼吸机、除颤仪等抢救设备；有定期维护设施设备的记录（0.5分）。2.麻醉后复苏室患者转入标准、转出标准与管理流程符合要求（0.5分）。一项不符合要求扣0.25分		
5.追溯麻醉科质量管理手册，核查开展麻醉并发症监测、分析与反馈及麻醉不良反应上报，以及持续改进的资料	2分	
释义：1.无麻醉科质量管理手册该项不得分。2.核查麻醉并发症监测分析与反馈、麻醉不良反应上报、麻醉质量持续改进等资料（2分）。一项不符合要求扣0.5分		
6.考核麻醉医师、手术医师、手术护士麻醉意外抢救应急处置	2分	
释义：从科室应急预案清单中随机抽选1个预案实地演练。病情变化观察及时、抢救启动时间及时、人员到位及时、流程顺畅、物资保障到位、急救技术措施到位。有定期演练相关资料及培训资料（2分）。一项不符合要求扣0.25分		

评审内容	分值	得分
第五步：【到日间手术室】		
1. 随机抽取评审期内 3 项日间手术术式，核实是否符合医院日间手术病种和技术目录	1分	
释义：1. 无医院日间手术目录清单该项不得分。2. 随机抽查 3 项日间手术术式，核实是否符合医院日间手术病种和技术目录（1分）。一项不符合扣 0.5 分		
2. 追踪 3 份日间手术病历，查看日间手术适应证范围、麻醉方式及病历书写质量情况	2分	
释义：日间手术适应证范围符合医院规定，麻醉方式符合疾病要求，病历书写质量甲级（2分）。一项不符合扣 0.5 分		
3. 电话随访 2 名患者或家属，了解健康宣教和随访的落实情况	2分	
释义：电话随访 2 名患者或家属，了解健康宣教和随访的落实情况（2分）。一项未落实扣 0.5 分		
4. 追溯科室质量管理手册，核查科室日间手术病种、技术风险的动态评价	1分	
释义：1. 科室有质量管理手册（0.5 分）。2. 对日间手术病种、技术风险有动态评价（0.5 分）。一项不符合要求扣 0.5 分		

注：医疗质量安全核心制度（表6）中手术安全核查制度的评审内容及分值5分，融入此表中（表10）。核医学、脑电图、肌电图等特殊检查室在表13中体现。

【参考建议】

1. 相关科室布局

（1）新生儿病房或 NICU 布局标准

① 新生儿病房布局、设备设施、专业人员设置及医院感染控制符合《新生儿病室建设与管理指南（试行）》的基本要求及《医院感染管理办法》要求。

② 新生儿病房设置在相对独立的区域，与普通儿科病房分隔，未混合，接近新生儿重症监护室（NICU）。

③ 建筑布局符合医院感染预防与控制的有关规定，做到洁污区域分开，功能流程合理。

④ 环境条件满足诊疗需要，工作区域包括医疗区、接待区、配奶区、洗浴区等，符合医院感染管理要求。

⑤ 无陪护病室每床净使用面积 ≥ 3 m²，床间距 ≥ 1 m。有陪护病室应当一患一房，净使用面积 ≥ 12 m²。

⑥ 配备负压吸引装置、新生儿监护仪、吸氧装置、氧浓度监护仪、暖箱、辐射式抢救台、蓝光治疗仪、输液泵、静脉推注泵、微量血糖仪、新生儿专用复苏囊与面罩、喉镜和气管导管等基本设备。有条件的配备吸氧浓度监护仪和无创呼吸机。

⑦ 有设备设施维护、保养记录。

⑧ 有设置早产儿病室、足月新生儿病室及隔离病室。

⑨ 新生儿病房医师与实际开放床位比 ≥ 0.3∶1（0.2 分）；新生儿病区护士与实际开放床位比 ≥ 0.6∶1（0.2 分）；1 名护理人员负责 ≤ 6 名普通患儿或 ≤ 3 名重症患儿。

⑩ 新生儿病房负责人具有 3 年以上新生儿专业工作经验并具备儿科副高以上职称的医师担任。

⑪ 新生儿病室医师有 1 年以上儿科工作经验，并经过新生儿专业培训 6 个月以上。

⑫ 护士长具有主管以上专业技术职称并有 2 年以上新生儿专科护理工作经验。

（2）精神心理科布局标准

1）实施精神类疾病治疗的医院与医师需具备卫生健康行政部门规定的诊疗科目及医师资质。

①开设的精神科诊疗科目与医院执业许可证相符。②精神科卫生技术人员与实际开放床位比 ≥ 0.55∶1。③精神科病房护士与实际开放床位比 ≥ 0.35∶1。④精神科至少具有高级职称医师和护士各 1 名。

2）提供心理治疗服务，依照技术标准及伦理要求科学规范进行，治疗操作流程、人员资质、治疗场所功能布局等符合要求。

①查看心理治疗诊疗技术规范和伦理要求。②现场核查心理治疗场所功能布局及人员资质情况，心理治疗科（室），功能布局、设施设备、消防措施等符合要求；从事心理治疗的人员资质符合要求，有接受规范化心理治疗培训的精神科执业医师或通过卫生专业技术资格考试、取得专业技术资格的卫生技术人员；心理治疗专业人员有定期参加心理治疗专业技能培训的记录；现场核查心理治疗服务执行情况，包括但不限于有心理治疗前开展心理评估的记录；心理治疗患者有个人治疗档案。

（3）血液净化科布局标准

①血液透析室分为辅助区域和工作区域。辅助区域包括工作人员更衣室、办公室等。工作区域包括透析治疗区、治疗室、水处理间、候诊区、接诊区、储存室、污物处理区。开展透析器复用的，设置复用间。②每个透析床/椅间距不小于 1 米。③水处理间使用面积不低于水处理机占地面积的 1.5 倍。④每个分隔透析治疗区域均配置洗手池、洗手液、速干手消毒剂等手卫生设备。⑤配备治疗车、抢救车备有急救物品及药品及基本抢救设备（如除颤仪、辅助呼吸设备等）。

（4）中医科布局标准

中医诊疗科室设置应当符合《综合医院中医临床科室基本标准》等文件的要求。

①执行《医疗机构基本标准（试行）》《综合医院中医临床科室基本标准》《综合医院中医药工作指南》《关于进一步加强综合医院中医药工作推动中西医协同发展的意见》（以下简称《意见》）（国卫医函〔2021〕126 号）等规范、文件要求。②有设立中医科病区。③中医病区开放床位占医院实际开放床位数 ≥ 5；每床至少配备 0.4 名中医类别医师和 0.4 名护士。④中医门诊净使用面积不少于 90 m²。⑤开设中医专科或专病门诊 ≥ 3 个。⑥科主任具有中医类别副主任医师任职资格，从事中医临床专业 ≥ 10 年。⑦护士长具有主管护师任职资格，从事中医临床护理 5 年以上，能够指导

护理人员开展辨证施护和运用中医护理技术；中医科护士有接受中医药知识技能岗位培训。

（5）康复科布局标准

①按照《综合医院康复医学科建设与管理指南》（卫医政发〔2011〕31号）要求设置（康复科开放床位占医院实际开放床位数的2%～5%）；人员配备情况（配置指导标准：每床位配置医师0.25名、康复治疗师0.5名、护士0.3名）。②康复医师及治疗师持证上岗。③康复医学科以外病区配置康复、理疗设施的，有授权管理。

（6）高压氧科布局标准

①具有省级卫生健康行政部门（湖南省高压氧医疗质量控制中心）颁发的《医用氧舱设置批准书》《医用氧舱使用证》《医用氧舱备案表》，均在有效期之内。②氧舱布局合理，实行单通道设计，设立治疗等待区、氧舱室、诊断室、医护办公室、消毒间等。③医用氧舱设置在耐火等级为一、二级的建筑内，并使用防火墙与其他部位分隔，不宜设置在地下室内。④核查氧舱出厂设计图，医院没有自行改变舱体结构、供（排）氧系统和供（排）气系统。⑤医院没有自行改变原设计的医用氧舱加压介质和增加舱内吸氧面罩。

（7）介入科布局标准

①人员配备及设备、设施符合《放射诊疗管理规定》和相关介入诊疗技术管理规范要求。所开展的介入诊疗技术项目与卫生健康行政部门核准的临床诊疗科目一致，介入诊疗项目（如心血管介入）获取准入资格。②介入诊疗许可证有定期校验。③有独立的介入手术室，有配套的医学影像设备如配备数字减影血管造影机，具有"路图"功能，影像质量和放射防护条件良好；具备医学影像图像管理系统；具备气管插管和全身麻醉条件，能够进行心、肺、脑抢救复苏；具备供氧系统、麻醉机、除颤器、吸引器、血氧监测仪等必要的急救设备和药品。④清洁区、缓冲区及污染区分界清晰。⑤有单独的更衣洗手区域。⑥有配备经过专业培训的专业技术人员及麻醉医师。

（8）放射治疗科布局标准

布局、设备设施符合《放射诊疗管理规定》和国家相关标准。具备开展放射治疗的基本技术。①布局、设备设施符合《放射诊疗管理规定》和国家相关标准。②具备开展放射治疗的基本设备（直线加速器或钴–60治疗机≥1台、后装治疗机≥1台、模拟定位机≥1台、三维计划治疗系统≥1台、验证设备）。③开展的诊疗技术符合《医疗技术临床应用管理办法》《放射治疗质量控制基本指南》。④有开展常见恶性肿瘤的根治性放疗。⑤有开展常见恶性肿瘤术前或术后放疗等。⑥评审周期内开展三维适形放疗或调强放疗占总治疗患者例数的50%以上。

（9）日间化疗科布局标准

①有日间化疗管理制度、服务流程，包括但不限于准入、评估、宣教、回访、应急等。②有日间化疗准入范围清单查看有集中配置化疗药物安全管理制度。③有化疗药物集中配置场所

2.日间手术　《国家卫生健康委办公厅关于印发医疗机构日间医疗质量管理暂行

规定的通知》（国卫办医政发〔2022〕16号）第十条 医疗机构应当加强本机构日间医疗病种和技术管理。遵循科学、安全、规范的原则，制定本机构日间医疗病种及技术目录并实行动态管理。第十三条 医疗机构应当加强日间医疗患者评估管理。在患者治疗前、治疗后、出院前等关键节点均进行评估，并根据患者病情变化和所接受的医疗服务调整评估内容。对接受有创诊疗和麻醉诊疗的患者，应当及时评估麻醉风险、手术/治疗风险、麻醉恢复情况、疼痛评分等。第十四条 医疗机构应当加强日间医疗患者随访管理，根据不同病种特点及诊疗规律，明确随访时间、频次、内容和形式等，安排专门的医务人员进行随访并准确记录，为有需要的患者提供出院后连续、安全的延伸性医疗服务；随访记录应当纳入患者病案或单独建册保存；日间手术患者应当在出院后24小时内完成首次随访。第十五条 医疗机构应当加强日间病历质量管理，保障日间医疗病历内容客观、真实、准确、及时、完整、规范。日间病历应当包括住院病案首页、24小时内入出院记录、术前讨论结论、手术/治疗记录、手术安全核查记录、手术清点记录、各类知情同意书、医嘱单、辅助检查检验报告单、体温单、护理记录单及入院前完成的与本次诊疗相关的医疗文书资料等。

《国家卫生健康委办公厅关于印发日间手术推荐目录（2022年版）的通知》（国卫办医函〔2022〕38号）为进一步落实《国务院办公厅关于推动公立医院高质量发展的意见》（国办发〔2021〕18号）相关要求，大力推行日间手术，提高日间手术占择期手术的比例，推动落实分级诊疗制度建设，湖南省卫生健康委根据患者需求、日间手术工作进展和新版的手术操作分类代码，组织对日间手术目录进行了更新，形成了《日间手术推荐目录（2022年版）》。

3.国际患者安全目标（IPSG）《联合委员会国际部（Joint Commission International，JCI）的第7版医院评审标准》。

目标1：正确识别患者身份 IPSG.1 医院制定并实施相应流程，以提高患者身份识别的准确性。目标2：改进有效沟通 PSG.2 医院制定并实施相应流程，以提高医务人员之间口头和（或）电话沟通的有效性。IPSG.2.1 医院制定并实施相应流程来报告诊断性检查的危急值。IPSG.2.2 医院制定并实施交接沟通流程。目标3：改进高警讯药物的安全性 IPSG.3 医院制定并实施相应流程，以改进高警讯药物的安全性。IPSG.3.1 医院制定并实施相应流程，以改进看似/听似药物的安全性。IPSG.3.2 医院制定并实施相应流程来管理高浓度电解质的安全使用。目标4：确保安全手术 IPSG.4 医院制定并实施相应流程，用于术前核查和手术/有创操作部位标记。IPSG.4.1 医院制定并实施相应流程，用于在手术/有创操作开始前一步进行术前暂停（time-out），并在手术/有创操作后进行离室前核查（sign-out）。目标5：降低医疗保健相关感染的风险 IPSG.5 医院采用并实施《循证的手卫生指南》，以降低医疗保健相关感染的风险。IPSG.5.1 医院领导层确定需要改进的医疗服务流程，并采用和实施循证的干预措施，以改善患者预后，降低医院相关性感染的风险。目标6：降低患者因跌倒导致伤害的风险 IPSG.6 医院制定并实施相应流程，以降低住院患者因跌倒导致伤害的风险。IPSG.6.1 医院制定并实施相应流程，以降低门诊患者因跌倒导致伤害的风险。

4. 术前核查程序　《联合委员会国际部（Joint Commission International，JCI）的第7版医院评审标准》术前核查是一个持续收集和确认信息的过程。术前核查的目的是①核实正确的患者，操作和部位；②确保所有相关文档材料、影像学资料和检查结果的可及、标识正确，摆放就绪；③确认所需的血液制品、特殊医疗设备和（或）植入性医疗器械准备就绪。

在患者到达术前区域之前，可以完成术前核查的许多内容。例如：确保文档材料，影像学资料、检查结果和其他文本正确标识并与患者身份信息相符。如果等到术前暂停才完成术前核查程序，可能会由于在手术即将开始时，一些文本或影像学资料未正确标识成还未准备好，导致手术不必要的延迟。术前该查的部分内容很有可能不止一次地在多个地方进行，例如：可能会在外科医生办公室获得手术同意，然后可在术前等待区核实其完成情况部位标记。

让患者参与手术 / 有创操作部位的标记，记号应一目了然且含义清晰。理想情况下，"X"不应作为标记符号，因为它可能被解释为"不在这里"或"这是错误的一侧"，并可能导致患者医疗服务错误，整个医院的标识需一致。在所有涉及双侧、多重结构（手指、脚趾、病变部位）或多层面结构（脊柱）的病例中，均应进行部位标记。

手术 / 有创操作部位标记由执行该操作的人员完成。此人会实施整个操作，并且在操作全程与患者在一起。对外科手术而言，外科责任医生通常会执行手术，因此由其进行部位标记、外科责任医生有不同的称谓，如主诊医生或顾问医生，对于非手术的有创操作来说，可能由内科医生执行，并且可能在医院手术室之外的区域进行。

在某些情况下，由受训人员执行整个操作，且几乎或完全不需要外科责任医生或内科医生的监督，则受训人员可以进行部位标记。当受训人员只是协助外科责任医生或内科医生时，则只有外科责任医生或内科医生才能进行部位标记。

部位标记可在手术 / 有创操作开始前的任何时间进行，如可能应让患者参与标记过程，并且在患者完成术前准备并铺巾之后，标记依然清晰可见。患者无法参与的情况示例包括不能进行医疗决策的患者、儿童和需要紧急手术的患者。

5. 术前暂停（Time-out）　《联合委员会国际部（Joint Commission International，JCI）的第7版医院评审标准》，医院制定并实施相应流程。用于在手术 / 有创操作开始前一步进行术前暂停（time-out）。

当所有的手术 / 操作成员就位，手术 / 操作即将开始前进行术前暂停。在术前暂停期间，小组就如下内容达成共识：①患者身份正确；②操作方式正确；③手术 / 有创操作部位正确。

术前暂停可以使任何悬而未决的问题或困惑得以解决。术前暂停需在操作执行的场所进行，并需所有团队成员的积极参与。患者不必参与术前暂停。当术前暂停（time out）完成后（至手术开始前），小组成员不得离开房间。记录术前暂停的完成情况，包括完成日期和时间。

IPSG.4 衡量要素：①在手术 / 有创操作前，医院落实手术前核查流程，包括使用核查清单或其他记录方法，核对内容包括知情同意与拟实施的操作相对应；确保正确的患者，正确的操作，正确的部位；所需要的文档材料、血液制品、仪器设备、植入性医疗器械正确且准备妥当，功能良好。②医院使用一目了然且含义清晰的记号来标识手术/有创操作部位，全院一致。③由执行手术/有创操作的人员进行部位标记，并让患者参与标记过程。

IPSG.4.1 衡量要素：在手术/有创操作实施的区域，整个小组成员积极参与操作开始前即刻的术前暂停（time out）程序，包括①患者身份正确；②操作方式正确；③手术/有创操作部位正确的内容。记录术前暂停的完成情况，包括完成日期和时间。当进行手术/有创操作（包括手术室之外的医疗操作和牙科操作）时，医院使用统一的流程确保手术安全。

所有手术参与人员均要进行确认，采用问答方式。

巡回护士：对照手术安全核查单依次提问；麻醉医师：对照腕带答出姓名、性别、年龄、ID号；手术主刀医师：回答手术方式、手术部位、手术体位、确认手术标识等；器械护士：陈述无菌物品灭菌是否合格、应对方案、仪器设备准备是否完好；巡回护士：确认需要术前使用抗生素的患者，抗生素是否按要求执行。

营养评估、营养筛查，《国家临床营养专业质控工作改进项目——营养风险筛查与营养评估行动方案》营养评估（nutrition assessment）是在大量临床资料中收集相关资料，如一般情况、膳食评估、人体测量、人体组成成分分析、间接能量代谢测定、营养生化检验、营养体格检查、人体功能扫描、营养与疾病状态评估等内容，并据此评估患者营养状况所处程度，明确营养诊断，进行相应营养治疗。

六、护理质量保障与持续改进（70分）

（一百零六）建立扁平高效的护理管理体系，建立护理管理委员会，由医院人事、财务、医务、护理、后勤等相关部门主要负责人组成，主任委员由医疗机构主要负责人或分管护理工作的负责人担任。依据法律法规、行业指南、标准，制定本单位护理工作发展规划、护理制度、常规和操作规程，实施护理管理、质量改进等工作。

【概述】
扁平化护理管理体系可有效提高管理效率。医院应当建立与医院规模、任务和组织目标相适应的护理管理体系，实行三级或者两级管理层级；通过护理管理委员会，制定本单位的护理工作发展规划，定期研究护理质量问题、推进护理质量改进；根据国家法律法规、行业标准、指南，制定护理制度、工作常规和操作规程，持续更新护理质量评价标准，对医院护理质量实行全程管控。

【细则】
3.327 建立简捷高效的护理管理体系。在本单位护理管理委员会的指导下，实行三级或二级管理层级，明确各级护理管理岗位任职条件。有护理工作发展规划、年度计划，

符合医院总体规划和护理学科发展方向并有效执行，有总结评价。（1分）

3.328 建立护理管理委员会。委员会成员应当包含与护理工作密切相关的部门，并制定委员会职责和工作制度，定期研究护理质量与安全问题，提出改进策略并落实。（1分）

3.329 根据法律法规、行业标准、指南制定医院护理制度、护理常规和操作规程，定期修订。同时，根据科室执行落实情况，开展护理质量管理工作，有监测、分析、反馈，指导改进。（2分）

（一百零七）护理人力资源配备与医院功能和任务相适应，有护理单元护理人员的配置原则，以临床护理工作量为基础，根据收住患者特点、护理级别比例、床位使用情况对护理人力资源实行弹性调配。临床护理岗位护士数量占全院护士数量不低于95%。有紧急状态下调配护理人力资源的预案。

【概述】

合理的护士人力资源配置，是保障患者安全和护理质量的基础。医院应当按照国家相关规定，结合医院规模、功能和任务，合理配备护理人力，并结合收住患者特点、护理级别比例、床位使用情况等制定护理单元人力配备原则及弹性调配方案。有人力资源调配的应急预案。

【细则】

3.330 护理人力资源配备与医院功能和任务相适应，有护理单元护理人员的配置原则，临床护理岗位护士数量占全院护士数量不低于95%。（1分）

3.331 以临床护理工作量为基础，根据收住患者特点、护理级别比例、床位使用情况对护理人力资源实行弹性调配，有紧急状态下调配护理人力资源的预案并演练。（1分）

（一百零八）护理人员依法执业，实行分层级管理，有护理人员管理规定、实行岗位管理制度，明确岗位设置、岗位职责、岗位技术能力要求和工作标准。有护理人员在职继续医学教育计划，保障措施到位，并有实施记录。

【概述】

根据《护士条例》《护士执业注册管理办法》等规定，对护士实行依法执业管理，保障患者安全和护士的合法权益。根据《国家卫生健康委办公厅关于进一步加强医疗机构护理工作的通知》（国卫办医发〔2020〕11号）等文件要求，按照"因需设岗、以岗择人、按岗聘用、科学管理"的原则，实施护理岗位管理。建立以岗位需求为导向的护士培训机制，保障措施切实可行。

【细则】

3.332 根据《护士条例》《护士执业注册管理办法》等相关法律法规和规定，制定护理人员资质管理制度和审核程序，落实依法执业。（2分）

3.333 实行岗位管理制度，明确岗位设置、岗位职责、岗位技术能力和工作标准。（3分）

3.334 制定护理人员管理规定，根据临床护理能力、专业技术水平、工作年限、职称和学历等实行分级管理，各层级护士职业晋升路径及标准清晰。（3分）

3.335 根据医院业务发展、岗位需求和护士职业成长规律制定护理人员在职继续医学教育计划，保障措施到位，并有实施记录。（2分）

3.336 落实新入职护士、专科护理培训要求，培养专科护理人才。（5分）

（一百零九）建立基于护理工作量、质量、患者满意度并结合护理难度、技术要求等要素并以考核护理人员实际工作能力为核心的绩效考核制度，考核结果与护理人员的评优、晋升、薪酬分配相结合，调动护理人员积极性。

【概述】

护理绩效考核是医院管理部门基于护理工作目标和绩效标准而采取的一种管理方式，建立符合医院实际的护理工作目标，基于工作量、护理质量、患者满意度、护理难度、技术要求等为要素的绩效考核制度。同时，将考核结果与护理人员评优、晋升、薪酬分配相结合，促进工作改进，达到充分调动护理人员积极的目的。

【细则】

3.337 建立基于护理工作量、质量、患者满意度并结合护理难度、技术要求等要素为核心的绩效考核制度。绩效考核制度应当充分征求护理人员的意见和建议。（3分）

3.338 考核结果与护理人员的评优、晋升、薪酬分配相结合，体现同岗同酬、多劳多得、优绩优酬，调动护理人员积极性。（2分）

（一百一十）依据《护士条例》等相关法律法规和规定，规范护理工作，落实优质护理服务。实施责任制整体护理，为患者提供全面、全程、专业、人性化的护理服务。

【概述】

以《护士条例》等相关法律法规、行业标准等为依据，结合医院实际，规范实施以患者为中心的护理，针对患者从入院、住院、出院等不同阶段的护理需求，提供涵盖生理、心理和社会等方面的专业化、人性化的责任制整体护理。

【细则】

3.339 依据《护士条例》等相关法律法规和规定，规范护理工作，落实优质护理服务。（2分）

3.340 实施责任制整体护理和卓越服务，为患者提供全面、全程、专业、人性化的护理服务。（4分）

（一百一十一）根据《综合医院分级护理指导原则》《护理分级》（WS/T431-2013）的原则和要求，进行护理分级，并且按护理级别实施分级护理。有危重患者护理常规，护理措施落实到位。

【概述】

按照《综合医院分级护理指导原则》《护理分级》（WS/T431–2013）要求，对患者进行分级护理。依据疾病护理常规和技术操作规范等，结合不同级别患者实际状况，实施分级护理。有医院危重患者护理常规及工作规范，并落实到位。

【细则】

3.341 根据《综合医院分级护理指导原则》《护理分级》（WS/T431–2013）的原则和要求，进行护理分级。（3分）

3.342 按护理级别实施分级护理，护理措施符合患者实际需要并落实。（5分）

3.343 制定危重患者护理常规并落实。（5分）

（一百一十二）护理文书、护理查房、护理会诊和护理病例讨论制度参照《医疗质量安全核心制度要点》执行。

【概述】

护理文书是护士按照患者护理计划，在实施护理措施过程中形成的文字、符号、图表等资料，是护士观察病情、执行医嘱、实施护理措施的客观记录。医院应当对护理文书的书写、质控、保存、使用等环节进行管理。

护理会诊是对本科室难以解决的护理问题，需要其他科室或医院的护士协助提出意见或提供护理的活动。对疑难病例或疑难护理问题可通过建立护理查房、护理会诊、护理病例讨论等方式解决。

【细则】

3.344 护理文书参照《医疗质量安全核心制度要点》执行。（1分）

3.345 护理查房、护理会诊、护理病例讨论制度参照《医疗质量安全核心制度要点》执行。（1分）

（一百一十三）有临床护理技术操作常见并发症的预防与处理规范。有紧急意外情况的护理应急预案和处理流程，有培训与演练。

【概述】

规范临床护理技术操作，预防和处理并发症，是确保患者安全的基础。医院应当制定临床护理技术并发症预防规范。制定紧急意外情况下的护理应急处理流程，护士知晓本岗位相关的护理技术并发症和紧急意外情况的预防和处理流程。

【细则】

3.346 制定临床护理技术操作常见并发症的预防与处理规范。（3分）

3.347 制定紧急意外情况如患者突发昏迷、心脏骤停、职业暴露等的护理应急预案和处理流程。（2分）

3.348 定期实施相关培训与演练。（5分）

（一百一十四）按照《医院手术部（室）管理规范（试行）》《医院消毒供应中心管理规范》《新生儿病室建设与管理指南（试行）》《医疗机构新生儿安全管理制度（试行）》，完善手术部（室）、消毒供应中心（室）和新生儿病室等护理质量管理与监测相关规定及措施，组织实施并持续改进。

【概述】

依据《医院手术部（室）管理规范（试行）》《医院消毒供应中心管理规范》《新生儿病室建设与管理指南（试行）》《医院新生儿安全管理制度（试行）》等规定，结合专业特点，完善护理质量管理制度、指标监测及分析反馈等，持续改进。

【细则】

3.349 按照《医院手术部（室）管理规范（试行）》，完善手术部（室）护理质量管理与监测相关规定及措施，组织实施并持续改进。（5分）

3.350 按照《医院消毒供应中心管理规范》，完善消毒供应中心（室）质量管理与监测相关规定及措施，组织实施并持续改进。（5分）

3.351 按照《新生儿病室建设与管理指南（试行）》《医院新生儿安全管理制度（试行）》，完善新生儿病室护理质量管理与监测相关规定及措施，组织实施并持续改进。（3分）

【评审方法】

评审专家从住院日志中抽取内、外科系统各1名疑难重症患者。参加床旁护理查房，召集部分护理管理委员会成员分析查房实施效果，核查诊疗护理常规及落实执行情况，护理等级实施情况，护理文书质量；查阅病区护理排班人力资源与特殊紧急情况下的调配；抽取1名护士进行操作考核，了解培训情况及对突发情况的处置评价；评审年度内1例不良事件的系统管理；抽查1个无菌包追溯消毒供应中心、手术室、新生儿室等连续性护理服务举措；查看卓越护理服务的措施与效果，听取分管院领导对护理质量管理体系建设、培训、专科护理开展情况、护理规划等汇报；查看医院年度计划、党委会或院长办公会专题讨论的相关内容。

表11　标准序号3.327 ～ 3.351 评审清单（80分/70分）

评审内容	分值	得分
第一步：【参加晨会交接班】		
评审专家随机抽查外科和内科系统2个病房晨会交接班		
1. 参加晨会交接班人员有无迟到缺席	0.5分	
释义：参加晨会交接班人员应包括科主任、护士长、交班护士与医生、当天值班医务人员（0.5分）。凡迟到、缺席1人或以上扣0.5分		

评审内容	分值	得分
2.交接班流程是否正确，内容与病区实际情况是否符合，值班医生对护士交接内容是否进行重点补充，护士长、主任对整个晨会交接是否进行点评，对重点特殊患者的诊疗是否提出意见	1分	
释义：1.护士交接班内容完整、与病区实际情况符合（0.25分）。2.值班医生对护士交接班内容进行重点补充（0.25分）。3.护士长、主任对整个晨会交接是否进行点评，对重点特殊患者的诊疗是否提出意见（0.5分）。缺一项扣0.25分		
3.通过现场查看或患者访谈，核查四级手术或危急重症患者床旁交接情况	0.5分	
释义：1.四级手术患者手术当日和急危重患者必须床旁交班，未执行则该项不得分。2.现场查看或患者访谈，了解四级手术或危急重症患者床旁交接内容，包括患者的病情、睡眠、饮食、皮肤、管路、伤口、引流液及用药等情况（0.5分）。缺一项扣0.25分		
4.查阅评审期内科室交接班记录本，交接班内容是否完整，人员是否符合排班要求	0.5分	
释义：1.病房有规范统一的交接班记录本，交接记录完整，有交接班双方共同签字（0.25分）。2.交接班人员和排班表上值班人员相符（0.25分）。一项不符合要求扣0.25分		
5.查阅科室值班人员排班表，核查值班人员身份、资质、人数、运行、值班时间是否符合要求	0.5分	
释义：1.独立值班人员具备注册护士资质（0.25分）。2.排班表上值班人数和值班时间与实际相符（0.25分）。一项不符合要求扣0.25分		
第二步：【现场追踪】		
1.随机抽取1名疑难重症患者，参加床旁护理查房，参加人员是否体现层级管理，准备是否完善，站位、流程是否正确	2分	
释义：1.参加床旁护理查房人员包括护理部人员、护士长、责任组长、责任护士等（0.5分）。2.查房前做好查房准备，取得患者及家属的理解和配合（0.5分）。3.床旁查房站立顺序为：患者右侧依次为护士长→护理部成员，左侧依次为责任护士→护理组长→其他护士（按职称高低站位），进修、实习生等站在床尾（0.5分）。4.床旁查房按照病例汇报、床旁评估查体、讨论、评价与总结等流程开展（0.5分）。一项不符合要求扣0.5分		
2.床旁查看分级护理情况落实，护理级别与病情是否相符合，与床头标识、医嘱单、一览表是否一致	3分	
释义：1.患者病情、自理能力与护理级别相符合（2分）。2.有统一的护理级别标识（0.5分）；床头标识、医嘱单、一览表中护理级别标识一致（0.5分）		
3.查看基础护理落实情况。皮肤及体腔清洁度、体位舒适度、病情观察及时性、导管固定安全性、生活护理是否及时到位	4分	

评审内容	分值	得分
释义：1. 病房及床单整洁（1分）。2. 患者皮肤、毛发、指甲、口腔清洁，无异味（1分）。3. 导管标识清晰、妥善固定，无压力性损伤（1分）。4. 及时更换输液液体和处理仪器报警等，引流液倾倒及时（1分）。一项不到位扣1分		
4. 查看危重患者护理常规落实情况。核实管道护理、专科护理、心理护理、健康宣教等落实情况	4分	
释义：1. 患者根据病情采取合适体位（0.5分）。2. 输液速度与病情相符（0.5分）。3. 各种管道通畅（0.5分）。4. 接触患者的导联线、电极片无脱落、扭曲、打结，粘贴电极处皮肤无损伤（0.5分）。6. 无护理不当引起的足下垂、压疮、窒息等并发症（0.5分）。5. 及时发现、报告、处理患者异常情况（0.5分）。7. 提供心理疏导（0.5分）。8. 通过访谈患者/家属，对疾病相关的健康教育知识知晓率≥85%（0.5分）。一项不到位扣0.5分		
5. 核查该患者变更护理级别的依据，核验不同时段、不同班次、不同人员（责任护士、护理组长、护士长）护理级别与职责是否符合	2分	
释义：1. 根据患者病情变化和（或）自理能力改变动态调整护理级别（1分）。2. 查看该患者在院期间的护理排班表，排班表体现能级对应（1分）。一项不符合要求扣1分		
6. 访谈该管床医生与责任护士，了解分级护理指导原则及规范情况	1分	
释义：1. 医院应当按照国家分级护理管理相关指导原则和护理服务工作标准，制定分级护理制度（0.5分）。2. 管床医生和责任护士知晓分级护理原则及规范，回答不全（≤50%）扣0.25分，完全不清楚扣0.5分（0.5分）		
7. 访谈患者或家属，了解责任护士、护士长查看患者频率情况	1分	
释义：1. 了解护士和护士长巡视情况，护士巡视符合相应的护理级别要求（0.5分）。2. 护士长每天查看患者（0.5分）。一项不符合要求扣0.5分		
8. 核实预防跌倒、压疮、导管脱落、药物外渗、窒息等并发症的落实情况	3分	
释义：1. 患者床头有预防跌倒、压疮、导管脱落等警示标识（1分）。2. 患者血管通道选择正确，注射部位无疼痛、肿胀等药物外渗表现（1分）。3. 患者住院期间未发生跌倒、压疮、导管脱落、药物外渗、窒息等并发症（1分）。一项不符合要求扣0.5分		
9. 随机抽取1名护士，考核该科室临床护理技术操作及常见预案的预防与处理规范	3分	
释义：1. 随机抽取1名护士考核1项常见临床护理技术操作，落实护理核心制度；掌握操作要点，操作熟练；体现人文关怀，保护患者隐私；做好健康教育；患者无并发症发生（2分）。2. 随机访谈1名护士，对药物过敏性休克/输液反应/输血反应/导管脱落的预防与处理规范知晓率≥85%（1分）		
10. 现场考核护理操作1项，核查查对制度的落实		
（1）双身份识别	1分	

评审内容	分值	得分
释义：护士至少采用 2 种方式进行患者身份识别。1. 进行开放式提问：请问您叫什么名字？2. 核实腕带：其中必须包含身份证号或病案号等患者唯一识别信息。若只采取 1 种身份识别方式则不得分（1 分）		
（2）诊疗过程（医嘱、给药、操作、标本等）的查对	2 分	
释义：1. 护士认真核对医嘱并签名（0.5 分）。2. 给药、操作、采集标本时严格执行三查八对，一项未执行扣 0.25 分（1 分）。3. 操作后再次核对并签名（0.5 分）		
（3）访谈 3 名护士，考核重点患者、特殊人群的身份识别与查对	1 分	
释义：护士知晓重点患者、特殊人群的身份识别与查对：1. 手术患者应佩戴腕带，在手术过程中不应被遮挡，接手术患者时，手术室工作人员与病房责任护士应认真查对手术患者转运交接单上的患者信息；患者入手术等待间时、入手术间后、手术开始前，相关人员应核对患者信息。2. 若患者由于病情无法应答，则询问其家属或照护者，同时核实患者身份证、就诊卡或腕带等信息。3. 如果无法提问，必须由 2 名工作人员核查患者身份信息及健康记录。回答不全（≤50%）扣 0.25 分 / 人，完全不清楚扣 0.5 分 / 人（1 分）		
11. 随机抽取 2 名护士，考核紧急意外情况（如患者突发昏迷、心脏骤停、职业暴露等）执行护理应急预案和处理流程情况	2 分	
释义：从科室应急预案清单中随机抽选 1 个预案实地演练：病情变化观察及时、抢救启动时间及时、处理流程顺畅、急救技术措施到位、执业暴露防护到位等（2 分）。一项不符合要求扣 0.25 分		
12. 听取责任护士对该患者病情、治疗、常见并发症预防等护理措施的介绍，有无体现动态评估	1 分	
释义：1. 护士知晓患者主要诊断、病情及阳性体征（0.25 分）。2. 了解用药情况和治疗目的（0.25 分）。3. 提出主要护理问题和护理措施（0.25 分）。4. 体现动态评估（0.25 分）。一项不符合要求扣 0.25 分		
13. 有无上级护士进行有效补充和指导；有无护士长结合该专科先进、前沿技术对护理难点进行指导；有无护理管理委员会成员进行查房总结和点评	1 分	
释义：1. 有上级护士进行有效补充和指导（0.25 分）。2. 有护士长结合该专科先进、前沿技术对护理难点进行指导（0.25 分）。3. 有护理管理委员会成员进行查房总结和点评（0.5 分）。一项不符合要求扣 0.25 分		
14. 查看该患者护理文书，核实护理文书书写质量	1 分	
释义：1. 查看三测单、医嘱单、护理记录单等文书，书写准确、及时、完整，无漏项、错误（0.5 分）。2. 文书记录体现患者的病情变化、采取的护理措施及效果（0.5 分）。一项不符合要求扣 0.25 分		
15. 追溯科室专科诊疗护理常规的制定与更新情况	1 分	
释义：1. 科室有专科诊疗护理常规（0.5 分）。2. 护理常规定期有更新记录（0.5 分）。一项不符合要求扣 0.5 分		

评审内容	分值	得分
第三步:【查阅资料】		
1. 查看该科室评审期内 1 例不良事件的系统管理情况	2 分	
释义:1.科室有护理质量(安全)不良事件的报告制度及流程(0.5 分)。2.有不良事件上报信息系统(0.5 分)。3.有开展不良事件教育培训记录,每年至少 1 次(0.5 分)。4.有不良事件讨论记录,包括原因分析、防范措施,有整改效果追踪评价(0.5 分)。一项不符合要求扣 0.5 分		
2. 查阅病区护理排班,核实护理人员的配置原则及弹性调配方案落实情况	1 分	
释义:1.护理排班表符合配置原则:根据病情轻重程度,合理调配护理人力,急危重症患者多、护理任务繁重的科室夜班护士数不少于 2 人(0.5 分)。2.科室有紧急状态下的人力资源调配预案(0.25 分)。3.评审期内有护理人员排班弹性调配记录(0.25 分)。一项不符合要求扣 0.25 分		
3. 查看该科室护士技术档案护士资质是否符合医院护理人员资质管理制度和审核程序,是否落实依法执业	2 分	
释义:1.医院有护理人员资质管理制度和审核程序(0.5 分)。2.查看科室护士是否建立技术档案(0.5 分)。3.护士资质是否符合医院护理人员资质管理制度和审核程序(0.5 分)。4.查看科室护士是否有护士执业证书并在有效期内(0.5 分)。一项不符合要求扣 0.5 分		
4. 查看该科室护士一览表,岗位设置、岗位职责、岗位技术能力和工作标准是否符合医院岗位管理制度	3 分	
释义:1.查看医院是否有护理岗位设置、岗位职责、岗位技术能力要求和工作内容及考核标准,缺一项扣 0.25 分(1 分)。2.随机抽查 5 名护士,查看技术能力与岗位职责是否匹配,一项不符合要求扣 0.5 分(2 分)		
5. 访谈 2 名不同层级护士,了解护士职业晋升与临床护理能力、专业技术水平、工作年限、职称和学历挂钩情况	3 分	
释义:访谈 2 名不同层级护士,了解护士职业晋升与临床护理能力、专业技术水平、工作年限、职称和学历挂钩情况(3 分)。一项不符合要求扣 0.5 分		
6. 查看评审期内该科护士奖励性绩效发放表,核查是否体现护理工作量、质量、患者满意度、护理难度、技术要求等要素。访谈 3 名护士对绩效考核的满意度	3 分	
释义:1.科室有绩效考核方案(0.5 分)。2.绩效考核方案中体现护理工作量、质量、患者满意度、护理难度、技术要求等要素(1.5 分)。3.访谈 3 名护士对绩效考核是否满意(1 分)。一项不符合要求扣 0.5 分		
7. 查看该科评审期内优秀护士、职称晋升护士、晚夜班最多的三类护士的绩效是否体现多劳多得、优绩优酬	2 分	
释义:查看评审期内科室绩效考核表:体现优秀护士优绩优酬;体现不同职称护士按岗取酬;体现晚、夜班多的护士多劳多得(2 分)。一项不符合要求扣 1 分		

评审内容	分值	得分
8.访谈科室护士长，了解医院是否根据业务发展、岗位需求和护士职业成长规律制定护理人员在职继续医学教育计划和保障措施等情况	2分	
释义：1.在职继续医学教育计划体现业务发展、岗位需求和护士职业成长规律（1分）。2.有经费等保障举措（1分）。一项不符合要求扣1分		
9.访谈护理部主任及护理管理委员会委员		
（1）了解紧急状态下调配护理人力资源预案	1分	
释义：1.护理部有人员储备花名册（0.25分）。2.有储备人员培训、考核记录（0.25分）。3.有紧急状态下的人力资源调配预案（0.25分）。4.预案措施可实施（0.25分）。一项不符合要求扣0.25分		
（2）查看评审期内医院护理人力资源调配台账	1分	
释义：1.医院有护理人力资源调配台账（0.5分）。2.调配记录与医院相关制度相符合（0.5分）。一项不符合要求扣0.5分		
（3）查看评审期内新入职护士岗前培训落实情况	2分	
释义：1.医院有新入职护士岗前培训计划、有培训、考核记录，缺一项扣0.5分（1.5分）。2.随机访谈1名新入职护士，核查其是否接受过规范的岗前培训（0.5分）		
（4）落实专科护理培训要求，医院专科护理人才数量每年递增	2分	
释义：1.专科护理培训纳入年度培训计划（0.5分）。2.每年至少组织1次培训（0.5分）。3.查看医院有专科护理团队（0.5分）。4.专科护理人才数量每年递增（0.5分）。一项不符合要求扣0.5分		
（5）听取卓越护理服务措施与成效情况汇报	1分	
释义：1.汇报推进卓越服务具体执行措施（0.5分）。2.体现成效（0.5分）。一项不符合要求扣0.5分		
10.听取分管院领导关于护理质量管理体系建设、培训、专科护理开展、护理规划等情况汇报，是否符合护理管理委员会的指导下的三级或二级管理层，对医院总体规划和护理学科发展方向有无规划，是否有效执行，有无总结评价	2分	
释义：1.护理质量管理体系建设、培训、专科护理开展、护理规划等符合护理管理委员会指导下的三级或二级管理层（0.5分）。2.对医院总体规划和护理学科发展方向有规划（0.5分）。3.对规划有执行措施（0.5分）。4.有阶段性地总结评价（0.5分）。一项不符合要求扣0.5分		
11.查看医院年度计划、党委会或院长办公会专题讨论的相关内容，有无定期研究护理质量与安全问题，是否提出改进策略并落实；有无根据法律法规和行业标准、指南定期修订医院护理制度、护理常规和操作规程的讨论记录	2分	
释义：1.有定期研究护理质量与安全问题（0.5分）。2.有提出改进策略并落实（0.5分）。3.有修订医院护理制度的讨论记录（0.5分）。4.有修订护理常规和操作规程的讨论记录（0.5分）。一项不符合要求扣0.5分		

评审内容	分值	得分
第四步：【延伸追踪】		
1. 抽查 1 个无菌包，追溯消毒供应中心		
（1）无菌包内医疗器械清洗、消毒、灭菌效果监测操作流程是否符合标准要求	1分	
释义：1. 有物品发放记录本或信息化登记（0.25分）。2. 消毒供应中心有专人负责质量监测工作（0.25分）。3. 监测记录符合监测标准要求，可追溯（0.5分）。一项不符合要求扣0.25分		
（2）访谈 1 名护士，了解手术植入物与外来医疗器械清洗、消毒、灭菌和监测流程	2分	
释义：考核护士对手术植入物与外来医疗器械清洗、消毒、灭菌和监测流程的知晓率（2分）。一项不知晓扣0.5分		
（3）核查主管部门（护理部、院感部门）对消毒供应中心定期进行督导、分析、反馈，提出整改意见并落实持续改进的资料	1分	
释义：有主管部门（护理部、院感部门）对消毒供应中心定期查房督导记录（0.25分）；对存在问题有分析、整改报告（0.25分）；有持续改进（0.25分），效果评价（0.25分）。一项不符合要求扣0.25分		
（4）查看消毒供应中心排班表是否体现岗位管理与分级管理	1分	
释义：1. 排班表体现不同职责（消毒、包装、收送等）护士岗位管理（0.5分）。2. 体现护士长—护士分级管理（0.5分）。一项不符合要求扣0.5分		
2. 前往手术室，从手术等候区跟随一名即将进入手术间的患者		
（1）追溯患者交接、安全核查、安全用药、手术物品清点、标本管理等护士履职情况	2分	
释义：1. 手术患者交接单填写完整，与实际相符（0.25分）。2. 麻醉医师、手术医师、巡回护士共同进行手术安全核查，流程规范、内容全面（0.5分）。3. 医嘱单、注射单，术前术中有落实安全用药，严格执行三查八对（0.5分）。4. 手术物品清点规范（0.25分）。5. 手术标本标识准确、完整、清晰，储存规范（0.5分）。一项不符合要求扣0.25分		
（2）访谈 1 名手术专科护士，了解患者术中大出血等急诊急救护理流程	2分	
释义：考核手术专科护士对术中大出血等急诊急救护理流程知晓率（2分）。回答不全（≤50%）扣1分，完全不清楚扣2分		
（3）访谈护士长，了解操作常规及应急预案演练和培训情况	2分	
释义：1. 有年度培训计划，培训内容包括常见操作常规和应急演练等，缺乏每年度扣0.25分（1分）。2. 有培训和应急演练记录，缺一项扣0.5分（1分）		
3. 前往新生儿室，随机抽查 2 名新生儿		
（1）查看新生儿腕带佩戴情况，访谈 2 名护士，了解新生儿身份识别执行情况	1分	

续表

评审内容	分值	得分
释义：1.查看2名新生儿腕带，腕带上信息包括母亲姓名、出生日期、婴儿病案号（0.5分）。2.访谈2名护士，了解新生儿身份识别执行要求：严格执行查对制度，至少同时使用母亲姓名、住院号两项核对新生儿身份，禁止仅以床号作为新生儿身份识别的依据（0.5分）。一项不符合要求扣0.25分		
（2）核查新生儿暖箱、奶瓶、奶嘴等消毒落实情况	1分	
释义：1.新生儿暖箱、奶瓶、奶嘴等消毒设施处于备用状态（0.5分）。2.暖箱定期清洁消毒有记录，奶瓶奶嘴一人一用一消毒（0.5分）。一项不符合要求扣0.25分		
（3）访谈护士长，了解新生儿室应急演练及培训情况	2分	
释义：1.新生儿室有年度培训计划，缺乏每年度扣0.25分（1分）。2.有培训、应急演练记录，缺一项扣0.5分（1分）		

注：评审专家在内、外科同步检查评分，取平均分。医疗质量安全核心制度（表6）中分级护理制度、查对制度的评审内容和分值10分，融入此表中（表11）。

【参考建议】

1.分级护理 《卫生部关于印发〈综合医院分级护理指导原则（试行）〉的通知》（卫医政发〔2009〕49号），第二条 分级护理分为四个级别：特级护理、一级护理、二级护理、三级护理。《护理分级》（WS/T431-2013）

3.2分级方法：3.2.1患者入院后应根据患者病情严重程度确定病情等级。3.2.2根据患者Barthel指数总分，确定自理能力的等级。3.2.3依据病情等级和（或）自理能力等级，确定患者护理分级。3.2.4临床医护人员应根据患者的病情和自理能力的变化动态调整患者护理分级。

2.扁平化护理管理体系 《关于进一步加强医疗机构护理工作的通知》（国卫办医发〔2020〕11号）医疗机构要建立扁平化的护理管理层级，可结合本单位实际建立三级护理管理体制（护理部主任/副主任—科护士长—护士长）或二级护理管理体制（护理部主任/副主任—护士长）。

3.卓越护理 《关于印发湖南省医院卓越服务评价指标（试行）的通知》（湘卫函〔2022〕290号）卓越护理评价指标。

（1）职责定岗分级：①落实责任护士基础护理、分级护理、入院评估、医护一体化诊疗。②护理组长把关专科护理技术、风险控制。③护士长抓好交接班、执行医嘱、查对等核心制度的落实及品质管理。④护理部监管重点部门、重点人员、重点时段、重点环节及重点问题，建立按岗定责的质量控制与管理体系。

评价方法：【数据核查】核查病房护士数量，床护比是否达标。【资料查阅】①是否建立按岗定责的质量控制与管理体系。②各层级护士岗位与职任职条件是否相符合。③查看护理排班，是否体现能级对应及责任制整体护理。【员工访谈】①访谈护士长是否知晓科室动态。②分别访谈责任护士、责任组长、护士长、护理部成员，是否知晓本岗位的质控工作重点。

（2）患者有问必答：①有线上咨询、电话咨询、座谈会、出院回访等多形式的护患沟通渠道。②规范接待礼仪。导诊台（护士站）护士站立服务（相迎），主动指引。③及时接听电话和红灯呼叫。④护患平行沟通。

评价方法：【现场核查】①查看导诊护士导诊是否主动，是否使用规范的礼仪手势指引。②查看科室工作电话接听是否及时。③新入院患者接待是否在10分钟内。④红灯呼叫是否能在1分钟内接应，病房红灯接应及时率是否达到100%。【记录查看】科室是否有征求患者意见记录并及时反馈、改进。【患者访谈】①了解护士与患者的沟通是否做到"5个有"，即入院时有介绍、晨间护理有问候、手术（操作、用药）前有解释、手术后有安慰、出院时有道别。②了解护士与患者沟通时是否语气平和、表达通俗易懂，对患者的称呼是否恰当。【问卷测评】测评患者对护士沟通的满意度。

（3）患者参与诊疗：①参与自理能力等护理评估。②参与健康管理。③参与环境维护与安全管理。④参与病情观察与监测。

评价方法：【患者访谈】①患者是否掌握正确的手术、康复、特殊饮食、管道等自我管理，是否能正确服用口服药等。②患者是否知晓疼痛等自我评估方法。③患者是否知晓科室消防通道、火警预防、贵重物品保管、防跌倒/坠床等事项。④患者健康教育覆盖率是否达到100%、知晓率是否≥85%。【现场核查】①住院患者疼痛筛查评估率。②患者有无违规使用电器等情况。

（4）病情观察仔细：①实时评估患者高危风险。②及时观察患者病情。③严密观察危重患者病情。④规范处理设施设备警报及故障。

评价方法：【现场核查】①患者分级护理与病情是否相符合。②危重患者是否体位舒适正确，皮肤清洁、管道通畅、标识清楚，伤口敷料清洁有无足下垂、压疮、窒息等并发症。③跌倒、窒息等高风险患者防范措施是否到位。④患者发生病情变化、特殊检查和治疗后等是否及时观察病情，出现异常情况是否及时报告处理。【员工访谈】访谈责任护士对分管患者病情和护理重点的知晓率。护士对常用仪器设备的报警范围设置和警报处理流程是否熟悉。

（5）连续服务不断：①提供患者服务指引。②根据疾病要求明确回访时间、方式、内容及要求。③开展出院回访、"互联网+"、上门巡诊等延续服务。

评价方法：【患者访谈】①门诊患者是否知晓就诊与检查科室位置。②住院患者是否知晓入院、检查、出院等流程。③是否为外出检查等患者提供导航服务，危重、特殊、行动不便患者是否酌情安排陪检。【数据核查】出院患者回访率是否≥90%。

七、药事管理与临床药学服务质量保障与持续改进（40分）

（一百一十五）医院药事管理工作和药学部门设置及人员配备符合国家相关法律、法规及规章制度的要求；建立与完善医院药事管理组织，完善药事管理与临床药学服务各项规章制度并组织实施。

【概述】

《医疗机构药事管理办法》对医院药事管理、药学部门设置与人员配备、药事管理组织有明确的规定。国家卫生健康委员会、国家药品监管局等 6 个部门《关于加强医疗机构药事管理促进合理用药的意见》（国卫医发〔2020〕2 号）明确了加强医院药事管理、完善临床药学服务的主要任务，提出了合理用药的目标。医院应当按照相关法律法规及文件的要求具体落实。

【细则】

3.352 建立与完善医院药事管理组织，药学部门设置、人员配备符合国家相关法律、法规及规章制度的要求，符合临床业务需求。（1分）

3.353 建立药事管理与临床药学服务规章制度。（1分）

3.354 定期开展培训与督导，药事管理与临床药学服务持续改进有成效。（1分）

（一百一十六）加强药品管理，规范药品遴选、采购、储存、调剂，建立全流程监测系统，保障药品质量和供应。静脉药物调配中心和调配工作符合有关规定。

【概述】

对药品遴选和药品在医院内部的采购、储存、转运全过程进行管理，确保药品的质量与供应。对药品的调配过程进行管理，防止调配差错，保障患者用药安全。静脉药物调配中心工作符合有关规定。

【细则】

3.355 加强药品管理，规范药品遴选、采购、储存、调剂、召回工作。（2分）

3.356 建立高警示药品、易混淆药品的目录及管理制度，全院统一执行。（3分）

3.357 对全院的急救备用药品进行有效管理，确保质量与安全。（2分）

3.358 持《医院制剂许可证》配置医院制剂，生产、储存、院间调剂符合药监部门的管理规定。（1分）

3.359 建立药品全流程质量监测监控体系，保障药品质量和供应。对药品的调配过程进行管理。（1分）

3.360 肠外营养液和细胞毒性药物等静脉用药集中调配，保障医护人员和患者安全。（3分）

3.361 有住院患者处方外配、自备药品管理规范及审核流程，保障临床用药安全。（2分）

3.362 有超说明书用药管理规范及审核流程,保障患者用药安全。(2分)

3.363 建立完善的药品管理信息系统,与医院整体信息系统联网运行。(1分)

(一百一十七)实施临床药师制,积极参与临床药物治疗,促进合理用药,拓展药学服务范围。加强临床药师队伍建设和培训,提高临床药学服务能力和水平。

【概述】

临床药师是指具有系统的药学、药物治疗学及相关医学专业知识与技能,了解疾病与药物治疗原则,与医疗团队成员合作,参与临床药物治疗工作,为患者提供药学专业技术服务的卫生技术人员。加强临床药师队伍建设,提高临床药学服务能力和水平,对促进临床合理用药,保障患者用药安全具有重要意义。

【细则】

3.364 建立临床药师制,按《医疗机构药事管理规定》配备临床药师,加强临床药师队伍建设和培训,提高临床药学服务能力和水平。(3分)

3.365 临床药师按其职责、任务和有关规定参与临床药物治疗、咨询和用药教育,促进合理用药。(3分)

(一百一十八)按照《国家基本药物临床应用指南》《中国国家处方集》及医院药品使用管理的有关规定,规范医师处方行为,优先合理使用基本药物。

【概述】

各类医院应当按照国家及省级相关规定将基本药物作为首选药物并达到一定使用比例,加强合理用药管理,确保规范使用基本药物。

【细则】

3.366 制定优先使用基本药物的相关规定。(1分)

3.367 定期对基本药物使用情况进行检查、分析和反馈,规范医师处方行为。(1分)

(一百一十九)按照有关法律法规、部门规章及临床用药指南和标准,加强麻醉药品和精神药品、毒性药品、放射性药品、抗肿瘤药物、激素类药物、重点监控药物、基本药物、中药注射剂临床应用规范化管理。

【概述】

国家对麻醉药品和精神药品、毒性药品、放射性药品、抗肿瘤药物、激素类药物及基本药物的管理均制定了相关管理制度,医院应当认真贯彻落实。重点监控药物、中药注射剂等药品不合理用药的情况,应当加强管理。

【细则】

3.368 依据法律法规,建立和完善麻醉药品和精神药品、医疗用毒性药品、药品类易制毒化学品、放射性药品、终止妊娠药品、抗肿瘤药物、激素类药物、重点监控药物、基本药物、中药注射剂等药品的使用与管理规章制度。（1分）

3.369 对"麻醉药品、第一类精神药品"等特殊类药品实施"五专"和全程批号管理。（3分）

3.370 根据《糖皮质激素类药物临床应用指导原则》，制定糖皮质激素类药物临床应用指南，规范临床用药。（1分）

3.371 根据相关临床诊疗指南和疾病诊疗规范，制定抗肿瘤药物临床应用指南，规范临床用药。（1分）

（一百二十）依照《处方管理办法》等有关规定，规范开展处方审核和处方点评，并持续改进。

【概述】

处方审核是指药学专业技术人员运用专业知识与实践技能，根据相关法律法规、规章制度与技术规范等，对医师在诊疗活动中为患者开具的处方，进行合法性、规范性和适宜性审核，并做出是否同意调配发药决定的药学技术服务。处方点评是根据相关法规、技术规范，对处方书写的规范性及药物临床使用的适宜性（用药适应证、药物选择、给药途径、用法用量、药物相互作用、配伍禁忌等）进行评价，发现存在或潜在的问题，制定并实施干预和改进措施，促进临床药物合理应用的过程。医院应当依照《医疗机构处方审核规范》《医院处方点评管理规范（试行）》等有关规定，规范开展处方审核和处方点评，并持续改进，促进临床合理用药，保障患者用药安全。

【细则】

3.372 落实《处方管理办法》，规范医生处方权、药师调配权管理。（1分）

3.373 药师应按照《处方管理办法》《医疗机构处方审核规范》等法规或规范，对处方进行适宜性审核，对临床不合理用药进行有效干预。（1分）

3.374 依据《医院处方点评管理规范(试行)》开展处方点评,建立药物使用评价体系。（1分）

（一百二十一)建立药物监测和警戒制度,观察用药过程,监测用药效果,按规定报告药物不良反应并反馈临床,不良反应情况应记入病历。

【概述】

医院应当开展药物监测和警戒工作，包括药品不良反应及其他有害反应的监测、用药错误监测。发生药品严重不良事件、用药错误后，应当积极救治患者，做好用药过程的观察与记录，并进行药品追溯和质量评估，查清原因。必要时，暂停使用所涉药物，并按有关规定及时报告。

【细则】

3.375 建立药物监测和警戒制度。临床科室落实药物警戒和不良反应监测制度，及

时发现、处置和报告不良反应并将不良反应情况及时记入病历。（1分）

3.376 建立突发事件药事管理应急预案，药学人员熟知并执行。（1分）

3.377 发现药品质量问题时，药学部门应当立即进行药品追溯和质量评估，查清原因，必要时可立即暂停使用相关药品。（1分）

【评审方法】

评审专家到麻醉科，检查麻醉药品的数量与管理；追踪1名手术患者用药情况、药师参与讨论查房情况，不能满足检查内容者到所在病区，查阅自备药、处方外配、超说明书、基本药物使用、制剂使用、集中配置药品等情况；了解一段时间内不良反应报告及处置情况、抢救车药物配备情况；查阅药师临床能力培训与参与临床人数；查阅医院药品采购使用全过程，高警示与信息化，处方点评制度落实情况、药事委员会运行情况。

表12　标准序号 3.352 ~ 3.377 评审清单（40分）

评审内容	分值	得分
第一步：【到麻醉科现场追踪】		
1. 评审专家到麻醉科检查麻醉药品的数量与管理，查看麻醉科麻醉药品管理符合"五专"和全程批号管理	3分	
释义：1. 麻醉科成立麻精药品管理小组。有基数管理、病室与药房的申领手续齐全。科室有专用的麻精药品准备箱且有交接制度、交接和使用登记本、余液处理的记录。有麻醉药品使用登记本或信息化登记，每天有可查阅的麻醉药品数量与使用情况。科室每半年有专项自查总结报告（2分）。2. 查阅"五专"和全程批号管理台账（0.5分）。3. 有医院麻醉药品管理制度，每年有专项培训并有考试，医务部有精麻药品授权管理（0.5分）。一项落实不到位扣0.25分		
2. 访谈2名麻醉师对糖皮质激素类药物临床应用指南掌握情况；追溯2名患者病历并查看用药的合理性	1分	
释义：1. 访谈2名麻醉师，并延伸访谈肾内科及血液科医生各1名，对糖皮质激素类药物的掌握情况，知晓率≥90%得0.5分，知晓率50%~89%得0.25分（0.5分）。2. 追溯肾内科及血液科病历各1份，查阅糖皮质激素用药合理性（包括应用指征、用药时机、用药剂量、不良反应监测记录与处理的时效性，且与病情相符）（0.5分）。一项不合理扣0.25分		
3. 核查2名抗肿瘤药物治疗的患者病历，查看是否执行分级管理、是否符合抗肿瘤药物临床应用指南，评估用药是否合理	1分	
释义：1. 医院建立抗肿瘤药物分级管理原则及分级管理目录，并在病历中有体现，未体现者扣0.25分/份（0.5分）。2. 评估抗肿瘤药物应用包括抗肿瘤药物使用过程控制（知情同意、用药教育、不良反应识别和处理的原则）、肿瘤患者疼痛处理的原则（疼痛评估、止痛药的滴定、使用镇痛药三阶梯治疗原则）（0.5分）。一项不符合要求扣0.25分		

评审内容	分值	得分
4. 访谈麻醉科、药学部主任，了解医院麻醉药品和精神药品、医疗用毒性药品、药品类易制毒化学品、放射性药品、终止妊娠药品、抗肿瘤药物、激素类药物、重点监控药物、基本药物、中药注射剂等药品的使用情况与管理规章制度	1分	

释义：1. 医院有以上所有药品的管理办法与制度，以及相应药物目录并更新（0.5分）。2. 药学部对以上药品有月/季度/半年/年度日常督导与监管评价记录（事前审方、事后处方点评、点评结果公示改进），并在医院质量管理月报/通信进行反馈（0.5分）。缺一项扣0.25分

第二步：【手术患者用药追踪】

1. 查看手术室1名手术患者病历，围术期临床药师会诊记录，核实该临床药师资质及技术档案内培训记录	2分	

释义：1. 手术病历选择，从当日手术清单中抽取三、四级手术或重大疑难复杂手术患者。2. 临床药师会诊包括会诊时机与会诊单填写、会诊意见重点突出且符合该手术诊治指南与规范、临床用药合理性、药物不良反应监测与处理措施等。一项不符合扣0.5分（1.5分）。3. 追溯该临床药师的资质与技术档案，资质不符扣0.5分，无相关培训记录扣0.25分（0.5分）

2. 访谈2名手术医师，了解该科临床药师配备数量及指导用药频率情况	1分	

释义：1. 访谈该例手术的主刀医生或从另外手术间选择1名手术医生，访谈内容包括医院临床药师配备数量、本专业临床药师数量、手术用药或围术期预防使用抗菌药物等临床指导频率，以及参加重大疑难手术的会诊讨论情况。2. 2名手术医师对访谈内容回答不全（≤50%）扣0.25分/人，完全不清楚扣0.5分/人（0.5分）。3. 临床药师参加重大疑难手术会诊讨论（0.5分）

3. 访谈2名患者或陪护，了解临床药物治疗、咨询和用药教育情况	1分	

释义：1. 访谈该例手术的患者家属和1名候手术区待手术的患者，了解临床手术用药与健康教育的内容包括药物名称、适用范围、用药剂量、用药疗程、用药时机、药物疗效、药物不良反应等。2. 2名患者或陪护对访谈内容回答不全（≤50%）扣0.25分/人，完全不清楚扣0.5分/人（1分）

第三步：【病房延伸追踪】

1. 延伸追踪到病房，查阅该手术患者自备药，以及处方外配、超说明书用药、抢救车药物配备、制剂使用、集中配置药品等情况	1分	

释义：1. 医院建立全院住院患者自备药物的管理制度，包括病房床旁管理措施（自备药存放地、药物分类标识、服用指导原则）、科室日常管理规定（集中储存放置、自备药物清单、自备药日常监管记录）、全院管理办法等（1分）。缺一项扣0.5分。2. 其他内容在相应条款进行追踪

2. 访谈2名护士，了解高警示药品，以及听似、看似等易混淆药品目录知晓度和防止用药差错的预案情况	3分	

续表

评审内容	分值	得分
释义：1. 医院建立高警示药品／听似／看似／多规等易混淆药品的管理规定、全院统一目录和统一标示（0.5分）。2. 检查药库、门急诊药房、病区药房和病房治疗室，内容包括属地管理（分区／分类管理、定位放置、标识醒目），根据医院目录建立各专科／病房用药清单，专人管理，日常监控记录（护士长及药学部专项负责人日常督导与监管记录）；药学部门定期监督检查并有记录（1.5分）。3. 医院建立用药差错的应急预案，内容包括用药差错的高风险因素（药物因素、储存环境、配置环境、输注操作过程因素、患者因素等），应急处理措施（立即停药、对症处理、病情观察、安慰患者、按程序报告、院内协调与沟通、封存药液等），预防措施包括用药差错不良事件上报管理（不良事件上报流程、院／科两级分析讨论、院／科两级整改措施追踪与评价）、预案培训与实战演练（院／科两级培训方案、培训实施、培训效果验证），附设处置流程图（1分）。4. 访谈护士和药师各2名，对以上内容回答不全（≤50%）扣0.25分／人，完全不清楚扣0.5分／人		
3. 查看科室急救车急救药品（15种标准配置）的管理情况	2分	
释义：1. 急救车急救药品数量配置包括12种常用急救药品（肾上腺素、异丙肾上腺素、去甲肾上腺素、多巴胺、利多卡因、去乙酰毛花苷、阿托品、地塞米松、呋塞米、10%葡萄糖酸钙、艾司洛尔、氨甲环酸）和3种专科急救药品（0.5分）；急救药品编号与放置：分3列，每列5种药品，从近侧到远侧，从左至右按顺序依次摆放（0.25分）；急救药品效期管理：按左进右出、近效期先用等原则进行日常管理（0.25分）。2. 现场查看并访谈医生、护士各1名，内容包括急救车外急救药品布局示意图与车内急救药品摆放相符（0.25分）；急救药品专人保管，按编号、按基数、按批号／效期定位有序摆放，严禁任意挪动或外借（0.25分）；药物规格和效期管理与医院急救药品管理制度一致（0.25分）；院科两级（科室／药学）有急救药品日常管理记录、抢救锁扣的日常监管及问题点持续改进情况（0.25分）。一项不符合要求扣0.25分		
4. 追溯1位患者当日用药的信息化闭环管理情况；现场模拟1位患者临时采药情况，验核医院药品管理信息系统的互联互通情况	2分	
释义：1. 用药信息化闭环管理，查看该患者的负责医生模拟开药品医嘱，包括开具某药品的资质与授权、电脑登录权限；开具医嘱时是否提示"基药""重点监控药品""医保""集采"等信息；开药物后是否有审方过程；是否单剂量包装；药物审方过程、药物配送至病房、病房接收（核对药物条码、PDA应用等）信息的互联互通情况（1分）。2. 医院有临时采药管理制度和流程，包括：该药品是否在医院临时采药目录中；负责医师电脑登录申请；药学部采购人员接收信息；采购人员采购药品；采购结果信息反馈至临床等（1分）。一项不符合要求扣0.25分		
5. 现场查看2名使用肠外营养液和细胞毒性药物等静脉用药患者，追溯药物配置环境是否保障医护人员和患者安全	2分	
释义：1. 该两类静脉用药需在医院静脉药物配置中心（PIVAS）配置，检查者进入（PIVAS）中心，检查配置中心基本建设、配制流程、人员管理是否符合国家要求。在PIVAS配置者得1分，在医院专属配置区域（有生物安全柜或层流洁净台等）配置者得0.5分，在病房治疗室内配置者不得分（1分）。2. 配置人员按二级防护着装、遵循该药物配置流程、按药物性废物的处置原则进行处理（0.75分）。3. 访谈1名药品调配人员职业暴露的防护措施及药物溢出包的使用（0.25分）。一项不符合要求扣0.25分		

续表

评审内容	分值	得分
6. 随机抽查 2 名住院患者处方外配、自备药品管理规范及审核流程	2分	
释义：1. 医院需制定处方外配的管理规范和审核流程。处方外配的审核流程，医生开具规范的外配处方、获得患者知情同意并在病历中详细记录、经临床专科主任审批、由患者自行选择药店购买等（1分）。2. 自备药品管理。使用自备药品的患者病历中是否有记录；患者是否签自备药品管理和使用的相关知情同意书；自备药品是否由护士站保存并定时发放（1分）。一项不符合要求扣 0.25 分		
7. 查看该科室新药、特殊用药的说明书管理规范及审核流程	2分	
释义：医院有新药、特殊用药（超说明书用药）说明书管理规范及审核流程（0.25分）。2. 科室有新药、特殊用药（超说明书用药）说明书管理清单，并定期组织培训和考核（0.75分）。3. 访谈 1 名医生，核查其对患者使用新药、特殊用药（超说明书用药）的知情告知与宣教（0.5分）。4. 访谈科室主任，了解新药、特殊用药（超说明书用药）引进、审核流程及监管措施（0.5分）。一项不符合要求扣 0.25 分		
8. 抽查 5 份手术病历，核查用药的合理性	2分	
释义：查阅 2 份手术病历且延伸到呼吸科、内分泌科和 ICU 等内科病历各 1 份，1. 核查用药合理性，包括药物适应证、用法用量、疗程、不合理联合用药等（1分）。2. 查看临床药师参与药学查房或参加会诊的情况，并在病历中有记录（1分）。一项不符合要求扣 0.25 分		
9. 查看该科室评审期内科室基本药物使用情况，追溯科室质量改进记录	1分	
释义：医院需建立基本药物使用管理规范（0.25分），科室有国家基本药物目录的药物使用率趋势图（0.25分），基本药物使用呈下降趋势有科室分析讨论、改进措施、改进成效（0.5分）。一项不符合要求扣 0.25 分		
第四步：【查阅资料】		
1. 查看科室药品管理制度，访谈科主任对医院药品遴选、采购、储存、调剂、召回流程等知晓情况	2分	
释义：1. 医院有药品遴选、采购、储存、调剂、召回等制度和流程，药学部有医院药品储存、调剂、召回流程管理制度，一项不符合要求扣 0.25 分（0.5分）。2. 访谈科主任：临床科主任知晓医院药品遴选、采购流程，药学部主任知晓药品遴选、采购、储存、调剂、召回流程等闭环管理机制与措施，一项不符合要求扣 0.5 分（1.5分）		
2. 查看院内制剂有无《医院制剂许可证》，生产、储存、院间调剂是否符合药监部门的管理规定	1分	
释义：1. 没有自制制剂的医院该项不得分。2. 院内制剂无《医院制剂许可证》该项不得分。3. 有自制制剂的医院需建立自制制剂生产与管理规定，生产、储存、院间调剂符合药监部门的管理规定（1分）。一项不符合要求扣 0.25 分		
3. 查看院内质控简讯是否定期对基本药物使用情况进行检查、分析和反馈	1分	
释义：院内质控简讯有基本药物使用情况的检查、分析和反馈（1分）。缺一项扣 0.5 分		

评审内容	分值	得分
4. 从评审期内上报的药品不良反应药品清单内选取 2 个药品，追溯上报、处理、病历记录的全流程	1分	
释义：分别访谈 2 名医生、护士、药学人员，核查其对不良反应的概念及上报制度和流程的了解情况。抽查 2 份已上报的药物不良反应报告表，是否符合要求。查阅药品不良反应的上报、处理、病历记录（1分）。一项不符合扣 0.25 分		
5. 考核中西药房 2 名药学人员突发事件药事管理应急预案的知晓并追溯演练情况	1分	
释义：1. 考核 2 名药学人员知晓突发事件药事管理应急预案情况，回答不全（≤50%）扣 0.25 分 / 人，完全不清楚扣 0.5 分 / 人（0.5分）。2. 未参与应急预案演练扣 0.25 分 / 人（0.5分）		
6. 访谈药学部工作人员 1 名，了解质量问题药品的追溯、质量评估、原因分析、停药要求等情况	1分	
释义：质量问题药品的监管内容一项不知晓扣 0.25 分（1分）		
7. 查看药学部临床医师签名印鉴表存根，查看药师技术档案与授权情况	1分	
释义：1. 全院临床医师名单清单与药学部签名印鉴表存根比对（0.5分）。2. 随机抽取 5 份药师技术档案与授权，核查是否一致（0.5分）。一项不一致扣 0.25 分		
8. 查看评审期内医院对处方适宜性审核和临床不合理用药有效干预情况	1分	
释义：查阅临床药师工作记录、临床会诊记录、会诊意见采纳情况等，包括药师进行处方和医嘱前置审核、是否有与医生沟通的记录、医生是否接受和接受率（1分）。一项不符合要求扣 0.25 分		
9. 查看医院是否依据《医院处方点评管理规范（试行）》开展处方点评，建立药物使用评价体系	1分	
释义：1. 处方点评包括抗菌药物、基本药物、抗肿瘤药物、质子泵抑制剂、糖皮质激素、中药注射剂、血液制品等专项点评，点评结果公示，有改进措施和成效，缺一项扣 0.25 分（0.5分）。2. 有药物使用评价体系（0.5分）		
10. 人员及资质是否符合要求	1分	
释义：医院需建立药学人员花名册与资质清单（1分）。一人资质不符合扣 0.25 分		
11. 随机访谈 3 名医师，核查某一季度合理用药相关知识知晓情况；了解质量改进项目数据是否真实、改进措施是否有效	2分	
释义：1. 访谈 3 名医师对某一季度合理用药相关知识知晓情况，回答不全（≤50%）扣 0.25 分 / 人，完全不清楚扣 0.5 分 / 人（1分）。2. 质量改进项目数据真实、改进措施有成效，一项不符合要求扣 0.5 分（1分）		

【参考建议】

1. 麻醉药品"五专"管理包括专人负责、专柜加锁、专用账册、专用处方、专册登记。

（1）专人负责：全程实行双人管理制。包括麻醉药品从入库/复核、领用/出库、临床使用/管理、使用后余液/安瓿的处置均实行双人管理。

（2）专柜加锁：设立专库/专柜管理区域，并具有防盗与报警功能，实行双人双锁管理。

（3）专用账册：内容包括日期、凭证号、领用部门、品名、剂型、规格、数量、批号、有效期、生产机构、发药人、复核人和领用者，入库数量，出库数量，余量。专用账册的保存期限应当自药品有效期满之日起不少于5年。

（4）专用处方：内容包括日期、患者姓名、性别、年龄、身份证号、病案号/诊疗卡号、疾病名称、药品名称、规格、数量、批号、处方医师、处方编号、处方日期、发药人、复核人等。麻醉药品处方至少保存3年。

（5）专册登记：内容包括日期、患者姓名、药品名称、用量、处方医生、发药人、核对人。

2.全程批号管理　对麻醉药品的购入、储存、发放、调配、使用流向实行批号管理和追踪。

3.糖皮质激素类药物临床应用指导原则　掌握内容包括应用范围、适应证、用法用量、停药原则、常见并发症的监测、不良反应的识别与处理等。

4.麻醉药品和精神药品　《麻醉药品和精神药品管理条例（2016修订）》（2005年8月3日中华人民共和国国务院令第442号公布），第三十六条　医疗机构需要使用麻醉药品和第一类精神药品的，应当经所在地设区的市级人民政府卫生主管部门批准，取得麻醉药品、第一类精神药品购用印鉴卡（以下称印鉴卡）。医疗机构应当凭印鉴卡向本省、自治区、直辖市行政区域内的定点批发企业购买麻醉药品和第一类精神药品。第三十七条　医疗机构取得印鉴卡应当具备下列条件：①有专职的麻醉药品和第一类精神药品管理人员；②有获得麻醉药品和第一类精神药品处方资格的执业医师；③有保证麻醉药品和第一类精神药品安全储存的设施和管理制度。第三十八条　医疗机构应当按照国务院卫生主管部门的规定，对本单位执业医师进行有关麻醉药品和精神药品使用知识的培训、考核，经考核合格的，授予麻醉药品和第一类精神药品处方资格。

5.药事委员会　《医疗机构药事管理规定》（卫医政发〔2011〕11号），第七条二级以上医院应当设立药事管理与药物治疗学委员会；其他医疗机构应当成立药事管理与药物治疗学组。二级以上医院药事管理与药物治疗学委员会委员由具有高级技术职务任职资格的药学、临床医学、护理和医院感染管理、医疗行政管理等人员组成。成立医疗机构药事管理与药物治疗学组的医疗机构由药学、医务、护理、医院感染、临床科室等部门负责人和具有药师、医师以上专业技术职务任职资格人员组成。医疗机构负责人任药事管理与药物治疗学委员会（组）主任委员，药学和医务部门负责人任药事管理与药物治疗学委员会（组）副主任委员。第八条　药事管理与药物治疗学委员会（组）应当建立健全相应工作制度，日常工作由药学部门负责。

6.处方点评 《医院处方点评管理规范（试行）》（卫医管发〔2010〕28号），第八条 处方点评工作小组成员应当具备以下条件：具有较丰富的临床用药经验和合理用药知识；具备相应的专业技术任职资格（二级及以上医院处方点评工作小组成员应当具有中级以上药学专业技术职务任职资格，其他医院处方点评工作小组成员应当具有药师以上药学专业技术职务任职资格）。第九条 医院药学部门应当会同医疗管理部门，根据医院诊疗科目、科室设置、技术水平、诊疗量等实际情况，确定具体抽样方法和抽样率，其中门急诊处方的抽样率不应少于总处方量的1‰，且每月点评处方绝对数不应少于100张；病房（区）医嘱单的抽样率（按出院病历数计）不应少于1%，且每月点评出院病历绝对数不应少于30份。第十一条 三级以上医院应当逐步建立健全专项处方点评制度。专项处方点评是医院根据药事管理和药物临床应用管理的现状和存在的问题，确定点评的范围和内容，对特定的药物或特定疾病的药物（如国家基本药物、血液制品、中药注射剂、肠外营养制剂、抗菌药物、辅助治疗药物、激素等临床使用及超说明书用药、肿瘤患者和围手术期用药等）使用情况进行的处方点评。第二十条 医院药学部门应当会同医疗管理部门对处方点评小组提交的点评结果进行审核，定期公布处方点评结果，通报不合理处方；根据处方点评结果，对医院在药事管理、处方管理和临床用药方面存在的问题，进行汇总和综合分析评价，提出质量改进建议，并向医院药物与治疗学委员会（组）和医疗质量管理委员会报告；发现可能造成患者损害的，应当及时采取措施，防止损害发生。第二十一条 医院药物与治疗学委员会（组）和医疗质量管理委员会应当根据药学部门会同医疗管理部门提交的质量改进建议，研究制定有针对性的临床用药质量管理和药事管理改进措施，并责成相关部门和科室落实质量改进措施，提高合理用药水平，保证患者用药安全。

7.肿瘤药物治疗分级管理 《国家卫生健康委关于印发抗肿瘤药物临床应用管理办法（试行）的通知》（国卫医函〔2020〕487号），第六条 抗肿瘤药物临床应用实行分级管理。根据安全性、可及性、经济性等因素，将抗肿瘤药物分为限制使用级和普通使用级。具体划分标准如下：①限制使用级抗肿瘤药物是指具有下列特点之一的抗肿瘤药物。a.药物毒副作用大，纳入毒性药品管理，适应证严格，禁忌证多，须由具有丰富临床经验的医务人员使用，使用不当可能对人体造成严重损害的抗肿瘤药物；b.上市时间短、用药经验少的新型抗肿瘤药物；c.价格昂贵、经济负担沉重的抗肿瘤药物。②普通使用级抗肿瘤药物是指除限制使用级抗肿瘤药物外的其他抗肿瘤药物。抗肿瘤药物分级管理目录由医疗机构制订，并结合药品上市后评价工作，进行动态调整。第二十三条 医师应当根据组织学或细胞学病理诊断结果或特殊分子病理诊断结果，合理选用抗肿瘤药物。原则上，在病理确诊结果出具前，医师不得开具抗肿瘤药物进行治疗。国家卫生健康委员会发布的诊疗规范、临床诊疗指南、临床路径或药品说明书规定需进行基因靶点检测的靶向药物，使用前需经靶点基因检测，确认患者适用后方可开具。第二十四条 医疗机构应当遵循诊疗规范、临床诊疗指南、临床路径和药品说明书等，合理使用抗肿瘤药物。在尚无更好治疗手段等特殊情况下，应当制定相应管理制度、技术规范，对药品说明书中未明确但具有循证医学证据的药品用法进行严格管理。特殊情况下抗肿瘤药物使用采纳的循证医学证据，依次是其他国家或地区药品说明书中已注明的用法，国际权威学协会或组织发布的诊疗规范、临床诊疗指南，国家级学协会发布的诊疗规范、临床诊疗指南和临床路径等。

八、检查检验质量保障与持续改进（40分）

（一百二十二）临床检验部门、病理部门、医学影像部门设置布局、设备设施分别符合相应规范标准，服务满足临床需要。临床检验和医学影像提供24小时急诊诊断服务。

【概述】

根据医院发展规划和临床需求建设临床检验、病理和医学影像部门，其空间布局、服务流程、人员配置、设备设施、诊疗项目分别符合国家和行业规范标准，并根据临床需求持续完善。临床检验和医学影像应当提供24小时急诊诊断服务。

【细则】

3.378 临床检验部门设置、布局、设备设施、试剂与校准品、生物安全符合《医疗机构临床实验室管理办法》，服务项目满足临床。临床检验应当提供24小时急诊诊断服务。（1分）

3.379 病理科设置、布局、设备设施符合《病理科建设与管理指南（试行）》的要求，服务项目满足临床诊疗需要。（1分）

3.380 规范病理学诊断项目对外委托服务管理，保障病理质量，满足临床需要。（1分）

3.381 医学影像（普通放射、CT、MRI、超声、核素成像等）部门设置、布局、设备设施符合《放射诊疗管理规定》，服务项目满足临床诊疗需要；医学影像应当提供24小时急诊诊断服务。（1分）

（一百二十三）从事临床检验、病理和医学影像诊断工作和技术工作的人员资质应该按照有关规定取得相应专业技术职务任职资格。

【概述】

建立临床检验、病理和医学影像诊断工作和技术工作的岗位职责。所涉及岗位人员应该具备必要的专业知识，技术人员应具有相应的执业证书，取得任职资格，工作有授权，定期接受培训。

【细则】

3.382 从事临床检验、病理和医学影像诊断工作和技术工作的人员应当具备必要的专业知识和能力，具有相应专业技术职务任职资格。（1分）

3.383 分子生物学、特殊岗位（HIV初筛实验、产前筛查及诊断、新生儿疾病筛查等）检验人员等国家有特殊规定的，应当具备符合国家规定的资质方可独立工作。（2分）

（一百二十四）有临床检验、病理实验室和医学影像诊疗场所管理制度、安全程序、标准操作流程和技术操作规范，遵照实施并准确记录。

【概述】

医院应当建立临床检验、病理实验室和医学影像诊疗场所管理制度、安全程序、标准操作流程和技术操作规范，重点关注生物安全、放射防护。定期修订相关制度，建立培训机制，有可追溯的工作记录。

【细则】

3.384 有临床检验场所管理制度、安全程序；标准操作流程和技术操作规范，遵照实施并准确记录。（1分）

3.385 有病理实验室诊疗场所管理制度、安全程序；标准操作流程和技术操作规范，遵照实施并准确记录。（1分）

3.386 有医学影像诊疗场所管理制度、安全程序，标准操作流程和技术操作规范，遵照实施并准确记录。（1分）

（一百二十五）临床检验、病理和医学影像报告及时、准确、规范，并严格执行审核制度。建立临床沟通机制，提供便捷、及时的检查检验信息服务。

【概述】

临床检验、病理和医学影像报告质量是医疗质量的重要组成部分，相关科室应当建立质控制度并确保报告质量及时、准确和规范。建立和临床的沟通机制，解决临床服务需求和临床诊疗困难，根据临床需求开展相应服务，提供便捷、及时的报告信息检索查询服务。

【细则】

3.387 临床检验报告及时、准确、规范，并严格执行审核制度。（2分）

3.388 病理申请及报告及时、准确、规范，并严格执行审核、会诊制度。（2分）

3.389 医学影像报告及时、准确、规范，并严格执行审核制度。（2分）

3.390 建立和临床的沟通机制，根据临床需求开展相应服务，由执业医师提供检验结果及诊断报告的解释和咨询服务。（2分）

3.391 提供便捷、及时的检验、检查信息服务。（1分）

（一百二十六）落实全面质量管理与改进制度，开展室内质量控制和室间质量评价。相关检查检验设备（含床旁检查检验设备）按照要求定期检测。

【概述】

临床检验、病理和医学影像部门建立全面质量管理和持续改进机制，开展室内质量控制和室间质量评价，记录可追溯，非临床检验部门人员开展室内质控，应当得到培训和授权，确保质控到位。

【细则】

3.392 落实临床检验全面质量管理与改进制度，开展室内质量控制和室间质量评价。（2分）

3.393 落实病理全面质量管理与改进制度，开展室内质量控制和室间质量评价。（2分）

3.394 落实医学影像全面质量管理与改进制度，开展室内质量控制和室间质量评价。（2分）

3.395 相关检查检验设备（含床旁检查检验设备）按照要求定期检测并有记录。（2分）

（一百二十七）按照有关规定建立临床检验、病理和医学影像环境保护及人员职业安全防护制度，遵照实施并准确记录。

【概述】

按照国家法律法规和行业规范，保障临床检验、病理和医学影像部门的环境安全、生物安全和消防安全；按照国家法律法规和行业规范做好员工的职业安全和消防安全。

【细则】

3.396 按照国家法律法规和行业规范，建立临床检验、病理和医学影像部门相关制度、流程，保障环境安全、生物安全和消防安全。（2分）

3.397 定期对医学影像（放射）机房及环境进行放射防护检测，保证辐射水平符合国家规定或者标准。建立环境保护制度，遵照实施并准确记录。（2分）

3.398 按照国家法律法规和行业规范建立员工的职业安全保障制度，并落实。（1分）

3.399 病原微生物实验室应当符合生物安全国家标准和要求。从事病原微生物实验活动，应当严格遵守有关国家标准和实验室技术规范、操作规程，采取安全防范措施。（1分）

3.400 从事病原微生物实验活动应当在相应等级的实验室进行，符合《中华人民共和国生物安全法》。按照生物安全备案等级设置生物安全分区，有警示标识及门禁。（2分）

（一百二十八）建立健全本机构内的检查检验结果互认工作管理制度，加强人员培训，规范工作流程，为医务人员开展互认工作提供必要的设备设施及保障措施。

【概述】

开展检查检验结果互认工作有助于减少不必要的重复检查检验。按照国家法律法规和行业规范，建立机构内的检查检验结果互认工作管理制度，包含人员培训、工作流程等内容，并落实。能够为医务人员进行检查检验互认提供必要的设备设施及保障措施。

【细则】

3.401 按照国家法律法规和行业规范,建立检查检验结果互认工作管理制度。(1分)

3.402 组织员工进行培训,并有规范的工作流程及记录。(2分)

3.403 配置有与互认工作相匹配的,有效、便捷的设备和设施,并定期反馈使用情况。(2分)

九、输血管理与持续改进(20分)

(一百二十九)落实《中华人民共和国献血法》《医疗机构临床用血管理办法》《临床输血技术规范》等有关规定,医院应当具备为临床提供24小时输血服务的能力,满足临床工作需要。

【概述】

医院按照相关法律法规和规范建设输血科或血库,人员配置、布局和设施设备应当达到相关标准,建立相关制度和规范,建立储血供血机制,提供24小时输血服务。

【细则】

3.404 落实《中华人民共和国献血法》《医院临床用血管理办法》《临床输血技术规范》等有关法律法规和工作规范要求,成立临床用血管理委员会,制定本院临床用血管理制度并落实。(2分)

3.405 按照有关法律法规和工作规范要求,设置输血科或血库,人员配置、布局和设备设施满足医院输血工作需要。(1分)

3.406 明确输血科各岗位职责,员工履职能力符合要求。(1分)

3.407 具有提供24小时输血服务的能力,满足临床需要。(4分)

(一百三十)加强临床用血过程管理,严格掌握输血适应证和输血技术操作规范,促进临床安全、有效、科学用血。

【概述】

根据法律法规和行业规范制定临床用血质量管理标准,强化人员培训,加强过程管理,严格按照输血适应证开展临床用血,根据行业规范制定符合本院实际的输血技术操作规范并落实,建立合理用血指标体系,规范输血前后评估记录和不良反应报告,促进临床安全、有效、科学用血。

【细则】

3.408 加强临床用血过程管理,严格遵循输血适应证及术中输血适应证,合理开展用血,根据规定完成用血审批,开展输血前后评估,规范输血记录。(4分)

3.409 严格掌握输血技术操作规范,促进临床安全、合理、有效、科学用血。(1分)

(一百三十一)建立与麻醉科和手术科室有效沟通,积极开展自体输血,严格掌握术中输血适应证,合理、安全输血。

【概述】

加强手术用血管理，积极开展并推广自体输血，建立自体输血标准和规范，开展自体输血质量控制。严格掌握术中输血适应证，合理安全用血。

【细则】

3.410 建立与麻醉科和手术科室有效沟通，制定自体输血的流程与规范，积极开展自体输血；严格掌握术中输血适应证，合理、安全输血。（4分）

（一百三十二）开展血液质量管理监控，制定、实施控制输血严重危害（输血传染疾病、严重不良反应）的方案。落实输血相容性检测管理制度和实验质量管理要求，确保输血安全。

【概述】

根据行业规范要求制定血液质量管理全流程监控机制并落实，对输血不良反应进行监测、统计和分析，制定防范输血严重危害的预案。制定和落实输血相容性检测制度流程，能有效开展血型评判方式，确保输血安全。

【细则】

3.411 开展血液质量管理监控，制定、实施控制输血严重危害（输血传染疾病、严重不良反应）的方案。（1分）

3.412 落实输血相容性检测管理制度和实验质量管理要求，确保输血安全。（2分）

【评审方法】

评审专家抽取有输血记录的四级手术病历，分析临床用血、检查检验、影像检查及病理结果质量，核对检查检验结果互认和结果准确性、流程合理性与时效性，病理、检验、影像、输血科医师参与临床诊疗的沟通机制；追溯到相应科室查看现场布局、检查流程、院感防控措施、急救处置条件及技术操作规范，查阅培训资质（包括特殊岗位）、质评与效验结果；检查生物安全、危险物品管理、消防安全、职业防护及意外处置预案。

表13　标准序号3.378～3.412评审清单（75分/60分）

评审内容	分值	得分
第一步：【病案追踪】		
随机抽取5份不同科室输血记录病历（四级手术、重症救治、血液等相关疾病），分析临床用血、检查检验、影像检查及病理结果质量，核对准确性、规范性预约及报告时效性，院内外检查检验结果互认		
释义：抽取全院5份输血记录病历，病历以运行病历为主，归档病历为替补		
1.临床用血过程质量		

评审内容	分值	得分
（1）查看病历。交叉合血、知情同意（替代方案）、输血适应证、输血量等指标是否与病情符合。追溯输血医嘱开具权限情况	2分	
释义：1.病历输血相关指标内容齐全且与病情相符（1分）。2.病历输血医嘱开具权限符合医院管理规定（1分）。一项不符合要求扣0.25分		
（2）输血核查。核查双人核对签名情况、不良反应记录、输血后评价，追溯麻醉记录、手术记录和输血记录中输血量、输血种类等指标	2分	
释义：1.输血核查双人核对并签名、有不良反应记录、有输血后评价（1分）。2.病历中麻醉记录、手术记录和输血记录中输血量、输血种类不一致（1分）。一项不符合要求扣0.25分		
（3）追溯输血后疗效评估，检验结果复查及病情再评价记录	1分	
释义：病历中有输血后疗效评估，检验结果复查及病情再评价记录（1分）。一项不符合要求扣0.25分		
2. 术中输血质量		
（1）查看术中失血量与实际输血量及输血种类情况	2分	
释义：1.术中失血量与实际输血量一致（1分）。2.输血种类与病情相符（1分）。一项不符合要求扣0.25分		
（2）核查术中输血审核流程及输血不良反应上报与处置情况	2分	
释义：1.术中缺输血审核流程（签字），一份扣0.25分（1分）。2.发生输血不良反应缺上报与处置情况，扣1分（1分）		
（3）访谈麻醉科主任，了解患者自体输血开展情况	1分	
释义：1.未开展自体输血不得分。2.开展自体输血需建立自体输血的标准和规范及过程质量控制措施（0.5分）；了解自体输血开展例数、不良反应等输血安全情况（0.5分）。一项不符合要求扣0.25分		
（4）访谈科主任、护士长，了解急用血调配流程，追溯输血科紧急用血台账及相关保障机制	2分	
释义：访谈对象为5份病历中1份病历所在科室负责人，了解以下情况：1.访谈科主任临床紧急用血的原则（0.5分），安全输血监测情况（0.5分）。2.访谈护士长临床紧急用血的调配机制（0.5分），急救供血绿色通道（0.5分）。一项不符合要求扣0.5分		
3.核查检验、检查、病理24小时急诊诊断服务质量及报告时效性（如无急诊项目则另选病历）	2分	
释义：1.医院有检验/检查/病理急诊项目清单及出具结果的具体时间要求（0.5分）。2.抽取1份病历，核查医嘱时间、标本采集时间、检验报告出具时间与病程记录是否相符（0.5分）。3.如有急诊报告质量与时效异常等问题，核查病历有无补救措施，科室质量管理有无月分析讨论与改进（1分）。一项不符合要求扣0.25分		

评审内容	分值	得分
4. 查看检查检验结果院内外结果互认记录	2分	
释义：1. 医院需建立检查检验结果院内外结果互认制度（0.5分）。2. 核查 LIS 系统 /PACS 系统院内有无检验检查结果互认（0.5分）。3. 检验检查纸质报告体现结果互认标识（HR）（1分）。一项不符合要求扣 0.25 分		
5. 核查检查检验（含分子生物学、特殊岗位检验）、病理项目操作技师、医师的资质与医院授权系统是否一致；有无上级医师审核签名	3分	
释义：1. 核查科室人员技术档案中的人员资质与医院授权系统清单是否相符（1分）。2. 核查检查检验病理报告有无上级医生审核或双签名（2分）。一项不符合要求扣 0.25 分		
6. 检验、病理和医学影像报告是否及时、准确，科室间沟通是否到位		
（1）查看 5 份门诊病历检查、检验、影像、病理结果出具时间	2分	
释义：1. 医院建立检验 / 检查 / 影像 / 病理等项目清单与出具时间规定（0.5分）。2. 检查、检验等结果出具时间与医院规定时间一致（1.5分）。一项不符合要求扣 0.25 分		
（2）查看检查检验、影像、病理等多学科会诊意见与检查检验结果互认记录	3分	
释义：1. 医院需建立检查检验 / 影像 / 病理等多学科会诊管理规定（0.5分）。2. 查看医院多学科会诊的发言记录，核查病历的会诊单、会诊意见与检验检查结果互认情况，一项不符合要求扣 0.25 分（1分）。3. 会诊意见落实情况（0.5分）。4. 未开展多学科会诊或缺会诊记录者扣 1 分（1分）		
（3）现场模拟 1 名急诊患者床旁 B 超、胸片，追踪医院建立急诊检查沟通机制及绿色通道保障情况，核查检验结果与临床诊断不符时各科室的处置流程	3分	
释义：1. 医院需建立急诊检验检查（含床旁急诊）绿色通道保障制度（0.5分）。2. 医院需建立急诊检验检查结果与临床诊断不符的应急处理预案（0.5分）。3. 急诊检查沟通机制及绿色通道措施包括但不限于以下。（1）在项目检查单、腕带或病服等处有"急诊"标识等身份提示（0.5分）；（2）病房、五大中心、急诊科、检验检查科室等有急诊电话告知、HIS/PACS 信息系统"急诊"弹窗提示、"优先"窗口、"急诊"专用检查室等具体措施（0.5分）；（3）医院检查检验科室、临床科室有急诊检验检查范围、急诊检查流程、急诊结果出具时间等告知（标牌告知或视频播放）（0.5分）。一项不符合要求扣 0.25 分。4. 访谈 1 名医师，检验检查结果与临床诊断不符时本科室的处置流程（0.5分）		
7. 查看检查、检验、病理等报告危急值情况（若无则另选病历）		
（1）检查、检验结果报告是否双人核对并签字确认	1分	
释义：检查、检验结果报告无双人核对并签字确认（1分）。一项扣 0.25 分		
（2）危急值报告、复查、处理、记录是否及时	2分	
释义：危急值报告、复查、处理、记录不及时（2分）。一项扣 0.25 分		
（3）访谈相关人员，了解危急值记录、复述、确认、报告机制	1分	

评审内容	分值	得分
释义：抽查医师、护士、检验人员各1名，3人知晓上述内容≥90%得1分，2人以上知晓上述内容50%~89%得0.5分（1分）		
第二步：【到检验科/影像科/病理科/脑电图等特殊检查室现场追踪】		
1. 每个科室现场考核1名医师、1名技师、1名护士，了解院内外检查检验结果互认、生物安全、易燃易爆危险化学品存贮、消防、废物处置及泄露处置、放射防护措施、病理标本的处置情况	3分	
释义：现场考核每个科室3位医务人员，每人考核与岗位密切相关的2个问题（3分）。回答不全（≤50%）扣0.25分，完全不清楚扣0.5分		
2. 现场核查病原微生物实验室管理是否符合要求	3分	
释义：1. 病原微生物实验室管理包括布局合理、环境整洁、温湿度适宜、设备定位放置、线路整理有序安全、标识醒目与清晰等（1.5分）。2. 仪器设备旁设有运行状态、维保记录、操作标准流程等标识（0.25分）。3. 有待检标本区、检测运行标本区、废弃标本处置区的管理规范（0.25分）。4. 现场查看操作人员的操作流程与职业防护措施的落实（0.5分）。5. 抽取运行试剂与耗材，核查其三证、效期管理、身份识别、查对制度的执行，并追溯科室检验试剂和耗材管理台账（0.5分）。一项不符合要求扣0.25分		
3. 访谈临床检验、病理和医学影像科室负责人，了解与临床沟通等卓越服务成效、检查检验结果互认与持续改进决策情况	3分	
释义：1. 科室需建立每月与临床沟通的长效机制（0.5分）；沟通内容纳入科室月质量安全分析讨论的重点内容（0.5分）；科室取得的卓越服务成效上报至医院卓越服务的评价中（0.5分）。2. 医院有检验检查结果纸质与信息系统结果互认管理的相关规定（0.5分）；建立LIS系统和PACS系统院内结果互认端口（0.5分）；同级医院端口建设或相关问题点改进纳入医院信息系统建设与医院会议专题讨论中（0.5分）。缺一项扣0.5分		
4. 查看检验、病理和医学影像科等检查检验结果及诊断结果解释和咨询服务机制的落实情况	2分	
释义：医院门诊需设立检验诊断结果的咨询与解释的诊室或窗口（0.5分）；具有相关资质的专业人员进行检验诊断结果的咨询与解释工作（0.5分）；并纳入医院门诊排班系统和卓越服务评价体系中（1分）。一项不符合要求扣0.5分		
5. 核查各科室危急值报告专册登记记录；追溯危急值信息专册登记（包括门诊、检查检验科室、临床科室等环节）信息传递的无缝对接情况	3分	

评审内容	分值	得分
释义：1.医院需建立危急值报告制度与管理程序（0.25 分），有各专科疾病危急值名称、危急值报告范围及项目清单，并及时更新（0.25 分）。2.有危急值专册登记本／危急值信息系统记录，内容包括患者信息、检验检查结果、报告与接收人、报告时间、处置记录等（0.5 分）。3.抽查登记本上危急值处理情况，符合工作流程（0.5 分），在 30 分钟内有评估、有处置，有复查（1 分），并在交接班本、病程记录中有记录（0.5 分）。一项不符合要求扣 0.25 分		
6.随机查看 5 位患者检查检验、影像、病理结果是否在手机 APP 上及时显示	2 分	
释义：1.手机 APP 里检验、影像、病理结果限于普通检查结果，不包括触及隐私权方面的结果，如有则该项不得分。2.检查检验、影像、病理结果在手机 APP 上及时显示（2 分）。一项不符合要求扣 0.25 分		
7.查看评审期内开展室内质量控制和室间质量评价资料，以及各室内、室间质控评价指标监测趋势图，核查存在问题点改进措施与成效。核查对外委托检测机构的项目清单、医院日常监管和结果的校验	4 分	
释义：1.医院有实验室室内质控管理制度（0.25 分），各科室根据项目按要求参加室间质量评价并符合相关要求（0.5 分）。2.科室有全面质量管理与改进工作记录（0.5 分），每月召开质量分析会，有质控分析、反馈、持续改进记录（1 分）。3.查看 1 项失控项目，有处理记录、原因分析、改进措施，是否纳入医院质量管理月报（通信）中（1 分）。4.有对外委托检测机构（包括检验、影像、病理）的管理制度、监管机制、委托协议（0.25 分）。5.有定期对需要校准的检验仪器、检验项目和对临床检验结果有影响的辅助设备进行校准的记录（0.5 分）。一项不符合要求扣 0.25 分		
8.查看评审期内科室每月质量安全分析讨论会台账，问题点持续改进落实情况	2 分	
释义：科室建立每月质量安全分析讨论会制度，缺年度分析台账扣 0.5 分／年，缺月分析台账与问题点改进落实情况扣 0.25 分／月（2 分）		
9.到核医学、脑电图、肌电图等特殊检查室（3 个科室，总分 6 分）		
（1）科室设置与布局是否合理、分区是否明确，是否符合特殊诊疗技术检查需求	0.5 分	
释义：有科室设置与布局示意图，布局合理，分区明确（0.5 分）。一项不符合要求扣 0.25 分		
（2）查看科室诊疗技术操作规范台账，了解定期学习、培训情况，并考核 1 名人员的知晓情况	1 分	
释义：1.科室有诊疗技术操作规范台账（0.25 分），并定期组织学习与培训（0.25 分）。2.考核 1 名人员对诊疗操作规范的知晓情况，回答不全（≤50%）扣 0.25 分，完全不清楚扣 0.5 分（0.5 分）		
（3）科主任汇报，包括接触有害物质等职业暴露的防护机制、突发意外事件管理规范与应急预案演练的总结与评价	0.5 分	
释义：有接触有害物质等职业暴露的防护机制（0.25 分）、突发意外事件管理规范与应急预案演练的总结与评价（0.25 分）。缺一项扣 0.25 分		

评审内容	分值	得分
第三步：【到输血科现场追踪】		
1. 查看评审期内临床用血状况与数据分析情况	2分	
释义：1. 输血科有每月用血情况总结分析（1分）。2. 输血管理委员会每年度有临床用血审核报告及数据分析（1分）。一次未完成扣 0.25 分		
2. 查看评审期内临床紧急用血与应急处置台账	2分	
释义：1. 医院有紧急用血管理制度与紧急调配流程（0.25分），医院血液供应短缺应急预案（0.25分）。2. 查看评审期内输血科急用血台账（0.5分），了解血源短缺及临床用血不良事件的分析讨论情况，其结论是否纳入输血管理委员会年度计划或医院重大专题讨论中（1分）。一项不符合要求扣 0.25 分		
3. 查阅医院安全用血与临床用血指导的培训、会诊、监管、评价等情况	2分	
释义：1. 医院有对医务人员进行临床用血法律法规、技术规范、管理制度及流程、合理用血、自体血回输、应急用血等知识培训、考核的相关记录（0.5分）。2. 查看参与临床会诊的发言记录，核查病历中会诊单、会诊意见、实施情况（0.5分）。3. 医院有临床用血管理制度与工作手册，并有监测分析报告（0.5分）。4. 输血后有效果评价，包括评估患者病情和实验室检测结果等，在输血记录、病程记录中体现（0.5分）。一项不符合要求扣 0.25 分		
4. 调阅医院成分输血项目清单，核查不同成分血液保存环境与温度实时监控数据	2分	
释义：1. 建立医院不同成分血液储存环境与温度管理规定与项目清单（0.5分）。2. 现场查看 3 项成分血液的保存环境、监控温度与清单是否一致（1.5分）。一项不符合要求扣 0.25 分		
5. 查阅输血不良反应监测及输血传染疾病的有效管控台账	2分	
释义：1. 输血不良反应上报系统中的数据与输血不良反应监管台账相符（1分）。2. 输血传染疾病上报系统中的数据与监管台账相符（1分）。一项不符合要求扣 0.5 分		
6. 查看与供血机构的沟通联络与血源保障机制	2分	
释义：1. 医院需建立临床用血(含紧急用血)的沟通保障机制，包括临床用血(含紧急用血)的申请报告、审批流程、沟通联络方式、供血调配信息反馈、临床用血储备计划、血液库存量的管理等相关规定与要求（1分）。2. 医院需建立与供血机构的沟通联络机制，包括供血机构的名称、主要负责人及联系方式、日常血液调配原则与紧急供血绿色通道保障、取血/用血与医院血库或临床科室的无缝对接机制、签订供血协议（1分）。一项不符合要求扣 0.25 分		
7. 员工访谈		
（1）访谈科主任，评审期内医院临床用血需求状况分析、相关问题解决举措及满意度评价	2分	
释义：1. 医院需建立临床用血需求与年度评价台账(1分)。2. 有问题解决成效及临床满意度评价情况(1分)。缺一项扣 0.25 分		

续表

评审内容	分值	得分
（2）访谈2名医师，查看输血管理委员会工作计划、实施及质量改进指标监测、输血管理委员会成员深入临床解决用血需求等日常监管机制的运行情况	2分	

释义：有输血管理委员会工作计划（0.5分）、实施及质量改进指标监测（0.5分）、输血管理委员会成员深入临床解决用血需求（0.5分）等日常监管机制，并落实到临床（0.5分）。一项不符合要求扣0.25分

注：医疗质量安全核心制度（表6）中危急值制度、临床用血制度的评审内容和分值10分；诊疗质量保障与持续改进（表10）中核医学、脑电图、肌电图等特殊检查室的评审内容和分值5分，融入此表中（表13）。

【参考建议】

1. 输血管理委员会　《医疗机构临床用血管理办法》（卫生部令第85号），第八条 二级以上医院和妇幼保健院应当设立临床用血管理委员会，负责本机构临床合理用血管理工作。第九条 临床用血管理委员会或者临床用血管理工作组应当履行以下职责：（1）认真贯彻临床用血管理相关法律、法规、规章、技术规范和标准，制定本机构临床用血管理的规章制度并监督实施；（2）评估确定临床用血的重点科室、关键环节和流程；（3）定期监测、分析和评估临床用血情况，开展临床用血质量评价工作，提高临床合理用血水平；（4）分析临床用血不良事件，提出处理和改进措施；（5）指导并推动开展自体输血等血液保护及输血新技术；（6）承担医疗机构交办的有关临床用血的其他任务。

2. 临床用血管理　《医疗机构临床用血管理办法》（卫生部令第85号），第十八条 医疗机构的储血设施应当保证运行有效，全血、红细胞的储藏温度应当控制在2～6℃，血小板的储藏温度应当控制在20～24℃。储血保管人员应当做好血液储藏温度的24小时监测记录。储血环境应当符合卫生标准和要求。第二十条 医疗机构应当建立临床用血申请管理制度。第二十条（1）医疗机构应当建立临床用血申请管理制度。（2）同一患者一天申请备血量少于800毫升的，由具有中级以上专业技术职务任职资格的医师提出申请，上级医师核准签发后，方可备血。（3）同一患者一天申请备血量在800毫升至1600毫升的，由具有中级以上专业技术职务任职资格的医师提出申请，经上级医师审核，科室主任核准签发后，方可备血。（4）同一患者一天申请备血量达到或超过1600毫升的，由具有中级以上专业技术职务任职资格的医师提出申请，科室主任核准签发后，报医务部门批准，方可备血。［以上（2）、（3）和（4）规定不适用于急救用血］。第二十七条 医疗机构应当制定应急用血工作预案。为保证应急用血，医疗机构可以临时采集血液，但必须同时符合以下条件：（1）危及患者生命，急需输血；（2）所在地血站无法及时提供血液，且无法及时从其他医疗机构调剂血液，而其他医疗措施不能替代输血治疗；（3）具备开展交叉配血及乙型肝炎病毒表面抗原、丙型肝

炎病毒抗体、艾滋病病毒抗体和梅毒螺旋体抗体的检测能力；（4）遵守采供血相关操作规程和技术标准。医疗机构应当在临时采集血液后10日内将情况报告县级以上人民政府卫生行政部门。

3. 自体输血　《临床输血技术规范》（卫医发〔2000〕184号），第二十二条 医疗机构应当积极推行节约用血的新型医疗技术。三级医院、有条件的二级医院和妇幼保健院应当开展自体输血技术，建立并完善管理制度和技术规范，提高合理用血水平，保证医疗质量和安全。

4. 室内质量控制和室间质量评价　《医疗机构临床实验室管理办法》（卫医发〔2006〕73号），第二十五条 医疗机构临床实验室应当对开展的临床检验项目进行室内质量控制，绘制质量控制图。出现质量失控现象时，应当及时查找原因，采取纠正措施，并详细记录。第二十七条 医疗机构临床实验室定量测定项目的室内质量控制标准按照《临床实验室定量测定室内质量控制指南》（GB/20032302-T-361）执行。第二十八条 医疗机构临床实验室应当参加经卫生部认定的室间质量评价机构组织的临床检验室间质量评价。第三十一条 医疗机构临床实验室室间质量评价标准按照《临床实验室室间质量评价要求》（GB/20032301-T-361）执行。

5. 提高室间质评项目参加率　《国家卫生健康委办公厅关于印发2023年国家医疗质量安全改进目标的通知》（国卫办医政函〔2023〕45号）、《2023年各专业质控工作改进目标》，室间质量评价是临床实验室保证和改进检验质量的重要手段，是公立医院绩效考核中的重要指标。国家卫生健康委临床检验中心及各省级临床检验中心组织的室间质量评价活动对保证检验结果的可比性和同质性，推进临床检验结果互认，提高我国临床检验质量有重要意义。

核心策略：（1）医疗机构成立专项工作小组，完善室间质量评价临床检验项目参加率的相关制度、工作机制。（2）医疗机构加强培训工作，持续提高医务人员对参加室间质量评价的意识，引导和鼓励所有临床实验室积极参加室间质量评价活动。（3）建立完善本机构室间质量评价参加率和合格率（不及格原因）的监测及反馈机制，按计划/次数进行本机构数据分析、反馈。（4）运用质量管理工具，查找、分析影响本机构实现该目标的因素，提出改进措施并落实。

6. 检验检查结果互认　《关于印发医疗机构检查检验结果互认管理办法的通知》（国卫医发〔2022〕6号），第二条 本办法所称检查结果，是指通过超声、X线、核磁共振成像、电生理、医学等手段对人体进行检查，所得到的图像或数据信息；所称检验结果，是指对来自人体的材料进行生物学、微生物学、免疫学、化学、血液免疫学、血液学、生物物理学、细胞学等检验，所得到的数据信息。检查检验结果不包括医师出具的诊断结论。第十九条 出现以下情况，医疗机构及其医务人员可以对相关项目进行重新检查：（1）因病情变化，检查检验结果与患者临床表现、疾病诊断不符，难以满足临床诊疗需求的；（2）检查检验结果在疾病发展演变过程中变化较快的；（3）检查检验项目对于疾病诊疗意义重大的（如手术、输血等重大医疗措施前）；（4）患者处于急诊、急救等紧急状态下的；（5）涉及司法、伤残及病退等鉴定的；（6）其他情形确需复查的。

十、医院感染管理与持续改进（45分）

（一百三十三）按照《医院感染管理办法》《医疗机构感染预防与控制基本制度（试行）》，建立医院感染管理组织，建立院感多部门协调机制。完善医院感染管理与控制制度，有医院感染事件应急预案并组织实施，开展医院感染预防控制知识与技能的全员培训和教育。

【概述】

医院感染预防与控制是医院在依法开展诊疗执业活动和提供医疗服务中必须开展的工作，是医院的基本职责。医院做好医院感染预防与控制工作，必须建立体系完整、功能完善、职责明确、运转高效的医院感染防控组织体系、运行操作规范及感染相关突发事件应急预案等制度。同时，为使整个体系运行顺畅，能够发挥应有的作用，需要对医院全员进行相关内容的培训和教育。

【细则】

3.413 建立医院感染管理委员会，委员会由医院感染管理部门、医务部门、护理部门、临床科室、消毒供应室、手术室、临床检验部门、药事管理部门、设备管理部门、后勤管理部门及其他有关部门的主要负责人组成，主任委员由医院院长或者主管医疗工作的副院长担任。（1分）

3.414 根据国家法律法规、标准要求及《医疗机构感染预防与控制基本制度》，制定并及时完善医院感染管理和控制制度。（1分）

3.415 医院结合本地区就诊人群特点和本院条件制定医院感染事件防控应急预案并组织实施。（2分）

3.416 医院制订全员医院感染防控知识与技能培训计划并落实，包括但不限于手卫生、标准预防、应急方案教育等。医院员工（含外聘人员）掌握有关预防与控制医院感染的基础卫生学和消毒隔离知识，且在工作中正确运用。（5分）

（一百三十四）按照《医院感染监测规范》，加强重点部门、重点环节、重点人群与高危险因素监测，控制并降低医院感染风险。

【概述】

开展医院感染监测工作是做好感控管理科学化、精准化的基础与前提。医院应当采取全院综合性监测和目标性监测，长期、系统、连续地收集、分析医院感染的发生、分布及其影响因素等相关数据，建立有效的医院感染监测与通报制度，及时将监测结果反馈科室和报送有关部门，为医院感染的预防和控制提供科学依据。

【细则】

3.417 医院对重点部门、重点环节、重点人群有明确的监测范围、监测方法、监测内容和监测质量控制要求。（2分）

3.418 医院对监测结果进行分析，提出本院的医院感染高危险因素，制定针对性措

施，控制并降低医院感染风险。（2分）

（一百三十五）医院感染管理组织要监测医院感染危险因素、医院感染率及其变化趋势，定期开展风险评估并持续改进诊疗流程；定期通报医院感染监测结果并加强横向比较。

【概述】

医院有责任和义务承担本机构医院感染监测和报告的职责。医院要明确各级医院感染防控组织职责分工，设计科学规范的监测方案，分析监测结果，并对监测和报告制度的执行情况进行定期监督、检查。针对检查中发现的问题，应提出整改措施并督促临床科室整改到位。

【细则】

3.419 定期对感染监测的数据进行统计分析、反馈，定期开展风险评估并持续改进诊疗流程，定期向全院发布感染监测数据，及时将感染监测的数据和分析建议反馈临床科室。（3分）

（一百三十六）消毒、灭菌和隔离工作符合相关标准和规范要求，工作人员能获得并正确使用符合国家标准的消毒与防护用品；重点部门、重点部位的管理符合要求。

【概述】

消毒、灭菌和隔离工作是医院感染预防与控制的重要措施。消毒与防护用品是医务人员职业安全的重要保障，工作人员应当能正确使用符合国家标准的消毒与防护用品。重点部门、重点部位的管理符合要求。

【细则】

3.420 医院按照国家相关标准和规范的要求，开展消毒、灭菌和隔离工作。（1分）

3.421 医院提供的消毒与防护用品符合国家标准并在有效期内，工作人员应当能够正确使用消毒与防护用品。（2分）

3.422 重点部门、重点部位的医院感染管理应当符合相关标准和规范要求。（2分）

（一百三十七）按照《医务人员手卫生规范》，建立医院手卫生管理制度。正确、充分配置有效、便捷的手卫生设备和设施，加强手卫生落实情况监管。

【概述】

手卫生是预防与控制医院感染，保障患者和医务人员安全最重要、最简单、最有效和最经济的措施。配备便捷的手卫生设施，为执行手卫生制度提供必要条件，加强手卫生效果监测，提高工作人员手卫生的依从性。

【细则】

3.423 根据《医务人员手卫生规范》要求，建立并落实手卫生管理制度。（1分）

3.424 充分配置与诊疗工作相匹配的，有效、便捷的手卫生设备和设施，手卫生的设备和设施包括但不限于流动水洗手设施、卫生手消毒设施等，并按照医院规定的周期进行手卫生依从性的监测与反馈。（2分）

（一百三十八）根据《传染病防治法》等相关法律、法规要求设置感染性疾病科、发热门诊、肠道门诊，其建筑规范、医疗设备和设施、人员符合规定，并对员工进行相关培训。

【概述】

医院承担应对传染病的社会责任，应当根据《传染病防治法》等相关法律、法规要求规范传染病相关管理。

【细则】

3.425 设置有感染性疾病科、发热门诊、肠道门诊，其建筑规范、医疗设备和设施、人员符合相关法律、法规要求。（2分）

3.426 发热门诊应当根据相关要求，在医院的独立区域或独立建筑内设置，具备独立出入口，满足"三区两通道"设置，新建发热门诊外墙与周围建筑间距不少于20米。（2分）

3.427 制定传染病防治（含疫情防控）相关培训和考核制度并落实，可追溯。（5分）

（一百三十九）有多重耐药菌医院感染控制管理规范与程序，有多部门共同参与的多重耐药菌管理合作机制。应用微生物室检测和医院感染管理数据信息指导临床合理使用抗菌药物。

【概述】

多重耐药菌是引起医院感染的重要病原体。建立多重耐药菌医院感染控制管理规范与程序是预防和控制多重耐药菌引发的感染及其传播的重要措施。多重耐药菌感染管理涉及医院感染防控、抗菌药物应用与管理、微生物检测、感染诊疗及护理等多个专业，应当建立多部门共同协调管理制度。通过应用微生物室检测和医院感染管理数据信息指导，促进临床合理使用抗菌药物。

【细则】

3.428 根据本机构多重耐药菌流行趋势和特点建立多重耐药菌医院感染控制管理规范与程序。针对多重耐药菌医院感染的诊断、监测、预防与控制等环节，建立多部门共同参与的多重耐药菌管理协调机制。（1分）

3.429 定期统计分析本院微生物室检测和医院感染管理数据信息，并将相关信息向临床推送，指导临床合理使用抗菌药物。（1分）

（一百四十）建立侵入性器械／操作相关感染防控制度。有医院侵入性器械、所开展手术及其他侵入性诊疗操作名录，制定相关防控措施并实施数据监测。

【概述】

侵入性器械／操作相关感染防控制度指诊疗活动中与使用侵入性诊疗器械相关的感染预防与控制活动的规范性要求。医院通过建立侵入性器械、所开展手术及其他侵入性诊疗操作名录，便于快速找到对应解决的防范措施。

【细则】

3.430 医院有建立侵入性器械／操作相关感染防控制度；侵入性器械／操作相关感染防控主要包括但不限于血管导管相关血流感染、导尿管相关尿路感染、呼吸机相关肺炎和透析相关感染的预防与控制。医院建立有本机构诊疗活动中使用的侵入性器械、所开展手术及其他侵入性诊疗操作名录。根据侵入性器械、所开展手术及其他侵入性诊疗操作中的风险点，按照感染防控制度实施数据监测。（2分）

（一百四十一）按照有关法律法规，建立医院医疗废物、废液管理责任制，健全组织架构、管理制度和工作机制，落实岗位职责。医疗废物的分类、收集、运送、暂存、转移、登记造册和操作人员职业防护等符合规范。同时，加强对相关人员的培训。

【概述】

实现医疗废物无害化、减量化、资源化是医疗废物管理的目标。医院应当建立医疗废物管理责任制、健全组织架构、完善制度流程，规范管理医疗废物的分类收集、运送和暂存，落实职业防护，保障安全。

【细则】

3.431 按照有关法律法规，建立医院医疗废物管理责任制，健全组织架构、管理制度和工作流程，落实岗位职责。（1分）

3.432 医疗废物的分类收集、运送、暂存、登记、交接管理规范，对从事分类收集、运送、暂存等工作人员采取的职业防护措施符合规范。（3分）

3.433 加强对相关人员的培训。对从事分类收集、运送、暂存等工作人员及管理人员，根据岗位需要进行有关法律、法规、规章、规范性文件及各种制度、工作流程、要求和意外事故的应急处理等方面的培训。（2分）

（一百四十二）医疗废物、废液管理符合医院感染管理要求。污水管理和处置符合规定。

【概述】

有健全的医疗废物、废液管理制度及应急预案。医疗废物的收集、运送、暂存、转移、登记造册和操作人员职业防护等符合规范。污水管理和处置符合规定。使用后未被污染的一次性塑料（玻璃）输液瓶（袋）的回收与处置符合要求。

【细则】

3.434 医疗废物、废液管理符合医院感染管理要求。（1分）

3.435 污水管理和处置符合规定。（1分）

【评审方法】

评审专家前往发热门诊（或肠道门诊、传染病门诊）检查布局与流程，模拟接诊发热病例或肠道感染性疾病病例，核查员工防护、处置、报告程序，追踪消毒、灭菌、隔离及洗手设施，随机抽取1名工作人员手卫生考核；查看重点部门院感防控措施，核查医疗废物分类及全程管理，随机考核员工操作，核查培训效果；查看医院感染每月各类监测分析报告（包括侵入性操作、多重耐药），追踪监测结果与风险应对的持续改进措施、管理、多部门合作机制及成效。

表14　标准序号 3.413 ~ 3.435 评审清单（45分）

评审内容	分值	得分
第一步：【现场追踪】		
评审专家前往发热门诊或肠道门诊、传染病门诊。模拟接诊1例发热病例或肠道感染性疾病病例		
1. 核查发热门诊或肠道门诊、传染病门诊布局、流程		
（1）发热门诊是否独立设置（含与周围建筑间距不小于20米等）	1分	
释义：发热门诊未独立设置扣1分（1分）		
（2）医院标志性建筑物外与重要路口有无发热门诊等醒目的标识与指引	1分	
释义：医院标志性建筑物（急诊楼、门诊楼、感染科楼等）外与重要路口（进入医院大门，门诊区、急诊区、住院区等）有醒目的标识与指引（1分）。一项不符合要求扣 0.25 分		
（3）引导标识是否醒目，就诊告示、防护提示、接诊范围、就诊路线等内容是否清晰明了	1分	
释义：引导标识醒目，就诊告示、防护提示、接诊范围、就诊路线等内容清晰（1分）。一项不符合要求扣 0.25 分		
（4）候诊环境是否整洁，接诊人员着装是否规范，预检分检是否正确，患者防护与沟通指导是否到位，通道标识醒目是否正确	2分	
释义：1. 候诊环境整洁（地面无积水与垃圾、带盖专用医疗废弃物桶放置合理、候诊椅摆放有序无污迹 / 锈迹、墙面无霉迹与破损等），接诊人员着装规范（穿隔离衣、戴一次性圆帽、佩戴医用 / 外科 /N95 口罩、戴一次性橡胶手套、防护面屏或护目镜、无手表、手戒等饰物等）（0.5 分）。2. 预检分检正确（有各类传染性疾病预检分检标准与流程、准确测量生命体征、询问病情突出传染性疾病特点、指导与指引到位等）（0.5 分）。3. 患者防护与患者沟通指导到位（规范佩戴口罩、正确洗手、合理处理体液等分泌物等）、通道标识醒目正确（1 分）。一项不符合要求扣 0.25 分		
（5）就诊是否按序按类规范，标准预防与一级预防是否执行到位，手卫生设施是否齐全，有效洗手是否执行到位，传染性疾病诊治告知是否清晰正确	2分	

评审内容	分值	得分
释义：1.传染性疾病就诊按序按类规范（0.25分）；标准预防（手卫生、使用合适的防护用具、处理污染的物品与医疗器械等）与一级预防执行到位（0.25分）；手卫生设施齐全（包括洗手池、水龙头、流动水、洗手液（肥皂）、干手用品、手消毒剂等）（0.25分）。2.有效洗手包括医生洗手时机，洗手时长，洗手方法，洗手液效期、手消毒剂效期等（0.25分）。3.传染性疾病诊治告知包括医生对该疑似患者的告知与传染病的管理、诊疗规范一致，相关重点问题在病历上有记载（0.5分）。4.访谈该患者对医生的指导内容（包括到什么地方按什么路径进行何种检查治疗，注意事项等）是否清楚与知晓（0.5分）。一项不符合要求扣0.25分		
（6）门诊传染性疾病患者是否实行全封闭管理，是否设有检验、检查、缴费、CT等特殊检查专用区域，是否存在患者超越传染性疾病诊治区域隔离带的情况	2分	
释义：1.医院需建立对甲类甲管、甲类乙管的传染性疾病患者全封闭管理制度（包含传染性疾病诊治区域隔离带范围与管理规定）（0.25分）。2.全封闭管理包括患者从传染性专科门诊预诊、分检、看诊、检验检查、各项治疗、输液留观或住院治疗、离院等诊治路径均在规定隔离区域内，严格按专用通道、专用诊治区域进行一系列的医疗活动与医院管理（1.75分）。一项不符合要求扣0.25分		
（7）查看评审期内传染病报告登记台账，追溯报告的时效性、处置的有效性、患者去向的合理性	1分	
释义：有传染病报告登记台账，有月分析报告，每例传染病患者有可查阅记录，可以追溯医讯或OA办公系统查阅相关材料（1分）。一项不符合要求扣0.25分		
（8）核查科室传染病漏报、误报情况与持续改进记录	1分	
释义：1.甲、乙类传染病漏报、误报者一例扣0.5分，丙类传染病漏报、误报者一例扣0.25分（0.5分）。2.甲、乙类传染病漏报、误报，医院需有持续改进分析记录，丙类传染病漏报、误报，需有科室持续改进分析记录，一例无记录扣0.25分（0.5分）		
2.前往感染性疾病隔离留观区或感染性疾病病房追踪消毒、灭菌、隔离、医疗废物处置工作		
（1）随机跟随1例疑似传染病患者，查看护送途中患者防护措施的准确性，三区两通道的合理使用，以及感染性疾病救治区域设置、布局和消毒隔离措施落实情况	2分	
释义：1.患者防护措施准确（0.25分）。2.合理使用三区（清洁区、潜在污染区/半污染区、污染区）两通道（患者及污物通道、医务人员通道）（0.5分）。3.救治区域设置与消毒隔离（包括呼吸/肠道/血液体液隔离等感染性疾病救治区域名称标识与房间指引、感染性疾病防护措施流程图或防护用具穿戴演示步骤、感染性疾病消毒隔离措施告知）（1.25分）。一项不符合要求扣0.25分		
（2）随机抽取1名员工，考核1项操作（含侵入性操作），核查防护用具使用，三级预防实施，消毒隔离落实，感染性疾病管理和知识的知晓等情况	2分	
释义：防护用具使用，三级预防实施，消毒隔离落实，感染性疾病管理和知识的知晓，以上考核内容准确≥90%得2分，50%~89%准确得1分（2分）		
（3）追溯科室医疗废物的源头分类，定区域、定量、定类别储存，院内医疗废物密闭转运规定等情况	1分	

续表

评审内容	分值	得分
释义：以上内容一项不符合要求扣 0.25 分（1 分）		
3. 跟随医疗废物运送员，前往医疗废物暂存点，追溯医疗废物全程管理		
（1）跟随医疗废物运送员。追踪运送员防护用具穿戴、运输车辆密闭管理、运输路线、运输途中（含电梯）障碍及意外情况的处置，以及到达医院储存点的交接情况	1 分	
释义：以上内容一项不符合要求扣 0.25 分（1 分）		
（2）查看双方交接流程、分类存储、交接记录	1 分	
释义：以上内容一项不符合要求扣 0.25 分（1 分）		
（3）查看医院医疗废物集中暂存点的管理。是否分区分类存放，盛放容器标识是否清晰、破损，密闭是否限时储存，通风、防蚊、防虫、防鼠等环境管理是否符合要求	1 分	
释义：以上内容一项不符合要求扣 0.25 分（1 分）		
（4）访谈医疗废物集中管理点工作人员，了解医院医疗废物产生的高风险科室，医疗废物分类、存储、运输要求及近期参加培训情况	1 分	
释义：1.产生医疗废物高风险科室有：感染科（发热门诊、肠道门诊等）、麻醉科、手术室、病理科、检验科、腔镜室、消毒供应中心、科研机构与实验室等。2.以上内容知晓 ≥ 90% 得 1 分，50% ~ 89% 知晓得 0.5 分（1 分）		
（5）现场考核 1 名员工职业暴露的应急处置情况	1 分	
释义：1.职业暴露的应急处置包括：职业暴露的类别、紧急处置措施、上报流程与制度要求、溢出箱的配备与使用等。2.以上流程符合 ≥ 90% 得 1 分，50% ~ 89% 符合得 0.5 分（1 分）		
4. 前往医院污水处理站，查看医院污水处置分布图与处置流程，监测日志，危化品的分类、使用、储存，医院污水余氯等监测指标的日常监管记录，以及医院医疗污水排放合规性评价情况；追溯医院有无排污许可证	2 分	
释义：1.有处置分布图、处置流程、监测日志（0.25 分）。2.查看危化品的分类、使用、储存（0.5 分）。3.医院污水余氯等监测指标有每时／日／月／年日常监管记录（0.5 分）。4.查看医院医疗污水评审周期内排放合规性评价情况（0.5 分）。5.医院有排污许可证（0.25 分）。一项不符合要求扣 0.25 分		
第二步：【到医院感染管理中心查阅资料】		
1. 查看评审期内医院感染管理委员会会议议题	1 分	
释义：1.医院感染管理委员会有年度会议召开计划，缺乏每年度扣 0.25 分。2.有会议主题、专题讨论记录、重大决策事宜改进方案与成效，缺一项扣 0.25 分（1 分）		
2. 查阅评审期内医院感染简讯／质量月报、年报及持续改进情况	2 分	
释义：1.有感染简讯／质量月报、年报（1 分）。2.每期报告有明确问题点、原因分析、改进措施、改进成效（年度趋势分析报告）（1 分）。缺一项扣 0.25 分		

评审内容	分值	得分
3. 查看每月（季度）全院院感质量讲评会内容及持续改进情况	1分	
释义：讲评会内容包括参与科室/人员的到会率、有讲评主题与成效评价、指出重大院感问题、提出问题解决方案并持续改进（1分）。缺一项扣0.25分		
4. 查阅医院感染简讯/质量月报和全院院感质量讲评内容融入绩效考核方案的执行情况	1分	
释义：讲评内容纳入医院绩效考核方案执行，未纳入者每年度扣0.25分（1分）		
5. 查阅评审期内院感部门参加医疗行政查房记录、问题清单及持续改进措施与效果	2分	
释义：1.医疗行政查房计划表中有院感部门参与，每年度有可查阅计划表，缺乏每年度扣0.5分。2.每次查房有问题清单，年度有总结分析，针对问题清单，提出改进措施，追溯改进成效（2分）。缺一项扣0.5分		
6. 查阅评审期内院感质量控制指标改进的方法、措施与效果，包括院感监测横断面调查、合理用药指导、多部门联合指导机制等	3分	
释义：1.院感质量控制指标改进方案包括院感监测横断面调查、临床药师参与临床合理用药的指导与会诊、感染防控/感染病学/临床微生物学/重症医学和临床药学等相关学科的多部门协作机制，缺一项扣0.25分（1.5分）。2.运用质量管理工具对年度监测数据进行效果评价，缺乏每年度扣0.5分（1.5分）		
7. 随机抽查1个月的感染简讯/质量月报中反映问题的持续改进追踪及其半年以上改进成效	2分	
释义：1.问题点的持续改进包括原因分析（0.25分）、整改措施（0.25分）、实施过程督导（0.25分）、效果评价（0.25分）。2.半年以上未见成效者扣1分（1分）		
8. 随机抽查2个重点监测部门感染控制小组工作记录和持续改进情况	2分	
释义：1.感染控制小组工作记录包括医院院感年度计划安排、日常督导检查、参与重大突发院感事件处置等（1分）。2.有问题清单、改进措施、效果评价，每月/年有总结分析评价与持续改进（1分）。缺一项扣0.25分		
9. 随机抽查2个重点监测部门对高危因素开展自我检查和自我改进的措施案例（如QI/QCC）	2分	
释义：重点监测部门对高危因素开展自我检查（1分），有自我改进措施案例（1分）。一个部门不符合要求扣0.5分		
10. 随机抽查医院周会对院感关键指标及其完成情况的发布与公示情况	1分	
释义：医院应定期对院感关键指标及其完成情况进行发布与公示（1分）。一项不符合要求扣0.5分		
11. 查阅评审期内全院年度可避免院感相关死亡率（指标）逐年下降的数据监测、原因分析、改进措施	1分	

续表

评审内容	分值	得分
释义: 医院需建立年度可避免院感相关死亡率 (指标) 的分析台账, 包括数据监测、原因分析、改进措施、实施效果, 缺一项扣 0.25 分。如有可避免院感相关死亡率 (指标) 上升者每年度扣 0.5 分 (1 分)		
12. 查阅评审期内医院感染及传染病防治 (疫情防控) 全员培训、技能考核、应急预案的演练情况	3 分	
释义: 1. 有院科两级全员培训、技能考核、应急预案演练等台账 (0.5 分)。2. 全员培训内容包括培训形式、培训内容、培训对象及授课要求 (讲授者、讲授主题、讲授时间、讲授方式及课后评价), 有年度成效分析 (2 分)。3. 培训、考核结果纳入医院全面质量管理考核评价 (0.5 分)。一项不符合要求扣 0.25 分		
13. 访谈分管院领导, 了解评审期内医院传染性疾病暴发流行的模拟演练情况与总结、问题点的改进措施与成效, 是否纳入医院年度工作计划	1 分	
释义: 1. 医院需建立传染性疾病暴发流行的模拟实战演练机制 (0.25 分)。2. 每次实战演练有总结 (0.25 分)、问题点的改进措施与成效 (0.25 分), 重大决策事项纳入医院年度工作计划中 (0.25 分)。一项不符合要求扣 0.25 分		

【参考建议】

1. 防护用具 口罩、手套、护目镜、防护面罩、隔离衣、防护服、防水围裙等。

2. 三级防护 (1) 一级防护。①适用范围: 医院预检分诊点、普通急诊留观区、门诊、普通病区、重症监护病房、医学观察区。②防护用品: 医用外科口罩、一次性工作帽、工作服、一次性乳胶手套或丁腈手套等。(2) 二级防护。①适用范围: 发热门诊、隔离病区等。②防护用品: 医用防护口罩、护目镜或防护面屏、一次性工作帽、防渗隔离衣或防护服、一次性乳胶手套或丁腈手套、鞋套等。(3) 三级防护。①适用范围: 为疑似或确诊重大传染病患者实施产生气溶胶操作、手术时; 为疑似或确诊重大传染病患者实施尸体解剖时等。②防护用品: 正压头套或全面防护型呼吸防护器、穿防渗隔离衣或防护服、一次性乳胶手套或丁腈手套、鞋套等。

3. 医院院感重点监测部门 手术部 (室)、产房、导管室、洁净层流病区、骨髓移植病区、器官移植病区、重症监护病房、新生儿室、血液透析中心 (室)、烧伤病区、感染性疾病科病区、口腔科、内镜中心 (室) 等。

4. 院感关键指标 感染发病 (例次) 率、医院感染现患 (例次) 率、医院感染病例漏报率、多重耐药菌感染发现率、多重耐药菌感染检出率、医务人员手卫生依从率、住院患者抗菌药物使用率、抗菌药物治疗前病原学送检率、I 类切口手术部位感染率、I 类切口手术抗菌药物预防使用率、血管内导管相关血流感染发病率、呼吸机相关肺炎发病率、导尿管相关泌尿系感染发病率 13 项指标。

5. 发热门诊布局 《发热门诊建筑装备技术导则 (试行)》(国卫办规划函〔2020〕683 号), 2.1.3 设有发热门诊和发热筛查点的医疗机构, 院区主入口和门急诊大厅外应当设置醒目的发热门诊标识，明确发热门诊所在的方向、位置及路线。院区内应当设置路线导引标识，明确患者前往发热门诊的路线，尽量避免穿越其他建筑。2.2.1 发热门诊平面布局应当划分为清洁区、半污染区、污染区，并设置醒目标识。三区相互无交叉，使用面积应当满足日常诊疗工作及生活需求。其中，患者活动应当限制在污染区，医务人员一般的工作活动宜限制在清洁；半污染区位于清洁区与污染区之间的过渡地段。2.2.2 发热门诊应当合理设置清洁通道、污染通道，设置患者专用出入口和医务人员专用通道，合理组织清洁物品和污染物品流线，有效控制院内交叉感染。各出入口、通道应当设有醒目标识，避免误入。2.2.3 清洁区主要包括医务人员出入口、更衣、值班休息室、医务人员卫生间、淋浴间、清洁库房等。2.2.4 半污染区位于清洁区与污染区之间，主要包括治疗室、消毒室、留观区的护士站、护理走道等。2.2.5 污染区主要包括患者入口区、分诊、候诊、诊室、隔离观察室、放射检查用房、检验、处置室、抢救室、污物间、患者卫生间等。

6. 多重耐药菌医院感染控制　《卫生部办公厅关于加强多重耐药菌医院感染控制工作的通知》（卫办〔2008〕130号），（1）重视和加强多重耐药菌的医院感染管理。医疗机构应当高度重视医院感染的预防与控制，贯彻实施《医院感染管理办法》各项规定，强化医院感染管理责任制。针对多重耐药菌医院感染监测、控制的各个环节，制定并落实多重耐药菌医院感染管理的规章制度和有关技术操作规范，从医疗、护理、临床检验、感染控制等多学科的角度，采取有效措施，预防和控制多重耐药菌的传播。（2）建立和完善对多重耐药菌的监测。医疗机构应当加强对耐甲氧西林金黄色葡萄球菌（MRSA）、耐万古霉素肠球菌（VRE）、产超广谱 β- 内酰胺酶（ESBLs）的细菌和多重耐药的鲍曼不动杆菌等实施目标性监测，及时发现、早期诊断多重耐药菌感染患者和定植患者，加强微生物实验室对多重耐药菌的检测及其对抗菌药物敏感性、耐药模式的监测，根据监测结果指导临床对多重耐药菌医院感染的控制工作。医疗机构发生多重耐药菌感染的暴发时，应当按照《医院感染管理办法》的规定进行报告。《多重耐药菌医院感染预防与控制技术指南（试行）》（卫办医政发〔2011〕5号）临床微生物实验室应当至少每半年向全院公布一次临床常见分离细菌菌株及其药敏情况，包括全院和重点部门多重耐药菌的检出变化情况和感染趋势等。

7. 医疗废物、废液管理　《医疗卫生机构医疗废物管理办法》（中华人民共和国卫生部令 第36号）、《关于印发医疗废物分类目录（2021年版）的通知》（国卫医函〔2021〕238号），第十条 医疗卫生机构应当根据《医疗废物分类目录》，对医疗废物实施分类管理。第十六条 运送人员每天从医疗废物产生地点将分类包装的医疗废物按照规定的时间和路线运送至内部指定的暂时贮存地点。第十七条 运送人员在运送医疗废物前，应当检查包装物或者容器的标识、标签及封口是否符合要求，不得将不符合要求的医疗废物运送至暂时贮存地点。第二十条 医疗卫生机构应当建立医疗废物暂时贮存设施、设备，不得露天存放医疗废物；医疗废物暂时贮存的时间不得超过2天。按照有关法律法规，建立医院医疗废物、废液管理责任制，健全组织架构、管理制度和工作机制。第二十三条 医疗卫生机构应当将医疗废物交由取得县级以上人民政府环境保护行政主管部门许可的医疗废物集中处置单位处置，依照危险废物转移联单制度填写和保存转移联单。第二十四条 医疗卫生机构应当对医疗废物进行登记，登记内容应当包括医疗废物的来源、种类、重量或者数量、交接时间、最终去向及经办人签名等项目。登记资料至少保存 3 年。第二十五条 医疗废物转交出去后，应当对暂时贮存地点、设施及时进行清洁和消毒处理。

8. 医院感染监测 《中国卫生行业标准－医院感染监测规范 WS/T 312-2009 》，监测的管理与要求。

（1）医院应建立有效的医院感染监测与通报制度，及时诊断医院感染病例，分析发生医院感染的危险因素，采取针对性的预防与控制措施。并应将医院感染监测控制质量纳入医疗质量管理考核体系。

（2）医院应培养医院感染控制专职人员和临床医务人员识别医院感染暴发的意识与能力。发生暴发时应分析感染源、感染途径，采取有效的控制措施。

（3）医院应建立医院感染报告制度，发生下列情况的医院感染暴发，医疗机构应报告所在地的县（区）级地方人民政府卫生行政部门。报告包括初次报告和订正报告，订正报告应在暴发终止后一周内完成。医疗机构经调查证实发生以下情形时，应于 12 小时内向所在地的县级地方人民政府卫生行政部门报告，并同时向所在地疾病预防控制机构报告：a.5 例以上的医院感染暴发；b.由于医院感染暴发直接导致患者死亡；c.由于医院感染暴发导致 3 人以上人身损害后果。医疗机构发生以下情形时，应按照《国家突发公共卫生事件相关信息报告管理工作规范（试行）》的要求在 2 小时内进行报告：a.10 例以上的医院感染暴发事件；b. 发生特殊病原体或者新发病原体的医院感染；c. 可能造成重大公共影响或者严重后果的医院感染。医疗机构发生的医院感染和医院感染暴发属于法定传染病的，还应当按照《中华人民共和国传染病防治法》《国家突发公共卫生应急预案》的规定进行报告。

（4）医院应制订切实可行的医院感染监测计划，如年计划、季度计划等。监测计划内容主要包括人员、方法、对象、时间等。

（5）医院应按以下要求开展医院感染监测：a. 新建或未开展过的医院，应先开展全院综合性监测。监测时间应不少于 2 年。b. 已经开展 2 年以上全院综合性监测的医院应开展目标性监测。目标性监测持续时间应连续 6 个月以上。c. 医院感染患病率调查应每年至少开展一次。

第三章 医院管理（210 分）

一、管理职责与决策执行机制（25 分）

（一百四十三）制定医院章程，建立医院内部决策执行机制。

【概述】

章程是医院依法自主办院、实施管理、履行公益性的基本纲领和行为准则。医院应当以章程为依据，制定内部管理制度及规范性文件、提供医疗卫生服务、建立管理机制，不断满足人民群众的健康需求，增强人民群众看病就医的获得感和医务人员职业荣誉感。

【细则】

3.436 制定医院章程，建立健全医院内部治理体系、议事规则、办事程序，提高医院运行效率。（1分）

（一百四十四）公立医院加强党的建设，明确党委职责，充分发挥医院党委的领导作用，实施党委领导下的院长负责制，健全医院党委与行政领导班子议事决策制度。

【概述】

切实加强党对公立医院的领导，是健全现代医院管理制度，推动实施健康中国战略的举措。公立医院应当在章程中明确党委职责，凡属重大问题都要按照集体领导、民主集中、个别酝酿、会议决定的原则，由党委集体讨论，做出决定，并按照分工抓好组织实施，支持院长依法依规独立负责地行使职权。院长在医院党委领导下，全面负责医院医疗、教学、科研、行政管理工作。

【细则】

3.437 在章程中明确党委职责，充分发挥医院党委的领导作用。（1分）

3.438 实施党委领导下的院长负责制。（1分）

3.439 健全医院党委与行政领导班子议事决策制度。（1分）

（一百四十五）医院管理组织机构设置合理，根据法律法规、规章规范及相关标准，结合本院实际，制定各项规章制度和岗位职责，并及时修订完善。各级管理人员按分工履行职责，建立部门、科室间沟通与协调机制。各部门和科室命名规范。

【概述】

医院应当根据其功能、任务，设置合理的管理机构，满足管理工作需要，部门职能、职责划分明确，根据法律法规、规章规范及相关标准，结合本院实际，制定并动态完善各项规章制度，厘清员工在落实制度时的职责。各级管理人员按分工履职，部门、科室之间有连贯的、畅通的沟通和协调机制。各部门和科室命名符合相关要求。

【细则】

3.440 根据其功能、任务，设置合理的管理机构，部门职能、职责划分明确，各部门和科室命名规范，与医院文件一致。（2分）

3.441 各级管理人员按分工履行职责，建立部门、科室间沟通与协调机制，履行协

调职能，提高工作效率。（1分）

3.442 根据法律法规、规章规范及相关标准，结合本院实际，制定各项规章制度，并及时修订完善。（1分）

（一百四十六）重视医院文化建设，建立医院文化建设制度，把医院文化培育成核心竞争力，逐步建立以患者为中心、注重医疗质量安全根植于医院服务理念的特色价值取向和行为标准。

【概述】

医院文化是医院生存和发展的内在推动力，是提高医院核心竞争力的动力源泉。优秀的医院文化能够凝聚人心、促进创新，提高医院的服务质量和服务效率，推动医院可持续发展，从而提升医院员工和人民群众的获得感。医院应当将医院文化建设以愿景、使命和价值观为核心，延伸至医院的发展战略和长远目标，贯穿医疗服务、队伍建设、学科建设、制度建设、学术研究、党建群团工作、安全生产、品牌形象、健康宣教等方面。

【细则】

3.443 重视医院文化建设，建立医院文化建设制度，把医院文化培育成核心竞争力。（1分）

3.444 逐步建立以患者为中心、注重医疗质量安全根植于医院服务理念的特色价值取向和行为标准。（2分）

3.445 加强三级公立医院绩效考核管理及结果运用，不断提升医院核心竞争能力。（10分）

（一百四十七）医院建立全员学习机制，强化学习文化。定期对员工进行政策法规、管理能力、专业技能和质量安全培训与教育。

【概述】

树立全员学习、终身学习理念，鼓励员工通过多种形式和渠道参与终身学习，积极推动学习型医院建设，将终身学习作为医院文化建设的重要组成部分。健全医院培训制度，定期对员工进行政策法规、管理能力、专业技能和质量安全培训与教育。

【细则】

3.446 医院建立全员学习机制，强化学习文化。定期对员工进行政策法规、管理能力、专业技能和质量安全培训与教育，有考核机制，员工知晓。（1分）

（一百四十八）加强院务公开管理。按照国家有关规定向社会及员工公开信息。

【概述】

院务公开是构建和谐医患关系、促进医院科学管理和解决群众就医热点、难点问题的一项重要措施。医院应当按照国家有关规定加强院务公开管理，落实职工群众知情权、参与权、表达权、监督权。

【细则】

3.447 加强院务公开管理，有指定部门、工作制度与程序。（1分）

3.448 按照国家有关规定向社会及员工公开信息。有多种途径征求和收集职工对公开信息具体内容的意见与建议，体现尊重员工知情权，保障员工民主权利。（2分）

二、医德与行风管理（20分）

（一百四十九）医院应当加强医务人员职业道德教育，弘扬社会主义核心价值观和新时代医疗卫生职业精神，坚持"以患者为中心"，尊重患者权利，履行防病治病、救死扶伤、保护人民健康的神圣职责。

【概述】

医务人员的职业道德，是医务人员应当具备的职业品质和行为规范。医院应当深入开展全员职业道德、法制纪律教育，切实提高干部职工职业道德水平，弘扬社会主义核心价值观和新时代医疗卫生职业精神，坚持"以患者为中心"，尊重患者权利，履行防病治病、救死扶伤、保护人民健康的神圣职责。

【细则】

3.449 医院应当加强医务人员职业道德教育，弘扬社会主义核心价值观和新时代医疗卫生职业精神，在医院工作中予以体现。坚持"以患者为中心"的理念，尊重患者权利，履行防病治病、救死扶伤、保护人民健康的神圣职责。（1分）

3.450 定期对全员进行职业道德、行业作风及廉洁自律警示教育。（1分）

3.451 将《医疗机构工作人员廉洁从业九项准则》纳入岗前培训、业务培训、入职晋升前培训等，确保全员覆盖、全员知晓。（1分）

（一百五十）执行《关于建立医务人员医德考评制度的指导意见（试行）》，落实《医疗机构工作人员廉洁从业九项准则》，建立行风建设与管理的组织和制度体系，完善工作机制。

【概述】

行风建设关系医疗行业面貌，关系医疗服务水平和服务质量，关系广大人民群众基本健康权益。医院应当建立并完善行风建设与管理的制度体系和工作机制，加强医德医风建设，提高医务人员职业道德素质和医疗服务水平，建立对医务人员规范有效的激励和约束机制。

【细则】

3.452 建立行风建设与管理的组织体系，有明确的职能主管部门负责行风监管与考核。（1分）

3.453 建立行风管理、考评、奖惩和公示等相关制度，有行风考评方案和量化标准并落实。（2分）

3.454 建立重点岗位、重点人员轮岗制度并落实。（1分）

3.455 贯彻执行《关于建立医务人员医德考评制度的指导意见（试行）》《医疗机构工作人员廉洁从业九项准则》。（1分）

3.456 建立全员行风考评档案，有多部门共同参与行风建设与管理考核及结果共享机制。（1分）

3.457 建立行风监督管理台账，定期开展自查自纠工作。（2分）

3.458 将行风监管考评结果与干部聘任、晋职晋级、绩效评价、评先评优等直接挂钩。（2分）

3.459 开展清廉医院建设，建立清廉医院实施方案，明确责任分工、定期实施效果评价，形成长效机制。（2分）

3.460 加大廉洁文化宣传力度。运用多种媒介形式，推送医德医风及廉洁从业教育内容，弘扬廉洁文化。（1分）

3.461 加强医疗行为监管，规范合理使用医保基金，推进合理诊疗、合理用药、合理检查、合理收费并定期点评公示。（2分）

3.462 建立重点环节监控机制，对药品设备耗材使用情况进行实时监控、预警、点评，对排名靠前且无正当理由的，根据行为性质，进行约谈、调岗、核减绩效或暂停处方权。（2分）

【评审方法】

评审专家抽取年度工作计划中的一项重点工作，对照医院规划与章程追踪决策执行程序和党委会或院长办公会议讨论情况，查阅执行部门的时限、流程与效果；根据投诉线索核实医德行风情况；查看医院培训制度，从培训计划中抽取3项以上学习内容，追踪部门和个人的落实情况。

表 15　标准序号 3.436 ~ 3.462 评审清单（45分）

评审内容	分值	得分
第一步：【查阅资料】		
1.查看医院党委会审定的年度工作计划，并随机抽取1项重点工作，追踪有无院务会落实的讨论议程和具体实施措施；查看会议发言记录，院长对此项工作有无部署安排、分配工作任务，提出具体要求；分管院领导有无执行方案及具体工作布置；相关职能部门有无部门工作任务及完成时限，明确目标要求与协调机制	3分	
释义：1.医院有年度工作计划，并经医院党委会审定，缺乏每年度扣1分。2.抽取1项重点工作，查看院务会落实的讨论议程和具体实施措施（0.5分）。3.查看院长对此项工作部署安排、分配工作任务，提出具体要求的会议发言记录（0.5分）。4.查看分管院领导对此项工作的执行方案及具体工作布置（1分）。5.查看相关职能部门工作任务及完成时限，明确目标要求与协调机制（1分）。缺一项扣0.5分		

评审内容	分值	得分
2. 查看年度财务预算，有无该项工作的资金预算与安排	2分	

释义：1. 医院有年度财务预算，综合反映医院收入费用、资产负债、筹资投资、现金流量等全面财务信息，缺乏每年度扣0.5分。2. 查看此项工作预算是否纳入医院年度财务预算，安排是否合理（2分）。缺一项扣0.5分

| 3. 查看该工作的进度表（清单）、执行情况、公示（院务公开） | 2分 | |

释义：1. 健全医院院务公开的领导体制和工作机制，成立由党委、行政、纪委、工会负责人组成的"院务公开领导小组"（0.5分）。2. 核查此项工作进度表（清单）、执行情况、公示（院务公开）情况（1.5分）。一项不符合要求扣0.5分

| 4. 查阅医院职代会通过的章程与医院内部决策执行机制，党委会、院务会议事规则。查阅医院管理组织机构设置的规范性与合理性、岗位职责与协调机制、体系建设与规章制度 | 3分 | |

释义：1. 按《国务院办公厅关于建立现代医院管理制度的指导意见》（国办发〔2017〕67号）文件要求制定医院章程（0.5分），健全医院决策机制（0.5分）。2. 按中共中央办公厅印发《关于加强公立医院党的建设工作的意见》文件要求健全党委会、院务会议事规则（1分）。3. 查阅医院管理组织机构设置的规范性与合理性、岗位职责与协调机制、体系建设与规章制度（1分）。一项不符合扣0.5分

| 5. 调阅评审期内三级公立医院绩效考核国家监测指标的反馈成绩。医院有无原因分析、改进措施、实施效果评价 | 10分 | |

释义：调阅评审周期内三级公立医院绩效考核国家反馈成绩平均值，得分以平均分值的十分制计算，保留小数点后一位数（10分）

第二步：【现场追踪】

1. 到党办/院办信访办/纪检监察室/行风办各抽取评审期内投诉或处理案件1例以上

| （1）首接部门有无接收记录、核实情况并上报、回复 | 1分 | |

释义：1. 首接部门有投诉/处理案件记录本或信息化登记，缺乏每年度扣0.25分。2. 登记本有具体明细内容（接收情况、核实情况、上报情况、回复情况等），缺一项扣0.25分（0.5分）。3. 首接部门处理及时（0.5分）

| （2）查看相关科室与行政管理部门的分析讨论与处理意见 | 1分 | |

释义：相关科室与行政管理部门需对此投诉/处理案件进行分析讨论，并形成处理意见（1分）。缺一项扣0.5分

| （3）查看处理意见是否纳入个人医德考评 | 2分 | |

释义：处理意见纳入相关人员的个人医德考评（2分）

2. 查看评审期内清廉医院与医院文化建设，建立行风监管机制，全员学习培训制度，职业道德教育与实施措施

评审内容	分值	得分
（1）对照清廉医院实施方案，查阅定期效果评价的台账	1分	
释义：1.深入推进清廉医院建设,制定清廉医院实施方案(0.5分)。2.有清廉医院建设指标、有责任分工、有实施举措、有工作成效（能够提供典型案例），缺一项扣0.25分（0.5分）		
（2）对照医务人员医德考评制度，查阅医院医德考评、行风建设监管台账，奖惩机制的落实情况	3分	
释义：1.医务人员医德考评要纳入医院管理体系，每年进行一次，缺乏每年度扣1分。2.医德考评要坚持实事求是、客观公正的原则，坚持定性考评与量化考核相结合（0.5分）。3.医院要为每位医务人员建立医德档案，考评结果要记入医务人员医德档案（0.5分）。4.考评结果要在本单位内进行公示，并与医务人员的晋职晋级、岗位聘用、评先评优、绩效工资、定期考核等直接挂钩（0.5分）。5.医院要坚决落实行风建设的主体责任，进一步明确医院主要负责人是行风管理的第一责任人，建立由主要负责人担任组长、分管负责人担任副组长、办公室设在行风管理经办部门机构内的专项工作机制（0.5分）。6.医院建立"医疗机构工作人员廉洁从业九项准则"及"廉洁从业行动计划"相关工作监管台账（0.5分）。7.将廉洁从业贯彻执行情况列入医疗卫生人员年度考核、医德考评和医师定期考核的重要内容（0.5分）。缺一项扣0.5分		
（3）抽取评审期内某年度医保基金台账，追溯合理诊疗、合理用药、合理检查、合理收费等医疗行风监管措施落实情况	2分	
释义：抽取评审期内某年度医保基金台账，追溯合理诊疗（0.5分）、合理用药（0.5分）、合理检查（0.5分）、合理收费（0.5分）等医疗行风监管措施落实情况。一项不合理扣0.5分		
（4）查阅重点环节（药品、设备、耗材等高风险因素）监控机制情况，以及对排名前5的不正当行为进行约谈、调岗、核减绩效或暂停处方权等机制落实情况	3分	
释义：1.建立重点环节监控机制，对药品、设备、耗材等使用情况进行实时监控、预警、点评(1.5分)。2.对排名前5且无正当理由的，根据行为性质，进行约谈、调岗、核减绩效或暂停处方权（1.5分）。一项落实不到位扣0.25分		
（5）追溯廉洁从业宣传教育、清廉医院与全员行风监管定期点评与公示情况	3分	
释义：1.医院要充分运用网站首页置顶、院内电子屏滚动播放、显著位置张贴海报、组织院内和科室内线上线下学习等形式深入开展学习教育工作，缺一项扣0.25分（1分）。2.查看全员行风监管情况，有定期开展自查自纠、点评与公示，缺一项扣1分（2分）		
（6）核查《廉洁从业九项准则》与重点岗位、重点人员轮岗制度的落实	2分	
释义：1.医院制定完善落实《廉洁从业九项准则》的院内规范，将《廉洁从业九项准则》纳入岗前培训、业务培训、入职晋升前培训等（1分）。2.对廉洁风险比较高的岗位，定期轮岗交流（0.5分）。3.较大规模轮岗交流，要制定方案，召开领导班子会议集体研究，并采取竞争上岗、优化组合等形式进行，结果及时向干部职工公开（0.5分）。一项不符合要求扣0.25分		
（7）核查全员学习培训机制、职业道德教育与实施措施落实情况	2分	

评审内容	分值	得分
释义：医院制定全员培训学习的院内规范，定期对全员进行职业道德、行业作风及廉洁自律警示教育等培训（2分）。缺一项扣0.5分		
3. 随机抽取行政部门、后勤部门、临床科室各1个，查看该部门科室参加培训的记录	2分	
释义：各部门科室有参加培训的记录，记录中有具体明细内容（学习人员、学习时间、学习内容、签到情况等），培训内容与本部门日常工作相关（2分）。一项不符合要求扣0.25分		
4. 查看全员学习培训体系、计划落实、学习方式、培训内容、效果评价与激励措施，以及牵头部门组织培训的记录	2分	
释义：1. 医院有全员学习培训体系、计划落实、学习方式、培训内容、效果评价与激励措施（1分）。2. 查看牵头部门组织培训的记录，核查医院全员学习培训情况（1分）。缺一项扣0.5分		
5. 访谈各部门各1名工作人员，了解其对该培训内容的知晓情况	1分	
释义：访谈行政部门、后勤部门、临床科室各1名工作人员，了解其对该培训内容的知晓情况，每人知晓程度需≥90%（1分）。一人不知晓扣0.5分		

【参考建议】

1. 医院章程、内部决策机制，《国务院办公厅关于建立现代医院管理制度的指导意见》（国办发〔2017〕67号），（1）制定医院章程。各级各类医院应制定章程。医院章程应包括医院性质、办医宗旨、功能定位、办医方向、管理体制、经费来源、组织结构、决策机制、管理制度、监督机制、文化建设、党的建设、群团建设，以及举办主体、医院、职工的权利义务等内容。（2）健全医院决策机制。院长全面负责医疗、教学、科研、行政管理工作。院长办公会议是公立医院行政、业务议事决策机构，对讨论研究事项做出决定。在决策程序上，公立医院发展规划、"三重一大"等重大事项，以及涉及医务人员切身利益的重要问题，要经医院党组织会议研究讨论同意，保证党组织意图在决策中得到充分体现。充分发挥专家作用，组建医疗质量安全管理、药事管理等专业委员会，对专业性、技术性强的决策事项提供技术咨询和可行性论证。资产多元化、实行托管的医院及医疗联合体等，可在医院层面成立理事会。把党的领导融入公立医院治理结构，医院党组织领导班子成员应当按章程进入医院管理层或通过法定程序进入理事会，医院管理层或理事会内部理事中的党员成员一般应当进入医院党组织领导班子。

2. 党委领导下的院长负责制，《关于加强公立医院党的建设工作的意见》，（1）公立医院实行党委领导下的院长负责制。党委等院级党组织发挥把方向、管大局、作决策、促改革、保落实的领导作用。（2）实行集体领导和个人分工负责相结合的制度，凡属重大问题都要按照集体领导、民主集中、个别酝酿、会议决定的原则，由党委集体讨论，做出决定，并按照分工抓好组织实施，支持院长依法依规独立负责地行使职权。（3）

院长在医院党委领导下，全面负责医院医疗、教学、科研、行政管理工作。（4）健全医院党委与行政领导班子议事决策制度。党委会议由党委书记召集并主持，研究和决定医院重大问题，不是党委委员的院长、副院长可列席党委会议。院长办公会议是医院行政、业务议事决策机构，由院长召集并主持。重要行政、业务工作应当先由院长办公会议讨论通过，再由党委会议研究决定。健全医院党委会议、院长办公会议等议事决策规则，明确各自决策事项和范围，不得以党政联席会议代替党委会议。坚持科学决策、民主决策、依法决策，坚决防止个人或少数人说了算。重大问题在提交会议前，党委书记和院长要充分沟通、取得共识。加强党务、院务公开，强化民主管理和民主监督。

3.行风建设 《关于印发医疗机构工作人员廉洁从业九项准则的通知》（国卫医发〔2021〕37号），廉洁从业九项准则包括：（1）合法按劳取酬，不接受商业提成。（2）严守诚信原则，不参与欺诈骗保。（3）依据规范行医，不实施过度诊疗。（4）遵守工作规程，不违规接受捐赠。（5）恪守保密准则，不泄露患者隐私。（6）服从诊疗需要，不牟利转介患者。（7）维护诊疗秩序，不破坏就医公平。坚持平等原则，共建公平就医环境。（8）共建和谐关系，不收受患方"红包"。（9）恪守交往底线，不收受企业回扣。

三、人力资源管理（20分）

（一百五十一）建立健全以聘用制度和岗位管理制度为主要内容的人力资源管理制度。医院人力资源配备应当满足医院功能任务和质量安全管理工作需要。

【概述】

人力资源管理是医院管理的重要内容。管好人才，在于定岗科学、职责明确，充分发挥人的主观能动性，让员工能够在医院发展的同时，感受到个人的能力成长。同时，医院的人力资源配备应当满足医院功能任务和质量安全管理工作需要。

【细则】

3.463 建立健全以聘用制度和岗位管理制度为主要内容的人力资源管理制度，设置人力资源管理部门。（1分）

3.464 人力资源配备应当满足医院功能任务和质量安全管理工作需要。（2分）

（一百五十二）有公平透明的卫生专业技术人员资质的认定、聘用、考核、评价管理体系，建立专业技术人员档案。

【概述】

卫生专业技术人员资质的认定、聘用、考核、评价管理体系应当以公开透明为基本原则。医院采用科学的评估机制，为专业技术人员建立档案。

【细则】

3.465 有公平透明的卫生专业技术人员资质的认定、聘用、考核、评价管理体系。建立专业技术人员档案，包括但不限于经审核的执业注册证、文凭、学位、教育和培训等资料复印件。根据岗位职责、技术能力等定期实施聘用、授权和再授权管理。（3分）

（一百五十三）贯彻落实《公立医院领导人员管理暂行办法》，加强和改进公立医院领导人员管理，推行公立医院行政领导人员职业化培训。

【概述】
公立医院应当加强行政领导人员的职业化培训，建设一支高素质领导人员队伍。
【细则】
3.466 贯彻落实《公立医院领导人员管理暂行办法》。（1分）
3.467 加强公立医院行政领导人员职业化培训。（1分）

（一百五十四）有卫生专业技术人员岗前培训、住院医师规范化培训、继续医学教育、梯队建设和政府指令性培训任务相关管理制度并组织实施。把员工能力建设作为人力资源管理的重要组成部分，推动员工的全面发展。

【概述】
教育培训是建设一支素质能力优良的人才队伍，营造良好的人才发展环境，保障医院高质量发展的重要措施。医院应当加强岗前培训、住院医师规范化培训、继续医学教育等教育培训工作，完成政府指令性培训任务，把员工能力建设作为人力资源管理的重要组成部分。
【细则】
3.468 有卫生专业技术人员岗前培训、住院医师规范化培训、继续医学教育、梯队建设和政府指令性培训任务相关管理制度；有年度实施方案，提供培训条件及专项经费支持，有完善的管理档案。（2分）
3.469 把卫生专业技术人员培训质量与数量作为师资绩效考核、职称晋升、评优评先的重要内容；把员工能力建设作为人力资源管理的重要组成部分。落实"两个同等对待"要求，对经住院医师规范化培训合格的本科学历临床医师，在人员招聘、职称晋升、岗位聘用、薪酬待遇等方面，与临床医学、口腔医学、中医专业学位硕士研究生同等对待。面向社会招收的普通高校应届毕业生培训对象培训合格当年在医疗卫生机构就业的，在招聘、派遣、落户等方面，按当年应届毕业生同等对待。（2分）

（一百五十五）贯彻与执行《中华人民共和国劳动法》等国家法律、法规的要求，建立与完善职业安全防护相关措施、应急预案、处理与改进的制度，上岗前有职业安全防护教育。

【概述】
员工安全是医院发展的基础，保障员工安全是医院的基本义务。医院应当梳理可能发生职业危险的场所、过程，通过员工培训，配置相应的设备设施防范职业工作对员工的伤害，制定相应的应急预案。

【细则】

3.470 按照《中华人民共和国劳动法》《中华人民共和国职业病防治法》等法律法规的要求，建立与完善职业安全防护相关制度与措施、职业暴露处理应急预案等，职工上岗前进行职业安全防护教育，有培训和考核制度。（1分）

3.471 医院设置或指定职业卫生管理机构或组织，配备专职或兼职人员，负责本单位的职业病防治工作。（1分）

（一百五十六）关注员工身体和心理健康，保障员工合法健康权益。

【概述】

医院应当积极关心员工的身体和心理健康状态，及时开展对员工身体和心理健康的评估，落实保障员工健康权益的措施。

【细则】

3.472 关注员工身体和心理健康。（1分）

3.473 保障员工合法健康权益。（1分）

（一百五十七）医院应当将科室医疗质量管理情况作为科室负责人综合目标考核及聘任、晋升、评先评优的重要指标，将科室和医务人员医疗质量管理情况作为医师定期考核、晋升的重要依据。

【概述】

落实院科两级管理，制定科室目标责任状，根据医院、科室发展要求和科室现状，对科室医疗质量管理提出量化的具体要求，并作为科室主任聘任、晋升、评先评优的重要指标和医师定期考核晋升的重要依据。

【细则】

3.474 将科室医疗质量管理情况作为科室负责人综合目标考核及聘任、晋升、评先评优的重要指标。（2分）

3.475 将科室和医务人员医疗质量管理情况作为医师定期考核、晋升的重要依据。（2分）

【评审方法】

评审专家抽取院务公开中1项卫生技术人员职称聘用或者中层干部聘用公示，追踪医院考评机制、培训、激励、关爱等情况；在院内多点查看在岗人员的身份识别（包括流动人员），追溯人员的来源（包括短期来院人员）与管理措施，查看排班表、在岗情况；从已经完成的培训目录中选取3项到相关科室核查培训及其效果。

表16 标准序号 3.463～3.475 评审清单（20分）

评审内容	分值	得分
第一步：【到人力资源部】		
1. 抽取评审期内 1 项卫生技术人员职称聘用或者中层干部聘用档案		
释义：建立以聘用制度与岗位管理制度为主的人力资源管理制度，评价医院聘用程序与议事规则的科学性，人力资源配置符合医院功能、任务和管理的需要。重点关注公平、公正、公开，技术档案与岗位职责描述相符，并对技术档案进行动态管理		
（1）查阅该项医院技术人员/中层干部需求报告、职称聘用或干部聘用文件	1分	
释义：有岗位说明书（包括工作职责和任职条件）、职称聘任管理办法和干部竞聘方案（0.25分），有职称聘任申请表和干部竞聘报名表（0.25分），有卫生系列职称聘用文件和干部聘用文件（0.25分），体现公开透明、按岗聘用、人岗相适原则：如为卫生技术人员，职称聘用实行自主评审，有文件，按流程聘用，材料完整；如为中层干部聘用，有文件，严格按流程并材料完整（0.25分）。一项不符合要求扣0.25分		
（2）查阅考评机制。获取相应资格、考核评价、专家委员会的评审、党委会/院长办公会会议记录、公示材料等	1分	
释义：1.有年度考核管理办法、中层干部考核评价制度，考评机制体现公平公正、公开透明（0.5分）。2.查阅相应资格条件、考核评价流程、专家委员会的评审、党委会/院长办公会会议记录、公示材料等资料（0.5分）。一项不符合要求扣0.25分		
（3）核查该项专业技术人员/中层干部档案，是否根据岗位职责、技术能力/管理能力定期实施聘用、授权和再授权管理	1分	
释义：1.医院有专业技术人员/中层干部定期聘用文件或体现定期聘用材料，应根据岗位职责、技术能力/管理能力定期聘用、授权和再授权管理（0.5分）。2.查阅专业技术人员技术档案/中层干部档案，有岗位相应的聘任材料，至少每3年一次对每位卫技人员资质，包括业务水平、工作成绩、高危操作项目授权等，进行重新审核评估，并有记录（0.5分）。一项不符合要求扣0.25分		
2. 培训机制		
释义：建立医院培训机制，有计划、考核和结果运用（如分层分类培训机制等）		
（1）查阅医院员工教育培训计划	1分	
释义：1.医院有新员工岗前培训制度，有卫生专业技术人员轮岗、转岗的上岗前培训制度，有干部培训制度（0.5分）2.有完整的培训记录（含签到表、培训课程表、培训资料等）（0.25分）。3.有培训效果评价（0.25分）。缺一项扣0.25分		
（2）查阅行政领导人参加职业化培训记录	1分	
释义：行政领导人需要定期参加管理知识、执业素养等职业化培训，提供评审期内领导班子成员名单及培训记录（1分）。一人未参加扣0.25分		

评审内容	分值	得分
（3）抽取专业技术人员档案 5 份（岗前培训、住院医师规范化培训、继续医学教育、梯队建设和政府指令性培训任务），专业技术人员培训考核结果是否纳入师资资格、晋升、评先评优范围	1分	

释义：1.建立合理的人才梯队，卫生专业技术人员应参加岗前培训、住院医师规范化培训、继续医学教育等培训，并积极参加政府指令性任务（0.5分）。2.有培训考核记录，有培训考核结果与师资资格、晋升、评先评优挂钩的制度和运用（0.5分）。一项不符合要求扣0.25分

| （4）核查住院规培落实"两个同等"情况。在招聘、职称、薪酬、岗位聘用是否与专业学位硕士研究生同等对待。核查应届毕业生在招聘、派遣、落户等同等对待落实情况 | 1分 | |

释义：核查《国务院办公厅关于加快医学教育创新发展的指导意见》中住院规培落实"两个同等"的贯彻执行情况。住院规培生与专业学位硕士研究生在招聘、派遣、落户、职称、薪酬、岗位聘用中同等对待。提供住院医师规范化培训管理制度，公开招聘公告、职称聘任制度，有相关要求（1分）。一项不符合要求扣0.25分

3. 激励机制

释义：医院应当将科室医疗质量管理情况作为科室负责人综合目标考核，以及聘任、晋升、评先评优的重要指标，将科室和医务人员医疗质量管理情况作为医师定期考核、晋升的重要依据

| （1）查看院科两级综合目标量化考核结果 | 1分 | |

释义：1.有院科两级管理，制定了科室目标责任状，对科室医疗质量管理提出量化的具体要求（0.5分）。2.有定期考核结果，考核结果合理（0.5分）。一项不符合要求扣0.25分

| （2）医疗质量考核结果是否纳入科主任年度考核及晋升晋级、评先评优范围 | 1分 | |

释义：1.干部竞聘制度和年度考核制度中有医疗质量考核相关标准（0.25分）。2.抽查3名科主任档案，查看是否将科室医疗质量管理情况作为科主任年度考核及聘任、晋升、评先评优的重要指标（0.75分）。一项不符合要求扣0.25分

| （3）医疗质量年度结果是否纳入医师定期考核、晋升范围 | 1分 | |

释义：1.年度考核制度、职称评聘制度有医疗质量考核相关标准（0.25分）。2.抽查3名医务人员档案，将科室和医务人员医疗质量管理情况作为医师定期考核、晋升的重要依据（0.75分）。一项不符合要求扣0.25分

4. 关爱机制

释义：医院关心员工的身体和心理健康状态，及时开展对员工身体和心理健康的评估，落实保障员工健康权益的措施

| （1）查阅评审期内员工职业安全防护事件的处置备案 | 1分 | |

释义：院级层面梳理可能发生职业危险的场所、过程，并对员工进行培训（0.25分）；配置相应的设备设施防范职业工作对员工的伤害（0.25分）；制定相应的应急预案（0.25分）；有员工职业安全防护处置备案记录、反馈跟踪记录（0.25分）。一项不符合要求扣0.25分

评审内容	分值	得分
（2）查阅医院员工岗前培训、安全防护教育与职业暴露处理应急预案	1分	
释义：岗前培训计划有职业安全防护教育相关课程（0.25分）；有培训和考核制度（0.25分）；记录完整并签名（0.25分）；有职业暴露处理应急预案（0.25分）。一项不符合要求扣0.25分		
（3）是否提供员工舒缓减压、锻炼等维护身体和心理健康的场所、设备设施	1分	
释义：1.医院有职工活动室或者读书室等场所（0.25分），给员工提供舒缓减压、锻炼等的设备设施（0.25分）。2.有员工心理健康培训、疏导工作记录（0.5分）。一项不符合要求扣0.25分		
第二步：【查阅全院员工身份识别与岗位管理】		
1.查阅医院员工身份识别的管理办法	0.5分	
释义：医院制定员工身份识别管理办法或制度（0.5分）		
2.前往行政、后勤、临床等楼栋入口处，选择8：00前、10：00、16：00等时间点查看员工身份识别（包括流动人口）情况	1分	
释义：1.楼栋入口有门禁管理（0.25分）。2.抽查15人以上：员工凭工号牌进出；流动人员凭临时出入卡进出；门诊患者凭挂号检查单进出；住院患者凭手腕带（诊疗卡）进出；陪护人员凭陪护证进出（0.75分）。未执行身份识别，每人扣0.25分		
3.前往发放身份识别标识的行政管理部门追溯人员来源（包括短期来院人员）情况	1分	
释义：随机抽查5名人员（包括短期来院人员），前往其身份标识发放的行政管理部门，查看登记与发证情况（1分）。一人不符合要求扣0.25分		
4.随机抽取行政部门、后勤班组、临床科室，对照排班表查看员工在岗情况	1分	
释义：查看排班表，上班时间前往1个行政部门，1个后勤班组，1个临床科室，按排班表抽查员工在岗情况（1分）。一人离岗扣0.25分		
第三步：【到相关科室查阅培训实施情况】		
1.前往医务部、护理部、教学部抽取3项培训项目实施方案	1分	
释义：医务部、护理部、教学部有培训项目实施方案（1分）。一个部门缺乏扣0.5分		
2.查看医务部、护理部、教学部是否制订并实施培训计划，培训计划是否包含培训内容、培训方式、培训时间、培训师资、培训后评价等内容	1分	
释义：1.医务部、护理部、教学部有培训计划（0.25分）。2.培训计划包含培训内容、培训方式、培训时间、培训师资、培训后评价等内容（0.75分）。缺一项扣0.25分		
3.查看以上3个部门是否有培训学员考勤、签到记录	0.5分	
释义：查看医务部、护理部、教学部的培训方案落实情况，有学员考勤、签到等记录（0.5分）。缺一项扣0.25分		

续表

评审内容	分值	得分
4. 查看以上 3 个部门是否将员工培训获得的资格证书纳入员工档案	1 分	

释义：抽查 5 名员工档案，核查医务部、护理部、教学部是否将员工培训获得的资格证书纳入员工档案（1 分）。一项不符合要求扣 0.25 分

【参考建议】

1. 院务公开　《卫生部关于全面推行医院院务公开的指导意见》（卫医发〔2006〕428 号），各级卫生行政部门要充分发挥行业主管部门的作用，把院务公开列为对医院考核评优和日常党风廉政建设监督检查的重要内容，切实加强对辖区内医院院务公开工作的指导、监督和考核评价工作。对院务公开工作取得成绩的，及时予以表彰和奖励；对于院务公开工作中公开形式不规范、更新不及时的，应责成有关医院限期整改；对故意弄虚作假，欺瞒群众的，一经查实，由主管卫生行政部门的纪检监察部门依照党纪政纪严肃查处；对造成严重后果的，视情节轻重追究有关人员责任。

2. "两个同等"　《关于贯彻落实住院医师规范化培训"两个同等对待"政策的通知》（国卫办科教发〔2021〕18 号），（1）强化就业指导服务和权益保护 各级卫生健康、公安、人力资源社会保障、中医药主管部门要指导各级医疗卫生机构向经住培合格的本科学历临床医师与临床医学、口腔医学、中医专业学位硕士研究生提供平等就业机会，在招聘简章中应当明确"面向社会招收的住院医师如为普通高校应届毕业生的，其住培合格当年在医疗卫生机构就业，按当年应届毕业生同等对待""经住培合格的本科学历临床医师，按临床医学、口腔医学、中医专业学位硕士研究生同等对待"，并纳入岗位报考具体条件（其中住培合格证书中的培训专业原则上应当与招聘岗位的专业或类别要求相一致），并将同等对待落实到资格审查、考试考察、聘用、派遣、落户等各个环节。（2）保障职业发展权益 各级卫生健康、人力资源社会保障、中医药主管部门要指导各级医疗卫生机构在中级及以上专业技术职称申报与评审条件设置、岗位条件设置、岗位等级聘用时，突出人才评价品德、能力、业绩导向，将经住培合格的本科学历临床医师与临床医学、口腔医学、中医专业学位硕士研究生同等对待，并落实到资格审查、考试考核、岗位聘用等各个环节；在确定住院医师薪酬待遇时，对经住培合格的本科学历临床医师，按照临床医学、口腔医学、中医专业学位硕士研究生对应的标准同等对待。

3. 公立医院行政领导人员职业化培训，《公立医院领导人员管理暂行办法》，医院行政领导人员应当经过国家认可的医院院长职业化培训。确因特殊情况在提任前未达到培训要求的，应当在提任后一年内完成。第三十一条 完善公立医院领导人员培养教育制度，充分利用党校、行政学院、干部学院等机构，采取任职培训、岗位培训、专题培训等方式实施职业化培训，采取内部轮岗、挂职锻炼、对口支援或者援外等方式加强实践锻炼，着力提高政治素质、管理能力和专业水平，推进领导人员职业化建设。

四、财务和价格管理（25分）

（一百五十八）执行《中华人民共和国会计法》《政府会计制度》《医院财务制度》等相关法律法规，财务机构设置合理、财务管理制度健全，人员配置合理，岗位职责明确，会计核算规范，三级公立医院实行总会计师制度。

【概述】

医院财务管理是医院业务管理的重要组成部分，涉及医院的各个业务环节。加强医院财务管理对促进医院健康发展具有重要作用。

【细则】

3.476 执行《中华人民共和国会计法》《政府会计制度》《医院财务制度》等相关法律法规，财务机构设置合理、财务管理制度健全，会计核算规范。（1分）

3.477 人员配置合理，岗位职责明确。（1分）

3.478 三级公立医院实行总会计师制度。（2分）

（一百五十九）按照《中华人民共和国预算法》和相关预算管理规定编制和执行预算，加强预算管理、监督和绩效考评。

【概述】

建立健全全面预算管理是现代医院管理制度的重要组成部分。预算管理有助于规范公立医院经济运行，提高资金使用和资源利用效率。医院应当规范编制预算，落实预算相关工作，加强预算管理、监督和绩效考评。

【细则】

3.479 建立健全预算管理制度，包括预算编制、审批、执行、调整、决算、分析和考核等制度。（2分）

3.480 按照《中华人民共和国预算法》和相关预算管理规定编制和执行预算，实行全面预算管理，医院所有经济活动全部纳入预算管理，加强监督和绩效考评。（3分）

（一百六十）实行全成本核算管理，控制运行成本和医院债务规模，降低财务风险，优化投入产出比，提高医疗资源利用效率。

【概述】

全成本核算管理通过细分的项目来分析收支，不仅能够帮助单个医院找到成本控制点、优化资源配置，也有助于分析亏损原因，为财政补偿提供依据，降低财务风险，提高医疗资源利用效率。

【细则】

3.481 实行全成本核算管理，控制运行成本和医院债务规模，降低财务风险，优化投入产出比，提高医疗资源利用效率。（3分）

（一百六十一）落实《医疗机构内部价格行为管理规定》，全面落实医疗服务价格公示制度，提高收费透明度；完善医药收费复核制度；确保医药价格管理系统信息准确；规范新增医疗服务价格项目内部审核流程和申报程序。

【概述】

加强医院内部价格行为管理，有助于促进卫生健康事业改革和发展，维护患者与医院的合法权益。医院的医疗服务价格遵循相关规定并向社会公开，确保价格信息准确，新增医疗服务价格项目有规范的管理流程。

【细则】

3.482 确保医院内部价格管理部门建设和人员配备达到管理规定要求。（1分）

3.483 全面落实医疗服务价格公示制度，提高收费透明度。（1分）

3.484 完善医疗服务价格自查制度，做好自查抽检记录，及时纠正不规范收费行为。（3分）

3.485 确保医药价格管理系统信息准确。（1分）

3.486 规范新增医疗服务价格项目内部审核流程和申报程序。（1分）

（一百六十二）执行《中华人民共和国政府采购法》《中华人民共和国招标投标法》及政府采购相关规定，建立药品、耗材、设备、基建、货物、服务等采购制度和流程，加强集中采购管理。

【概述】

医院的货物、服务和工程等采购行为，应当遵守相关法律规定，集中采购有规范的流程。

【细则】

3.487 执行《中华人民共和国政府采购法》《中华人民共和国招标投标法》及政府采购相关规定，建立药品、耗材、设备、基建、货物、工程、服务等采购制度和流程。（1分）

3.488 有采购管理部门和监督部门，实行采购的决策、实施和监督相分离，加强集中采购管理。（1分）

（一百六十三）对对外委托服务项目的质量与安全实施监督管理。

【概述】

对外委托服务是医院根据自身条件和发展方向，将有限的资源关注于医院重点发展方向，对一些非医疗专业性的工作实施外包，从而节约相关资源的服务。医院应当对外包服务商的能力、服务质量有全面的评估，并对与本院医疗服务有连续性关联的委托项目有严格的质量监控措施。

【细则】

3.489 对对外委托服务项目的质量与安全实施监督管理，由主管部门与专人负责对

外委托服务项目管理，制定项目的遴选、管理等相关制度和办法，有项目评估和监督考核机制。（1分）

（一百六十四）医院实行同工同酬、多劳多得、优绩优酬的分配制度。以综合绩效考核为依据，突出服务质量、数量，逐步扩大分配，提高员工待遇。个人分配不得与业务收入直接挂钩。

【概述】

建立以公益性为导向的绩效分配制度，坚持同工同酬、多劳多得、优绩优酬的分配原则，有步骤的合理提高员工待遇。

【细则】

3.490 医院实行同工同酬、多劳多得、优绩优酬的分配制度。以综合绩效考核为依据，突出服务质量、数量，逐步扩大分配，提高员工待遇。医务人员薪酬不得与药品、卫生材料、检查、化验等业务收入挂钩。（3分）

【评审方法】

评审专家抽查某项预算，查看预算编制、审批、执行、调整、决算、分析和考核情况；抽查某项采购物资或设备或使用排名前三的高值耗材，追踪招标/采购管理全过程；抽查某项外包服务项目，追踪协议落实情况；查看一个行政部门、后勤部门、临床医技部门的全成本核算与分配管理制度落实情况及成效；随机抽取某项新增医疗服务项目，追踪内部价格审核、公示、自查管理情况。

表17　标准序号3.476～3.490评审清单（25分）

评审内容	分值	得分
第一步：【前往行政管理部门】		
【财务部】		
1. 从医院预算清单中抽取1项预算项目		
释义：建立全面预算管理（以医院战略发展规划和年度计划目标为依据，充分运用预算手段开展医院内部各类经济资源的分配、使用、控制和考核等管理活动，具体包括收入、支出、成本费用、筹资投资、业务等预算），评价部门预算的规范执行。重点关注超预算的合规性评价		
（1）查看该预算编制，申请报告、预算依据、预算项目、实施计划是否按程序审核签字	1分	
释义：1.医院有预算管理规定制度（0.25分）。2.有经流程签字审核的预算申请、预算项目、计算依据及预算实施计划（0.75分）。一项不符合要求扣0.25分		
（2）查看该预算的方案落实、预算执行、全程监管、超预算的合规性评价、相关专题讨论会与职代会决议	2分	
释义：1.医院各项目原则上应严格按照预算方案执行，全程监督（1分）。2.项目调整预算或超预算执行应有完整审批流程，有相关专题讨论会与职代会决议（1分）。一项不符合要求扣0.5分		

评审内容	分值	得分
2.查看合同协议执行情况，核查被抽查的采购物资或设备采购项目付款与合同履行情况。查看被抽取的外包服务付款与协议执行情况	2分	
释义：1.采购物资或设备应按合同履职，按协议执行（0.5分）。2.分别抽取物资合同、药品合同、设备采购合同及外包服务合同，核查协议执行情况（1.5分）。一项不符合要求扣0.5分		
3.到成本核算办公室查阅某年度1个行政部门、后勤部门、临床医技部门全成本核算表与绩效分配表，查看酬劳绩效分配日常接待与沟通记录	2分	
释义：1.医院实行全成本核算管理（医院对业务活动中实际发生的各种耗费，按照确定的成本核算对象和成本项目进行归集、分配。医院成本项目包括人员经费、卫生材料费、药品费、固定资产折旧费、无形资产摊销费、提取医疗风险基金、其他运行费用7大类）（0.5分），且与科室绩效核算挂钩（0.5分）。2.核查科室绩效成本管理情况，有科室绩效访谈或沟通记录（0.5分），员工对绩效分配满意度≥80%（0.5分）。一项不符合要求扣0.5分		
4.访谈成本核算办公室负责人，了解医院绩效与酬劳分配机制和运行情况	1分	
释义：医院薪酬分配应以综合绩效考核为依据（0.25分），个人分配不得与业务收入直接挂钩（0.25分），突出服务数量、质量，以工作量核算为基础，并体现优劳优酬（医疗服务项目绩效高于检查\化验\药品\材料项目）（0.5分）。一项不符合要求扣0.25分		
5.访谈总会计师，了解医院经济事项决策、全成本核算与医院运营、医疗服务价格等监管情况	2分	
释义：1.医院要制定成本管理相关制度（0.25分），并建立科学、精细的科室成本、项目成本，重大经济事项的集体决策和责任追究制度（0.25分），举债等重大经济事项按照议事规则经领导班子集体决策（0.5分）。2.医院有明确的价格管理制度、价格复核流程及监管措施（0.5分），定期对各部门、各科室的价格执行情况进行监管并将结果纳入考核（0.5分）。一项不符合要求扣0.25分		
【物资采购部门】		
1.从医院物资设备耗材清单中抽取1项		
释义：医院需对物资设备耗材的采购、储存、使用等过程实行条码溯源管理		
（1）查看该采购项目的需求与论证报告、招标公告与招标书、招投标会议记录；核查合同书；核查"三证"（生产许可证、产品合格证和质量保证书）与条码	1分	
释义：抽取1项耗材采购项目，1.查看申请、论证报告、招标公告与招标书、招投标或议价记录（0.5分）。2.核查合同书，核查生产许可证、产品合格证、质量保证书与条码（0.5分）。一项不符合要求扣0.25分		
（2）查看该项目临床应用的质量与安全监管记录	1分	
释义：查看该项目使用过程中是否按照产品说明书的要求进行检查、核对并予以记录（0.25分），及时进行分析、评估和反馈（0.5分），有监管记录（0.25分）。一项不符合要求扣0.25分		

评审内容	分值	得分
2.访谈物资供应部门负责人，了解医院物资设备耗材招投标、采购与监管策略情况	1分	

释义：按照《中华人民共和国政府采购法》《中华人民共和国招投标法》等采购相关规定执行采购和对医院采购业务进行监管，1.制定采购制度和相关流程，有采购管理部门和监管部门（0.5分）。2.实行采购决策、实施和监管分离（0.5分）。一项不符合要求扣0.25分

【外包项目管理部门】

抽取1项外包项目

释义：重点关注医院对外包项目的日常监管，评价医院议标协议程序的执行与全过程管理

1.查看该项目议标程序与会议记录、外包协议（服务范围、工作要求、服务质量保障等）等情况	1分	

释义：1.有外包项目管理规定（0.25分）。2.项目决策流程（包含但不限于议标程序与会议记录）合规（0.25分）。3.签订的外包协议含服务范围、工作要求、服务质量保障等条款（0.5分）。一项不符合要求扣0.25分

2.查看外包公司对该项目日常巡查、督导与改进记录	1分	

释义：外包公司对该项目有日常巡查记录（0.5分），发现问题有督导与改进记录（0.5分）。一项不符合要求扣0.5分

3.查看医院对该外包项目日常管理与监管记录，其评价结果是否纳入医院绩效考核管理	1分	

释义：医院对外包项目有明确的监管制度或流程（0.25分），有日常管理与监管记录（0.25分），且监管结果与绩效考核挂钩（0.5分）

【物价管理部门】

从医院新增服务项目清单中抽取1项

释义：重点关注是否存在不规范收费，关注物价管理部门与临床的无缝对接，新技术、新项目的使用与项目价格申请

1.查看申请需求与调研报告	1分	

释义：1.新增服务项目有医院流程签字审批的申请表（单）和调研报告，缺一项扣0.5分（1分）。2.评审期内无新增服务项目，则抽取1份病历查看是否存在不合理收费，若有不合理收费，扣1分

2.查看物价部门批示回复文件，是否向全院进行公示	1分	

释义：1.新增服务项目必须有物价部门批示回复的文件，并在全院范围内进行价格公示，缺一项扣0.5分（1分）。2.评审期内无新增服务项目，则查看物价办是否制定投诉接待制度（0.25分），是否有投诉分析整改记录（0.5分），医院是否在显眼处公示医疗服务项目价格（0.25分）

3.查看物价办对该项目的日常督导记录	1分	

评审内容	分值	得分
释义：物价办应定期进行合理收费督查（0.5分），并及时反馈问题，督促整改（0.5分）。缺一项扣0.5分		
第二步：【到临床部门】		
1.抽查1个临床医技科室		
（1）查看科室全成本核算运行、二级分配方案、员工绩效酬劳分配情况	1分	
释义：医院对科室进行绩效成本管理（0.5分），并与科室二级分配挂钩（0.5分）。一项不符合要求扣0.5分		
（2）追溯所采购的物资设备耗材与购置合同的符合性	1分	
释义：随机抽查1台设备或1项耗材，查阅成本核算与采购合同的内容是否相符，不相符扣1分（1分）		
（3）查看新增医疗服务项目日常收费自查记录	1分	
释义：医院应制定合理收费自查规定或工作流程（0.25分），新增医疗服务项目定期自查（0.25分），发现不规范收费行为有及时整改记录（0.5分）		
2.员工访谈		
（1）访谈3名员工，了解其对医院全成本核算方案与科室二级分配机制的满意情况，是否体现同工同酬、多劳多得、优绩优酬，个人收入是否与业务收入挂钩	1分	
释义：科室二级分配方案应经科室全体人员同意后执行（0.25分）；体现多劳多得、优劳优酬，个人收入不与业务收入挂钩（0.5分）；员工对绩效分配满意度≥80%（0.25分）		
（2）访谈护士长，了解外包服务项目的质量与运行监管机制评价情况	1分	
释义：1.外包服务公司应按合同协议满足临床需要（0.25分），并持续改进服务质量（0.25分）。2.科室对外包服务满意度≥80%（0.5分）		
（3）访谈科室负责人，了解所采购物资设备耗材临床应用的质量、售后服务、不良事件的应急响应情况	1分	
释义：1.物资设备耗材质量和服务应满足临床应用要求（0.5分）。2.售后服务、不良事件应急响应及时（0.5分）。一项不符合要求扣0.25分		

【参考建议】

1.总会计师制度　《关于加快推进三级公立医院建立总会计师制度的意见》（国卫财务发〔2017〕31号），（1）总体要求，2017年底，所有县和前四批城市公立医院综合改革试点城市的三级公立医院必须设置总会计师岗位；2018年底，全国所有二级公立医院全面落实总会计师制度。其他有条件的公立医院应当设置总会计师岗位。健全总会计师选拔机制。健全总会计师使用机制。健全总会计师考评机制。（2）总会计师的职责，总会计师协助院长管理医院经济和运营工作，对院长负责并承担相应的领导和管理责任，依据国家法律法规组织领导医院的经济管理和会计核算工作，参与医院重大财务、经济事项的决策并对执行情况进行监督。

2. 预算绩效管理　《全面实施预算绩效管理的意见》（中发〔2018〕34号），总体要求：（五）实施政策和项目预算绩效管理。将政策和项目全面纳入绩效管理，从数量、质量、时效、成本、效益等方面，综合衡量政策和项目预算资金使用效果。（六）建立绩效评估机制。各部门各单位要结合预算评审、项目审批等，对新出台重大政策、项目开展事前绩效评估，重点论证立项必要性，热入经济性、绩效目标合理性实施方案可行性、筹资合规性等。

3. 全面预算管理　《关于印发公立医院全面预算管理制度实施办法的通知》（国卫财务发〔2020〕30号），医院对所有经济活动实行全面管理，全部纳入预算管理范围。包含两方面内容：一是业务主管部门对医院预算和财务实行全面管理，医院作为预算单位，所有收支全部纳入预算范围；二是医院内部建立健全全面预算管理制度，以医院战略发展规划和年度计划目标为依据，充分运用预算手段开展医院内部各类经济资源的分配、使用、控制和考核等各项管理活动。

医院应当建立健全预算管理组织机构，建立由全面预算管理委员会、全面预算管理办公室、预算归口管理部门和预算科室组成的全面预算管理组织体系，确保医院所有部门、所有科室均纳入预算管理体系，确保预算责任能够分解落实到各级预算责任单元。

医院全面预算包括两部分内容：一是按照部门预决算管理规定统一编制的部门预算和部门决算；二是按照《医院财务制度》《关于医院执行政府会计制度—行政事业单位会计科目和报表的补充规定》编制的财务预决算，综合反映医院收入费用、资产负债、筹资投资、现金流量等全面财务信息。

4. 成本核算《关于印发公立医院成本核算规范的通知》（国卫财务发〔2021〕4号），成本项目、范围和分类 医院应当根据国家规定的成本核算口径设置成本项目，并对每个成本核算对象按照成本项目进行数据归集。

五、信息管理（25分）

（一百六十五）建立以院长为核心的医院信息化建设领导小组，有负责信息管理的专职机构，建立各部门间的组织协调机制，制定信息化发展规划，有与信息化建设配套的相关管理制度。

【概述】

信息化建设是现代医院管理不可或缺的部分。医院应当不断提升信息化建设水平，完善信息化建设管理组织架构，根据信息化建设标准与相关规定，制定与医院发展相适应的信息化建设规划，加强各部门间的信息化协同联动。

【细则】

3.491 建立以院长为核心的医院信息化建设领导小组，有负责信息管理的专职机构，承担信息化建设规划和管理的行政管理职能。（1分）

3.492 制定信息化发展总体规划，强化顶层设计，将信息化建设发展纳入医院中长期发展规划和年度工作计划。（2分）

3.493 建立各部门间的组织协调机制，制定信息化建设配套的相关管理制度。（1分）

（一百六十六）医院信息系统能够系统、连续、准确地采集、存储、传输、处理相关的信息，为医院管理、临床医疗和服务提供包括决策支持类的信息技术支撑，并根据国家相关规定，实现信息互联互通、交互共享。

【概述】

随着信息技术的发展及医院运行机制的转变，医院信息系统已成为现代化医院必不可少的重要基础设施与支撑环境。医院应当依托信息平台，加强信息系统标准化、规范化建设，强化数据的协同共享，实现临床与管理系统间的互联互通。

【细则】

3.494 医院信息系统能满足临床业务需求，为医院管理提供信息技术支撑，并能够系统、连续、准确地采集、存储、传输、处理相关信息。（3分）

3.495 医院信息系统能够为医院管理、临床医疗和服务提供包括决策支持类的信息技术支撑。（3分）

3.496 根据国家相关规定，实现信息互联互通、交互共享。（3分）

（一百六十七）强化基于电子病历的医院信息平台建设，满足医疗质量管理与控制工作需要。

【概述】

医疗质量管理相关数据信息是开展医疗质量管理与控制工作的基础。随着医疗质量管理工作科学化、精细化程度的提高，传统的数据采集方法已经不能满足当前三级医院医疗质量管理工作的需要。利用信息化手段快速准确地获取相关数据是适应现代医院管理要求的必要条件。

【细则】

3.497 基于电子病历的医院信息平台建设符合《全国医院信息化建设标准与规范》的要求，功能具备《医院信息平台应用功能指引》的要求，技术符合《医院信息化建设应用技术指引（2017版）》的要求。医院信息平台能够提供医疗质量管理与控制工作所需的数据信息，数据符合《全国医院数据上报管理方案》《全国医院上报数据统计分析指标集》要求。（1分）

（一百六十八）对医疗质量管理要求执行情况进行定期评估，对医疗质量信息数据开展内部验证并及时分析和反馈，对医疗质量问题和医疗安全风险进行预警和干预，对存在的问题及时采取有效干预措施，评估干预效果，促进医疗质量持续改进。

【概述】

医疗质量管理是一个连续的、持续改进的过程，需要定期进行评估，以便明确当前工作情况，及时调整下一步工作方向和重点，对医疗质量问题和医疗安全风险进行预警和干预，对存在的问题及时采取有效干预措施。对医疗质量信息数据开展内部验证，是保障质量信息数据真实、可信、有效、可用的重要方法，是为医院决策层提供科学支持的基础。

【细则】

3.498 对医疗质量管理要求执行情况进行定期评估。（1分）

3.499 对医疗质量信息数据开展内部验证，并及时分析和反馈。（1分）

3.500 对医疗质量问题和医疗安全风险进行预警和干预，对存在的问题及时采取有效干预措施，评估干预效果，促进医疗质量的持续改进。（1分）

（一百六十九）落实《中华人民共和国网络安全法》，实施国家信息安全等级保护制度，实行信息系统按等级保护分级管理，保障网络信息安全，保护患者隐私。推动系统运行维护的规范化管理，落实突发事件响应机制，保证业务的连续性。

【概述】

信息安全是医院管理和医疗质量管理的核心内容。医院应当根据相关法律法规，制定本院信息管理制度，建立和完善突发事件处置相应机制，保护患者隐私，规范信息系统运行。

【细则】

3.501 落实《中华人民共和国网络安全法》，实施国家信息安全等级保护制度，实行信息系统按等级保护分级管理，保障网络信息安全，保护患者隐私。（2分）

3.502 推动系统运行维护的规范化管理，落实突发事件响应机制，保证业务的连续性。（2分）

3.503 医院定期对信息系统开展信息网络检查，保障信息安全。（2分）

（一百七十）根据《中华人民共和国统计法》与卫生健康行政部门规定，完成医院基本运行状况、医疗质量安全、医疗技术、诊疗信息和临床用药监测信息等相关数据报送工作，确保数据真实可靠、可追溯。

【概述】

医院应当按照有关行政部门要求，及时、准确上报相关数据，并确保数据真实可靠，上报工作有记录可追溯。

【细则】

3.504 根据《中华人民共和国统计法》与卫生健康行政部门的相关规定，完成医院基本运行状况、医疗质量安全、医疗技术、诊疗信息和临床用药监测信息等相关数据报送工作。（1分）

3.505 有内部数据核查制度，确保数据真实可靠、可追溯。（1分）

【评审方法】

评审专家门诊跟随1名患者就诊，核实智慧服务；在门诊医生工作站核实门诊电子病历、合理用药管理等情况；考核门诊医师信息突发事件响应处理流程；至病区进入医生/护士工作站系统，核实基本系统是否实现医疗信息互联互通，电子病历是否结构化、智能化等；访谈医务部、护理部、病案室负责人，了解基于电子病历医院信息平台是否能满足质量管理与控制工作需求；现场查看信息等级保护证书、容灾备份、网络安全、机房建设、信息运行维护记录及与各部门的协调机制记录和医院信息化建设发展规划和年度工作计划。

表18 标准序号 3.491 ~ 3.505 评审清单（35分/25分）

评审内容	分值	得分
第一步：【到门诊大厅】		
1. 跟随1名患者就诊，查看智慧服务措施的现场实施情况		
（1）查看门诊患者挂号指引单。了解医院的途径与方式（互联网、电话、窗口挂号等），查看指引内容（就诊地点、科别、医师与级别、就诊时间段等）	1分	
释义：1.门诊患者就医途径和方式多样化，医院提供互联网、电话、现场窗口等两种及以上挂号方式（0.5分）。2.挂号指引单有具体内容（就诊地点、科别、医师与级别、就诊时间段等）（0.5分）。缺一项扣0.25分		
（2）核查门诊电子病历结构化的落实情况。查看患者基本信息、疫情或传染病史、主诉、既往史与过敏史、现病史与体格检查、初步诊断、处置（检查检验、用药）、健康告知（二维码）、医生签名（工号）、就诊时间等信息与患者病情的符合性	1分	
释义：门诊电子病历结构化，查看患者基本信息、疫情或传染病史、主诉、既往史与过敏史、现病史与体格检查、初步诊断、处置（检查检验、用药）、健康告知（二维码）、医生签名（工号）、就诊时间等信息与患者病情的符合性（1分）。一项不符合要求扣0.25分		
（3）查看门诊医生工作站合理用药技术支持情况，包括超剂量、超品规用药等超说明书用药的提示与监控情况	1分	
释义：电子病历为门诊医生工作站提供合理用药技术支持，包括超剂量、超品规用药等超说明书用药的提示与监控（1分）。一项不符合要求扣0.25分		
2. 模拟演练医院信息系统宕机或停电，了解看诊医生的处置流程		
（1）查看解释、安抚患者情况，以及是否迅速通知相关部门与人员出现故障情况	1分	

续表

评审内容	分值	得分
释义：医院信息系统宕机或停电时，看诊医生能及时解释、安抚患者，并迅速通知相关部门与人员出现故障情况（1分）。一项不符合要求扣 0.5 分		
（2）查看是否运用纸质手工单继续完成患者诊疗	1分	
释义：1. 门诊有应急纸质手工单，由专人管理，及时更新（0.5分）。2. 看诊医生能运用纸质手工单继续完成患者诊疗（0.5分）。一项不符合要求扣 0.5 分		
（3）了解参与该预案的培训与演练，并追溯门诊系统该紧急事件应急处理预案的落实情况	1分	
释义：1. 医院有信息系统宕机或停电预案的培训与演练情况的记录（0.5分）。2. 现场查看门诊信息系统宕机或停电时紧急事件应急处理预案的落实情况（0.5分）。一项不符合要求扣 0.25 分		
第二步：【到病区】		
1. 随机抽取 1 名住院患者，进入医生 / 护士工作站系统		
（1）输入患者住院号，核查 HIS 系统、PACS 系统、病理追溯系统、手麻系统等相关信息的互联互通情况	1分	
释义：在医生 / 护士工作站系统输入患者住院号，核查 HIS 系统、PACS 系统、病理追溯系统、手麻系统等相关信息的互联互通情况（1分）。一项未实现系统互联互通扣 0.25 分		
（2）查看护理医嘱处理与诊治措施落实的智能化情况	1分	
释义：护理人员医嘱处理与诊治措施落实时有智能化技术支持（1分）。一项不符合要求扣 0.25 分		
（3）输入患者诊疗卡号，核查门诊就诊、随访等信息的互联互通情况	1分	
释义：在医生 / 护士工作站系统输入患者诊疗卡号，核查门诊就诊、随访等信息的互联互通情况（1分）。一项未实现系统互联互通扣 0.5 分		
（4）查看该患者诊疗信息公示栏脱敏、匿名、产生、传输、存储、交换、调阅等各个环节的连续性、溯源性等安全管理情况	1分	
释义：1. 查看住院患者诊疗信息公示栏脱敏、匿名、产生、传输、存储、交换、调阅等情况（0.5分）。2. 各个环节具有连续性、溯源性等安全管理（0.5分）。一项不符合要求扣 0.25 分		
2. 核实电子病历建立、记录、修改、使用情况。查看是否有嵌入科室的临床路径、临床诊疗指南、技术规范和用药指南，发挥临床诊疗决策支持功能	2分	
释义：1. 核实电子病历建立、记录、修改、使用情况是否符合医院管理规范（1分）。2. 医院在电子病历信息化建设工作中，将临床路径、临床诊疗指南、技术规范和用药指南等嵌入信息系统，提高临床诊疗规范化水平，纳入的临床路径、临床诊疗指南、技术规范和用药指南等，应当经医疗机构医疗质量管理委员会审核同意（1分）。一项不符合要求扣 0.25 分		
3. 抽取 1 名科室质控员演示病案质量控制步骤与流程，验证是否满足临床病历质控功能需求	1分	

评审内容	分值	得分
释义：抽取 1 名科室质控员演示病案质量控制步骤与流程，验证是否满足临床病历质控功能需求，包括但不限于医疗科室质控、院级环节质控、院级终末质控、质控追踪、质控评分、质控报表等（1 分）。一项不符合要求扣 0.25 分		
4. 考核医护各 1 名，核查对信息系统操作权限、分级授权、发生或者可能发生患者诊疗信息泄露、毁损、丢失等情况时补救措施和报告流程的知晓情况	1 分	
释义：考核医护各 1 名，核查对信息系统操作权限、分级授权、发生或者可能发生患者诊疗信息泄露、毁损、丢失等情况时补救措施和报告流程的知晓情况（1 分）。回答不全（≤ 50%）扣 0.25 分 / 人，完全不清楚扣 0.5 分 / 人		
5. 考核 3 名员工（医、护、进修 / 规培 / 研究生 / 临聘等），核查对用户身份识别、用户鉴权、网络入侵监测等信息安全的知晓情况	1 分	
释义：考核 3 名员工（医、护、进修 / 规培 / 研究生 / 临聘等），核查对用户身份识别、用户鉴权、网络入侵监测等信息安全的知晓情况（1 分）。回答不全（≤ 50%）扣 0.25 分 / 人，完全不清楚扣 0.5 分 / 人		
6. 访谈科主任、医师、护士各 1 名，了解医院信息管理部门对临床科室开展信息技术或项目的培训与指导情况，以及科室电子病历相关技术日常维护机制落实情况	2 分	
释义：1. 医院信息管理部门对临床科室开展信息技术或项目的培训与指导（1 分）。2. 有医院信息管理部门为临床科室提供电子病历相关技术日常维护的途径、记录，对出现的问题点有改进成效（1 分）。一项不符合要求扣 0.5 分		
第三步：【追溯信息安全与病案管理质量】		
1. 查看信息系统建设布局分区是否科学，了解门禁安全管理、室内温湿度控制、硬件设施日常巡查与评价记录等情况	2 分	
释义：1. 信息系统建设布局分区符合《全国医院信息化建设标准与规范（试行）》文件中基本要求（建设要求、功能区域、机房面积等）（0.25 分）、基础装修（温湿度要求、消防设施、网络布线等）（0.25 分）、电气设备（不间断电源、防静电及防雷、精密空调新风系统监测等）（0.25 分）、安防管理（视频监控、出入管理、入侵监控）（0.25 分）等要求。2. 建立信息系统运行、维护、巡检的管理体系（0.5 分），定期对关键设备进行巡检并记录（0.5 分）。一项不符合要求扣 0.25 分。信息系统建设布局分区标准详见参考建议		
2. 查看信息系统容灾备份运行状态，调阅并校验评审期内容灾备份数据；调阅科室每月信息系统安全与质量改进分析讨论情况	3 分	
释义：1. 信息系统容灾备份符合《全国医院信息化建设标准与规范（试行）》文件中基础设备灾备（0.25 分）、备用网络灾备（0.25 分）、数据备份与恢复（0.25 分）、应用容灾（0.25 分）等要求。2. 能调阅评审期内容灾备份数（0.5 分），并校验数据的一致性（0.5 分）。3. 科室有每月（季度）信息系统安全与质量分析讨论记录（0.5 分），并持续改进（0.5 分）。信息系统容灾备份标准详见参考建议		

评审内容	分值	得分
3.查看评审期内全院信息系统宕机等突发应急事件日常模拟演练台账；追溯医院整体组织协调能力、应急与处理机制、重要窗口纸质手工单据等物资准备情况，是否建立信息系统恢复前患者诊疗不受影响的安全保障体系	2分	
释义：1.医院有评审期内全院信息系统宕机等突发应急事件日常模拟演练台账（0.5分），并对演练情况进行总结分析（0.5分）。2.有突发信息应急安全保障体系（0.25分），医院整体组织协调到位（0.25分），有应急与处理机制（0.25分），重要窗口手工纸质单据（0.25分）等		
4.查看信息等级保护证书	1分	
释义：医院四大核心业务系统（HIS\EMR\PACS\LIS）"信息系统安全等级保护备案证明"达到3级及以上（1分）。一项不符合要求扣0.25分		
5.追踪医院病案系统管理情况		
（1）医院病案系统是否满足基本信息采集，查看医疗质量指标数据统计与分析、电子病历数据安全存储和备份管理情况	1分	
释义：1.医院病案系统满足基本信息采集需求（0.25分）。2.查看系统中医疗质量指标数据统计、分析、电子病历数据安全存储和备份管理情况（0.75分）。一项不符合要求扣0.25分		
（2）获取患者信息有无实行授权管理，诊疗和管理工作以外的人员是否依据法律规定获取患者信息等	1分	
释义：获取患者信息需实行授权管理（0.5分），诊疗和管理工作以外的人员需依据法律规定获取患者信息等（0.5分）。一项不符合要求扣0.5分		
（3）模拟借阅、复印或复制病历资料，查看防止丢失、损毁、篡改、非法借阅、使用和患者隐私的泄露的相关举措情况	1分	
释义：借阅、复印或复制病历资料时，有防止丢失、损毁、篡改、非法借阅、使用和患者隐私的泄露的相关举措（1分）。一项不符合要求扣0.25分		
6.访谈3名员工（工程师、管理员、科主任），了解网络安全维护机制，临床用药等医疗质量指标的收集、核查、预警与保密，全院信息系统安全运行保障、监管策略与授权管理机制等情况	3分	
释义：1.医院有网络安全维护机制。完整的网络安全制度体系包括管理策略、管理制度、管理规范、记录表单等（1分）。2.医院有全院信息系统安全运行保障、监管策略与授权管理等机制（1分）。3.医院信息系统提供医疗质量指标的收集、核查、预警功能，严格执行信息保密制度（1分）。一项不符合要求扣0.25分		
7.访谈医务部、护理部、病案室负责人，了解临床应用技术质量监测指标或临床指南应用平台开发与需求，PDA应用技术或移动护理上线等支持技术，全院运行病历实施在线质控与评价体系的建设情况	3分	

续表

评审内容	分值	得分
释义：1.临床应用技术质量监测指标或临床指南应用平台开发满足需求，按满足程度给分（1分）。2.具备 PDA 应用技术或移动护理上线等支持技术（1分）。3.查看全院运行病历在线质控与评价体系，按建设情况给分（1分）		
8.访谈分管院领导，了解评审期内医院信息系统宕机等紧急事件日常演练的总结与评价情况；相关问题是否纳入医院信息化建设中长期发展规划和年度工作计划	1分	
释义：1.医院有评审期内信息系统宕机等紧急事件日常演练的总结与评价（0.5分）。2.总结与评价的相关问题纳入医院信息化建设中长期发展规划和年度工作计划（0.5分）。一项不符合要求扣0.25分		

注：医疗质量安全核心制度（表3～表6）中病案管理、电子病历、信息安全制度的评审内容和分值10分，融入此表中（表3～表18）。

【参考建议】

1.智慧服务 《智慧医疗评价指标体系总体框架和智慧医院评价指标》（2015年版），由于医院管理涉及面广、内容较多，本标准仅针对医院管理的核心内容，从智慧管理的功能和效果两个方面进行评估，评估结果分为0级至5级。分级原则如下，（1）0级：无医院管理信息系统。手工处理医院管理过程中的各种信息，未使用信息系统。（2）1级：开始运用信息化手段开展医院管理。使用信息系统处理医院管理的有关数据，所使用的软件为通用或专用软件，但不具备数据交换共享功能。（3）2级：初步建立具备数据共享功能的医院管理信息系统。在管理部门内部建立信息处理系统，数据可以通过网络在部门内部各岗位之间共享并进行处理。（4）3级：依托医院管理信息系统实现初级业务联动。管理部门之间可以通过网络传送数据，并采用任意方式（如界面集成、调用信息系统数据等）获得本部门之外所需的数据。本部门信息系统的数据可供其他部门共享使用，信息系统能够依据基础字典库进行数据交换。（5）4级：依托医院管理信息系统实现中级业务联动。通过数据接口方式实现医院管理、医疗、护理、患者服务等主要管理系统（如会计、收费、医嘱等系统）数据交换。管理流程中，信息系统实现至少1项业务数据的核对与关联检查功能。（6）5级：初步建立医院智慧管理信息系统，实现高级业务联动与管理决策支持功能。各管理部门能够利用院内的医疗、护理、患者服务、运营管理等系统，完成业务处理、数据核对、流程管理等医院精细化管理工作。建立医院智慧管理数据库，具备管理指标自动生成、管理信息集成展示、管理工作自动提示等管理决策支持功能。

2.信息系统建设布局、容灾备份，符合《全国医院信息化建设标准与规范（试行）》文件以下要求。

（1）基本要求

①建设要求，依据《数据中心设计规范》GB 50174—2017、《工业建筑供暖要通风与空气调节设计规范》（GB 50019—2015）相关要求。

②功能区域，区域划分：主机房、辅助区、支持区等。

主机房：主要用于数据处理设备安装和运行的场所，可划分为服务器、存储、网络等功能区域。

辅助区：用于电子信息设备和软件的安装、调试、维护、运行监控和管理的场所，可划分为进线、测试、总控中心、消防和安防控制、维修等功能区域。

支持区：为主机房、辅助区提供动力支持和安全保障的区域。

③机房面积，主机房面积 ≥ 60 平方米

（2）基础装修

1）温湿度要求，按照国家标准《采暖通风与空调设计规范》GB 50019 的有关规定。机柜摆放宜设置冷通道、热通道，设备耗电量的 80% 转化为热量，同时考虑人体散热、照明装置散热、新风负荷、伴随各种散湿过程产生的潜热。主机房机柜的基础制冷量测算 =7kW × 0.8 × 机柜数量。

①应设置精密空调系统，机房内要维持正压，主机房与其他房间、走廊的压差不宜小于 5Pa，与室外静压差不宜小于 10Pa。

②应设置高效过滤功能和温度预处理的洁净新风机组或全空气处理机组，按每人新风量为 40 立方米 / 小时，维持室内正压所需风量，按 1 ~ 2 次 / 小时换气次数计算，取最大值作为新风量。具体送风口风速数值可由暖通空调专业设计师根据国家相关标准计算确定，送风速度 ≥ 3 米 / 秒。新风管外用等级为难燃 B1 级橡塑保温板保温。

③温度控制，设备区及辅助区开机时 23±1℃，停机时 5 ~ 35℃，温度变化率（开、停机时）< 5℃ /h，UPS 电池室 15 ~ 25℃。

④相对湿度控制，开机 40% ~ 60%，停机 40% ~ 70%。

2）消防设施

①设置火灾自动报警系统，符合国家标准《火灾自动报警系统设计规范》GB50116。

②设置气体灭火系统，火灾探测器与灭火系统联动。

③设置气体灭火的机房，应配置专用空气呼吸器或氧气呼吸器。

④机房内应设置警笛，门口上方应设置灭火显示灯，灭火系统控制箱（柜）应设置在机房外便于操作的地方。

3）网络布线

按照国家标准《综合布线系统工程设计规范》GB 50311 的有关规定。

①传输介质等级要求，光缆应采用 OM3/OM4 多模光缆、单模光缆，电缆应采用六类对绞电缆，传输介质各组成部分的等级应保持一致。双绞线和光缆宜采用机柜上方走线方式。

②线缆防火等级，电缆应采用 CMP 级，光缆应采用 OFNP 或 OFCP 级。

③每一行（排）机柜或独立功能区域机柜，宜在主配线架和机柜之间设配线列头柜。在一列机柜数量超过 10 个时，建议在一列机柜的端头设置弱电柜（水平配线区）。弱电柜用于汇集各机柜的线缆，线缆终结于配线架上。

（3）电气设备

1）不间断电源

①配置双机互备在线式不间断电源 UPS，待机时间在 1～2 小时。

②机房内的业务主设备由不间断电源系统供电，不间断电源系统应有自动和手动旁路装置。

2）防静电及防雷，按照国家标准《建筑物防雷设计规范》《建筑物电子信息系统防雷技术规范》规定执行。

①地面应有静电泄放措施和接地构造，防静电地面的体积电阻应为 $2.5 \times 10^5 \sim 1.0 \times 10^9$ 欧姆。

②静电接地的连接线采用焊接或压接，采用导电胶与接地导体粘接时，其接触面积不宜小于 20 厘米。

3）精密空调新风系统监测

①新风系统监测。包括运行状态、滤网压差，报警参数（传感器故障、风量）等内容。

②精密空调监测。包括状态参数（开关、制冷、加热、加湿、除湿、水阀开度、水流量）、报警参数（温度、相对湿度、传感器故障、压缩机压力、加湿器水位、风量）等信息。

（4）安防管理

1）视频监控

①监控范围包括机房出入口、机房内部、机房监控室、变配电室、UPS 电池室、发电机房、动力站房等区域。

②宜采用高清彩色网络摄像机，达到摄像无死角，视频内容清晰，可远程监控，存储时间 ≥ 1 个月；不能提供 24 小时照明的区域，应具有补光措施。

2）出入管理

①管理范围。包括机房出入口、机房监控室、安防设备间、变配电室、UPS 电池室、发电机房、动力站房等区域。

②识读设备。出入区域门禁系统的识读设备采用非接触读卡器或采用人体生物特征识别设备。

③紧急出口建议采用推杆锁与监控室联动，具备报警功能。

3）入侵监控

①监控范围。包括机房内、安防设备间、变配电室、UPS 电池室、发电机房、动力站房等区域。

②报警联动。可通过网络、固定电话、手机等途径将报警信息及时通知相关人员。

（5）基础设备灾备

1）本地备用机房

①备用机房面积是主机房的 50%～80%，具备 2 路市电电源、精密空调、消防和监控安全设备 4 项功能。

②满足备份介质长期存放的防尘、防磁、防物理损坏的环境和场地要求。

2）异地备用机房

①备用机房面积是主机房的 50% 或以上，具备 2 路市电电源、精密空调、消防和监控安全设备 4 项功能。

②备份介质长期存放的防尘、防磁、防物理损坏的环境和场地要求。

（6）备用网络灾备

1）备用网络链路，提供主要网络设备、通信线路和数据处理系统的硬件冗余，保证系统的高可用性。

①主机房和备用机房各需要 1 条内部网络备用链路。

②支持冗余技术设计网络拓扑结构，避免关键节点存在单点故障。

2）备用网络设备，路由器、防火墙、交换机、负载均衡等设备需要具备冗余电源、冗余接口、冗余风扇 3 项部件。具备 2 项冗余部件，核心交换机具备足够的千兆光电网口和万兆光电网口。

（7）数据备份与恢复

1）本地数据备份

①具有存储磁盘阵列和存储备份软件 2 个组件。

②支持使用数据快照、同异步复制等其中 1 种相关技术。

2）本地数据恢复，具备关键业务信息系统复原时间目标（RTO）和复原点目标（RPO）2 项指标。关键业务信息系统 RTO ≤ 20 分钟，RPO ≤ 15 分钟。

3）异地数据备份

①具有存储磁盘阵列和存储备份软件 2 个组件。

②支持使用存储镜像、数据异步备份 2 种相关技术。

4）异地数据恢复，具备关键业务信息系统复原时间目标（RTO）和复原点目标（RPO）2 项功能，关键业务信息系统 RTO ≤ 1 小时，RPO ≤ 30 分钟。

（8）应用容灾

1）本地应用高可用

①具有应用服务器、数据库服务器、存储磁盘阵列、集群软件和应用容灾软件 5 个组件。

②支持使用集群、负载均衡等其中 1 种相关技术。

2）本地应用恢复，具备关键业务信息系统复原时间目标（RTO）和复原点目标（RPO）2 项功能。RTO ≤ 20 分钟，RPO ≤ 15 分钟。

3）异地应用容灾

①具有应用服务器、数据库服务器、存储磁盘阵列、集群软件和应用容灾软件 5 个组件。

②支持使用高可用、负载均衡、内容分发网络 3 种相关技术。

4）异地应用恢复，具备关键业务信息系统复原时间目标（RTO）和复原点目标（RPO）2 项功能，关键业务信息系统 RTO ≤ 1 小时，RPO ≤ 30 分钟。

六、医学装备管理（25分）

（一百七十一）根据法律法规及相关规定，建立和完善医学装备管理组织架构，人员配置合理，制定常规与大型医学装备配置方案。

【概述】

规范和加强医疗卫生机构医学装备管理，有助于促进医学装备合理配置、安全与有效利用，充分发挥使用效益，保障医疗卫生事业健康发展。

【细则】

3.506 根据国家法律法规及相关规定，建立和完善医学装备管理组织架构，人员配置合理。（1分）

3.507 制定常规与大型医学装备配置方案。（1分）

（一百七十二）根据医院功能定位和发展规划，有大型医用设备使用、功能开发、社会效益、成本效益等分析评价。

【概述】

大型医用设备配置需符合区域卫生规划原则，充分兼顾技术的先进性、适宜性和可及性，实现区域卫生资源共享，不断提高设备使用率。

【细则】

3.508 根据医院功能定位和发展规划，鼓励与规范大型医用设备使用、功能开发。开展大型医用设备的社会效益、成本效益等分析评价。（3分）

3.509 配置大型医用设备应当符合国务院卫生健康主管部门制定的大型医用设备配置规划，与功能定位、临床服务需求相适应，具有相应的技术条件、配套设施和具备相应资质、能力的专业技术人员，并经省级以上卫生健康主管部门批准，取得大型医用设备配置许可证。（1分）

（一百七十三）加强医学装备安全管理，有明确的医疗器械临床使用安全控制与风险管理工作制度与流程。建立医疗器械临床使用安全事件监测与报告机制。

【概述】

医院应当建立医疗器械临床使用风险管理制度，实行使用安全监测与报告制度，对大型医疗器械及植入和介入类医疗器械开展临床使用评价，对存在安全隐患的医疗器械立即停止使用，直至隐患消除。

【细则】

3.510 加强医学装备安全管理，有明确的医疗器械临床使用安全控制与风险管理工作制度与流程。（1分）

3.511 建立医疗器械临床使用安全事件监测与报告机制。（1分）

（一百七十四）加强对医疗仪器设备管理和使用人员的培训，为医疗器械临床合理使用提供技术支持与咨询服务。

【概述】

医院应当组织开展医疗器械管理法律、法规、规章和合理使用相关制度、规范的业务知识培训，宣传医疗器械临床使用安全知识，指导临床合理使用，并提供咨询与指导。

【细则】

3.512 加强对医疗仪器设备管理和使用人员的培训，并定期考核。为医疗器械临床合理使用提供技术支持与咨询服务。（3分）

（一百七十五）建立保障医学装备处于完好状态的制度与规范，对用于急救、生命支持系统仪器装备要始终保持在待用状态，建立全院应急调配机制。

【概述】

医院应当制定与其规模、功能相匹配的生命支持医疗器械和相关重要医疗器械核查制度，保障医学装备处于完好状态，并对急救的医疗器械建立全院应急调配机制，保证临床急救工作正常开展。

【细则】

3.513 建立保障医学装备处于完好状态的工作制度与规范。（2分）

3.514 急救、生命支持系统仪器装备应始终保持在待用状态。（3分）

3.515 建立全院应急调配机制。（2分）

（一百七十六）依据国家相关规定，加强对医用耗材的溯源、不良事件监测与报告的管理。

【概述】

医院应当按照有关法律法规、规范、标准要求，使用经批准的药品、医疗器械、耗材开展诊疗活动，并建立不良事件监测报告制度，按照国家有关规定，及时向相关部门报告。

【细则】

3.516 依据国家相关规定，加强对医用耗材的溯源管理。（2分）

3.517 医用耗材不良事件监测与报告工作机制健全，流程规范，报告质量和数量符合相关规定。（2分）

（一百七十七）医学装备部门与使用部门共同管理医学装备，医学装备部门建立质量安全小组，使用部门将医学装备纳入科室管理。

【概述】

医学装备管理实行机构领导、医学装备管理部门和使用部门三级管理制度，成立医学装备管理委员会。医学装备使用部门设专职或兼职管理人员，在医学装备管理部门的指导下，具体负责本部门的医学装备日常管理工作。

【细则】

3.518 建立医学装备部门与使用部门共同管理医学装备的机制。医学装备部门建立质量安全小组。医学装备使用部门将医学装备纳入科室管理。（3分）

七、后勤保障管理（25分）

（一百七十八）有后勤保障管理组织、规章制度与人员岗位职责。后勤保障服务能够坚持"以患者为中心"的理念，满足医疗服务流程需要，注重员工合理需求。

【概述】

后勤保障管理组织应当全面、系统、连续对后勤各项工作开展管理和监督落实，从满足医疗服务流程需要来设计、规划、实施和评价后勤保障工作，重视员工合理需求。

【细则】

3.519 有后勤保障管理组织、规章制度与人员岗位职责、应急预案，有培训并落实。（4分）

3.520 后勤保障服务能够坚持"以患者为中心"的理念，满足医疗服务流程需要；对员工的合理需求，应当尽力予以满足。（1分）

（一百七十九）后勤专业人员及特种设备操作人员持证上岗，按技术操作规程工作。

【概述】

根据法律法规要求，对后勤专业人员开展必要安全教育和技能培训。特种设备操作人员必须持证上岗，严格按照技术操作规范开展工作。

【细则】

3.521 后勤专业人员及特种设备操作人员持证上岗,且按技术操作规范开展工作。（2分）

（一百八十）控制与降低能源消耗，水、电、气、物资供应等后勤保障满足医院运行需要。

【概述】

加强水、电、气、热、物资供应等后勤管理，优化服务流程，规范管理机制，强化能耗管控，满足医院运行需要。

【细则】

3.522 控制与降低能源消耗。（3分）

3.523 水、电、气、物资供应等后勤保障满足医院运行需要。（1分）

（一百八十一）为员工提供膳食服务，保障饮食卫生安全。

【概述】

食品安全是医院后勤管理的重点，保障患者和员工身体健康，是维护医院运行的关键前提。后勤管理部门应当按照国家食品卫生要求，切实履行相应职责。

【细则】

3.524 为员工提供膳食服务。（1分）

3.525 食品原料采购、仓储和食品加工规范，符合卫生管理要求，保障饮食卫生安全。（2分）

（一百八十二）安全保卫组织健全，制度完善。安全保卫设备设施完好，重点环境、重点部位安装视频监控设施，监控室符合相关标准。

【概述】

医院安全防范系统建设，旨在预防和减少发生在医院内部的伤害性事件，及时消除医院安全隐患，有效维护正常诊疗秩序，创造良好的诊疗环境，促进卫生事业健康持续发展。

【细则】

3.526 安全保卫组织健全，制度完善，安全保卫设备设施完好，重点环境、重点部位安装视频监控设施，监控室符合相关标准。（2分）

（一百八十三）医院消防系统、特种设备、危险品管理符合国家相关法律法规和标准。

【概述】

医院应当根据相关法律法规，加强安全防范系统建设，提高安全防范能力，配置必要防护装备，健全制度，严格管理。

【细则】

3.527 医院消防系统管理符合国家相关法律法规和标准。（3分）

3.528 医院特种设备管理符合国家相关法律法规和标准。（2分）

3.529 医院危险品管理符合国家相关法律法规和标准。（2分）

（一百八十四）为患者提供清洁、温馨、舒适的医院环境，符合爱国卫生运动等工作的相关要求，美化、硬化、绿化达到医院环境标准要求。

【概述】

良好的医院环境不但能够保障医疗秩序，促进患者康复，而且能够更好地体现"以人为本"的医院文化。医院应当为患者提供清洁、温馨、舒适的就医环境，符合爱国卫生运动等工作的相关要求。

【细则】

3.530 深入开展爱国卫生运动，落实好医院病媒生物防治、健康宣传、厕所环境整洁、无烟医院建设等各项重点任务，为患者提供清洁、温馨、舒适的医院环境。美化、硬化、绿化达到医院环境标准要求。（2分）

八、应急管理（20分）

（一百八十五）成立医院应急工作领导小组，建立医院应急指挥系统，落实责任，建立并不断完善医院应急管理的机制。

【概述】

应急管理是医院应对可能出现危险灾害的专项工作，包括突发应急事件的事前预防、事发应对、事中处置和善后恢复过程。应急工作充分的准备、快捷的反应、专业的水平和妥善的处置直接关系人民的生命健康。医院应当建立必要的应对机制，采取一系列必要措施，应用科学、技术、规划与管理等手段，提高医院应急能力，保障公众生命、健康和财产安全。

【细则】

3.531 成立医院应急工作领导小组，建立医院应急指挥系统。（1分）

3.532 落实责任，建立并不断完善医院应急管理的机制。（1分）

（一百八十六）明确医院需要应对的主要突发事件策略，制定和完善各类应急预案，提高快速反应能力。

【概述】

医院根据可能出现的突发事件和既往发生的事件，制定完善各类应急预案，并将突发事件预防纳入日常工作管理中。

【细则】

3.533 明确医院需要应对的主要突发事件策略。（2分）

3.534 制定和完善各类应急预案，提高快速反应能力。（2分）

（一百八十七）开展应急培训和演练，提高各级、各类人员的应急素质和医院的整体应急能力。

【概述】

医院应当通过定期培训和演练，提高各级、各类人员的应急素质和医院的整体应急能力。同时，演练也有助于考察预案的连续性、落地性，帮助医院持续改进预案内容。

【细则】

3.535 有对各级、各类人员进行应急培训和演练计划并落实。（5分）

3.536 有相应的考核，确保员工知晓，提高各级、各类人员的应急素质和医院的整体应急能力。（5分）

（一百八十八）合理进行应急物资和设备的储备。

【概述】

医院应当制订应急物资和设备储备计划，有适量应急物资储备，有应对应急物资设备短缺的紧急供应渠道。

【细则】

3.537 合理进行应急物资和设备的储备。（2分）

3.538 有应对应急物资设备短缺的紧急供应渠道。（2分）

【评审方法】

评审专家随机查看大型设备1台，查阅成本效益分析和决策程序，使用、维护、维修情况，核实设备安全质量管理及培训；查阅医疗器械不良事件上报程序及处置情况，核查急救设备设施的维保与状态；抽查特殊工种，核查上岗证书；至库房查看应急物质及设备储备情况，追踪耗材溯源管理及不良事件监测与报告管理；评估停电、停气、停水与火灾等重大突发事件的设备、仪器、物资、人员的紧急调配，多部门配合与应急处置能力；查看膳食服务与卫生及无烟医院情况。

表 19　标准序号 3.506 ~ 3.538 评审清单（70 分）

评审内容	分值	得分
第一步：【到临床科室与后勤班组】		
【大型设备所在医技科室】		
从医院设备清单当中抽取大型设备1台，前往该设备放置科室		
1. 跟随技术员对1名患者现场实施检查的操作		
（1）查看身份识别与查对和执行设备操作标准流程（SOP）情况，核查设备运行状况、固定资产标识、维护保养标识等情况	1分	
释义：1. 技术员身份标识正确，有操作资质（或有培训记录），熟练执行设备操作标准流程（SOP）（0.5分）。2. 设备运行状况良好，有固定资产标识、维护保养标识等（0.5分）。一项不符合要求扣0.25分		
（2）查看机器出现故障时现场应急处理情况	1分	
释义：现场报1起故障，由技术员现场处理，技术操作规范熟练，现场应急处理到位（1分）。一项不符合要求扣0.25分		

评审内容	分值	得分
（3）了解技术员参加培训（时间、内容与证书）的情况	1分	
释义：技术员定期参加培训，培训内容符合工作需求，并取得相应证书（1分）。一项不符合要求扣0.5分		
2.访谈科主任		
（1）了解该设备日常运行状况与成本效益分析情况	1分	
释义：1.医院应当按照设备说明书的要求进行检查、检验、校准、保养、维护并予以记录，确保医疗器械处于良好状态（0.5分）。2.及时进行成本效益的分析和评估，保障使用质量（0.5分）。一项不符合要求扣0.25分		
（2）查看购买该设备决策依据、购置程序、三级维保机制的落实（日常保养、预防性维护、故障处置与应急响应）情况	1分	
释义：1.科主任能提供购买该设备的申请或可行性分析报告（0.5分）。2.科主任对该设备决策与购置程序、三级维保机制的落实（日常保养、预防性维护、故障处置与应急响应）情况满意（0.5分）。一项不符合要求扣0.25分		
（3）查看科室提供专项培训与培训效果情况	1分	
释义：1.科室提供针对该设备的专项培训记录（0.5分）。2.科主任和科室成员能熟练使用该设备（0.5分）。一项不符合要求扣0.5分		
（4）查看评审期内大型设备质量安全日常管理与持续改进效果情况	1分	
释义：1.医院有评审期内大型设备质量安全日常监管记录（0.5分）。2.对出现的问题有整改记录，并有持续改进成效，一项不符合要求扣0.25分（0.5分）		
3.查看大型设备日常维保与质量安全分析专册记录、医院大型设备设施故障处理应急预案与日常演练总结情况，设备质量安全问题持续改进是否纳入科室年度工作计划	3分	
释义：1.医院有日常维保与质量安全分析专册记录（1分）。2.医院有大型设备故障处理应急预案与日常演练总结（1分）。3.将设备质量安全问题持续改进纳入科室年度工作计划（1分）。一项不符合要求扣1分		
【医院急救点】		
1.查看急救、生命支持系统仪器装备待用状态	3分	
释义：查看自动体外除颤器（AED）等急救和生命支持仪器装备是否处于待用状态（3分）。一台无法使用扣3分		
2.查看急救医疗器械紧急转运装备（工具）方便快捷情况	1分	
释义：查看急救车、担架、推车等急救医疗器械紧急转运装备（工具）是否在指定位置，是否方便快捷（1分）。一项不符合要求扣0.25分		

评审内容	分值	得分
3. 查看急救、生命支持仪器设备日常演练、监测数据与紧急调配记录	2分	

释义：1.医院应定期组织应急演练，未演练则该项不得分。2.有急救、生命支持仪器设备日常演练、监测数据与紧急调配记录（1分），对出现的问题有及时整改，并有持续改进成效（1分）。一项不符合要求扣0.5分

【后勤班组】

1. 核查3名特殊工种人员其岗位职责与持证的符合性	2分	

释义：1.抽查3名特殊工种人员，考核其岗位职责，回答不全（≤50%）扣0.25分/人，完全不清楚扣0.5分/人（1分）。2.持证上岗。配电间人员应具备湖南省应急管理厅签发的高压电工作业操作证，锅炉房值班人员具备特种设备安全管理和作业人员证（工业锅炉司炉G1），电梯维保人员具备特种设备安全管理和作业人员证（电梯修理T）（1分）。一项不符合要求扣0.5分

2. 查看相应岗位值班人员操作流程并进行现场考核	2分	

释义：1.医院有相应岗位值班人员操作流程，有定期培训记录（1分）。2.现场考核值班人员操作流程，查看是否熟练，工作能力与其岗位是否匹配（1分）。一项不符合要求扣0.5分

3. 查看库房物资储存环境通风干燥、分类限量放置、标识清晰醒目等日常管理情况	2分	

释义：库房物资储存环境通风干燥（0.5分）；物品分类限量放置（0.5分）；标识清晰醒目（0.5分）；有日常监管记录（0.5分）。一项不符合要求扣0.5分

4. 是否设有应急物质储备专用区域、存量、清单和紧急供应物资的绿色保障机制	3分	

释义：1.设有应急物质储备专用区域（0.5分），有物资清单（0.5分）。2.应急物资储备量达到上级要求（1分）。3.有紧急供应物资的绿色保障机制（1分）

5. 是否设有不合格（含报废）物资存放区域与评审期内不合格（含报废）物资处置清单	3分	

释义：1.有医疗废物管理相关文件（0.5分），处置（含报废）流程符合规定（0.5分）。2.规范医疗废物贮存场所（设施）管理，不合格（含报废）物资设有专门存放区域，不得露天存放（0.5分）；医疗废物暂时贮存的时间不得超过2天（0.5分）。3.有评审期内不合格（含报废）物资处置清单，登记内容应当包括医疗废物的来源、种类、重量或者数量、交接时间、及时告知并将医疗废物交由持有危险废物经营许可证的集中处置单位、执行转移联单并做好交接登记、经办人签名等项目，资料保存不少于3年。一项不符合要求扣0.25分（1分）

6. 随机抽取3种耗材（含高值耗材）的条码和溯源操作演示	2分	

释义：工作人员认真核对各环节，包括患者姓名、住院号、手术名称、耗材名称、品牌、规格型号、供货商、数量、价格等，做到账物相符、人与物相符（2分）。一项不符合要求扣0.5分

7. 核查食堂膳食供应方式与密闭送餐服务	1分	

释义：1.现场查看食堂供餐的方式，是否种类丰富（如自助餐、小炒、营养套餐），是否根据医院业务提供个性化膳食（如营养餐、糖尿病餐、低脂餐等）（0.25分）。2.现场查看送餐时送餐车是否封闭有盖或者使用恒温保温箱，送餐车与保温箱是否有定期消毒记录（0.25分）。3.查看食堂工作人员是否有健康资质证（0.25分），是否佩戴口罩与帽子（0.25分）。一项不符合要求扣0.25分

续表

评审内容	分值	得分
8. 食品储存和加工生熟是否分开、分类别储存，冰柜温度是否进行监控，食品采购是否可溯源	2分	
释义：1. 食品储存和加工生熟是否分开、分类别储存（0.25分），冰柜温度达标（0.25分）。2. 食品采购是否可溯源检查，核查肉类、油品、粮食、调味品、预包装食品等物品（每样抽取2~3个样品进行核对）（0.5分）。3. 每个品种的食品有索证索票，查看食品原料、食品添加剂、食品相关产品日常采购记录（0.5分）。4. 对食品原料、食品添加剂、食品相关产品的供应商进行查验，包括供应商的营业执照、产品合格证明文件等（0.5分）。一项不符合要求扣0.25分		
9. 查看医院出入口安保人员对进出人员身份识别与解释沟通等履职，以及接受培训情况	2分	
释义：1. 医院出入口安保人员对进出人员进行身份识别，并能做好解释沟通等工作，进出人员未进行身份识别扣0.25分/人（1分）。2. 安保人员接受身份识别专项培训，有培训记录（1分）		
10. 查看监控室设备运行状况和无死角全方位监控情况（重点区域视频监控全覆盖），调取某重点区域监控实况与录像回放，核查入侵报警系统、出入口监控系统和电子巡查系统设置情况	3分	
释义：1. 监控室设备运行状况良好，实现无死角全方位监控（重点区域视频监控全覆盖）（1分）。2. 调取某重点区域监控实况与录像回放，入侵报警系统、出入口监控系统和电子巡查系统运行良好（2分）。一项不符合要求扣0.5分		
11. 查看环境卫生保洁、爱国卫生运动工作开展与医院控烟管理情况	2分	
释义：1. 医院环境整洁（0.5分），有控烟标识和宣教图片（0.5分）。2. 查看资料包括制定的管理制度、岗位职责，有月度工作计划和小结，有监管记录和改进措施，一项不符合要求扣0.25分（1分）		
【现场演练】		
评审专家在医院某个地方电话告知后勤保障部门：临床某科室突发停电/停气/停水/火灾等事件		
释义：以停电/停气/停水/火灾等突发应急事件现场演练为切入口，查看首接部门响应时间与信息沟通方式，应急小组到达现场时间与现场处置，医院领导现场指挥与部署，设备设施调配，以及各部门相互配合协调等，评价医院对突发应急事件的重视程度，体现应急预案日常演练的成效。包括应急演练计划、应急演练实施记录，以及应急演练整改措施		
1. 查看后勤相关班组响应时间（含告知科室应急处置措施等）	2分	
释义：1. 后期班组在规定时间内响应并处置（1分）。2. 应急处置措施及时、正确（1分）。一项不符合要求扣0.5分		
2. 查看医院应急小组成员到达现场时间并进行现场处置，以及相关物资设备人员响应到位情况。了解该类突发事件的整体评估情况	3分	
释义：1. 医院应急小组成员在规定时间到达现场并进行现场处置（1分）。2. 相关物资设备人员在规定时间内到位（1分）。3. 该突发事件整体处置及时、有效（1分）。一项不符合要求扣0.5分		

评审内容	分值	得分
3. 查看相关职能部门负责人到达现场时间与处置配合情况	2分	
释义：保卫部等相关职能部门负责人在规定时间到达现场并处置（1分）。2. 现场处置准确有效，配合良好（1分）。一项不符合要求扣 0.5 分		
4. 查看分管院领导（院长 / 党委书记）到达现场时间、指挥与部署情况	2分	
释义：1. 分管院领导（院长 / 党委书记）在规定时间内到达现场并处置（1分）。2. 指挥与部署得当、有效（1分）。一项不符合要求扣 0.5 分		
5. 查看相关物资设备设施调配到位时间与合理使用情况	2分	
释义：1. 相关物资设备设施在规定时间调配到位（1分）。2. 物资设备处于备用状态，得到合理使用（1分）。一项不符合要求扣 0.5 分		
6. 查看患者和员工安全转移与转运情况	2分	
释义：1 人未安全转移或转运则该项不计分（2分）		
第二步：【到行政管理部门查阅资料】		
1. 查看该大型设备与医学装备管理台账，追踪 1 台大型设备购置、决策、成本效益分析、培训、维修保养等医学装备管理记录	3分	
释义：1. 医院有大型设备与医学装备管理台账（1分）。2. 追踪 1 台大型设备购置、决策、成本效益分析、培训、维修保养等医学装备管理记录，一项不符合要求扣 0.25 分（2分）		
2. 查看医院专职（聘用）保卫人员花名册，医院通信设施和防护器械台账，安检器具台账，门、急诊和医院重点要害部位安全防护设施台账，是否满足医院治安需要	2分	
释义：1. 医院有专职（聘用）保卫人员花名册（0.5分），保安员数量应不低于在岗医务人员总数的 3% 或 20 张病床 1 名保安或日均门诊量 3‰ 的标准配备（0.5分）。2. 医院有通信设施和防护器械台账（0.25分）、安检器具台账（0.25分）、门、急诊和医院重点要害部位安全防护设施台账（0.25分），能满足医院治安需要（0.25分）		
3. 查看医院警务室建设情况，追溯医院制定《关于推进医院安全秩序管理工作的指导意见》文件的落实情况	1分	
释义：1. 院内设有警务室（0.25分）。2. 有维护正常医疗秩序，保护医务人员人身安全，为医患双方营造良好诊疗环境的实施举措，包括全面提升安防系统能力水平，加强源头治理，有效预警防范，切实强化应急处置工作，加强医院安全秩序宣传教育等（0.75分）。一项不符合要求扣 0.25 分		
4. 查看评审期内医院设备设施、医用耗材、医疗器械不良事件上报、处置与改进成效等资料	3分	
释义：1. 有设备设施不良事件上报、处置与改进成效资料（1分）。2. 有医用耗材不良事件上报、处置与改进成效（1分）。3. 有医疗器械不良事件上报、处置与改进成效资料（1分）。一项不符合要求扣 0.5 分		

续表

评审内容	分值	得分
5. 查看医院控制与降低能耗的日常管理措施及改进成效	2分	

释义：1. 成立院级节能领导小组（0.25分），制订节能降耗计划（0.25分）。2. 有能耗数据台账及数据分析（0.5分），有节能降耗宣传资料（0.5分），应发改委要求须做到2级（楼栋级）能耗平台（0.5分）

6. 随机抽查医院消防、安保、危险品的日常巡查记录，核实片区责任管理的落实情况	2分	

释义：1. 医院建立消防、安保、危险品日常巡察制度（1分）。2. 查看日常巡查记录，核实片区责任管理落实情况（1分）。一项不符合要求扣0.5分

7. 查看全院特殊工种清单（含膳食人员）定期更新情况	1分	

释义：查看配电间、食堂等特殊工种花名册，花名册包含岗位、资质、工作年限、证件等情况并定期更新（1分）。一项不符合要求扣0.25分

8. 访谈分管院领导，了解评审期内医院大型设备、医学装备等购置符合医院功能与发展需求；介绍医院停电/停气/停水/火灾等突发事件的日常演练与问题改进情况；对本次现场演练进行点评并提出改进意见	3分	

释义：1. 评审期内医院大型设备、医学装备等购置符合医院功能与发展需求（1分）。2. 分管院领导准确介绍医院停电/停气/停水/火灾等突发事件的日常演练与问题改进情况（1分）。3. 分管领导对本次现场演练的点评到位，改进意见准确（1分）。一项不符合要求扣0.5分

注：医院安全秩序管理（表8）中人员配备、物防设施建设、技防系统建设等评审内容，融入此表中（表19）。

【参考建议】

1. 大型医用设备配置 《卫生健康委药监局关于印发大型医用设备配置》（国卫规划发〔2018〕12号），第二条 本办法所称大型医用设备，是指使用技术复杂、资金投入量大、运行成本高、对医疗费用影响大且纳入目录管理的大型医疗器械。第三十条 大型医用设备使用应当遵循安全、有效、合理和必需的原则。第三十一条 医疗器械使用单位应当建立大型医用设备管理档案，记录其采购、安装、验收、使用、维护、维修、质量控制等事项，并如实记载相关信息。第三十二条 医疗器械使用单位应当按照大型医用设备产品说明书等要求，进行定期检查、检验、校准、保养、维护，确保大型医用设备处于良好状态。大型医用设备必须达到计（剂）量准确、辐射防护安全、性能指标合格后方可使用。第三十三条 医疗器械使用单位应当按照国家法律法规的要求，建立完善大型医用设备使用信息安全防护措施，确保相关信息系统运行安全和医疗数据安全。第三十四条 卫生健康行政部门应当对大型医用设备的使用状况进行监督和评估。医疗器械使用单位承担使用主体责任，应当建立健全大型医用设备使用评价制度，加强评估分析，促进合理应用，定期向县级以上卫生健康行政部门报送使用情况。第三十五条 大型医用设备使用人员应当具备相应的资质、能力，按照产品说明

书、技术操作规范等使用大型医用设备。第三十六条 医疗器械使用单位发现大型医用设备不良事件或者可疑不良事件,应当按照规定及时报告医疗器械不良事件监测技术机构。

2. 医学装备管理委员会 《医疗卫生机构医学装备管理办法》(卫规财发〔2011〕24号),第十条 医学装备使用部门应当设专职或兼职管理人员,在医学装备管理部门的指导下,具体负责本部门的医学装备日常管理工作。第十一条 二级及以上医疗机构、有条件的其他卫生机构应当成立医学装备管理委员会。委员会由机构领导、医学装备管理部门及有关部门人员和专家组成,负责对本机构医学装备发展规划、年度装备计划、采购活动等重大事项进行评估、论证和咨询,确保科学决策和民主决策。

3. 应急管理 《国家卫生计生委办公厅关于进一步加强公立医院卫生应急工作的通知》(国卫办应急函〔2015〕725号),强化措施,不断提升公立医院应急处置能力和水平。包括五个方面:一是组织制定常见灾害、突发传染病疫情、不明原因疾病、中毒和核辐射损伤等应对的应急预案、医疗救援方案,明确启动、响应、报告、处置等流程,切实提高预案、方案的实用性和可操作性。二是健全完善应急准备、应急值守、信息报告、伤病员检诊、运送转诊、院感控制、队伍和物资保障等管理工作制度,确保医院各项卫生应急措施规范实施。三是加强应急培训和演练,重点掌握应急处置技术指南和标准,熟练掌握各类突发公共事件中伤病员的急救处理技术和自我安全防护技能,全面提升专业技术人员的卫生应急处置能力,特别是医院卫生应急队伍在重大灾害造成交通、通信、能源中断等极端条件下的快速反应医疗救援能力。四是制定应急床位紧急保障方案,确保在应急状态时可迅速腾空或扩增应急床位,以满足突发公共事件医学救援工作需要。五是根据当地卫生计生行政部门的储备计划,结合当地灾害特点和医院实际情况,做好医院内相应的医疗救援和现场应急物资储备,保证卫生应急工作顺利开展。

九、科研教学与图书管理(25分)

(一百八十九)有鼓励全员参与科研工作的制度和办法,促进科研成果转移转化,并提供适当的经费、条件、设施和人员支持。

【概述】

科研水平是衡量医院核心竞争力和未来发展能力的重要参考指标,在医院发展过程中起着举足轻重的作用。医院应当建立鼓励全员参与科研工作的制度和办法,并在资源投入上予以实际支持。

【细则】

3.539 有鼓励全员参与科研工作的制度和办法,并提供适当的经费、条件、设施和人员支持科研工作。(2分)

3.540 有促进科研成果转移转化的制度和激励措施。(3分)

（一百九十）开展药物、医疗器械临床试验应当符合《药物临床试验质量管理规范》《医疗器械临床试验质量管理规范》；开展研究者发起的临床研究符合《医疗卫生机构开展临床研究项目管理办法》《医疗卫生机构开展研究者发起的临床研究管理办法（试行）》等相关规定。

【概述】

开展药物、医疗器械临床试验及研究者发起的临床研究，应当充分考虑受试者权益保护，并加强对相关试验产品及干预手段的管理，保证研究方案科学、符合伦理，研究过程规范，结果真实、科学和可追溯。

【细则】

3.541 开展药物临床试验应当符合《药物临床试验质量管理规范》的相关规定；开展医疗器械临床试验应当符合《医疗器械临床试验质量管理规范》的相关规定。（2分）

3.542 开展研究者发起的临床研究应符合《医疗卫生机构开展临床研究项目管理办法》的相关规定。其中，纳入医疗卫生机构临床研究规范管理试点省份的医疗卫生机构，应当符合《医疗卫生机构开展研究者发起的临床研究管理办法（试行）》的相关规定。（2分）

3.543 开展的临床试验及临床研究应按要求在国家医学研究登记备案信息系统及时进行备案。（2分）

（一百九十一）开展涉及人的生物医学研究应经伦理委员会审查。伦理委员会的人员组成、日常管理和审查工作应符合《涉及人的生物医学研究伦理审查办法》规定。

【概述】

医院应当设立伦理委员会，并采取有效措施保障伦理委员会独立开展伦理审查工作，所有涉及人的生物医学研究必须通过伦理委员会审查。伦理委员会应当建立伦理审查工作制度或者操作规程，人员组成、日常管理和审查工作应当符合《涉及人的生物医学研究伦理审查办法》规定，保证伦理审查过程独立、客观、公正。

【细则】

3.544 开展涉及人的生物医学研究应当经伦理委员会审查。（2分）

3.545 医院应设有完善的伦理审查工作制度或操作规程。（2分）

3.546 伦理委员会的人员组成、日常管理和审查工作应当符合《涉及人的生物医学研究伦理审查办法》规定。（2分）

（一百九十二）承担临床医学教育任务的医院师资、教学管理干部、设备、设施等资源配置符合有关教育教学标准要求，并取得相应资质认可。

【概述】

医学教育是卫生健康事业发展的重要基石。承担临床医学教育任务的医院应当重视教学师资的培训，形成专门的管理体系，投入适宜的设备、设施资源，符合教育教学标准要求，并取得相应资质认可。

【细则】

3.547 承担临床医学教育任务的医院师资、教学管理干部、设备、设施等资源配置符合有关教育教学标准要求，并取得相应资质认可。（2分）

（一百九十三）根据临床、教学、科研和管理的需要，有计划、有重点地收集国内外各种医学及相关学科的图书和文献，开展多层次多种方式的读者服务工作，提高信息资源的利用率。

【概述】

医学及相关学科的图书和文献是临床、教学、科研和管理的重要参考资料。医院图书馆应当有计划、有重点地收集、存贮、加工、传递医学文献信息，承担医学信息的支持、保障和引导功能，通过对临床医学知识信息资源进行加工、整理，开展多层次多种方式的读者服务工作，提高信息资源的利用率。

【细则】

3.548 根据临床、教学、科研和管理的需要，有计划、有重点地收集国内外各种医学及相关学科的图书和文献。（2分）

3.549 开展多层次多种方式的读者服务工作，提高信息资源的利用率。（2分）

（一百九十四）执行《关于进一步加强科研诚信建设的若干意见》，制定科研诚信管理办法，强化职工科研诚信意识，预防和抵制科研不端行为，优化科研环境。

【概述】

科研诚信是科技创新的基石。医院应该以优化科技创新环境为目标，以推进科研诚信建设制度化为重点，以健全完善科研诚信工作机制为保障，着力打造共建共享共治的科研诚信建设新格局。

【细则】

3.550 推进科研诚信制度建设。开展科研诚信的教育和宣传，全面实施科研诚信承诺制，强化科研诚信审核。（2分）

【评审方法】

评审专家抽取医院3项临床研究项目（1项临床药物研究项目、1项医疗器械临床试验和1项研究者发起的临床研究项目），追踪伦理审核记录，访谈项目研究者及科研部门负责人，了解医院科研经费和诚信管理办法及科研和成果转化激励机制，追踪医院科研负面清单；访谈1名规培医师、1名研究生、1名临床医师，了解医院图书文献查阅途径及满意情况。

表 20　标准序号 3.539 ～ 3.550 评审清单（25 分）

评审内容	分值	得分
第一步：【到相应研究项目科室】		
从医院研究清单目录中抽取 1 项临床药物研究项目、1 项医疗器械临床试验和 1 项研究者发起的临床研究项目，前往相应的临床科室		
1. 查看项目实施方案与合同、研究者资质、伦理委员会审核记录	3 分	
释义：1. 查阅医院临床试验及临床研究（药物、医疗器械、体外诊断试剂）的管理制度、人员专业资质管理、批准程序与流程，有伦理审查工作制度或操作规程（0.25 分）。2. 查阅医院国家临床实验机构资质证明文件（0.5 分）。3. 抽取的临床研究项目有签署临床试验合同（0.5 分），有项目实施方案、标准操作规程（SOP）（0.5 分），有主要研究者（PI）备案资质证明及研究人员资质文件（0.5 分），有伦理委员会书面审查记录和审查意见（0.5 分）。4. 核查项目在国家医学研究登记备案信息系统的备案及时性（0.25 分）		
2. 查看研究团队日常监管记录，了解受试者例数、不良反应上报、质量改进等情况	3 分	
释义：1. 查看项目研究团队的日常监管记录，内容包括受试者例数、工作职责履行、全过程质量监管（重点是受试者保护、试验结果准确可靠）及持续改进、法律法规遵守等，缺一项扣 0.25 分（1 分）。2. 核查不良事件管理：有上报、处置、治疗、随访记录（0.25 分）；严重不良反应事件（除试验方案或者其他文件如研究者手册中规定不需立即报告的严重不良事件外）上报时限（24 小时之内）、上报部门（报告申办者、伦理委员会和 GCP 办公室及相关部门）符合要求（0.25 分）；有详尽、书面的随访报告（0.25 分）；死亡事件有尸检报告和最终医学报告（0.25 分）。3. 随机访谈 3 名受试者，出现不良反应和受到损害时，医院给予治疗和保险措施，回答不全（≤ 50%）扣 0.25 分 / 人，完全不清楚扣 0.5 分 / 人（1 分）		
3. 访谈项目研究者，了解项目进展与监管措施，研究经费来源与分配，诚信守约，科研成果转化等情况	2 分	
释义：1. 项目进展、研究经费来源和分配等与签署的合同相符合（0.5 分）。2. 科室及主管职能部门有定期（至少每月一次）督导、检查、反馈，有存在问题持续改进的情况（0.5 分）。3. 有签署科研诚信承诺书（0.5 分）。4. 核查科研成果转化情况（0.5 分）。一项不符合要求扣 0.5 分		
4. 访谈 3 名医师（规培医师 / 研究生 / 临床医师），了解文献和图书检索借阅的途径与方式，能否满足工作与研究需求，有何建议等	1 分	
释义：访谈 3 名医师（规培医师、研究生、临床医师各 1 名），了解文献和图书检索借阅的途径与方式（实体及电子图书馆）、中文和英语医学文献数据库检索服务、藏书数量（包括电子图书）满足工作与研究需求（不低于 3000 册 / 百名卫技人员）（1 分）。一项不符合要求扣 0.25 分		
第二步：【到科教部门或 GCP 管理部门】		
1. 调阅 3 项该项目实施方案与合同的备案清单	1 分	

评审内容	分值	得分
释义：到科教部门或 GCP（药品临床试验管理规范）管理部门调阅 3 项该项目实验方案与合同的备案清单：1. 试验方案内容完善、详细、可操作（0.25 分）；有伦理委员会审批记录（0.25 分）。2. 研究者修改或者偏离的试验方案（不包括为了及时消除对受试者的紧急危害或者更换监查员、电话号码等仅涉及临床试验管理方面的改动），有经申办者和伦理委员会的同意（0.25 分），有记录和解释，必要时报告药品监督管理部门（0.25 分）。一项不符合要求扣 0.25 分		
2. 查看医院科研经费和诚信管理清单，追溯激励机制与成果转化的落实情况	2分	
释义：1. 医院有科研成果转化激励制度/办法（0.25 分）。2. 随机抽查 3 份负面清单，核查有违反诚信管理办法的公示和处罚（0.75 分）。3. 随机抽查 3 份医院科研成果转化合同及协议，核查激励措施落实情况：有年度奖励/表彰文件或院长办公会纪要、奖励发放记录等（1 分）。一项不符合要求扣 0.25 分		
3. 查看医院教学管理体系运行情况	1分	
释义：1. 医院无教学管理该项不得分。2. 医院有承担院校医学教育/毕业后医学教育/继续医学教育(包括进修培训)，有专人负责（0.25 分）。3. 查阅医院设置教学管理部门及专业教研组(教学医院)的文件，含教学保障制度、师资遴选、培养考核及激励机制（0.25 分）。4. 随机抽查 3 名教学师资/教学管理干部档案，有定期参加省级及以上的培训和考核记录（0.25 分）。5. 查阅医院的教学规划、学员规范化培训方案和日常管理记录，有教学质量的定期(至少每半年一次)考核和评估，有落实持续改进（0.25 分）。一项不符合要求扣 0.25 分		
4. 查看医院图书与文献查阅的流通量	1分	
释义：评审周期内医院图书借阅记录与文献查阅的流通量逐步提高（0.5 分），评审周期内卫生技术人员累积阅读量逐步提高（0.5 分）。一项不符合要求扣 0.5 分		
5. 追溯医院伦理委员会对该 3 项项目的伦理（含涉及人的生物医学研究）审核情况	3分	
释义：1. 查阅医院成立伦理委员会的文件，人员组成、日常管理和审查工作符合规定（0.5 分）；查询医学研究登记备案信息系统有公开相关信息（0.25 分）；有开展日常管理、伦理审查的工作记录（0.25 分）。2. 核查该 3 项项目的伦理审核情况：有会议记录、审查及批准意见、知情同意记录（0.25 分）；审查的文件包括但不限于试验方案、知情同意书、招募受试者的方式和信息、研究者手册、现有的安全性资料等（0.25 分）。3. 核查涉及人的生物医学研究伦理审查记录：有初始审查、跟踪审查和复审（0.25 分）；符合伦理的知情同意、控制风险、免费和补偿、保护隐私、依法赔偿、特殊保护原则（0.25 分）。4. 核查项目实施过程中调整方案的记录，有再审查记录（1 分）。一项不符合要求扣 0.25 分		
6. 追溯该 3 项项目研究者与研究团队资质情况	1分	
释义：1. 研究者有执业资格、职称证书、履历、GCP 证书、培训记录（0.5 分）。2. 主要研究者具有副高以上相关专业技术职称和资质，开展创新医疗器械产品或需进行临床试验审批的第三类医疗器械产品临床试验的主要研究者参加过 3 个以上医疗器械或药物临床试验（0.5 分）。一项不符合要求扣 0.25 分		
7. 查看职能部门对该 3 项项目的日常监管、督导、评价与持续改进情况	1分	

评审内容	分值	得分
释义：1. 未设置管理部门该项不得分。2. 医院有成立临床研究管理部门（如 GCP 管理办公室）/ 指定负责管理部门的文件（0.25 分）。3. 查看日常监管记录，包括临床研究的立项审查、过程管理、质量管理、合同管理、结题管理和档案管理、协调科学性审查和伦理审查（0.25 分）；每月进行质量安全督导，对存在问题有点评分析和追踪持续改进的记录（0.5 分）。一项不符合要求扣 0.25 分		
8. 追踪医院科研负面清单与诚信管理、成果转化与激励机制联动情况	2分	
释义：1. 医院有科研诚信管理办法、诚信承诺制度、科研过程可追溯制度、科研成果检查和报告制度（0.5 分）。2. 随机抽取评审年度内立项的 3 项科研项目或发表的论文、推荐申报的科学技术成果：项目申报人 / 作者有签署科研诚信承诺书，在医院官网、OA 网公示有关信息（0.5 分）。3. 核查科研诚信管理情况：有建立负面清单、有定期督导公示、有落实持续改进（0.5 分）。4. 随机抽查 3 份医院科研成果转化合同，核查成果转化与激励机制联动情况：有奖励或表彰记录（0.5 分）。一项不符合要求扣 0.25 分		
9. 查看医院对教学的日常监管、督导、评价与持续改进情况	1分	
释义：查看主管部门对教学的日常监管，包括但不限于教学师资培训、考核、评估及激励管理、设施设备配备、教学规划落实、资金投入和保障、教学效果评估、学员管理及考核、档案管理等有定期全程督导、分析、反馈，提出整改意见并追踪持续改进效果（1 分）。缺一项扣 0.25 分		
10. 访谈科教部主任，了解医院文献和图书借阅的管理方式、途径，是否满足员工需求，向院方提出需求与建议	1分	
释义：1. 有网上图书预约、催还、续借和馆际互借等功能；有开展定题检索、信息编译和分析研究及最新文献报道等信息服务工作；有根据临床、教学、科研和管理的需要，有计划、有重点地收集国内外各种医学及相关学科的图书和文献（0.5 分）。2. 有定期征求员工对图书馆资源、服务效率的需求建议及满意度评价，存在问题有落实持续改进（0.5 分）。一项不符合要求扣 0.25 分		
11. 访谈教学办主任，了解教学师资的遴选、考核与评价机制情况	1分	
释义：1. 医院有教学师资遴选机制（包括但不限于从教学任职、职业道德、专业能力、沟通和带教能力、责任心、培训经历、授课评价、科研教学水平、行风等方面进行要求）、考核与评价制度（教学工作量、教学质量、教学成果及荣誉、学生对带教老师的带教评价、对学生的指导能力评估等方面进行）（0.5 分）。2. 教学管理部门定期督导检查、对存在问题有点评分析、落实持续改进（0.5 分）。一项不符合要求扣 0.25 分		
12. 查看临床教学设备设施性能及完好性情况，是否实行专人管理、定位放置、标识清晰，有无操作规程	1分	
释义：临床教学设备设施专人管理、定位放置、标识清晰、操作规程及设备维护保养本随机挂放，有定期清点及维护保养记录，性能完好（1 分）。一项不符合要求扣 0.25 分		

【参考建议】

1. 科研成果转化　《中华人民共和国促进科技成果转化法》（国发〔2016〕16号），国家设立的研究开发机构、高等院校对其持有的科技成果，应当通过协议定价、在技术交易市场挂牌交易、拍卖等市场化方式确定价格。协议定价的科技成果持有单位应当在本单位公示科技成果名称和拟交易价格，公示时间不少于15日。单位应当明确并公开异议处理程序和办法。

2.《关于印发医学科研诚信和相关行为规范的通知》（国卫科教发〔2021〕7号），第二十九条 医学科研机构应当将科研诚信教育纳入医学科研人员职业培训和教育体系，不断完善教育内容及手段，营造崇尚科研诚信的良好风气与文化。在入学入职、职称晋升、参与科技计划项目、国家重大项目、人才项目等重要节点开展科研诚信教育。对在科研诚信方面存在倾向性、苗头性问题的人员，所在机构应当及时开展科研诚信谈话提醒，加强教育。《关于科技人员取得职务科技成果转化现金奖励有关个人所得税政策的通知》（财税〔2018〕58号），符合条件的职务科技成果完成单位应当按照本通知要求，对本单位科技人员取得职务科技成果转化现金奖励相关信息予以公示。

3. 伦理委员会　《涉及人的生命科学和医学研究伦理审查办法》（国卫科教发〔2023〕4号），第五条 开展涉及人的生命科学和医学研究的二级以上医疗机构和设区的市级以上卫生机构（包括疾病预防控制、妇幼保健、采供血机构等）、高等学校、科研院所等机构是伦理审查工作的管理责任主体，应当设立伦理审查委员会，开展涉及人的生命科学和医学研究伦理审查，定期对从事涉及人的生命科学和医学研究的科研人员、学生、科研管理人员等相关人员进行生命伦理教育和培训。第六条 机构应当采取有效措施、提供资源确保伦理审查委员会工作的独立性。

4. 开展药物临床试验　《药物临床试验质量管理规范》（2020年第57号），本规范适用于为申请药品注册而进行的药物临床试验。药物临床试验的相关活动应当遵守本规范。第三条 药物临床试验应当符合《世界医学大会赫尔辛基宣言》原则及相关伦理要求，受试者的权益和安全是考虑的首要因素，优先于对科学和社会的获益。第四条 药物临床试验应当有充分的科学依据。第五条 试验方案应当清晰、详细、可操作。试验方案在获得伦理委员会同意后方可执行。第六条 研究者在临床试验过程中应当遵守试验方案，凡涉及医学判断或临床决策应当由临床医生做出。第七条 所有临床试验的纸质或电子资料应当被妥善地记录、处理和保存，能够准确地报告、解释和确认。第八条 试验药物的制备应当符合临床试验用药品生产质量管理相关要求。第九条 临床试验的质量管理体系应当覆盖临床试验的全过程，重点是受试者保护、试验结果可靠，以及遵守相关法律法规。第十条 临床试验的实施应当遵守利益冲突回避原则。

5. 开展医疗器械临床试验　《医疗器械临床试验质量管理规范》（2022年第28号），本规范涵盖医疗器械临床试验全过程，包括医疗器械临床试验的方案设计、实施、监查、稽查、检查，以及数据的采集、记录、保存、分析、总结和报告等。第三条 医疗器械临床试验应当遵守《世界医学大会赫尔辛基宣言》的伦理准则和国家涉及人的生物医学研究伦理的相关规范。第四条 实施医疗器械临床试验应当有充分的科学依据和明确的试验目的，权衡受试者和社会预期的风险和获益。第五条 医疗器械临床试验应当在具备相应条件并且按照规定备案的医疗器械临床试验机构实施。第六条 医疗器械临床试验应当获得伦理委员会的同意。第七条 医疗器械临床试验的申办者应当建立覆盖医疗器械临床试验全过程的质量管理体系，确保医疗器械临床试验符合相关法律法规，保护受试者权益和安全。

6. 开展研究者发起的临床研究 《医疗卫生机构开展研究者发起的临床研究管理办法》（国卫医发〔2014〕80号），第五条 开展临床研究的医疗卫生机构应当成立临床研究管理委员会和伦理委员会，设立或者指定专门部门负责临床研究管理。第六条 临床研究管理委员会由医疗卫生机构相关负责人、相关职能部门负责人和临床研究专家代表组成，负责医疗机构临床研究的决策、审核、管理和监督。临床研究管理部门在临床研究管理委员会指导下，负责临床研究的立项审查、实施控制、档案管理等具体管理工作。第七条 伦理委员会按照相关规定承担所在医疗卫生机构开展临床研究的伦理审查，确保临床研究符合伦理规范。第八条 药物临床试验研究负责人应当具备法律法规规定的资质。其他临床研究负责人应当为相关专业科室负责人或具有副高级以上职称的卫生专业技术人员。

7. 纳入医疗卫生机构临床研究规范管理试点省份的医疗卫生机构，《医疗卫生机构开展研究者发起的临床研究管理办法》（征求意见稿），第十五条（管理体系）开展临床研究的机构应当设有临床研究管理委员会、伦理（审查）委员会，并设立或者指定专门部门（以下称临床研究管理部门）负责临床研究管理。机构应当为临床研究管理配备必要的管理人员和条件保障。第十六条临床研究管理委员会由医疗卫生机构相关负责人、相关职能部门负责人和临床研究专家代表组成，负责医疗机构临床研究的决策、审核、管理和监督。第十七条（管理部门）临床研究管理部门在临床研究管理委员会指导下，负责临床研究的立项审查、过程管理、质量管理、合同管理、结题管理和档案管理等工作，并协调科学性审查和伦理审查。第十八条（伦理〔审查〕委员会）机构应当按照《涉及人的生物医学研究伦理审查办法》要求，建立机构伦理（审查）委员会，健全工作制度，提供工作条件，保障伦理（审查）委员会独立开展伦理审查。

8. 图书与文献流通量＝图书与文献流通总册次 ÷ 馆藏中图书与文献总册数。